骨关节炎
康复指南

主　　编　何成奇

副 主 编　李　箭　周宗科　陈文华　杨　霖　王　朴

编　　者（以姓氏笔画为序）

王　朴　王　谦　戈岩蕾　卢春兰　付新宇　朱传美

刘　遄　刘沙鑫　刘慧芳　阳筱甜　李　宁　李　箭

李　攀　杨　磊　杨　霖　杨静怡　何成奇　余　波

张　驰　张玉婷　陈　瑶　陈文华　季侨丹　周　圆

周予婧　周宗科　郑　瑜　夏　璐　雒晓甜

编写秘书　左京京

人民卫生出版社

图书在版编目（CIP）数据

骨关节炎康复指南 / 何成奇主编 . —北京：人民卫生出版社，2016

ISBN 978-7-117-23226-5

I. ①骨⋯　II. ①何⋯　III. ①关节炎－康复－指南

IV. ①R684.3-62

中国版本图书馆 CIP 数据核字（2016）第 212947 号

人卫智网	www.ipmph.com	医学教育、学术、考试、健康，购书智慧智能综合服务平台
人卫官网	www.pmph.com	人卫官方资讯发布平台

骨关节炎康复指南

主　　编：何成奇
出版发行：人民卫生出版社（中继线 010-59780011）
地　　址：北京市朝阳区潘家园南里 19 号
邮　　编：100021
E - mail：pmph @ pmph.com
购书热线：010-59787592　010-59787584　010-65264830
印　　刷：中国农业出版社印刷厂
经　　销：新华书店
开　　本：787 × 1092　1/16　印张：21
字　　数：511 千字
版　　次：2016 年 9 月第 1 版　2016 年 9 月第 1 版第 1 次印刷
标准书号：ISBN 978-7-117-23226-5/R · 23227
定　　价：95.00 元
打击盗版举报电话：010-59787491　E-mail：WQ @ pmph.com
（凡属印装质量问题请与本社市场营销中心联系退换）

主 编 简 介

　　何成奇,男,医学博士、教授、主任医师、博导;四川大学华西医院一级专家;四川大学 - 香港理工大学灾后重建与管理学院副院长;华西康复医学院院长,华西医院康复医学中心主任;康复医学四川省重点实验室主任;四川省康复质量控制中心主任。学术任职:中国康复医学会第五届运动疗法专业委员会主任委员、四川省医师协会康复医师分会会长、四川省医学会物理医学与康复专业委员会主任委员、成都康复医学会会长。科研项目:主持国际合作项目5项、国家自然科学基金项目4项、"九五、十五、863"子项目4项、四川省科技厅及卫生厅项目4项。科研成果:发表第一作者/通讯作者英文SCI收录论文26篇、中文统计源期刊论文216篇,主编出版教材及专著16部,先后获得华夏医疗保健国际交流促进科技奖一等奖、教育部科技进步二等奖、四川省科技进步奖三等奖及成都市科技进步二等奖共计6项及专利6项。获得荣誉:香港理工大学荣誉教授、中国医师奖、全国优秀科技工作者、宝钢优秀教师奖及亚洲医院管理银奖。人才培养:硕士30人、博士29人、博士后3人。临床方向:颈椎病、腰椎间盘突出症、骨关节炎、骨质增生、骨质疏松、骨折、关节置换术后及瘫痪的康复治疗。研究方向:不同物理治疗(包括低频脉冲电磁场,不同剂量微波,不同剂量超声,运动疗法,针灸,低功率激光)对骨关节炎、骨质疏松及骨折愈合的影响。

前　言

骨关节炎(osteoarthritis,OA)是一种发生在滑膜关节、发展缓慢,以关节软骨破坏,并伴有相邻软骨下骨板骨质增生或关节边缘骨赘形成为特征的慢性骨关节疾病。OA 分为原发性(特发性)和继发性。前者病因不明,可能与年龄、性别、体重、职业、种族、遗传等因素相关;后者可继发于代谢性疾病、创伤及炎症性关节炎。OA 最常发生的部位为膝、髋、手、脊柱和足,而腕、肩和踝的发病率较低。在 40 岁人群的患病率为 10%~17%,60 岁以上为 50%,而在 75 岁以上人群则高达 80%。美国研究发现 60~70 岁女性手指远端指间关节骨关节炎的患病率超过 75%,40 岁以上女性人群中的手或足部骨关节炎的患病率也高达 10%~20%。

我国的一项分层多阶段整群随机抽样研究表明,40 岁及以上男女人群 X 线膝关节骨关节炎总患病率为 28.7%,手骨关节炎总患病率 17.5%,腰椎骨关节炎总患病率为 46.0%,颈椎骨关节炎总患病率 48.5%。美国研究表明,每年手骨关节炎发病率为 1‰,髋骨关节炎发病率为 0.88‰,膝骨关节炎发病率为 2.4‰。手、髋和膝骨关节炎的发病率随年龄增长而增加,特别是在 50 岁以后,并且女性高于男性,在 80 岁之后所有关节的骨关节炎发病率达到平台期。老年化社会的到来必然导致 OA 群体的飙升。

OA 是一种高致残率疾病,严重影响患者的关节功能、日常生活活动及生活质量。膝 OA 致残率高达 53%,是引起女性第四位和男性第八位劳动力丧失的主要原因,在美国,OA 是导致 50 岁以上男性丧失工作能力的第 2 号杀手,仅次于心血管疾病;每年因 OA 造成的医疗费用和其他经济损失高达 1250 亿美元。全球人口中,10% 的医疗行为与 OA 相关。所以 OA 已经成为卫生行业关注的热点与重点。

对 OA 的治疗,目前多关注内科药物或外科手术治疗。由于种种原因,从早期的药物治疗到后期的手术治疗这一漫长阶段很少考虑到康复治疗。临床实践表明:康复治疗,包括物理治疗、运动疗法及作业治疗等不仅可以消炎止痛、改善功能、改善患者日常生活活动及社会参与能力,而且安全、几乎没有副作用,临床很受患者欢迎。

如何对 OA 患者实施康复治疗?

首先,必须明确康复诊断。康复诊断是指明确 OA 导致的功能障碍,包括功能障碍、结构异常、活动受限及参与受限四个方面。康复诊断通常通过康复评定来确定,是康复的基础。其次,基于康复诊断确定康复目标,包括骨关节炎患者的近期目标与远期目标;然后,围绕目标,确定具体康复治疗方案,包括物理治疗、作业治疗、康复辅具、心理治疗、能量节约技术、康复护理、康复宣教及药物治疗方案。最后是实施康复治疗并进行康复评定、适时调整康复方案。此外,继续 OA 患者原有基础疾病的治疗也是必不可少的。

如果骨关节炎患者经过规范系统的康复治疗无效,需要及时到运动医学科或者到关节外科就诊,看看是否需要进行外科手术治疗,如关节镜清理术、微骨折技术、软骨移植术、关节置换术及软骨组织工程技术等。那么,该如何为患者选择合适的治疗方法? 本书的副主编四川大学华西医院运动医学科主任、中国著名关节镜专家李箭教授与四川大学华西医院大外科副主任、著名关节外科专家周宗科教授会为你提供满意的答案。

本书以临床常见骨关节炎为纲,以功能障碍、结构异常、活动受限、参与受限为目(基于"国际功能、残疾与健康分类"),以规范化康复治疗为核心技术,以笔者主持的有关骨关节炎的两项国家自然科学基金、两项四川省科技厅的研究课题的研究发现及国内外相关文献为科学依据,以步态分析、平衡评定与训练、肌内效贴、关节镜技术及关节置换技术等先进技术为导向,同时结合自己 20 余年临床经验、组织相关专家学者编写而成。如果本专著对从事康复临床工作的医师、治疗师、护士及骨关节炎患者能够有所裨益,那将是笔者的莫大荣幸与安慰! 如需咨询,请上网搜索"何教授康复"即可。

由于笔者是首次编写《骨关节炎康复指南》,国外又无现成蓝本可供参考,加之编者水平有限、时间仓促,错漏与不当之处难免,真诚欢迎各位专家、老师和同仁不吝赐教斧正,笔者不胜感激!

何成奇　谨签

2016 年 3 月 26 日

目　　录

第一章

总　论

骨关节炎（osteoarthritis，OA）是指发生于滑膜关节的关节软骨变性、破坏，以相邻软骨下骨板骨质增生、关节边缘骨赘形成为特征的慢性、进展性关节疾病。OA病因尚不明确，其发生与年龄、炎症、创伤、关节畸形、肥胖及遗传因素等有关。病理特点为关节软骨变性破坏、软骨下骨硬化或囊性变、关节边缘骨质增生、滑膜增生、关节囊挛缩、韧带松弛或挛缩、肌肉萎缩无力等。OA临床症状主要表现为关节疼痛、肿胀、活动受限、关节畸形。OA以中老年患者多见，女性多于男性。OA在40岁人群的患病率为10%~17%，60岁以上的人群中患病率可达50%，75岁的人群则达80%，中国人口的老年化必然快速增加OA患病率。OA的致残率可高达53%，严重影响患者的工作、学习及生活。所以，OA已成为业界关注的重点。

第一节　基本知识

一、临床分型

美国风湿病学会（American College of Rheumatology，ACR），通常把OA分为原发性（特发性）和继发性骨关节炎。前者病因不明，可能与年龄、性别、体重、职业、种族、遗传和体质等因素相关，无明确的全身或局部诱因，多发生于中老年；继发性OA可继发于创伤、炎症性关节病、代谢性疾病、慢性反复的积累性劳损、先天性疾病、关节不稳定、地方性关节病及其他骨关节病等，多发生于青壮年。有时很难鉴别原发性OA和继发性OA，完善的问诊、体格检查、影像学检查等可有助于鉴别原发性和继发性OA。按照是否伴有临床症状分为症状性OA和放射学OA。前者伴有明显的OA临床症状，而后者无临床症状只有X线OA表现。骨关节炎按发病部位又可分为髋、膝、手、颈椎、腰椎等骨关节炎。

二、临床表现

(一) 共性症状与体征

本病好发于膝、髋、手(远端指间关节、第一腕掌关节)、足(第一跖趾关节、足跟)、脊柱(颈椎及腰椎)等负重或活动较多的关节。

1. 关节疼痛及压痛　本病最常见的表现是关节局部的疼痛和压痛。负重关节及双手最易受累。一般早期为轻度或中度间断性隐痛。休息时好转,活动后加重。随病情进展可出现持续性疼痛,或导致活动受限。关节局部可有压痛,在伴有关节肿胀时尤为明显。疼痛在阴冷、潮湿和雨天会加重。

2. 关节肿大　早期表现为关节周围的局限性肿胀,随病情进展可有关节弥漫性肿胀、滑囊增厚或伴关节积液。后期可在关节部位触及骨赘。

3. 晨僵　患者可出现晨起或关节静止一段时间后僵硬感,活动后可缓解。本病的晨僵时间一般数分钟至十几分钟,很少超过 0.5 小时。

4. 关节摩擦音(感)　多见于膝关节。由于软骨破坏、关节表面粗糙,出现关节活动时骨摩擦音(感)。

5. 关节活动受限　由于关节肿痛、活动减少、肌肉萎缩、软组织挛缩等引起关节无力、活动受限。缓慢发生,早期表现为关节活动不灵,以后出现关节活动范围减小。还可因关节内的游离体或软骨碎片出现活动时的"绞锁"现象。

(二) 不同部位 OA 的临床特点

1. 手　以远端指间关节受累最为常见表现为关节伸侧面的两侧骨性膨大,称赫伯登(Heberden)结节。而近端指间关节伸侧出现者则称为布夏尔(Bouehard)结节。可伴有结节局部的轻度红肿、疼痛和压痛。第一腕掌关节受累后,其基底部的骨质增生可出现方形手畸形,而手指关节增生及侧向半脱位可致蛇样畸形。

2. 膝　关节受累在临床上较常见,危险因素有肥胖、膝外伤和半月板切除,主要表现为膝关节疼痛、活动后加重、下楼梯更明显、休息后缓解,严重者可出现膝内翻或膝外翻畸形。关节局部有肿胀、压痛、屈伸运动受限,多数有骨摩擦音。

3. 髋　关节受累中男性髋关节受累多于女性,单侧多于双侧。多表现为局部间断性钝痛,随病情发展可呈持续性疼痛。部分患者的疼痛可以放射到腹股沟、大腿内侧及臀部。髋关节运动障碍多在内旋和外展位,随后出现内收、外旋和伸展受限。可出现步态异常。

4. 足　跖趾关节常受累,可出现局部疼痛、压痛和骨性肥大,还可以出现踇外翻等畸形。足底可出现骨刺,导致行走困难。

5. 脊柱　颈椎受累比较常见,腰椎第三、四椎体为多发部位。可有椎体和后突关节的增生和骨赘,引起局部的疼痛和僵硬感,压迫局部血管和神经时可出现相应的放射痛和神经症状。颈椎受累压迫椎 - 基底动脉可引起脑供血不足的症状。腰椎骨质增生导致椎管狭窄时可出现间歇性跛行以及马尾综合征。

(三) 特殊类型 OA 的临床特点

1. 原发性全身性 OA　以远端指间关节、近端指间关节和第一腕掌关节为好发部位。膝、髋、跖趾关节和脊柱也可受累。症状呈发作性,可有受累关节积液、红肿等表现。根据临床和流行病学特点将其分为两类:①结节型:以远端指间关节受累为主,女性多见,有家族聚集现象;②非结节型:以近端指间关节受累为主,性别和家族聚集特点不明显,但常反复出现外周关节炎。重症患者可有红细胞沉降率(erythrocyte sedimentation rate,ESR)增快及 C 反应蛋白(c reactive protein,CRP)增高等。

2. 侵蚀性炎症性 OA　常见于绝经后女性,主要累及远端及近端指间关节和腕掌关节,有家族性及反复急性发作的特点。受累关节出现疼痛和触痛,最终导致关节畸形和强直。患者的滑膜检查可见明显的增生性滑膜炎、免疫复合物沉积和血管翳的形成。少数患者最终发展为类风湿关节炎(rheumatoid arthritis,RA)。有的患者合并干燥综合征(sjogren syndrome,SS)。X 线可见明显的骨赘生成和软骨下骨硬化。晚期可见明显的骨侵蚀和关节骨性强直。

3. 弥漫性特发性骨质增生症(diffuse idiopathic skeletal hyperostosis,DISH)　是一种特殊的脊柱骨质增生症,好发于中老年男性,肥胖者较多。病变累及整个脊柱,特别是颈椎,呈弥漫性骨质增生,脊柱韧带广泛增生骨化,伴邻近骨皮质增生。但椎小关节和椎间盘保持完整。一般无明显症状,少数患者可有肩背痛、发僵、手指麻木或腰痛等症状,病变严重时会出现椎管狭窄的相应表现。X 线可见特征性椎体前纵及后纵韧带的钙化,以下胸段为著,一般连续4 个或 4 个椎体以上,可伴广泛骨质增生。

上述三类属原发性 OA。

三、辅助检查

(一) 实验室检查

伴有滑膜炎的患者可出现 CRP 和 ESR 轻度升高。继发性 OA 患者可出现原发病的实验室检查异常。出现滑膜炎者可有关节积液。一般关节液透明、淡黄色、黏稠度正常或略降低,但黏蛋白凝固良好。可显示轻度白细胞增多,以单个核细胞为主。滑液分析有助于排除其他关节疾病。

(二) 影像学检查

影像学检查不仅可以帮助确诊 OA,而且有助于评估关节损伤的严重程度,评价疾病进展性和治疗反应,及早发现疾病或相关的并发症。

(三) X 线检查

X 线是常规检查,患者常常特征性表现为软骨下骨质硬化、软骨下囊性变及骨赘形成、关节间隙变窄等,严重时关节变形及半脱位。这些变化是 OA 诊断的重要依据。放射学表现的严重程度与临床症状的严重程度和功能状态并没有严格的相关性,许多有明显影像学改变的关节并无典型症状,而有典型症状的关节仅发生轻微的影像学改变。关节间隙变窄不仅是由于关节软骨含量减少,半月板损伤和软骨被挤压也是重要原因。

磁共振检查不常用,仅有助于发现关节相关组织的病变。如软骨损伤、关节滑液渗出、软骨下骨髓水肿、滑膜炎和半月板或韧带损伤;还可用于排除肿瘤和缺血性骨坏死等。

超声有助于检测关节少量渗出、滑膜增殖、骨赘、腘窝囊肿、炎症反应,也有助于鉴别手的侵蚀性和非侵蚀性 OA。

四、诊断标准

诊断 OA 主要根据患者的症状、体征、影像学检查及实验室检查。目前采用美国风湿病学会 1995 年修订的诊断标准,该标准包含临床和放射学标准。其中手 OA 分类标准中放射学改变敏感性为 92%,特异性为 98%。膝 OA 分类标准的敏感性和特异性分别为 91% 和 86%。

（何成奇）

第二节　康　复　诊　断

康复诊断是指 OA 导致的功能障碍或者康复问题,是康复临床的核心问题和根本任务,也是康复医师、治疗师和护士临床工作的重点和根本。由于康复诊断基于康复评定,所以康复医师／治疗师临床治疗 OA 时,首先要对 OA 进行评定。

一、评定

基于 2001 年 WHO 颁布的《国际功能、残疾与健康分类（ICF）》,临床治疗 OA 首先要对患者身体功能、结构、日常生活活动及参与四个方面进行评定。

（一）身体功能

包括生理功能和心理功能评定。

1. 生理功能评定　OA 患者临床主要表现为受累关节疼痛、关节活动度受限及肌力下降。所以,OA 患者的感觉功能、运动功能评定非常重要。

（1）疼痛评定:疼痛是本病最常见的症状,所以,重点对关节疼痛进行评定。评定方法采用视觉模拟评定法（visualanaloguescale,VAS）。具体方法是在纸上划一条 100mm 长的横线,横线的一端为 0,表示没有疼痛;另一端为 100,表示剧烈的疼痛;中间部分表示不同程度的疼痛。患者根据疼痛的自我感觉,在横线上标记出疼痛程度的具体位置。0 表示没有疼痛;30 以下表示有患者有能忍受轻微的疼痛;40~60 表示患者疼痛稍重,不影响睡眠,尚能忍受;70~100 表示疼痛难以忍受,影响睡眠。

疼痛是 OA 患者最常出现的临床症状。关于疼痛是否纳入感觉功能障碍进行诊断,目前尚存在争议。有人认为疼痛是人体对损伤或潜在损伤的正常的表达方式,是功能正常的表现;而有人认为疼痛反映了健康出现问题,是一种不正常的表现。笔者认为,在 OA 评估和诊断中,应该纳入感觉功能障碍范畴。

（2）运动功能评定:疼痛和炎症通常影响关节运动功能,因此,应当对受累关节的运动功能进行评定。运动功能评定主要包括:关节活动范围评定、肌力评定、运动控制能力评定等。

关节活动度评定:不同关节活动度的评定方法各有不同具体评定方法详见本书各论部分或参考康复评定学。

肌力评定:采用徒手肌力评定法。有条件的单位可以采用等速肌力设备进行评定。

在临床面临具体患者时,功能层面的诊断还可以进一步细化。比如左膝骨关节炎患者描述:左膝运动功能障碍,还应该具体描述左侧股四头肌内侧头肌力降低/活性降低、股四头肌-腘绳肌张力失衡(股四头肌无力)。这样的功能描述才能反映患者的功能障碍特征,并可用于指导康复治疗的计划和实施,即对于张力失衡,可以训练弱的肌肉,放松强的肌肉;对于股四头肌内侧头无力,则可以进行肌力强化;对于肌肉活性降低,则可以采用神经肌肉激活技术干预。

(3) 运动控制及平衡功能评定:髋、膝、踝 OA 患者的疼痛或者关节功能障碍或者关节结构异常而常常影响其平衡功能。如髋、膝、踝、颈椎及腰椎 OA 患者,由于关节活动度受限或者关节本体感觉障碍,常常影响其平衡调节功能;髋膝关节畸形患者,不仅步态异常而且影响其生物力线及负荷平衡,从而导致平衡功能障碍,而平衡功能障碍又可能成为关节损伤、加重 OA 病理改变,甚至导致患者跌倒的原因。所以,对上述部位的 OA 患者进行平衡功能评定非常重要。具体方法见本书第十章。

2. 心理功能评定　本病导致的反复、长期的疼痛及相应的功能受限,常常使患者焦虑与担忧,甚者导致心理疾病。评定方法采用汉密尔顿抑郁量表。

(二) 结构评定

结构是功能的基础,结构与功能关系非常密切。与骨关节炎相关的结构层面的问题,除了影像学报告的异常结果外,视诊还常常发现有关节僵硬、软组织短缩等;正是因为关节的这些结构异常,所以在功能层面又常常导致关节感觉障碍、肌力下降、肌力/肌张力不平衡、神经肌肉功能失活/降低、运动控制紊乱等。所以,OA 结构评定常常重点评定以下四个方面。

1. 视诊　主要观察病变关节是否肿胀、僵硬、畸形。
2. 触诊　主要观察病变关节是否有骨性膨大。
3. 关节周径　通过测量确定病变关节是否有肿胀、畸形及骨性膨大,确定病变肢体是否有短缩或增长畸形。
4. 影像学表现　主要观察病变关节间隙有无变窄、软骨下骨硬化、关节边缘增生、骨赘形成及骨质疏松。

在流行病学的研究中,对于临床疾患症状轻微或无症状的患者,则依赖于 X 线拍片检查来确定是否有骨关节炎。使用 X 线拍片检查 OA 严重性一般采用 Kellgren-Lawrence 分级法:

0 级 = 正常,无骨赘

1 级 = 轻微骨赘

2 级 = 明显骨赘,但未累及关节间隙

3 级 = 中度多发性骨赘,关节间隙中度狭窄

4 级 = 骨赘巨大,关节间隙明显狭窄,伴软骨下骨硬化

许多流行病学研究诊断骨关节炎采用 Kellgren-Lawrence 分级 ≥ 2 级为标准,将 3 级、4 级判定为中度骨关节炎。

（三）活动评定

活动主要指的是日常活动及其相关的功能状况。日常生活活动包括行走、穿衣、洗漱、如厕、上下楼等等。活动评定是指评定 OA 患者日常生活活动能力是否受限。OA 导致与受累关节相关的日常生活活动不同程度受限。主要原因是疼痛、关节活动度受限、肌力下降、肌耐力、关节的神经肌肉协调性障碍，或者 OA 患者平衡功能障碍。主要表现为站立、行走、上下楼梯、家务、工具性日常生活受限及个人护理等活动受到不同程度限制。

评定方法可以采用改良 Barthel 指数评定，即 MBI 评定。针对下肢 OA 患者，国外研究（包括美国、巴西、日本等）及中华医学会骨科学分会均以关节疼痛、僵硬及功能评定为重点，推荐应用西部安大略省和麦克马斯特大学 OA 指数（Western Ontario and McMaster Universities osteoarthritis index，WOMAC）进行评定。WOMAC 评分量表总共有 24 个项目，其中疼痛的部分有 5 个项目、僵硬的部分有 2 个项目、日常生活活动的部分有 17 个项目，从疼痛、僵硬和关节功能三大方面来评估髋膝关节的结构和功能。

1. WOMAC 评定　WOMAC 是由 Bellamy 等在 1982 年首先提出，是专门针对髋、膝骨关节炎的评分系统。此评分量表是根据患者相关症状及体征来评估其关节炎的严重程度及其治疗效果。量表从疼痛、僵硬、日常生活活动三方面来评估关节的结构和功能。其中疼痛的部分有 5 个项目、僵硬的部分有 2 个项目、日常生活活动的部分有 17 个项目。其功能描述主要针对下肢。在使用时可以使用整个系统或挑选其中的某个部分。详见表 1-1。

表 1-1　西安大略和麦克马斯特髋、膝骨关节炎指数量表

疼痛	关节僵硬	日常生活活动
1. 在平坦的地面上行走	1. 早晨起床时僵硬情况有多严重	1. 上楼梯
2. 上下楼梯	2. 起床之后的一天的时间内，僵硬有多严重	2. 下楼梯
3. 晚上影响睡眠的疼痛		3. 由坐到站
4. 坐着或躺着		4. 站立
5. 挺直身体站立		5. 向地面弯腰
		6. 在平坦的地面上行走
		7. 进出小轿车或上、下公共汽车
		8. 外出购物
		9. 穿上短袜或长袜
		10. 从床上起来
		11. 脱掉短袜或长袜
		12. 躺在床上
		13. 进出浴缸
		14. 坐着
		15. 在卫生间蹲下或起来
		16. 做繁重的家务活
		17. 做轻松的家务活

WOMAC 评估量表是一个自填答式的评估工具，一份问卷约可在 5~10 分钟内完成，研究显示此量表对于膝关节的评估具有客观的可靠性、有效性和敏感性，是一个已经广泛应用于 OA 患者的评估量表。WOMAC 评分量表可有效的反映患者治疗前后的状况，对于骨关节炎的

评估有较高的可靠性。从文献资料亦可以看出，WOMAC评分量表用在研究OA的评估中使用频率相对较高，但是对于韧带及半月板等膝关节损伤，特别是急性损伤的评估，不及Lysholm和IKDC评分准确和有效。研究文献显示，WOMAC评分量表的三种评估方向中，以关节功能评估的可靠性最高为92%，疼痛评估的可靠性为74%，而僵硬评估的可靠性最低，仅为58%。

2. MBI评定

（1）MBI评定内容：详见表1-2。

表1-2　MBI评定内容

日　期						
评估员						
日常生活自我照顾活动	患者分数	患者分数	患者分数	患者分数	患者分数	患者分数
个人卫生	/5	/5	/5	/5	/5	/5
进食	/10	/10	/10	/10	/10	/10
穿衣	/10	/10	/10	/10	/10	/10
如厕	/10	/10	/10	/10	/10	/10
洗澡	/5	/5	/5	/5	/5	/5
床椅转移	/15	/15	/15	/15	/15	/15
*步行/轮椅操控	/15	/15	/15	/15	/15	/15
上下楼梯	/10	/10	/10	/10	/10	/10
膀胱控制（小便控制）	/10	/10	/10	/10	/10	/10
肛门控制（大便控制）	/10	/10	/10	/10	/10	/10
总分	/100	/100	/100	/100	/100	/100
依赖程度						
备注						
问题总结及分析						

* "轮椅操控"只适用于在"步行"项目中被评为"完全不能步行"的患者，而此类人士必须曾接受轮椅操控训练

（2）MBI评分标准：详见表1-3。

表1-3　MBI评分标准

评级标准	1	2	3	4	5
日常生活自我照顾活动	完全依赖别人	某程度上能参与但需要协助	能参与大部分活动但仍需协助	从旁监督或提示以保证安全	独立完成整项活动
个人卫生	0	1	3	4	5
进食	0	2	5	8	10
穿衣	0	2	5	8	10
如厕	0	2	5	8	10
洗澡	0	1	3	4	5
床椅转移	0	3	8	12	15
步行	0	3	8	12	15

续表

评级标准	1	2	3	4	5
日常生活 自我照顾活动	完全依 赖别人	某程度上能参与 但需要协助	能参与大部分活动 但仍需协助	从旁监督或提示以 保证安全	独立完成整 项活动
轮椅操控	0	1	3	4	5
上下楼梯	0	2	5	8	10
膀胱控制	0	2	5	8	10

3. 工具性日常生活评定 /IADL 评定　见表 1-4。

表 1-4　工具性日常生活评定 /IADL 评定量表

评分标准: 3= 不需要任何帮助　2= 可以自己做, 但做的时候有困难　1= 需要一些帮忙　0= 完全不能自己做
评定内容

1. 电话的使用
"你能不能自己用电话呢?"包括找电话号码,打及接听电话?

2. 交通的使用
"你能不能自己搭车呢?"包括自己上到正确的车,付车票钱 / 买车票,上 / 下车
(假设你必须要搭交通工具去一个远的地方,例如探朋友 / 看病)

3. 购物
"你能不能自己买物品呢?"包括自己选物品、付钱及带回家里
(假设你必须要到附近商店买食物或日用品)

4. 准备食物
"你能不能自己煮食呢?"包括自己计划食物、准备材料、煮熟食物及放入碗碟里
(假设你必须要自己准备一顿饭)

5. 家务活动
"你能不能自己做家务呢?"包括简单家务(如抹桌子、叠被子、洗碗)及较重的家务(如抹地 / 窗)
(假设你必须要自己做家务)

6. 家居维修
"你能不能应付简单的家居维修呢?"例如换灯泡、维修桌子及上螺丝等
(假设你必须要自己做)

7. 卫生
"你能不能够自己洗衣服呢?"包括清洗及晾自己的衫、被、床单等
(假设你必须要洗自己的衫、被、床单等)

8. 服药
"你能不能自己服用药物呢?"包括能依照指示在正确的时间内服用正确的剂量
(假设你必须要自己擦药或食药等)

9. 财务管理
"你能不能处理自己的财物呢?"包括日常的找零钱、交租 / 水电费及到银行提款
(假设你必须要买物品、自己交租 / 水电费及有钱在银行)

总　分:

(四) 参与评定

从社会参与层面考虑,OA 常常对患者工作 / 学习、社会交往及休闲娱乐产生不同程度的影响。OA 引起的疼痛、运动功能障碍及平衡功能障碍是导致患者社会参与受限的主要原因。参与受限与日常生活活动受限进一步导致患者生活质量下降。所以,参与能力评定十分重要。

1. 职业评定　通常采用文字描述患者职业受限的具体情况。有条件的者可以采用 Bte 技术进行评定。

2. 社会交往评定　通常采用文字描述患者社会交往受限的具体情况。

3. 休闲娱乐评定　通常采用文字描述患者休闲娱乐受限的具体情况。

4. 生活质量评定　采用量表 SF-36。

(1) SF-36 的内容与结构:SF-36 是美国波士顿健康研究所研制的简明健康调查问卷,被广泛应用于普通人群的生存质量测定、临床试验效果评价以及卫生政策评估等领域。SF-36 作为简明健康调查问卷,它从生理功能、生理职能、躯体疼痛、一般健康状况、精力、社会功能、情感职能以及精神健康等 8 个方面全面概括了被调查者的生存质量。

生理功能(physical functioning,PF):测量健康状况是否妨碍了正常的生理活动。用第 3 个问题来询问 PF。

生理职能(role-physical,RP):测量生理健康问题所造成的职能限制。

躯体疼痛(bodily pain,BP):测量疼痛程度及疼痛对日常活动的影响。

一般健康状况(general health,GH):测量个体对自身健康状况及其发展趋势的评价。

精力(vitality,VT):测量个体对自身精力和疲劳程度的主观感受。

社会功能(social functioning,SF):测量生理和心理问题对社会活动的数量和质量所造成的影响,用于评价健康对社会活动的效应。

情感职能(role-emotional,RE):测量由于情感问题所造成的职能限制。

精神健康(mental health,MH):测量四类精神健康项目,包括激励、压抑、行为或情感失控、心理主观感受。

除了以上 8 个方面外,SF-36 还包含另一项健康指标:健康变化(reported health transition,HT),用于评价过去一年内健康状况的总体变化情况。

(2) SF-36 计分方法:基本步骤:第一步,量表条目编码;第二步,量表条目计分;第三步,量表健康状况各个方面计分及得分换算。得分换算基本公式为:

$$换算得分 = \frac{实际得分 - 该方面的可能的最低得分}{该方面的可能的最高得分与最低得分之差} \times 100$$

(3) 关于缺失值的处理:有时应答者没有完全回答量表中所有的问题条目,我们把没有答案的问题条目视为缺失。我们建议在健康状况的各个方面所包含的多个问题条目中,如果应答者回答了至少一半的问题条目,就应该计算该方面的得分。缺失条目的得分用其所属方面的平均分代替。

(4) SF-36 计分及换算方法:详见表 1-5~ 表 1-13。

表 1-5　生理功能（PF：physical functioning）

问题条目：3

(1) 重体力活动（如跑步、举重物、激烈运动等）

(2) 适度活动（如移桌子、扫地、做操等）

(3) 手提日杂用品（如买菜、购物等）

(4) 上几层楼梯

(5) 上一层楼梯

(6) 弯腰、屈膝、下蹲

(7) 步行 1500 米左右的路程

(8) 步行 800 米左右的路程

(9) 步行约 100 米的路程

(10) 自己洗澡、穿衣

条目编码及计分

答案	条目编码	条目计分
有很多限制	1	1
有一点限制	2	2
根本没限制	3	3

方面计分及换算

将各个条目得分相加得实际得分，再按下式算得最终得分 PF。PF 得分越高，健康状况越好。

$$PF=\frac{实际得分-10}{20}\times100$$

表 1-6　生理职能（RP：role-physical）

问题条目：4

(1) 减少了工作或其他活动的时间

(2) 本来想要做的事情只能完成一部分

(3) 想要做的工作或活动的种类受到限制

(4) 完成工作或其他活动有困难（比如，需要额外的努力）

条目编码及计分

答案	条目编码	条目计分
有	1	1
没有	2	2

方面计分及换算

将各个条目得分相加得实际得分，再按下式算得最终得分 RP。RP 得分越高，健康状况越好。

$$RP=\frac{实际得分-4}{4}\times100$$

表 1-7　躯体疼痛（BP：bodily pain）

问题条目：7，8

7. 在过去四个星期里，您有身体上的疼痛吗？

8. 在过去四个星期里，身体上的疼痛影响您的正常工作吗（包括上班工作和家务活动）？

条目 7 的编码及计分

答案	条目编码	条目计分
根本没有疼痛	1	6.0
有很轻微疼痛	2	5.4
有轻微疼痛	3	4.2
有中度疼痛	4	3.1
有严重疼痛	5	2.2
有很严重疼痛	6	1.0

条目 8 的编码及计分——如果对条目 7 和 8 均做了回答

答案	如果条目 8 的编码为 且 条目 7 的编码为		那么 条目 8 的计分为
根本没有影响	1	2~6	6
根本没有影响	1	1~6	5
有一点影响	2	1~6	4
有中度影响	3	1~6	3
有较大影响	4	1~6	2
有极大影响	5	1~6	1

条目 8 的编码及计分——如果对条目 7 没有做回答

答案	条目编码	条目计分
根本没有影响	1	6.0
有一点影响	2	4.75
有中度影响	3	3.5
有较大影响	4	2.25
有极大影响	5	1.0

方面计分及换算

将各个条目得分相加得实际得分，再按下式算得最终得分 BP。BP 得分越高，健康状况越好。

$$BP=\frac{实际得分-2}{10}\times100$$

表 1-8　一般健康状况（GH：general health）

问题条目：1，11

1. 总体来讲，您的健康状况是

11.1 我好像比别人容易生病

11.2 我跟我认识的人一样健康

11.3 我认为我的健康状况在变坏

11.4 我的健康状况非常好

条目 1&11.1~11.4 的编码及计分

问题条目 1	答案	条目编码	条目计分
	非常好	1	5.0
	很好	2	4.4
	好	3	3.4
	一般	4	2.0
	差	5	1.0
问题条目 11.1,11.3	答案	条目编码	条目计分
	绝对正确	1	1
	大部分正确	2	2
	不能肯定	3	3
	大部分错误	4	4
	绝对错误	5	5
问题条目 11.2,11.4	答案	条目编码	条目计分
	绝对正确	1	5
	大部分正确	2	4
	不能肯定	3	3
	大部分错误	4	2
	绝对错误	5	1

方面计分及换算

将各个条目得分相加得实际得分,再按下式算得最终得分 GH。GH 得分越高,健康状况越好。

$$GH = \frac{实际得分 - 5}{20} \times 100$$

表 1-9　精力(VT:vitality)

问题条目:9.1,9.5,9.7,9.9

9.1 您觉得生活充实吗?

9.5 您精力充沛吗?

9.7 您觉得筋疲力尽吗?

9.9 您感觉疲劳吗?

条目的编码及计分

问题条目 9.1,9.5	答案	条目编码	条目计分
	所有的时间	1	6
	大部分时间	2	5
	比较多时间	3	4
	一部分时间	4	3

续表

	小部分时间	5	2
	没有此感觉	6	1
问题条目 9.7,9.9	答案	条目编码	条目计分
	所有的时间	1	1
	大部分时间	2	2
	比较多时间	3	3
	一部分时间	4	4
	小部分时间	5	5
	没有此感觉	6	6

方面计分及换算

将各个条目得分相加得实际得分,再按下式算得最终得分 VI。VI 得分越高,健康状况越好。

$$VI = \frac{实际得分 - 4}{20} \times 100$$

表 1-10　社会功能(SF:social functioning)

问题条目:6,10

6. 在过去的四个星期里,您的身体健康或情绪不好在多大程度上影响了您与家人、朋友、邻居或集体的正常社交活动?

10. 您的健康限制了您的社交活动(如走亲访友)吗?

条目的编码及计分

问题条目 6	答案	条目编码	条目计分
	根本没有影响	1	6
	很少有影响	2	5
	有中度影响	3	4
	有较大影响	4	3
	有极大影响	5	2
问题条目 10	答案	条目编码	条目计分
	所有的时间	1	1
	大部分时间	2	2
	比较多时间	3	3
	一部分时间	3	3
	小部分时间	4	4
	没有此感觉	5	5

方面计分及换算

将各个条目得分相加得实际得分,再按下式算得最终得分 SF。SF 得分越高,健康状况越好。

$$SF = \frac{实际得分 - 2}{8} \times 100$$

表 1-11　情感职能（RE：role-emotional）

问题条目：5

（1）减少了工作或其他活动的时间

（2）本来想要做的事情只能完成一部分

（3）做工作或其他活动不如平时仔细

条目的编码及计分

答案	条目编码	条目计分
有	1	1
没有	2	2

方面计分及换算

将各个条目得分相加得实际得分，再按下式算得最终得分 RE。RE 得分越高，健康状况越好。

$$RE = \frac{实际得分 - 3}{3} \times 100$$

表 1-12　精神健康（MH：mental health）

问题条目：9.2,9.3,9.4,9.6,9.8

9.2 您是一个精神紧张的人吗？

9.3 您感到垂头丧气，什么事都不能使您振作起来吗？

9.4 您觉得平静吗？

9.6 您的情绪低落吗？

9.8 您是个快乐的人吗？

条目的编码及计分

问题条目 9.2,9.3,9.6	答案	条目编码	条目计分
	所有的时间	1	1
	大部分时间	2	2
	比较多时间	3	3
	一部分时间	4	4
	小部分时间	5	5
	没有此感觉	6	6
问题条目 9.4,9.8	答案	条目编码	条目计分
	所有的时间	1	6
	大部分时间	2	5
	比较多时间	3	4
	一部分时间	3	3
	小部分时间	4	2
	没有此感觉	5	1

方面计分及换算

将各个条目得分相加得实际得分，再按下式算得最终得分 MH。MH 得分越高，健康状况越好。

$$MH = \frac{实际得分 - 5}{25} \times 100$$

表 1-13　健康变化（HT：reported health transition）

问题条目：2

2. 跟一年前相比，您觉得您现在的健康状况是：

条目的编码及计分

答案	条目编码
比一年前好多了	1
比一年前好一些	2
和一年前差不多	3
比一年前差一些	4
比一年前差多了	5

二、诊断

康复诊断在功能上与临床诊断有共通之处，即均用于对某一健康问题产生原因的精简描述，用于指导临床的治疗。其不同之处在于康复诊断强调功能，基于康复评定技术，并指导康复治疗的实施。例如，患者因为膝关节疼痛前来就诊，其临床诊断可能是膝骨关节炎，这一诊断从疾病的角度描述了患者的健康问题，如可能出现软骨退变、软骨下骨硬化、骨质增生等，并存在疼痛等问题。通过这一诊断，可以指导临床治疗，包括药物的使用、手术的实施等。而康复诊断则可能是关节僵硬、肌肉无力等。这一诊断从功能角度描述了患者存在的功能问题，以此解释膝关节疼痛的原因，并且指导针对关节僵硬和肌肉无力的方法的选择和使用。

康复诊断通常是综合康复评定结果而得出。OA 患者的康复诊断/功能障碍/临床康复问题表现为以下四个方面：

依据 WHO 关于 ICF 的描述，功能问题可以分为如下几个层面：功能、结构、活动及参与。但是 ICF 的具体使用还比较复杂，而且与康复治疗技术之间的关系还未建立，因此依据 ICF 建立诊断体系还需要更多研究和探索。目前，针对患者存在的功能问题，可以依据 ICF 的理念，结合康复治疗技术的特点来实施。笔者建议在临床上依据 ICF 的理念，从功能、结构、活动及参与四个层面描述 OA 的康复诊断。

（一）功能障碍

1. 生理功能障碍　主要描述患者感觉功能障碍和运动功能障碍的情况。在感觉功能障碍后描述视觉模拟评定法/WAS 结果及疼痛程度，在运动功能障碍后描述关节活动度主被动具体数、描述肌力具体数及有无肌力失衡。在平衡功能障碍后描述具体结果。

这样的功能描述才能反映患者的功能障碍特征，并可用于指导康复治疗的计划和实施，即对于张力失衡，可以训练弱的肌肉，放松强的肌肉；对于股四头肌内侧头无力，则可以进行肌力强化，对于肌肉活性降低，则可以采用神经肌肉激活技术干预。

2. 心理功能障碍　主要描述患者的焦虑情绪、抑郁情绪及量表评定结果。

（二）结构异常

1. 视诊　主要描述病变关节是否肿胀、畸形。

2. 触诊　主要描述病变关节是否有骨性膨大。

3. 关节周径　主要描述病变关节是否有肿胀、畸形及骨性膨大,病变肢体是否有短缩或增长畸形。

4. 影像学表现　主要根据影像学检测结果描述病变关节间隙有无变窄及软骨下骨硬化,描述关节边缘增生、骨赘形成及骨质疏松的情况。

(三) 活动受限

首先描述改良 Barthel 指数 -MBI、工具性日常生活评定 /IADL 及 WOMAC 的评定结果。

其次描述该患者日常活动受限或者工具性日常生活受限的具体状况。常见的诊断性描述如:转移障碍、穿衣障碍、洗漱障碍等。此外,每一个大类下面,还可以根据需要进行进一步描述。如转移障碍还可以分为平路步行障碍、使用轮椅转移障碍、上楼梯受限、下楼梯受限等。这些诊断有助于对患者功能问题的描述,更为重要的是,这些诊断对于制订康复计划有重要意义。

(四) 参与受限

主要表现为工作受限、学习受限、社会交往受限、休闲娱乐受限、生活质量下降。

结构与功能层面的诊断,与骨关节炎相关的结构层面的问题包括:关节僵硬、软组织短缩等;而功能层面的问题可包括:感觉降低、肌力降低、肌力 / 肌张力不平衡、神经肌肉功能失活 / 降低、运动控制紊乱等。

参与层面指的是患者融入周围环境的能力,包括对物理环境和社会环境的参与能力。其分类和诊断会更为复杂。具体可见相关章节。

(何成奇)

第三节　康 复 治 疗

骨关节炎的康复治疗方法主要有物理治疗、作业治疗、康复辅具、药物治疗及康复护理。

国际骨关节炎研究协会(OARSI)、美国风湿病学会(ACR)和欧洲抗风湿病联盟(EULAR)等组织,基于循证医学和专家共识已给出了髋、膝、手等骨关节炎的治疗指南。各类指南中除关注药物的安全性和有效性外,还涵盖了部分康复治疗的相关内容与推荐意见,例如 OARSI 推出的髋与膝骨关节炎治疗指南中推荐应用包括 12 种非药物治疗方法,其中对有氧运动、肌肉锻炼、水疗、支具的使用,以及穿戴护膝和鞋垫、热疗、经皮神经电刺激和针灸等的疗效给予了综合的评价。中华医学会骨科分会、中华医学会风湿病学会先后于 2007 年和 2010 年在其发布的骨关节炎治疗指南中也提及康复治疗的必要性和重要性。

一、物理治疗

(一) 运动疗法

世界各国骨关节炎相关指南中均不同程度推荐运动疗法。2014 更新的 OARSI《膝骨关节炎非手术治疗指南》推荐陆地运动、水中运动、力量训练作为非药物治疗手段治疗单纯性膝骨关节炎,这其中指出陆地运动可短期镇痛、改善功能,但训练方式无特异性;水中运动对功能、生活质量改善短期效果较大,对疼痛缓解不明显;力量训练早期以股四头肌训练为主,对镇痛、功能改善有中等疗效。2014 NICE《骨关节炎:成人护理及管理指南》把有氧训练、肌力训练、患者自我管理及教育、超重患者减重作为核心治疗推荐。2013 AAOS《膝关节骨关节炎循证医学指南(第二版)》强烈推荐自我管理项目,包括力量训练、低强度有氧运动和神经肌肉训练。

1. 有氧运动训练 有氧运动不仅能够提高患者心肺功能、改善血液循环及有氧代谢能力,而且能够维持与改善病变关节活动范围、肌肉力量、协调运动、关节软骨及周围软组织的循环与代谢。几乎所有的 OA 临床指南都鼓励髋和膝 OA 患者主动进行有氧运动训练,其循证等级为 Ia 级,即有高质量 RCTs 的系统评价证实。临床研究表明,有氧运动和股四头肌肌力锻炼缓解疼痛,髋 OA 患者坚持实施有氧运动和股四头肌肌力锻炼的治疗方案,主要基于临床经验(证据等级为 IV 级)。2011 年有学者研究认为,有氧运动的类型繁多,需要根据患者是否能耐受及舒适度进行选择。良好的依从性是 OA 患者长期运动训练获得成功的关键因素;建议患者先接受有指导的有氧运动项目,再进行家中运动训练,能有效提高患者依从性。2012 年渥太华有氧步行项目治疗关节炎循证医学临床实践指南提出,有氧步行能够减轻局部疼痛,提高膝关节负荷、稳定关节生物力学、改善神经肌肉功能,以及可能提高心血管训练效率,增强有氧活动能力。由于关节的稳定性增加,帮助关节炎患者在日常生活中改善残疾功能,逐步提高他们的生活质量。2014 年的最新系统评价纳入 48 篇随机对照试验,研究显示,有氧运动能有效改善膝关节炎的疼痛症状,并推荐每周至少训练 3 次。因此,有氧运动可作为改善髋和膝 OA 患者症状的首选康复治疗方法。

有研究认为,运动将在关节炎的发病机制研究和疾病管理上发挥重要作用。2008 年 Cochrane 系统评价运动疗法治疗膝骨关节炎,纳入 32 个研究,共 3616 名受试者,结论是有确切证据表明陆上运动在减轻膝关节疼痛和改善躯体功能方面至少有短期疗效。美国风湿病学会 2014 年发布的一项系统评价和回归分析,指出实施运动疗法应注重治疗目的,着重改善有氧运动能力、股四头肌力量和下肢功能,推荐在监督下进行运动,频率为每周 3 次。

有研究评估不同运动强度对膝骨关节炎患者的股四头肌力量和结构的影响,测试前后应用 VAS 评分、WOMAC、50 步步行试验和单腿站立试验评价,采用等速仪进行等速、等张和等角训练方法(每秒 60°),应用超声测量双侧股外侧羽状角,纤维长度和肌肉厚度。结果发现等角训练使膝骨关节炎患者双侧伸肌肌力增加,并伴随肌肉厚度和纤维长度的增加。表明运动可以影响膝骨关节炎患者的肌肉结构体系。

但是,有氧运动训练必须考虑受累关节免荷问题,尤其是下肢骨关节炎患者。在有氧运动训练时,要充分考虑病变关节具体情况,采用功率自行车或者下肢机器人,进行全免荷或者部分免荷状态下的主动等张运动。有氧运动训练的强度需要个体化设置。

综上,运动疗法作为治疗骨关节炎的物理治疗方法之一,已得到循证医学证据的广泛支持。而目前国外应用和研究较多的运动疗法主要有:水中运动,陆地运动,力量训练,有氧训练,太极训练等。

2013 EULAR《髋膝非药物治疗的治疗建议》推荐小剂量高频率运动,逐渐加大剂量,并将运动融合到日常生活中,运动方式包括肌力训练、有氧训练、附属关节活动/牵拉活动等,还提到太极对镇痛有一定效果。2012 ACR《关于手部、髋部和膝部骨关节炎的非药物和药物治疗的建议》强烈推荐运动疗法的陆上运动和水中运动。2009 澳大利亚皇家全科医师学会《髋膝骨关节炎非手术治疗澳洲指南》也推荐陆上运动和水中运动。

2. 肌肉力量训练　所有的 OA 临床指南中,均鼓励临床膝 OA 患者在家中进行股四头肌肌力锻炼。其循证等级为 Ia 级。2009 年,Fransen M 等人在 cochrane 图书馆上发表的系统综述表明,至少在短期内地面上治疗性运动对膝 OA 患者疼痛缓解及身体功能改善有效,但单独的股四头肌肌力锻炼,不结合有氧运动或下肢整体肌力训练,效果将下降。2014 年的随机对照试验表明高速的肌力训练更能改善髋骨关节炎患者的躯体功能。

有研究者对 8 个 RCT,共 2832 名受试者的系统评价表明,抗阻练习可以提高 50%~75% 患者的肌肉力量、疼痛的自我管理和躯体功能。Bennell 等综述运动疗法在膝和髋骨关节炎的临床证据后指出,力量训练和有氧训练可以减轻疼痛、提高功能和改善身体健康状况。尽管短期提升效果明显,但目前数量有限的长期随访显示远期效果下降。一项风湿性关节炎患者随机对照试验显示,24 周高强度渐进抗阻训练可以恢复风湿性关节炎患者的肌肉体积和功能。2013 年国外学者发表系统评价,认为不负重的肌力训练比负重的肌力训练在缓解膝骨关节炎疼痛方面有更好的效果。

因此,肌肉力量训练可作为髋、膝 OA 的康复治疗方法,但需要注意训练强度、频率以及具体训练方式。

3. 关节神经肌肉协调性训练　这是一种感觉运动控制训练的整合方式。主要对于关节存在运动控制障碍者使用。研究显示骨关节炎患者广泛存在神经肌肉协调问题。因此对关节炎患者均需要考虑强化神经肌肉协调训练,通常每天 2~3 次,每次 10~20 分钟。

4. 关节松动技术　关节松动训练具有缓解关节疼痛、改善病变关节活动范围的作用。关节松动训练是一种与关节运动有关的技术。是治疗者在关节活动可动范围内完成的一种针对性很强的手法操作技术,属被动运动范畴。其主要针对两大类情况进行运用:一是关节活动不足;二是关节活动僵硬。活动不足是指由于疾病、疼痛等原因限制使得患者不能主动完成关节运动,或者运动不能达到生理需要时,通过关节松动对关节进行被动运动(尤其是促进关节附属运动范围的运动)。关节僵硬指的是以关节附属运动活动范围降低和僵硬为主的情况。主要通过 3~4 级的手法改善关节的僵硬,促进关节运动。

5. 关节活动训练　关节活动训练主要指通过被动或者主动的运动,维持关节活动范围的训练。与关节松动的区别在于,关节活动范围训练主要针对关节的整体进行运动,而不局限于对附属运动的干预。但是其运用通常需要在附属运动范围正常的情况下进行,否则可能在运动中导致关节内的压力增加而损伤关节。关节活动训练通常每天 1~2 次。

(二) 电疗法

1. 经皮神经电刺激　经皮神经电刺激(transcutaneous electrical nerve stimulation,TENS)是一种非侵入的、利用皮肤电极对深部组织进行刺激的电疗方法。TENS 是目前绝大多数膝骨关节炎临床治疗指南所推荐使用的物理治疗方法,包括传统使用的低频电、中频电疗法等,具有缓解疼痛、促进局部循环、促进肌肉收缩的作用。根据最新的 OA 临床指南,TENS 作为治疗膝 OA 的物理治疗方法,其结论尚不肯定。虽然系统评价肯定了 TENS 在缓解膝 OA 疼痛方面的作用,但由于该研究纳入试验的方法学质量低以及高异质性,因此,指南表示

TENS 治疗膝 OA 效果尚不明确,推荐等级为弱推荐。

2. 神经肌肉电刺激　神经肌肉电刺激(neuromuscular electrical stimulation,NMES)可以认为是 TENS 的一种,其频率多在 100Hz 以下,属于低频电范畴,现在也有低频和中频混合使用的 NMES 方式。NMES 具有促进肌肉收缩、增强肌力及提高运动功能等作用。

3. 短波透热疗法　是一种频率高于 100 000Hz 的电疗方式。但是其原理与低频或中频电不同。其主要通过短波的热效应和非热效应进行治疗,具有缓解疼痛、消除炎症、促进组织修复等作用。对于普通疼痛,其剂量分为无热量、微热量和温热量。通常每天 2 次,每次 10~20 分钟。由于部分患者在治疗中可能出现白细胞减少的情况,通常一个疗程不超过 30 天。

2012 年,有学者通过纳入 7 项研究的系统评价发现,能够使治疗局部产生微热效应的短波治疗可对疼痛缓解、肌肉功能改善具有轻微的作用。Teslim 等对不同模式的短波治疗进行研究发现,与脉冲模式相比,连续模式的短波治疗 4 周后,能够明显提高治疗局部的皮肤温度,有效缓解疼痛,增加膝关节的活动度。

(三) 声疗法

1. 治疗性超声波疗法　传统认为治疗性超声具有缓解疼痛、促进修复、松解粘连、消除炎症水肿的作用。2010 年 Cochrane 图书馆发表系统评价表明治疗性超声较安慰剂或短波透热疗法相比,对髋和膝 OA 患者疼痛(VAS)的缓解以及功能问题的改善有益且安全。但该系统综述所纳入文献质量较低,并没有给出最终结论。同年,又有研究者通过纳入 6 项研究 378 名患者的系统评价证实治疗性超声可有效缓解膝 OA 患者的疼痛(VAS),而有可能改善其身体功能以及步行表现。但是该研究纳入的样本量较小,所得结论可能存在偏倚。2014 年最新的系统评价显示脉冲超声治疗更能改善患者疼痛和功能状况,而连续性超声仅能被当做缓解膝 OA 患者疼痛症状的治疗方法。然而,SerapCakir 等人研究发现连续或脉冲超声治疗在膝 OA 患者不进行运动训练的基础上,对改善其疼痛和功能没有作用。2014 年国际骨关节炎协会发表的膝骨关节炎非手术治疗方法指南,表示治疗性超声是否能改善膝 OA 尚不明确。所以,结合最新的研究与指南,笔者认为超声对膝骨关节炎的治疗效果尚不能确定,有待进一步探讨。

2. 体外冲击波疗法　体外冲击波(extracorporeal shock wave,ESW)具有松解粘连、提高痛阈、调节神经肌肉兴奋性的作用。在关节炎的治疗中,ESW 可以运用于疼痛局部以松解粘连,改善循环;可也用于调节神经肌肉兴奋性,改善关节运动功能进而实现对关节炎的治疗。根据治疗目的、强度不同,可每天 1 次或每 2~3 天 1 次。一项 RCT 研究发现,ESW 干预(0.25mJ/mm^2,1 次 / 周,4 周)能够明显缓解 KOA 患者的疼痛,改善临床功能 Lequesne 问卷评分和 WOMAC 问卷评分,且没有任何不良反应发生。

基础研究表明,ESW 治疗 KOA 的机制主要包括:防止关节软骨退变以及软骨下骨硬化,降低滑膜分泌的炎症因子。同时,相关研究指出,ESW 治疗 4 周或 8 周后,显著降低膝关节滑膜腔内的 NO 水平,下调 caspase-3 的蛋白表达,提高血清中 I 型胶原 C 端肽(CTX)的含量,抑制软骨细胞的凋亡。

因此可以认为,ESW 是一种对骨关节炎具有较好治疗效果的物理因子治疗方式,具有巨大的临床运用前景。

(四) 光疗法

低功率激光疗法(low level laser therapy, LLLT)。LLLT常用于痛点或穴位,具有提高痛阈,消炎消肿、促进组织修复的作用。每天1~2次,每次5~10分钟。2007年Bjordal JM等人的研究表明,2~4周的LLLT可在短期内缓解膝关节OA患者的疼痛(VAS评分)。去年最新一项单盲随机对照研究肯定了低功率激光在膝OA患者改善疼痛和功能方面具有短期效果这一结论。另有研究证据显示低功率激光应用于某些针灸穴位对膝OA的疼痛和功能具有改善作用。然而,目前证据尚不足以肯定低功率激光对膝OA的作用。因此,针对LLLT治疗OA的效果问题仍需继续积累高质量的临床研究证据。

(五) 脉冲电磁场

脉冲电磁场(pulse electromagnetic fields, PEMFs)主要具有三个方面的作用:镇静作用与消炎止痛作用;促进成骨形成、增加骨量、改善骨组织形态学和提高骨密度的作用;改变血液流变特性,降低血液黏度及促进血液循环的作用。

目前尚无OA的临床指南将PEMFs作为治疗OA的推荐方法。PEMFs治疗OA虽然已经积累了一些基础、临床研究和循证医学的证据,但其效果目前尚无统一的结论。2009年,有学者通过纳入9项研究483名患者的系统综述表明,6周的PEMFs治疗较安慰刺激对膝关节OA疼痛(VAS)和僵硬(ROM)均无显著性差异,但可改善患者的日常生活活动和临床功能评分(WOMAC)。结论建议将PEMFs作为改善膝OA患者功能状态的辅助治疗方法。2012年的循证研究表明PEMFs较安慰刺激相比在缓解患者疼痛、僵硬和活动功能方面无显著差异。相反,2013年最新的系统评价显示PEMFs也许能改善膝骨关节炎疼痛和躯体功能,但尚无确定性结论。因此,是否将PEMFs作为治疗OA的常规康复治疗方法还需进一步高质量的基础和临床研究证实。

(六) 水疗法

水中运动亦可称为水疗法,主要利用各种不同成分、温度、压力的水及水的阻力和浮力等特性设计训练方案,以改善心肺功能、运动功能及活动灵活性的一种防治疾病的方法。水疗法在发达国家已是一种成熟的物理治疗技术,不仅可以进行全身有氧训练,而且对关节炎患者可以实现减荷条件下的关节活动范围和肌肉力量训练。同时,结合温度、压力等作用,具有改善循环、消炎止痛及改善功能的作用。

水疗作为OA治疗方法的临床指南中多将其作为Ⅰa级证据推荐使用。2011年有学者比较了陆上运动和水中运动对髋或膝OA患者身体功能、疼痛、步行功能和动态平衡功能的改善作用,发现两者之间并无显著性差异。建议在患者不能进行陆上运动时,水疗可起到替代作用。2014年最新系统评价显示水疗能有效改善疼痛、僵硬、躯体功能和生活质量。因此,可将水中运动作为改善髋或(和)膝OA患者疼痛和提高整体功能状态的康复治疗方法。

(七) 热/冷疗法

热疗和冷疗在临床上广泛用于膝OA患者的治疗。热疗可采用电透热疗法、热敷、热水浸泡或蜡浴,低温疗法则多用冰袋冷敷,或用冰按摩。热/冷疗法在 2008 年的 OA 临床指南中作为推荐使用的治疗方法,为Ⅰa级证据。但在 2012 年的美国风湿病学会推荐指南中仅为弱推荐。最新的国际骨关节炎协会指南未推荐此项治疗。因此,目前尚缺乏证据推荐热/冷疗作为骨关节炎的治疗方法。

(八) 振动疗法

2012 年有研究表明,振动训练能缓解膝 OA 老年患者的疼痛,改善平衡、步态和减少炎症指标。但该研究并非直接探究振动治疗 OA 的效果,而是通过振动和下蹲训练的组间比较后,间接得出的推论,不能将其结论作为指导临床应用的直接证据。最新的系统评价显示全身振动能减缓膝 OA 患者的疼痛和改善其躯体功能,但由于纳入文献数量较少,结论尚不能肯定。目前尚无任何 OA 临床指南将振动作为治疗 OA 的物理因子推荐方法。

因此,振动是否作为 OA 患者的常规康复治疗方法还需要进一步探讨。

(九) 关节牵引

虽然临床实践发现关节牵引对关节活动范围受限、关节僵硬及疼痛有效,但是目前尚无 OA 临床指南将关节牵引技术作为推荐治疗方法。原因是没有设计严格的随机对照研究和队列研究显示关节牵引对髋或膝关节 OA 的疼痛或其他功能问题具有效果。因此关节牵引能否有效改善髋或膝 OA 患者的各项功能、活动以及参与问题还需进一步的研究和探讨。

(杨 霖 何成奇)

二、作业治疗

作业治疗运用以患者为中心的治疗方案,结合患者在社会角色中的需求,关注患者躯体功能障碍所导致的参与受限,发掘他在家庭或社会中可利用的资源,以期帮助他们提高日常生活活动的参与、职业的参与、休闲娱乐的参与等能力。另外,作业治疗也会以动态的思维方式,了解影响患者功能的因素,并以此提高自我管理能力,预防在今后的生活、职业、休闲娱乐中,病情或功能受限的加重,预防并发症等问题的产生。

骨关节炎可造成软组织肿胀、骨质增生、骨侵蚀,手骨关节炎常累及 2~5 指的近端指间关节、远端指间关节、以及拇指的腕掌关节,下肢骨关节常累及髋关节、膝关节及踝关节。躯体结构的改变导致疼痛,握力、手灵活性及移动能力等功能下降,并进一步限制活动能力及社会参与。大量文献表明,对骨关节炎有效的处理须结合药物治疗与非药物治疗,考虑患者的疼痛、功能障碍以及生活质量受限的程度,并结合患者的角色、需求和期望,制订个体化治疗方案。

(一) 作业治疗评定

作业治疗的评定除了关注患者的疾病、躯体结构与功能、受限活动外,同时会关注患者社会参与的受限,以及环境因素、个人因素在角色回归中的影响。依据作业治疗基本模型可大致分为不同范畴,例如依据 PEO(person-environment-occupation)模型可分为个人情况(person)、作业活动情况(occupation)、环境情况(environment),依据 MOHO(model of

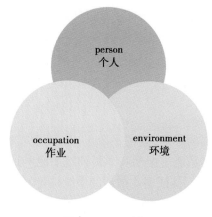

图 1-1 PEO 模型

human occupation)模型可分为意志力(volition)、习惯(habituation)、表现(performance)。以下评估分类以 PEO 模型举例(图 1-1)。

1. 个人(person)评估 首先评定个人(person)情况,主要包括躯体功能、心理功能、个人角色及兴趣爱好。

躯体功能包括以下 5 个方面:

(1) 各手指关节中有肿胀、疼痛、压痛、僵硬、脱位、过伸、桡偏或尺偏的关节个数及程度、Herberden(远端指间关节)、Bouchard(近端指间关节)结节及晨僵持续时间。

(2) 疼痛评定:酌情选用 VAS(visual analogue scale)、Likert 评估量表或者 numeric rating scale。

(3) 运动功能评定:主要评定关节活动度与肌力。

(4) 平衡功能评定:酌情选用 Berg 平衡能力量表、TUG 测试(time up and go test)、功能性前伸试验(functional reaching test)。

(5) 手功能评定:主要评定手握力、外侧捏力及指尖捏力。此外,可酌情选用杰伯森手功能测验 Jebson hand function test 、明尼苏达手精细功能评估 Minnesota manual dexterity test 或者非标准化手功能评估。

个人情况(兴趣爱好等)可选用兴趣量表 interest checklist。

心理功能评定可酌情选用汉密尔顿焦虑量表或者汉密尔顿抑郁量表。

2. 作业活动评估 主要评定患者作业活动及表现。基本日常生活活动能力采用改良巴氏量表 modified barthel index(MBI)评定;工具性日常生活活动能力采用 Lawton IADL 量表;职业相关评估采用工作分析:factor evaluation system(FES);手功能相关评估采用肩手功能问卷 dexterity of arm shoulder and hand(DASH);整体作业活动表现及满意度可采用加拿大作业表现量表(Canadian occupational performance measurement)COPM(COPM 量表里面包含了对基本日常生活活动、职业、兴趣爱好的患者主观满意度和表现度的评分);骨关节炎或类风湿性关节炎功能性评估采用 modified health assessment questionnaire(MAHQ);类风湿性关节炎患者与疾病相关的功能障碍、不适以及生活质量的评估采用手关节炎评估量表 Australian/Canadian(AUSCAN)osteoarthritis hand index,评估内容包含:

疼痛:10 种活动中疼痛的频率、时间和程度

僵硬:出现手部僵硬的活动、持续时间

功能性活动:如打开瓶盖、系纽扣、穿串珠、按按钮、抓握并旋转圆形把手、用剪刀、切菜、洗头、用笔写字等

3. 环境评估 包括家居及工作环境评估、家居安全性评估、老年人跌倒相关环境 westmead home safety assessment(WeHSA)及家居环境安全评估:SAFER HOME,特别适用于下肢骨关节炎患者。

（二）治疗性作业治疗

治疗性的作业治疗遵循以患者为中心的理念,活动的选择依据详细的评估结果以及患

者的日常生活活动、职业以及兴趣爱好制订。治疗的目的为增加患者各关节的活动度、各肌肉的力量、柔韧性及心肺功能,以完成日常生活活动、工作及娱乐休闲活动等,同时使用日常易得的物品,帮助患者建立在家中、社区中锻炼的良好习惯,以更好的享受积极、健康的生活方式。

须注意的是,作业治疗的治疗性活动目标并不是全关节活动范围,而是关节最大的稳定性以及无痛的关节活动,以满足患者日常生活活动的需求。活动设计的原则为,阻力添加为最大力量的 30% 左右,难度轻~中度,患者在完成活动时感觉较困难,但不导致疼痛、肿胀,酸软感在两小时内可消失。过度的活动可能加重关节负荷。

标准化的锻炼项目可减缓关节破坏,提高关节内滑液的运动,减缓僵硬,预防不可逆的关节畸形,维持关节的稳定性。两大主要的训练模式为关节活动度的训练和力量训练,主动活动中加抗阻或沙袋可提高动态的稳定性。

(三) 功能性作业治疗

骨关节炎的功能性作业治疗将会指导患者无痛情况下在模拟的家居、工作、社区环境中开展日常生活活动能力、工具性日常生活活动能力、工作及休闲娱乐参与能力的训练,并以个体治疗及小组治疗相配合的模式,教育、指导患者开展家具环境改造及辅助器具的使用、生活模式重整,以长期、动态的角度关注患者的躯体功能、活动能力、社会参与以及生活质量(图 1-2)。

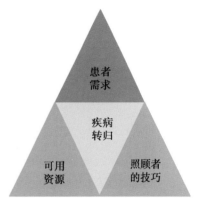

图 1-2 关怀模式

同时,骨关节炎 / 类风湿性关节炎患者在开展日常活动时,需注意:使用较强的关节和肌肉,减轻小关节的负荷;平均分布压力以减少某一个关节的压力;避免长时间维持同一个姿势,减少僵硬和疼痛的风险;如果双手有关节炎,避免用力抓握、捏、挤压以及扭转;如果有膝骨关节炎,尽量坐位代替站位开展日常活动如果有脊柱受累,尽量保持脊柱直立位进行活动;能量节省:遵循 4P 原则,在不同活动间安排休息时间以节省能量及缓解疼痛,体力消耗较大或对关节损耗较大的活动(如所有房间的大扫除及到较远的地方购物)之间安排的休息时间更长,可间隔体力消耗较小的活动(如看电视、和亲友打电话等)。4P 原则:

Pace yourself	劳逸结合
Prioritize	任务重要性排序
Plan	提前计划
Posture	安全姿势

环境改造和辅助器具的使用:同一个任务可用其他方法或工具完成。许多辅助器具或工具可使日常活动或工作更易完成,也将减少关节及肌肉的负荷。

1. 基本日常生活活动

(1) 进食:用加大手柄平均分布各个关节的压力,减轻对单一关节的负荷。改装手柄改造工具用力方式,帮助手功能障碍的患者提高进食效率和质量(图 1-3~ 图 1-6)。

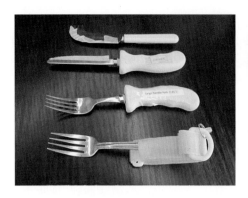

图 1-3　粗柄食具

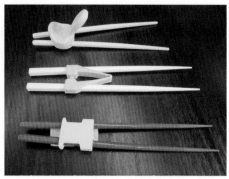

图 1-4　改装筷

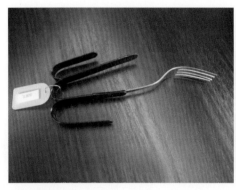

图 1-5　改装食具

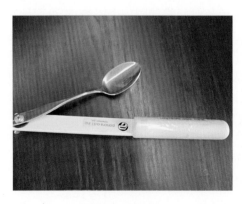

图 1-6　长柄勺

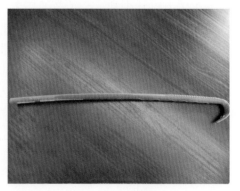

图 1-7　长柄鞋拔

（2）穿衣

1）手骨关节炎患者可使用加大手柄的纽扣穿脱器来减少捏取物品时手指关节的压力。

2）脊柱受累时，弯腰等活动可能受限，这时穿鞋时可使用鞋拔、穿袜时可使用辅助穿袜器，以帮助在脊柱直立时完成日常活动（图 1-7~ 图 1-10）。

（3）洗漱、淋浴和如厕：在淋浴或浴缸洗澡时使用淋浴椅，厕所及浴缸周围安装扶手以保

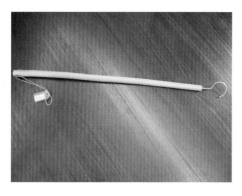

图 1-8　辅助穿衣器

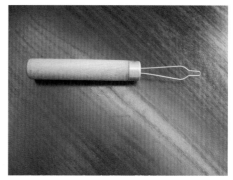

图 1-9　辅助穿扣器

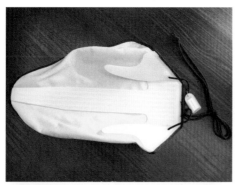

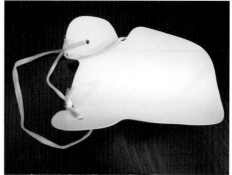

图 1-10　辅助穿袜器

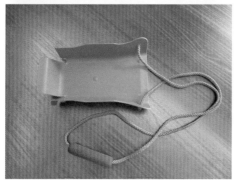

证转移时患者疼痛负重的减少和安全;也可使用长柄洗澡刷帮助关节受限的患者完成洗澡的活动(图1-11~图1-16)。

(4) 步行及上下楼梯

1) 单拐在步行时可帮助膝骨关节炎患者保持平衡,预防跌倒;双拐可帮助患者减轻步行时膝关节的负重。单拐步行时,拐杖放在健侧,以配合手和下肢的摆动,并减轻患侧腿的负重。

2) 上下楼梯时使用扶手来减轻膝关节的承重。疼痛时,一步一步上下楼梯,上台阶时健侧腿

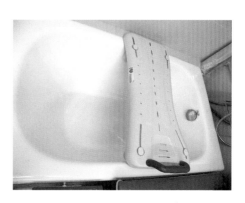

图 1-11　淋浴板

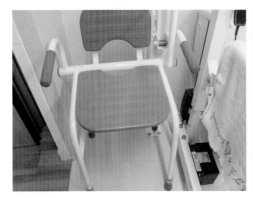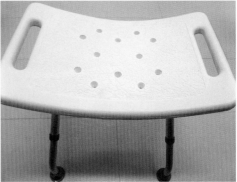

图 1-12　淋浴凳

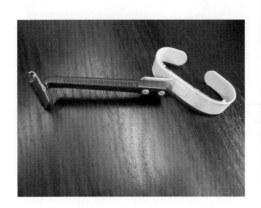

图 1-13　改装剃须刀

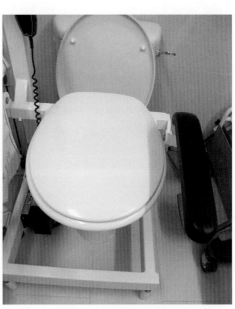

图 1-14　可升降坐便器

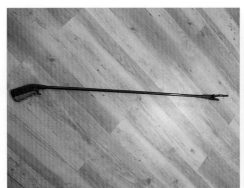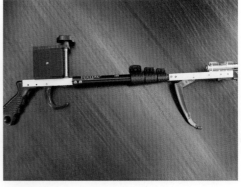

图 1-15　长柄取物器

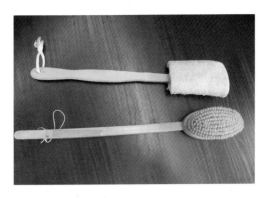

图 1-16 长柄洗澡刷

先迈出,下台阶时患侧腿先迈出。

2. 工具性日常生活活动能力训练

(1)购物或搬运重物:使用较强的关节和肌肉,来减少小关节的负荷。例如在搬运较重皮包或行李箱时,使用背包的肩带或用双上肢力量而不是双手;搬运重物时尽量靠近身体;尽量用手推重物。

(2)准备食物:使用辅助器具改变用力方式,以预防及改善尺偏畸形(图 1-17,图 1-18)。

(3)家务活动及工具使用:平均分布压力以减少某一个关节的压力。例如使用水杯时使用双手手掌。使用扫帚、拖把等工具时可加手掌固定带(图 1-19)。

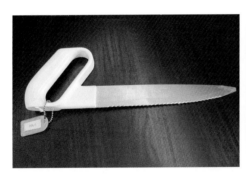

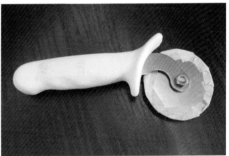

图 1-17 改装刀

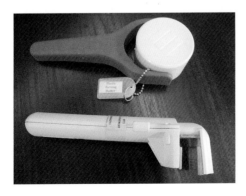

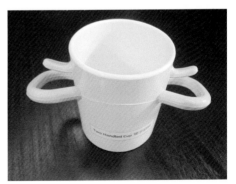

图 1-18 辅助开瓶器　　　　　　　　图 1-19 扣手杯

（4）卫生：若患有下肢骨关节炎的患者，在洗菜、洗衣时可选择高椅（如座位面积适合的吧台凳），在高度适宜的台面上，脊柱直立位进行活动（图1-20、图1-21）。

3. 工作使用直径较大的笔或握笔辅具，或加长杠杆力臂（如剪刀），以减轻指间关节的压力（图1-22~图1-24）。

4. 休闲娱乐使用持牌器辅助抓握（图1-25）。

5. 其他使用钥匙、插头时同样可添加改装手柄（图1-26，图1-27）。

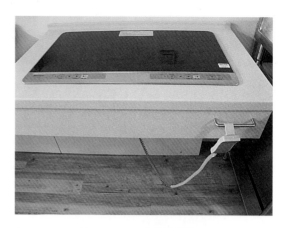

图 1-20　可升降厨房台面

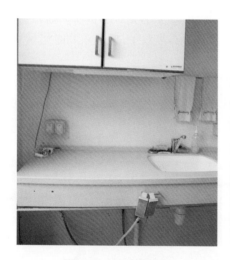

图 1-21　可升降台面

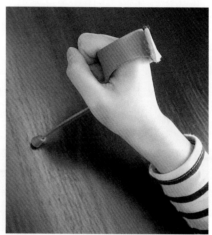

图 1-22　键盘辅具

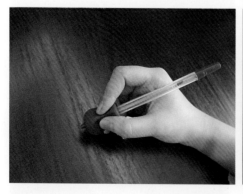

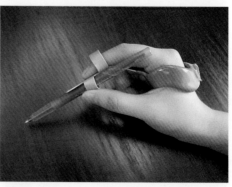

图 1-23　写字辅具

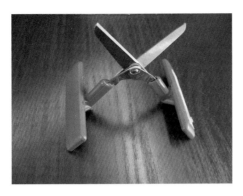

图 1-24　改装剪

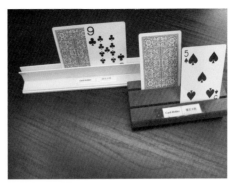

图 1-25　持牌器

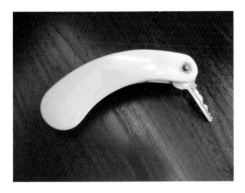

图 1-26　钥匙支撑器

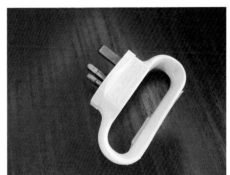

图 1-27　改装插头

（四）生活模式重整（自我管理）

骨关节炎的病程不可逆,为帮助患者建立健康的生活模式,能够进行自我管理,以下技巧需要教授患者:

1. 心理调适　长期的慢性疼痛可致焦虑及抑郁情绪,放松疗法、认知行为治疗、疼痛管理可缓解此类症状,改善生活质量。

2. 健康的生活方式　包括吸烟、饮酒、饮食管理、常规锻炼。需注意的是,定期的体育锻炼有助于降低各个年龄段慢性疾病的发生率,但是高强度的活动有可能增加关节的磨损和拉伤,增加骨关节炎患者髋关节和膝关节的疼痛。

3. 体重管理　体重是下肢骨关节炎康复的重要指标之一,饮食管理和运动可一定程度减缓膝关节及髋关节炎症,减轻关节负荷以及膝内翻力矩,避免负重时脊柱、髋关节、膝关节及双脚承受过多压力。

4. 应用良好的身体姿势　保护背部以及双下肢各关节。在工作和日常活动中,安排休息时间节省能量,并预防损伤及意外。

（五）患者教育项目（小组活动）

小组形式的患者教育项目可帮助患者建立自助团体,并系统性的学习如何进行长期的自我管理,内容包含疾病病理生理、如何在生活中管理关节炎以及相关风险因素等(表1-14)。

小组开展频率:2 节 / 周,1~2 节 / 主题(日常锻炼可按设计动作酌情安排),40~50 分钟 / 节。

表 1-14　小组活动

小组教育主题	具体内容	开展形式及准备材料
认识骨关节炎及其治疗	1. 骨关节炎国内及地区的流行病学、种类、症状及影响 2. 基本治疗手段:关节保护、运动、常规药物、手术、疼痛管理、中医及其他 3. 以患者为中心的目标设定	1. 调查问卷:你的症状 2. 调查问卷:你所了解的治疗手段
如何管理疼痛	1. 了解慢性疼痛及对情绪的影响 2. 您的疼痛加重及缓解因素 3. 渐进性肌肉放松疗法 4. 腹式呼吸及冥想	调查问卷:关节炎的疼痛对日常活动的影响以及加重和环境因素
骨关节炎的日常锻炼	1. 动作及注意事项的教授 2. 锻炼分节演练	日常锻炼各动作的图片及简介
如何在日常活动中进行关节保护	1. 人体工效学简介 2. 环境改造建议 3. 辅助器具的使用	1. 给予日常生活活动任务、工具,患者选择完成的方式 2. 小组讨论:哪一种方式疼痛最轻,保护最大
家庭的自我管理	1. 冰袋及关节保暖辅具的使用 2. 如何建立健康的生活模式:体重管理、饮食规划、日常活动时间管理、症状关注及及时就医 3. 家人如何帮助	1. 日程表规划出院后每日活动 2. 调查问卷:你的支持来源于
后期反馈及随访	1. 患者及家人对小组教育内容、治疗师讲解方式的理解程度和满意度 2. 患者及家人对小组教育内容的掌握程度 3. 在日常活动中按照小组教育内容进行自我管理的依从性	调查量表对教育的理解程度、满意度、知识掌握程度以及依从性进行评价

(张玉婷　刘沙鑫)

三、康复工程技术

(一) 矫形器

1. 在手 OA 中的应用

(1) 作用:固定受累的指间关节、腕掌关节,限制引起或加重症状的运动;缓解疼痛;预防畸形;保持手指功能位,使其发挥最大功能。

（2）生物力学原理／作用原理：主要是通过三点力作用原理，固定受累的指间关节、腕掌关节，使其保持屈曲或伸直（图 1-28）；利用弹簧或者橡皮筋等弹性装置，辅助关节的运动（图1-29）；保持手指功能位，使其发挥最大功能。

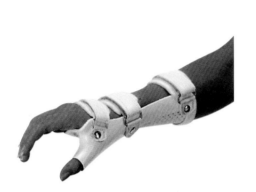

图 1-28　硬性拇指对掌矫形器

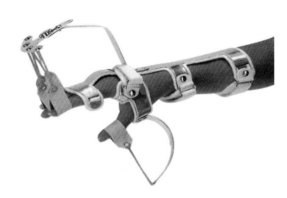

图 1-29　掌指关节伸展辅助矫形器

（3）禁忌证及注意事项：矫形器所提供的稳定性通常与功能性呈反比，理想的手 OA 矫形器应只对受累关节制动，释放邻近关节，以保证手的功能活动。康复临床中，手 OA 矫形器的选择，应结合患者的症状与功能需求，兼顾受累关节的稳定性与功能性，获得最佳的康复效果。

2. 在肘 OA 中的应用

（1）作用：固定肘关节于特定的体位，限制肘、腕关节的运动，促使病变部位痊愈；缓解疼痛；预防畸形。

（2）生物力学原理（或者作用原理）：主要是通过三点力作用原理，将肘关节固定在屈曲90° 的功能位（图 1-30，图 1-31）；利用动力装置，辅助肘关节运动。

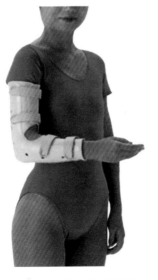
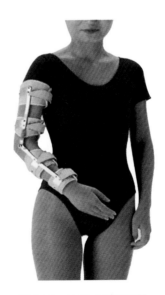

图 1-30　固定式肘矫形器　　　　图 1-31　支条式肘矫形器

（3）禁忌证及注意事项：肘关节不能屈曲者，如将肘关节保持在屈曲 90°的功能位上，可以发挥手的功能；佩戴期间应定时取下，进行适当的关节活动以及肌力训练，以防止关节僵硬，增强肘关节的稳定性。

3. 在肩 OA 中的应用

（1）作用：固定或限制肩关节运动，从而减轻肩关节周围肌肉、韧带负荷；缓解疼痛；保护肩关节，利于损伤组织的愈合。

（2）生物力学原理（或者作用原理）：主要通过三点力作用原理使肩关节、肩胛及上臂固定在良好的体位并保持稳定，如护肩。通过牵引力的作用减免肩关节负荷、免除疼痛。如图 1-32 为肩外展矫形器，图 1-33 为护肩。

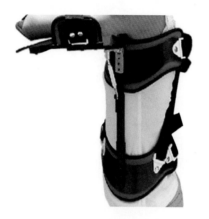 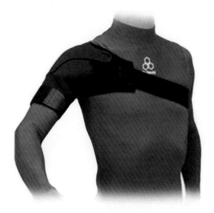

图 1-32　肩外展矫形器　　　　　　　　　　图 1-33　护肩

（3）禁忌证及注意事项：佩戴期间应定时取下，进行适当的关节活动以及肌力训练，防止肩关节僵硬和肌力减退。

4. 在髋 OA 中的应用

（1）为受累髋关节提供支撑，增强髋关节的稳定性；稳定下肢关节；矫正畸形；辅助站立和行走的功能，减少跌倒的风险。

（2）生物力学原理（或者作用原理）：通过三点作用力系统固定髋关节，消除或减少不适合的运动，防止在承重期股骨头向外上方移动，如带铰链髋外展矫形器（图 1-34）；通过类似大腿假肢的接受腔或坐骨圈的结构，借助不同功能的髋、膝、踝铰链，使站立及行走中的体重通过坐骨传至矫形器，再传至地面，全部或部分减轻髋关节、下肢的承重，如坐骨承重式膝踝足矫形器（图 1-35，图 1-36）；提供力学支撑作用，增加髋关节的稳定性。

（3）禁忌证及注意事项：为了增加对髋关节旋转的控制，可与膝踝足矫形器一起使用；使用矫形器期间，要尽量放置患肢于伸髋和外展体位，并要减少患肢承重；穿戴后应注意可能

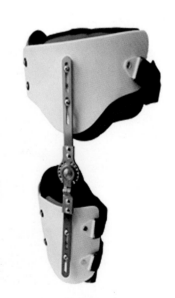

图 1-34　带铰链髋外展矫形器

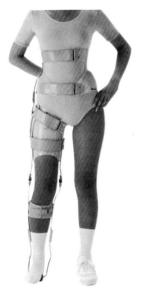

图 1-35　坐骨承重式膝踝足矫形器

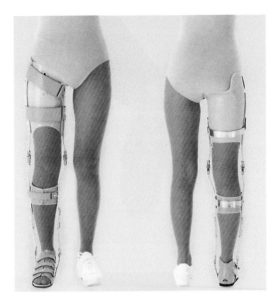

图 1-36　带足罩型坐骨承重式膝踝足矫形器

造成行动不适应,肌肉局部疼痛、皮肤磨损;佩戴期间,应定时取下矫形器,进行适当的关节活动和肌力训练,防止关节僵硬和肌力减退。

5. 在膝 OA 中的应用

(1) 作用:固定受累的膝关节,控制膝关节的运动幅度,缓解疼痛;减少膝关节局部负荷;提高站立、行走过程中膝关节的稳定性;矫正膝关节屈曲挛缩、膝内翻(X 形腿)、膝外翻(O型腿)以及膝过伸(膝关反屈)。

(2) 生物力学原理(或者作用原理):通过三点作用力系统限制受累膝关节屈曲、过伸与水平运动,如可调式膝关节矫形器(图 1-37);增加膝关节股骨内侧髁和胫骨内侧髁关节面的距离,减少因接触受压而引起的疼痛;改变膝关节力学对线,减少关节局部高负荷,缓解疼痛;提供力学支撑作用,增加膝关节的稳定性,如护膝(图 1-38);减少膝关节内、外翻力矩,矫正膝关节内、外翻畸形,如矫正式膝关节矫形器(图 1-39,图 1-40)。

(3) 禁忌证及注意事项:膝关节矫形器应能够充分弥补膝关节的力量,以承受来自于接触性或非接触性的外力;精确控制膝关节的运动幅度,减少运动引起的疼痛;矫形器应能够调整尺寸,穿戴舒适,保证矫形器与肢体轮廓的吻合,在站立时不能从腿上滑下;使用衬垫以增大矫形器与膝关节的接触面,减小因矫形力量所产生的界面剪切力;穿戴后应注意可能造成行动不适应,肌肉局部疼痛、皮肤磨损;对于只出现疼痛而未出现畸形的患者,矫形器的佩戴时间应该随着疼痛的缓解而逐渐递减,期间应定时取下矫形器,进行适当的关节活动以及肌力训练,以免引起或加重关节僵硬,甚至肌力减退,导致膝关节稳定因素的弱化。

6. 在踝 OA 中的应用

(1) 作用:固定受累踝关节,缓解疼痛;改善足部的受力分布,减轻足底负重;预防和矫正足部畸形;控制和矫正步态,辅助步行。

(2) 生物力学原理(或者作用原理):通过三点作用力系统控制踝关节的活动和矫正关节对线,以达到制动和重新分配关节面受力的目的,减轻疼痛,如矫形足托(图 1-41)、矫形鞋垫

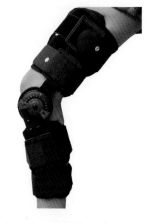

图 1-37 可调式膝关节矫形器

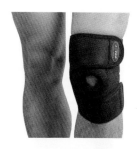

图 1-38 护膝

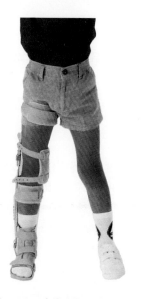

图 1-39 膝外翻矫正用矫形器

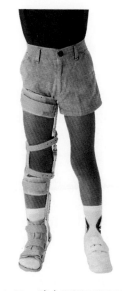

图 1-40 膝内翻矫正用矫形器

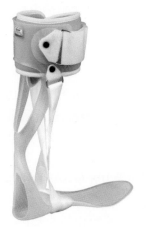

图 1-41 矫形足托

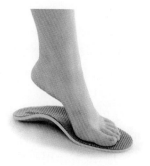

图 1-42 矫形鞋垫

（图 1-42）和矫形鞋；利用较软的缓冲材料吸收部分震动；利用承托结构支撑纵向与横向的足弓，控制足部行走时的角度，改善足部运动功能。

（3）禁忌证及注意事项：矫形器的设计应根据人体足部骨骼的生物力学，在中立位支撑关节；并将负重平均分布在没有疼痛的地方，以减少骨骼突出部分的受压所产生的疼痛。矫形鞋垫应选用由柔软材料制作的包含跖骨支撑和纵弓支撑的全接触性鞋垫，通常不推荐使用刚性的鞋垫；如足部已呈扁平足的状态，应选用较硬材料制作的矫形鞋垫，以防止足内翻加重；佩戴期间，应定时取下矫形器，进行适当的关节活动和肌力训练，防止关节僵硬和肌力减退。

7. 在颈椎 OA 中的应用

（1）作用：限制颈部运动，松弛肌肉，缓解疼痛；颈椎姿势的保持；颈椎牵引，免除对神经的压迫；支撑头部重量，以减轻颈椎的负荷，预防变形；维持颈椎与枕骨良好的生理对线，增加颈椎的稳定性。

（2）生物力学原理（或者作用原理）：通过三点力作用系统和纵向牵引力作用，限制颈椎的伸曲、侧屈和旋转运动，并减少颈椎椎体的纵向负荷，从而达到对颈椎的固定、支撑、保护、免荷以及预防颈椎畸形的作用，如软式颈部矫形器（图 1-43）、硬式颈部矫形器（图 1-44）、费城颈部矫形器（图 1-45）、杆式颈椎矫形器（图 1-46）、充气式颈部矫形器（图 1-47）和 SOMI 矫形器（图 1-48）等。

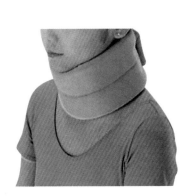

图 1-43 软式颈部矫形器

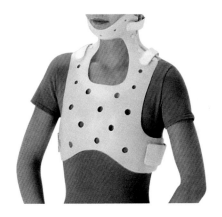

图 1-44 硬式颈部矫形器

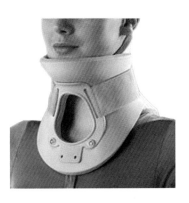

图 1-45 费城颈部矫形器

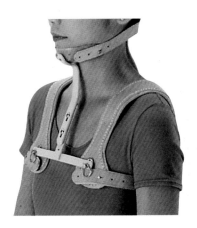

图 1-46 杆式颈椎矫形器

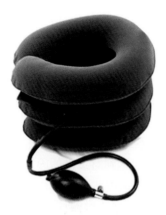

图 1-47　充气式颈部矫形器

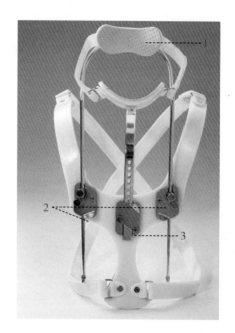

图 1-48　SOMI 矫形器

（3）禁忌证及注意事项：长期佩戴可造成废用性肌萎缩，引起肌力下降，颈椎不稳；此外，也会使患者对矫形器产生心理依赖增加等风险。因此，在佩戴期间应定时取下，进行适当的颈椎活动以及肌力训练，防止肌萎缩，造成颈椎不稳；症状消除后应停止佩戴。

8. 在腰椎 OA 中的应用

（1）作用：限制腰椎的屈曲、伸展、侧屈及旋转运动；维持脊柱生理对线，增强腰椎稳定性；增加腹内压，减少脊柱关节纵向负荷，缓解疼痛；矫正腰椎前凸。

（2）生物力学原理（或者作用原理）：通过三点作用力系统，限制腰椎的屈伸、侧屈和旋转运动，保持腰椎的正常生理曲线，达到固定腰椎运动、预防脊柱畸形的功能；而矫形器可增加腹内压，减轻腰椎椎体纵向负荷，从而达到脊柱免荷的功能。此外，通过穿戴矫形器，可为患者提供感觉反馈，提醒患者注意避免进行不适当的腰椎活动。通过上述作用，实现对脊柱的固定、支撑、保护和免荷功能，从而消缓炎症、缓解神经压迫和肌肉痉挛，减轻疼痛，预防脊柱畸形。

如波士顿腰骶椎矫形器（图 1-49）、软式腰骶椎矫形器（图 1-50）、框架式腰骶椎矫形器（图 1-51）等。

（3）禁忌证及注意事项：长期佩戴还会造成肌无力、局部肌肉萎缩，肺活量减小，运动中能量消耗大，心理上依赖增加等风险；软式围腰只适用于轻度的、因运动而引起症状的患者；佩戴期间应定时取下，进行适当的关节活动以及肌力训练，以增强腰椎的稳定性；禁用于严重呼吸障碍的患者。

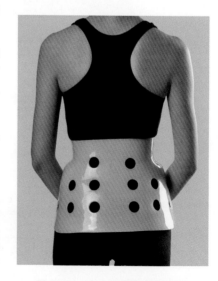

图 1-49　波士顿腰骶椎矫形器

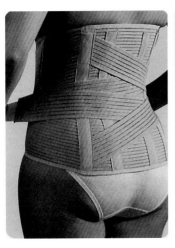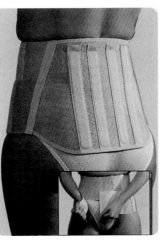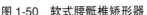

图 1-50　软式腰骶椎矫形器

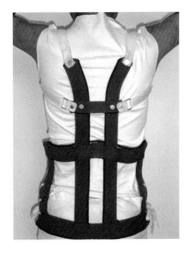

图 1-51　框架式腰骶椎矫形器

(二) 康复辅具

1. 轮椅在骨关节炎中的应用

(1) 作用:骨关节炎患者的代步工具,为下肢站立或行走有困难者提供支持;帮助患者脱离卧床生活,借助轮椅进行功能锻炼,增加心肺功能;改善社会参与活动能力,有利于患者的就业及回归社会。

(2) 适用对象:因骨关节炎引起下肢承重能力减退或丧失行走能力的患者;年老、体弱、病情严重者;患者精神状态良好,上肢可以独立操作轮椅,否则需要陪护者。主要适用于需要较多的承重和移动时需要较强的推动力及因下肢病变行走困难的患者。

(3) 注意事项:轮椅处方应全面考虑患者的年龄、疾病情况、移动能力、功能障碍情况、操作能力、居住环境、生活方式、经济条件、自身要求等多方面的信息。轮椅制作好后,还需要通过国家的安全标准测试(包括车轮着地性能、静态稳定性、驻坡性能、滑行偏移量、最小回转半径的测试、最小换回宽度的测试、座椅垂直静载荷测试、靠背垂直静载荷测试、整车耐冲击测试、小脚轮耐冲击测试、座椅耐冲击测试、整车强度耐疲劳性),才能交予患者正式使用。轮椅的使用过程中,患者和治疗师应注意坐姿的维持,减压训练。恰当的选择和正确的使用轮椅,可以有效地减少体力消耗,在轮椅的支持下进行功能锻炼和参与社会活动。

2. 拐杖在骨关节炎中的应用

(1) 作用:协助骨关节炎患者的站立和步行,站立时承重,步行时提供较强的推动力。

(2) 适用对象:由骨性关节炎引起的下肢承重能力或平衡能力减退的患者;所需支撑力大于 25% 体重的患者;上肢功能健全,且精神状态良好的患者。

(3) 注意事项:使用腋下拐杖者必须注意,着力点在手握柄处,而不是靠腋下平台支撑。腋下不能直接支撑在腋下平台上,而是夹在腋下 5cm 的肋骨处,可维持身体直立,且不会压迫腋下神经。

（王　谦　何成奇）

四、药物治疗

主要分为控制症状的药物、慢作用药及软骨保护剂。

(一) 控制症状药物

按给药途径分为口服、注射和局部外用药。

1. 口服药 ①对乙酰氨基酚：由于老年人对非甾体类抗炎药（NSAIDs）易发生不良反应，且 OA 的滑膜炎在发病初期并非主要因素。故轻症可短期使用一般镇痛剂作为首选药物，如对乙酰氨基酚。②NSAIDs：NSAIDs 既有止痛作用又有抗炎作用，是最常用的一类控制 OA 症状的药物。主要通过抑制环加氧酶活性，减少前列腺素合成，发挥减轻关节炎症所致的疼痛及肿胀、改善关节活动的作用。NSAIDs 应使用最低有效剂量，短疗程；有胃肠道危险因素者应用选择性环加氧酶（COX)-2 抑制剂或非选择性 NSAIDs 和米索前列醇或质子泵抑制剂。如患者有发生心血管不良事件的危险则应慎用 NSAIDs。③阿片类药物：对于急性疼痛发作的患者，当对乙酰氨基酚及 NSAIDs 不能充分缓解疼痛或有用药禁忌时，可考虑用弱阿片类药物，这类药物耐受性较好而成瘾性小。如口服可待因或曲马朵等，由于曲马朵不抑制前列腺素合成，因此对胃黏膜无明显不良影响。该类制剂应从低剂量开始，每隔数日缓慢增加剂量，可减少不良反应。

2. 注射药 ①糖皮质激素：关节腔注射长效糖皮质激素可缓解疼痛、减少渗出。疗效持续数周至数月，但在同一关节不应反复注射，注射间隔时间不应短于 4~6 个月。②透明质酸（玻璃酸）：非药物疗法和单纯止痛剂疗效不佳的膝关节 OA 可采用关节腔内注射透明质酸（玻璃酸）类制剂治疗。对减轻关节疼痛、增加关节活动度、保护软骨均有效，治疗效果可持续数月。对轻中度的 OA 具有良好的疗效。每周 1 次膝关节腔内注射，4~6 周为 1 个疗程。注射频率可以根据患者症状适当调整。③NSAIDs：肌内注射起效快，胃肠道反应不明显。

3. 局部外用药 ①NSAIDs：局部外用 NSAIDs 制剂，可减轻关节疼痛，不良反应小；②辣椒碱：辣椒碱乳剂可消耗局部感觉神经末梢的 P 物质，可减轻关节疼痛和压痛。

(二) 慢作用药及软骨保护剂

此类药物一般起效较慢，需治疗数周才见效，故称骨关节炎慢作用药。具有抗炎、止痛，保护关节软骨及延缓 OA 发展的作用，同时还能降低基质金属蛋白酶、胶原蛋白酶等活性的作用。但目前尚未有公认的理想的药物，常用药物有氨基葡萄糖、双醋瑞因、硫酸软骨素等。

1. 氨基葡萄糖 为天然的氨基单糖，是人体关节软骨基质中合成蛋白聚糖所必需的重要成分。可改善关节软骨的代谢，提高关节软骨的修复能力，保护损伤的关节软骨，延缓 OA 的病理进程。因而兼具症状调控和结构调控效应。氨基葡萄糖主要有硫酸氨基葡萄糖和盐酸氨基葡萄糖，两者氨基葡萄糖含量有所差异，但生物学作用相似。常用剂量每天不应 <1500mg，否则疗效欠佳。分 2~3 次服用，持续 8 周以上显效，使用 1 年以上疗效更稳定，可联合 NSAIDs 使用。

2. 硫酸软骨素 通过竞争性抑制降解酶的活性减少软骨基质和关节滑液成分的破

坏;通过减少纤维蛋白血栓的形成改善滑膜和软骨下骨的血液循环。能有效减轻 OA 的症状,减轻疼痛,改善关节功能,减少 NSAIDs 或其他止痛药的用量。成人每日 1200mg,口服。

3. 氨基葡萄糖与硫酸软骨素联用　二者起协同作用。氨基葡萄糖能刺激软骨基质的合成,硫酸软骨素则抑制其降解,两者联用可增加软骨基质含量,能更有效地保护关节软骨、逆转损坏及促进损伤修复,因此延缓 OA 的发展并减轻症状。

4. 双醋瑞因　双醋瑞因是白细胞介素(IL)-1 抑制剂:可抑制软骨降解、促进软骨合成并抑制滑膜炎症。它不仅能有效地改善骨关节炎的症状、减轻疼痛,改善关节功能。且具有后续效应,连续治疗 3 个月以后停药,疗效至少可持续 1 个月;它还可延缓 OA 病程的进展,具有结构调节作用。该药不抑制前列腺素的合成。成人用量每日 2 次,每次 50mg,餐后服用,一般服用时间不少于 3 个月。

5. 多西环素　具有抑制基质金属蛋白酶的作用,可发挥抗炎效应,抑制一氧化氮的产生,减少骨的重吸收作用。可使 OA 的软骨破坏减轻。每次 100mg,每日 1~2 次,口服。

6. 双磷酸盐　在 OA 治疗中的主要作用机制是抑制破骨细胞溶解矿物质,同时防止矿物质外流。还可抑制胶原蛋白酶和前列腺素 E,从而减少骨赘形成。

7. 维生素 A、C、E、D　OA 的软骨损伤可能与氧自由基的作用有关,近年来的研究发现,维生素 A、维生素 C、维生素 E 可能主要通过其抗氧化机制而有益于 OA 的治疗。维生素 D 则通过对骨的矿化和细胞分化的影响在 OA 治疗中发挥作用。

(何成奇)

五、外科治疗

经非手术治疗无效、病变严重及关节功能明显障碍的患者,可以根据具体情况选择手术治疗,以修复关节软骨、或者校正关节畸形,从而恢复或者改善关节功能。外科治疗的主要途径是关节镜手术和开放手术。

(一) 关节镜手术

经内科规范治疗仍无效者,可予关节内灌洗来清除纤维素、软骨残渣及其他杂质,此为关节冲洗术;或通过关节镜去除软骨碎片,以减轻症状,此为游离体摘除术。

虽然Ⅰa级研究表明关节冲洗术和关节清理术不能明显改善关节功能和缓解症状,只能起到类似安慰剂的作用,但是对于合并半月板损伤及关节游离体的患者还是可以选择此类关节镜手术。

(二) 关节置换术

Ⅰa级证据表明对于经非药物和药物相结合疗法后疼痛未明显缓解,功能未改善者,应考虑进行关节置换术。对临床症状严重、功能受限明显、生活质量降低的患者而言,关节置换术比保守治疗更有效,更具成本效益。此外,关节融合术可以作为关节置换术失败后的补救措施。

(三) 其他技术

微骨折技术、软骨移植术对骨关节炎伴有软骨损伤者可以酌情考虑使用。近年来，新兴的干细胞移植技术、软骨组织工程技术等给骨关节炎的治疗带来了新的希望之光！

传统的截骨术可改善关节力线平衡，能够有效缓解患者的髋或膝关节疼痛。

（何成奇）

第四节 流 行 病 学

影像学发现的骨关节炎患者在大于 65 岁的人群中患病率很高，而 75 岁以上的患病率已超过 80%。在美国，OA 已成为致残率仅次于心血管病的第二大疾病。骨关节炎最常发生的部位为膝、髋、手、脊柱和足，而腕、肩和踝的发病率较低。根据骨关节炎的定义，患病危险因素在各地区暴露、研究人群的特征不同，骨关节炎的流行程度存在一定的变动。在美国，Netherlands 等采用影像学方法调查研究 6585 名居民，发现 60~70 岁女性手指远端指间关节骨关节炎的患病率超过 75%，40 岁以上女性人群中的手或足部骨关节炎的患病率也高达 10%~20%。在美国，膝骨关节炎的患病率较手骨关节炎偏低，同样一组美国人群的调查研究显示，在 20~75 岁的年龄分层调查中，其患病率从 1% 增加到 30%。在中国，一项采用分层多阶段整群随机抽样的研究对中国六大行政区 40 岁及以上人口骨关节炎的患病率进行了问卷调查，结果发现我国六大行政区域的六个城市中 40 岁及以上男女人群影像学膝骨关节炎总患病率为 28.7%。

一、发病率

(一) 与部位相关

1. 在 Wilson 等对美国明尼苏达州罗契斯特市（Rochester, Minnesota）人群进行调查的研究中发现，每年髋骨关节炎发病率为 0.473‰，膝骨关节炎发病率为 1.638‰。一项从法隆健康社区计划（Fallon community health plan）中获得的一组在美国东北部人口中发生症状性手、髋和膝骨关节炎发病率的数据显示，针对人群主要为居住于美国马萨诸塞州（Massachusetts）的蓝领白人工人，将发病率与年龄和性别进行标准化后，手骨关节炎每年的发病率为 1‰，髋骨关节炎每年的发病率为 0.88‰，膝骨关节炎每年的发病率为 2.4‰。手、髋和膝骨关节炎的发病率随年龄增长而增加，特别是在 50 岁以后，并且女性高于男性，在 80 岁之后所有关节的骨关节炎发病率达到平台期，不再增加（图 1-52）。2000 年在荷兰公共研究所的调查情况与此类似。髋关节骨关节炎每年的发病率为男性 0.9‰，女性 1.6‰。

2. 我国一项随机抽样的研究膝关节骨关节炎总患病率为 28.7%，手骨关节炎总患病率 17.5%，腰椎骨关节炎总患病率 46.0%，颈椎骨关节炎总患病率 48.5%，不同部位之间骨关节炎总患病率存在显著差异。

(二) 与性别相关

不同性别骨关节炎患病率不同。膝骨关节炎每年发病率为男性 1.18‰，女性 2.8‰。在

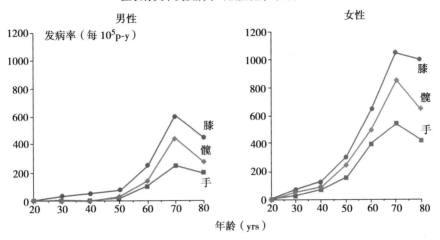

图 1-52　美国人群男、女性在不同年龄段患手指远端指间关节(红)、膝(蓝)、髋(绿)骨关节炎的发病率

超过 50 岁的人群中,女性骨关节炎的发病率和患病率都超过男性,这可能与女性处在围绝经期,与激素水平下降有关。

各项研究对激素与骨关节炎的发生关系持相反态度。一些研究使用雌激素治疗围绝经期妇女,发现膝和髋关节骨关节炎在这些服用激素的人群中的发病率和患病率降低,但另一些研究没有发现相同的结果。2009 年一项包括 16 个研究的系统评价分析了性激素与手、膝和髋关节骨关节炎的关系,结果发现骨关节炎的发病率和患病率与性激素没有明确的相关性。

(三) 与骨密度相关

由于反应性成骨(软骨下骨硬化和骨赘形成是骨关节炎的主要病理改变,因此骨密度和骨关节炎的发生与进展可能存在相关性。一些横断面研究发现患有髋或膝骨关节炎的患者在患处具有较高的骨密度,这可能与该关节骨赘形成,软骨丢失有关。一项有关症状性或影像学膝骨关节炎患者与骨密度相关性的系统评价显示,骨密度与膝骨关节炎的发生呈正相关。这些研究描述了高骨密度与患骨关节炎风险的相关性,尤其是在骨赘形成的情况下。这可能是由于软骨下骨小梁骨折结合下肢负重导致软骨下骨质密度和刚度增加,进而启动骨关节炎的进展,进一步加大了在负重时软骨的压力。另外,这两种疾病的发生可能与相关的基因调控有关,其分子机制有待进一步研究。

(四) 与种族相关

骨关节炎在不同种族中的流行情况各不相同。在美国,黑种人和白种人髋膝关节骨关节炎的发病率相似,但黑种女性膝关节的发病率较白种女性略高,这可能与黑种女性体重较重有关。影像学髋和手的骨关节炎在中国的人群中的患病率低于白种人,但膝骨关节炎的患病率高于白种人,这可能是由于中国人在高负重下过量的下蹲运动所致。

（五）与遗传的关系

骨关节炎的发生与多种基因和环境因素的调控相关。Stecher 最早发现遗传因素可以影响手骨关节炎的发生，手骨关节炎患者的姐妹和该患者的 Heberben 结节是普通人的三倍。在同卵双生的双胞胎中，手和膝骨关节炎的发病率高于异卵双生的双胞胎，按年龄和体重标化后，认为手和膝骨关节炎由遗传因素引起的差异性在 39%~65% 之间。探索骨关节炎易感性的备选基因主要集中在影响合成 Ⅱ 型胶原、细胞外基质、维生素 D、雌激素受体、骨和软骨生长因子的基因中进行研究。全基因组关联研究发现骨形成途径（如：GDF5），甲状腺调节途径（如：DIO2）和凋亡途径的相关基因参与了骨关节炎的发生，结构基因 COL64A、炎症相关基因（*PTGS2/PLA2G4A*）与骨关节炎的发生相关。

此外，骨关节炎的患病率与发病率可能还与年龄、职业及环境等有关。在我国，由于缺乏大样本的科学的流行病学调查，因此各家报告的不尽相同，甚至有较大差异。

（夏 璐 何成奇）

第五节 运动疗法

运动疗法作为一种物理治疗方式，很早就被国外提倡。与其他治疗方法相比，优势在于副作用及不良反应少，患者接受度高，价格明显低于手术治疗。我国也逐渐重视并开展相关研究和治疗。本文查阅近年来运动疗法治疗膝骨性关节炎的国内外相关文献，并对研究进展做一综述，以期了解国内外运动疗法在膝骨性关节炎患者中的应用现状。

一、指南推荐

世界各国骨性关节炎相关指南中均不同程度推荐运动疗法：2014 更新的《膝骨性关节炎非手术治疗指南》（OARSI）推荐陆地运动、水中运动、力量训练作为非药物治疗手段治疗单纯性膝骨性关节炎，这其中指出陆地运动可短期镇痛、改善功能，但训练方式无特异性；水中运动对功能、生存质量改善短期效果较大，对疼痛缓解不明显；力量训练早期以股四头肌训练为主，对镇痛、功能改善有中等疗效。2014 更新的《骨性关节炎：成人护理及管理指南》（NICE）中，运动疗法包括肌力训练和有氧训练、患者自我管理及教育、超重患者减重被推荐为核心治疗。2013《膝关节骨性关节炎循证医学指南（第 2 版）》（AAOS）强烈推荐自我管理项目，包括力量训练、低强度有氧运动、神经肌肉训练。2013《髋膝非药物治疗的治疗建议》（EULAR），推荐小剂量高频率运动，逐渐加大剂量，并将运动融合到日常生活中，运动方式包括肌力训练、有氧训练、附属关节活动 / 牵拉活动，还提到太极对镇痛有一定效果。2012《关于手部、髋部和膝部骨性关节炎的非药物和药物治疗的建议》（ACR）强烈推荐运动疗法的陆上运动和水中运动。2010 更新的《骨关节炎诊断及治疗指南》（中华医学会）推荐肌力训练、有氧训练及超重患者的减重训练。2009 澳大利亚皇家全科医师学会《髋膝骨性关节炎非手术治疗澳洲指南》也推荐陆上运动和水中运动。

二、系统评价和 meta 分析

GroJamtvedt 等对于 2000—2007 年发表的关于膝骨性关节炎的物理治疗方法的 23 篇

系统评价进行再评价的文章指出,高质量证据表明运动疗法和减重可以提高膝骨性关节炎患者的机体功能,但未说明具体运动方式。Aangel AK 对 8 个 RCT 共 2832 例受试者的系统评价表明,抗阻练习可以提高 50%~75% 患者的肌肉力量、疼痛的自我管理和躯体功能。Bennell 等综述运动疗法在膝和髋骨性关节炎的临床证据后指出,力量训练和有氧训练可以减轻疼痛、提高功能和身体健康情况。尽管短期提升效果明显,但目前数量有限的长期随访显示远期效果下降。原因可能是时间的累加、患者有专业指导和在家运动为主的差异、对于运动疗法效果的信任程度、个人完成运动任务的信心、以及朋友和家人的支持。Hunter 等也认为运动将在关节炎的发病机制研究和疾病管理上发挥重要作用。2008 年 Cochrane 系统评价运动疗法治疗膝骨性关节炎,纳入 32 个研究,共 3616 例受试者,结论是有确切证据表明陆上运动在减轻膝关节疼痛和改善躯体功能方面至少有短期疗效。美国风湿病学会 2014 年发布的一项系统评价和回归分析指出实施运动疗法应注重治疗目的,着重改善有氧能力、股四头肌力量和下肢功能,推荐在监督下运动,频率为每周 3 次。

三、运动疗法的应用

根据临床指南、系统评价和 meta 分析,运动疗法作为治疗膝骨关节炎的物理治疗方法之一,已得到循证医学证据的广泛支持。而目前文献对运动疗法的定义、分类方法尚无统一标准,根据运动学的动力学来源可分为主动运动和被动运动;根据肌肉收缩方式可分为等张运动、等长运动和等速运动;根据运动的生理特性分为力量运动、耐力运动、平衡运动、协调运动等。以运动的介质来分,可分为陆上运动和水中运动。国内外关于运动疗法治疗膝骨关节炎的研究侧重点稍有不同,因此本文将从分别阐述国内外的研究进展。

(一) 国外研究

目前国外应用和研究较多的运动疗法主要有:水中运动、陆地运动、力量训练、有氧训练和太极训练等。

1. 水中运动　水中运动亦可称为水疗法,在发达国家已是一种成熟的治疗训练技术,主要利用水的阻力、浮力、静水压力、热能传递等特性设计训练方案,以提高肌力、活动灵活性和改善心血管功能。在膝骨关节炎的治疗应用中,Hinman 招募 71 名患有髋或者膝骨关节炎患者进行一项单盲随机对照实验,干预组进行水中运动治疗每周两次,每次 45~60 分钟,为期 6 周,并随访 12 周。评价指标包括 VAS 评分、WOMAC 疼痛僵硬功能评分、股四头肌力量、6 分钟步行距离、台阶试验等,结果显示与对照组相比,水中运动组的患者的躯体功能、生活质量和肌肉力量提高,而疼痛和关节僵硬减轻。Cochrane 协作网系统评价(包括 6 个研究共 800 名受试者)的结论是因缺乏高质量的证据,相比于空白对照或者陆上运动,水中运动可能对膝骨关节炎有短期疗效,表现在治疗结束后疼痛减轻,但关节僵硬和步行能力没有明显改善。Marlene 等比较水疗和太极课程对于老年髋膝骨关节炎患者的疗效,在 12 周和 24 周时进行评估时,水疗组和太极组在改善疼痛和躯体功能均有显著效果,且持续到 24 周。香港物理治疗师为社区老人设计的水中运动治疗膝骨关节炎研究,通过 10 周水中运动训练结果表明,关节屈伸度、股四头肌力量和重复起坐次数、疼痛度等都有改善。

2. 陆地运动 陆地运动是相对于水中运动而言,训练方式多样,主要以减轻膝关节疼痛和提高躯体功能为主,Fransen 等报道陆地运动至少在减轻疼痛和改善躯体功能方面有短期疗效。在一项纳入 15 项研究的系统评价和 meta 分析中显示,陆地运动可减轻疼痛改善躯体功能,并维持 6 周到 6 个月。在陆地运动和水中运动的比较中,Tsae-Jyy Wang 等将 84 名膝骨关节炎患者随机分配为对照组、水中或陆地运动组。运动的两组跑步 60 分钟,每周三次,共 12 周。分别在收集基线数据时、第 6 周和 12 周进行评估。指标包括膝创伤和骨关节炎评分、标准的塑料测角仪和六分钟步行试验。结果表明陆上运动和水中运动可以减轻疼痛,改善膝关节活动范围、6 分钟步行试验以及膝相关的生活质量,治疗效果没有统计学差异。Silva 等比较两个运动类型对骨关节炎疗效试验和 Gill 等针对髋膝关节置换术前的陆地和水中运动比较,得出与上面相似结论,并且后者水中运动治疗后疼痛立即减轻。然而 Lund 等对陆上运动与水中运动的比较得出陆上运动可改善疼痛和力量,水中运动无明显疗效。另一项纳入 10 篇文章的系统评价发现,试验中缺乏运动的组成描述,并呈现出具体动作和设计质量的多样性,两种运动的效果相近,但没有报道患者更倾向于哪种运动形式。

3. 有氧训练 有氧训练的运动特点是负荷轻、有节律感、持续时间长,常用的训练方法有步行、慢跑、健身跑、长距离游泳、骑自行车、打太极拳、跳绳 / 韵律操等。2012 年渥太华有氧步行项目治疗关节炎循证医学临床实践指南提出,有氧步行可减轻局部疼痛,增加营养,提高膝关节负荷、稳定关节生物力学、神经肌肉功能,以及可能提高心血管训练效率,增强有氧活动能力。由于关节的稳定性增加,帮助关节炎患者在日常生活中改善残疾功能,逐步提高他们的生活质量。针对社区轻到中度膝骨关节炎患者进行有氧步行训练的单盲随机对照试验表明,步行训练加上知识教育可以提高患者的短期依从性。如在社区步行俱乐部或者在运动疗法师或专业人员的支持下,患者可在家实现对骨关节炎的运动治疗。有研究表明有氧运动在预防骨关节炎的发展和症状控制方面,可以减轻疼痛,改善功能和抑郁情况,促进关节健康,并可能在一定程度上减缓关节炎的进程。系统评价指出,有氧健身尽管作为推荐,目前仍缺少随机对照研究,运动的具体内容包括频率、总持续时间和每次运动时间等都无明确规范,总体来看,有氧运动、太极和混合运动优于水中运动。

4. 力量训练 Angelak 等对 18 个关于肌力训练对膝骨关节炎疗效的随机对照试验进行系统评价,共 2832 例患者,平均年龄是 55~74 岁。评价指标包括自我报告的疼痛、躯体功能以及肌肉强度、最大步行速度和椅上站立时间,有 50%~75% 的研究显示抗阻训练提高肌肉力量和自我报告的疼痛以及躯体功能。Lin 等对 108 名关节炎患者进行本体感觉和力量训练,结果力量训练更好的增加膝关节伸肌的力量。一项风湿性关节炎患者随机对照试验显示,24 周高强度渐进抗阻训练可以恢复风湿性关节炎患者肌肉体积和功能。对力量训练联合或不联合自我管理治疗早期膝骨关节炎的效果进行系统评价指出,对于中年久坐的早期膝骨关节炎患者,两者独立或者联合都是有效的治疗方法。King 等招募 14 名等待进行胫骨截骨术的关节炎晚期患者,接受 12 周,每周 3 次的高强度等速抗阻训练,结果显示不增加疼痛的前提下屈肌和伸肌的肌肉力量明显提高,训练坚持率高。有研究评估不同运动强度对膝骨关节炎患者股四头肌力量和结构,测试前后应用 VAS 评分、WOMUAI、50 步步行试验和单腿站立试验评价,采用等速仪进行等速、等张和等角训练方法(每秒 60°),应用超声测量双侧股外侧羽状角,纤维长度和肌肉厚度。结果等角训练组使膝骨关节炎患者双侧伸肌肌力增加,并伴随肌肉厚度和纤维长度的增加。表明运动可以影响膝骨关节炎患者肌肉结构体系。

5. 太极训练 太极拳是中国传统武术的分支,动作舒缓柔和,属于有氧运动的范畴,动作特点包括注重对呼吸的控制、半蹲姿势下的整体运动和连续的身体弯曲和螺旋式运动方式。对太极治疗骨关节炎的 5 个随机对照试验和 7 个非随机对照试验进行系统评价指出太极可能对膝关节的疼痛控制有效,而减轻疼痛和提高功能方面不能得出肯定结论。另一评价太极治疗关节炎患者疼痛僵硬和功能效果的 meta 分析显示,12 周太极训练显著改善疼痛、僵硬和身体功能,无明显副作用或不良事件,患者依从度较高。设计一项太极治疗膝骨关节炎的长期随访随机对照试验,挑战在于招募策略、如何避免选择性偏倚、太极的实际效用、如何使随访最大化等。Michael 等对抗阻训练和太极训练治疗膝骨关节炎的症状和机动性研究表明,太极改善机动性,对缓解症状无明显疗效。8 中心共 56 名病例的研究表明太极改善 WOMAC 疼痛评分,僵硬评分效果显著,对 WOMAC 物理功能得分和细微精神状态测验(mini-mental state examination,MMSE)效果模糊不清,未见不良反应。

(二) 国内研究

目前国内用于治疗膝骨关节炎的运动疗法主要集中在肌力训练,有氧训练、水中运动相关文献较少。

1. 肌力训练

(1) 肌力训练的部位:膝关节周围肌肉力量的改变是造成关节功能下降的最直接和最初的因素,肌力下降在膝骨关节炎病程的开始和进展中有着重要的意义。维持膝关节功能的肌肉主要包括:以伸膝功能为主的股四头肌及以屈膝功能为主的腘绳肌。临床上,多采用股四头肌的力量训练缓解症状,提高膝关节的功能状态。曹龙军等通过观察膝关节骨性关节炎患者股四头肌肌力,肌肉动员能力及肌力储备的改变,发现膝骨关节炎患者存在股四头肌肌力低下、股四头肌动员能力不足,可能是神经肌肉控制能力较差所致,提示需训练股四头肌肌力。师东良等应用表面肌电图和等速肌力评测方法比较膝骨关节炎患者与正常人股内侧肌、股直肌、股外侧肌肌肉收缩特征,发现膝骨关节炎患者患侧股内侧肌、股直肌和股外侧肌的收缩速度减慢、收缩力量减小、抗疲劳性增加。也有研究表明,应同时训练屈伸肌群肌力。白玉龙等的研究发现患肢的峰力矩(peak torque,PT)、做功量(total work,TW)、平均功率(average power,AP)及力矩加速能量(torque acceleration energy,TAE)都较健侧下降,但患肢的腘绳肌股四头肌峰力矩比值(H/Q)与健侧比较则无明显改变,说明患肢股四头肌和腘绳肌的肌力同时降低,提示均应进行两组肌肉的肌力训练。路怀民等将 120 名患者分组,两组分别给予屈伸肌力同时训练、股四头肌肌力训练,结果发现治疗 3 个月后,膝关节伸、屈肌群同时训练在缓解疼痛、改善关节僵硬与躯体功能和总体疗效方面优于单一的伸膝肌群增强训练。李放等认为膝骨关节炎患者的伸膝肌和屈膝肌的练习效果不同,屈膝肌力改善程度好于伸膝肌,但因为伸膝肌在功能性活动中起的作用更大,必须更注重伸膝肌的练习。

对于膝骨关节炎患者肌力训练部位的探讨,虽然临床上以股四头肌肌力训练为主,但学术界观点仍未完全统一,需要更高质量的临床研究更深层次的探寻何种类型的膝骨关节炎患者适合何种部位的肌力训练。

(2) 肌力训练的方式:在膝关节关节炎急性期末和慢性期,应重视膝关节周围肌肉力量的训练。常用的肌力练习方法包括等长、等张和等速肌力训练。

1) 等长收缩:等长肌力训练是一种静力性肌力训练方法,训练时不伴关节活动,适用于高龄、膝关节活动受限、膝关节周围肌力较弱或膝关节肿胀、积液、疼痛明显的患者。何本祥等 2012 年的一项关于等长收缩练习治疗膝骨性关节炎的病例对照中,治疗组给予玻璃酸钠关节腔注射加股四头肌等长收缩练习治疗,对照组给予常规玻璃酸钠关节腔注射治疗,结果发现治疗组在缓解疼痛、改善关节功能及消除关节积液方面均优于对照组;6 个月和 1 年的随访结果显示治疗组复发率低于对照组;治疗组大多数病例远期疗效 1 年以上较治疗 3 个月后有进步,远期疗效较好。李放等也发现等长收缩状态下,高位中枢参与了减轻抑制的作用,这个发现可作为等长练习治疗关节源性肌肉抑制的理论基础。该操作不需要特殊仪器,方便于床上或家中运动,也节省了费用。

因常规等长训练缺乏关节活动,对改善肌肉的神经控制作用较少。现在临床上除了使用一般的股四头肌等长收缩外,还有多点间歇等长收缩训练。多点间歇等长收缩训练,也就是指膝关节于 10°、30°、60°、90°、100° 时各作 1 组屈伸膝间歇等长抗阻练习(髋关节位于90°)。李放等报道应用该训练 3~6 周,屈伸膝肌群的峰力矩、单次最佳做功、爆发力等肌肉功能明显增强。在肌肉功能增强的同时,平地行走、登楼梯、坐位立起等下肢功能性行为能力也明显得到改善。目前多点间歇等长训练的应用逐渐普及,其效果优于一般等长练习,由于不产生关节运动,又可以避免等张收缩或等速收缩所导致的髌股关节的磨损,适用于因疼痛而不能活动膝关节的膝骨关节炎患者。

2) 等张收缩:单一的等长训练在提高肌力、改善肌肉功能方面有一定的局限性。因此结合等张训练进行全幅度的练习是必要的。等张收缩是在恒定阻力负荷下进行的肌肉运动,完成这种运动包含有肌肉的短缩,但肌肉张力不变。等张训练可使肌纤维增粗,萎缩的肌肉逐渐肥大,使肌力和耐力得到增强和恢复,从而改善膝关节的功能,多安排在等长收缩训练后。刘福英等在关节腔注射玻璃酸钠的基础上,试验组给予股四头肌等长等张训练,包括直腿抬高、绷腿练习、坐位伸膝等张训练;治疗后的 3 个月、半年时两组间差异无统计学意义;1 年后,观察组与对照组对比 Lysholm 膝关节评分量表(lysholm knee score scale,LKSS)评分差异有统计学意义,说明观察组随着股四头肌锻炼时间的延长远期效果优于对照组。何成奇、熊恩富等采用 60° 位等长肌力训练及屈膝 90° 位等张主动运动,训练时间各 10 分钟,每日一次,总疗程为 30 天,并配合丹参注射液穴位注射,与超短波治疗对照,结果显示两组膝关节的活动痛和关节痛都有显著改善,但在关节功能改善方面,试验组优于对照组。梁国伟对膝骨关节炎进行综合康复治疗时,在肌力训练中,利用股四头肌训练器,进行多角度的等张抗阻训练,并在等张训练过程中穿插多点间歇等长练习,与单纯物理因子治疗进行比较,治疗组的患者膝关节功能改善的优良率达 86.96%,明显优于对照组的 45.45%。将多点等长、等张肌力训练结合应用,使股四头肌、腘绳肌分别进行了向心性等张收缩、等长收缩及离心性等张收缩,在一次训练中,两组的肌肉均得到最大程度的练习,能从更大程度上进行肌肉募集及缓解关节源性肌肉抑制。

等张肌力训练是一种动力性肌力训练方法,可增强全关节活动范围内的肌力,改善肌肉运动的神经控制,改善局部循环和关节软骨营养,价格低廉;但其不适用于急性期,训练过程中较强的肌群可能替代较弱肌群进行收缩,肌力训练不均衡。

3) 等速收缩:等速肌力训练是一项新的肌肉训练技术,常需在功能锻炼仪器下辅助进行,可提供不同速度训练,允许肌肉在整个活动范围内始终承受最大阻力,产生最大肌力,适应日常功能的需要。仪器所提供的阻力根据患者肌力改变,当肌力较弱时,阻力相应减少,安全性较好。等速运动按照肌肉收缩方式的不同,可分为向心性等速运动和离心性等速运动。刘卫民认为向心-离心结合等速运动对肌力的改善稍优于单纯向心等速运动,尤其在上、下楼梯测试中更明显。杨俊兴等研究腿部肌群等速向心肌力训练对提高膝关节骨性关节炎患者关节功能水平的作用发现,治疗8周后,等速组与对照组患者的屈、伸肌峰力矩(PT)、总功量(TW)、平均功率(AP)和伸屈肌单次最大作功量(MRTW)均较前有改善,等速组改善较对照组更明显(P<0.01)。两组的患者的Lysholm评分均较前有改善,等速组Lysholm评分较对照组进步明显(P<0.01)。

值得注意的是,等速训练时应注意运动弧度的大小,在"疼痛弧"的两侧进行等速肌力训练,避开疼痛部位,有助于减轻症状。

(3) 其他肌力训练方式:近年来,除了以上三种常用的肌力训练方式外出现了其他肌力训练方式。2009年王敏等观察变速变负荷运动训练联合玻璃酸钠治疗对膝关节骨性关节炎患者康复疗效,研究发现变速变负荷(variable velocity and resistance,VVR)运动训练联合膝关节腔内注射玻璃酸钠相对于理疗组、对照组提高了股四头肌和股二头肌峰力矩,但该研究未设置单独的变速负荷训练组。2010年王诗忠等将等长、等张、等速3种训练方法有机结合形成量化运动疗法,结果发现量化运动疗法治疗可以有效提高膝关节周围肌力并提高步幅、步速、WOMAC量表评分等指标,提示其可显著改善膝骨性关节炎患者的肌肉功能,对改善膝骨性关节炎患者的膝关节稳定性有一定的治疗效果。

2. 有氧训练　有氧运动可以增强全身的有氧代谢能力及身体的耐力,简便易行,容易为广大患者所接受。常用的训练方法,包括步行、慢跑、游泳、骑车、太极等。随着全民健身运动的兴起,有氧训练在我国也开始被广泛接受。但国内关于这方面的文献还比较少。章岩等在物理治疗的基础上给予减重步行训练,30分钟/次,1次/天,研究发现治疗组对膝骨关节炎有一定的疗效,但该研究治疗组除步行训练外还予以了其他类型运动疗法。

3. 水中运动　水中运动疗法具有运动疗法及温热治疗的双重作用,利用水对人体所产生的浮力及流体阻力可以进行不同的运动训练,可减轻关节所受负担及压力,促进血液循环,缓解粘连,软化组织,修复损伤关节,并具有强大的镇痛作用。王忠礼等选取符合条件的KOA患者在温热水中进行站立、下蹲、行走等运动,结果显示水疗法能显著缓解疼痛,改善膝关节功能。

4. 神经肌肉关节促进法　国内的运动疗法中除了肌力训练、有氧运动及水中运动疗法外,近年来还有关于神经肌肉关节促进法等技术。神经肌肉关节促进法(neuromuscular joint facilitation,NJF)是从运动学角度出发集肌肉关节及关节囊内运动为一体的新型运动疗法。张宓在予以针灸、超声波治疗的基础上,试验组加用伸进肌肉关节促进法,治疗后发现采用神经肌肉关节促进法配合电针超短波等综合康复治疗膝骨关节炎能明显提高膝关节功能。

四、小结

运动疗法治疗作为一种物理治疗方法治疗膝骨性关节炎,在国内外被广泛应用和探讨,水中运动、陆地运动、力量训练、有氧训练等已获得各级循证医学证据支持和指南推荐,主要作用目前已普遍确认的是改善膝关节疼痛和躯体功能,且副作用和不良反应少。但目前仍存在的问题:①证据等级较低,缺乏大样本多中心的临床对照试验证明其有效性;②试验设计和质量控制呈多样性,训练的具体动作和强度无统一标准和规范,使得研究异质性较高;③目前的研究对于运动疗法开展的具体形式、时机的选择,以及与其他治疗的配合,不良反应的预防等内容的探讨涉及较少,需要进一步加强,以增强临床指导价值;④运动疗法内容广泛,形式多样,综合症状、功能障碍程度和患者自我康复期许等疾病、经济、社会各项考量,选择哪一种运动形式最适合,需要进一步研究和探讨。

(朱传美)

第六节 发 病 机 制

OA 的发病机制尚不明确,目前认为是力学和生物学因素共同作用下,软骨细胞、细胞外基质及软骨下骨三者降解和合成正常偶联失衡的结果。这种失衡与细胞分化、细胞凋亡、局部炎症代谢、机械压力、细胞因子、生长因子、激素水平、自由基作用、蛋白酶的影响、遗传因素均有关。近年来,由于基因组学和蛋白组学等分子生物学检测方法的进步,对于 OA 发病机制的研究更为深入,信号通路、基因调节、骨组织形态学已然成为研究热点。

一、信号通路

在正常的软骨组织中,软骨基质的合成和分解代谢保持平衡,而在病理条件下,多种炎症介质、基质成分和机械刺激共同作用于关节软骨细胞,从而导致关节软骨的分解代谢明显大于合成代谢,这些介质都是通过特异性地与其受体结合后将信号传递进细胞,主要通过启动基质金属蛋白酶基因、炎症基因等发挥调控作用。因此,通过研究相关的细胞信号转导通路探索 OA 的发病机制,并从中找寻有效的治疗靶点是目前这一领域研究的热点。

(一) Wnt/β-catenin 信号通路

1973 年首先在果蝇胚胎发育研究中发现无翅基因 wingless,1982 年 Nusse 等发现 int-1 位点是小鼠乳腺瘤病毒导致乳腺肿瘤时的整合位点,随后发现 int-1 和 wingless 基因同源,故命名为 Wnt 基因家族。人们一般将 Wnt 基因编码产物所介导的信号转导通路称为 Wnt 信号通路。Wnt/β-catenin 途径是一个非常复杂和独特的信号通路,在细胞增殖、细胞形态、细胞运动、软骨发育与分化等过程中起着重要调节作用。目前已发现 Wnt 相关的信号转导通路有四条:经典的 Wnt/β-catenin 信号通路,Wnt/ PCP 信号通路,Wnt/Ca²⁺ 信号通路,Wnt/ 环磷酸腺苷(cAMP)效应元件结合蛋白的 PKA(蛋白激酶 K)信号通路。其中 Wnt/β-catenin 经典信号通路在 OA 领域研究最多,在骨细胞的分化、增殖和凋亡过程中具有重要调节作用,此通路的异常将导致骨代谢失衡,最终导致 OA 的形成。Wnt/β-catenin 信号通路包括细胞膜受体、胞质内激酶以及核内靶基因等。β-catenin 是信号转导的核心分子,可将上游的信号传递到细胞核内,与转录因子 TCF/LEF 结合,进一步激活下游靶基因的转录与表达。Wnt/β-catenin 信号通路激活过程中,首先 Wnt 结合至复合体,致使细胞内散乱蛋白激活及轴蛋白与低密度脂蛋白受体相关蛋白的胞质尾区结合。作为蛋白支架,轴蛋白结合着含有若干蛋白成分的降解复合体,可调节 β-catenin 水平。Wnt 与糖原合成酶激酶 -3β 的结合可破坏降解复合体引发 β-catenin 在细胞内的积累,促使 β-catenin 转移至细胞核内进而与 TCF/LEF 结合,调节靶基因的表达。Wnt/β-catenin 信号通路不仅在胚胎期对软骨的形成和分化起着重要调节作用,而且在出生后对软骨和骨骼的生长发育也起调节作用。对于 OA 患者,一方面 Wnt/β-catenin 信号通路被激活,促进关节软骨细胞的成熟和分化,并增加软骨基质中各种蛋白酶的表达及活性,使细胞外基质降解加速;另一方面残存的软骨细胞增强蛋白聚糖和胶原基因的表达,以修复受损的细胞外基质。Wnt 是 Wnt/β-catenin 信号通路的起始因子,该因子较多,在人类 OA 的软骨组织中发现 Wnt-7b 的表达水平明显上调。Zhu M 等发现 β-catenin 在关节软骨细胞中特异性表达增加的小鼠在成年后膝关节会出现关节软骨组织减少、形成裂隙、表面纤维化、骨赘形成等 OA 样的改变。该研究者通过 COL2A1-ICAT 转基因小鼠研究发现,抑制软骨细胞 β-catenin 信号通路能导致软骨细胞凋亡,且软骨的破坏程度与年龄相关。

(二) Notch 信号通路

20 世纪初期,*Notch* 基因在果蝇体内发现,该基因的部分功能缺失会在果蝇翅膀的边缘造成一些锯齿样缺损,因而将该基因命名为 "Notch"。1983 年,Artavanis-Tsakonas 研究小组首次成功地克隆了 *Notch* 基因。Notch 信号传导通路由 Notch 受体、配体和 CSL 蛋白 3 部分组成,在哺乳动物中已鉴定出 4 个 Notch 受体(Notch1,2,3,4)和 5 个 Notch 配体(Delta-like1,3,4 及 Jagged1,2)。哺乳动物共有 4 个 Notch 受体,分为胞外区、胞内区和跨膜区。Notch 配体又被称为 DSL 蛋白,是单次跨膜蛋白,DSL 结构域在配体家族中高度保守,与 Notch 受体结合并激活 Notch。以果蝇为例,当 Notch 配体与受体结合时,Notch 的胞内区被切割,从细胞膜上脱离,被转运进入细胞核并与 Su(H)结合,使其转变为转录激活子,激活 Notch 诱导基因的转录。Notch 信号通路是一个在进化过程中高度保守的信号通路,它通过 Notch 受体与配体的结合、Notch 受体的酶切活化、可溶性 Notch 胞内区转移至细胞核并与 CSLDNA 结合蛋白相互作用,最终调控靶基因的表达,从而在细胞增殖、分化、凋亡及器官发育中发挥重要的调控作用。研究表明,Notch 信号通路在调控软骨细胞增殖、分化,维持软骨细胞表型,以及软骨基质代谢平衡方面具有重要作用。关于该通路与骨骼系统疾病发病关系研究中,2015 年研究发现该信号通路可能与骨肿瘤的发生具有相关性。早在 2008 年研究者就通过免疫定位技术发现了 Notch 受体和配体存在于小鼠和牛的关节软骨中,且随后发现 Notch1、JAG1 在 OA 患者关节软骨细胞中表达增强。研究者发现阻断经典 Notch 信号可以下调基质金属蛋白酶(enzyme matrix metalloproteinase,MMP)-13 的表达,说明 Notch 通路可能通过 MMP-13 发挥作用,但对于非经典 Notch 信号是否可以调节 MMP-13 尚无定论。从目前的研究可以发现,Notch 信号通路在调控软骨细胞增殖、分化,维持软骨细胞表型,以及软骨基质代谢平衡方面起着十分重要的作用。一些重要的 Notch 信号分子(如 JAG1)已经发现在调控软骨发生方面起着关键的作用。然而,Notch 信号与其他细胞因子、生长因子等相互作用调控软骨细胞增殖分化与软骨基质代谢的具体机制仍不明确,有待进一步研究。

(三) 丝裂原活化蛋白激酶信号通路

丝裂原活化蛋白激酶(mitogen-activated protein kinase,MAPK),是哺乳动物体内广泛存在的一类丝/苏氨酸蛋白激酶,能将多种细胞外刺激信号从细胞膜传递至细胞核内,参与细胞增殖、分化及凋亡等多种细胞的生理过程。目前研究公认骨关节炎与应力具有相关性,而MAPK家族蛋白又是重要的应力响应信号分子,因此MAPK与骨关节炎的相关研究已经成为运动医学和康复医学共同关注的热点。目前已经发现MAPK主要包括细胞外信号调节激酶(extracellular signalregulated kinase,ERK),p38与C-jun氨基末端激酶(JNK)。p38与JNK主要通过调解神经细胞凋亡信号通路,而ERK主要在肿瘤细胞增殖、迁移和侵袭中发挥调节作用。在OA的发病机制研究中,应力主要通过力学作用激发局部组织p38、MAPK或JNK活性增加,与细胞膜上整合素β结合增多,实现应力信号由细胞外传递至细胞内,引起靶向转录因子表达,最后导致软骨细胞骨架重排与细胞外基质的微环境发生改变。有研究者采用IL-1β干预人软骨细胞后,发现其可以通过p38 MAPK途径上调MMP-13的表达,从而导致软骨的破坏。Prasadam I研究发现给予大鼠关节软骨p38 MAPK特异性的阻断剂后,其MMP-13的表达下调,从而再次验证p38 MAPK通路对软骨代谢的影响。此外,近年来对于JNK的研究集中在炎症因子对关节软骨损伤过程中,研究发现磷酸化的JNK通过其下游转录因子AP-1蛋白参与上调MMP-13、MMP-3的蛋白表达,从而引起软骨细胞基质降解。在OA损伤中ERK同样扮演着重要的角色,Prasadam I采用内侧半月板切除制作大鼠OA模型后,联合使用ERK抑制剂与透明质酸进行干预,结果发现软骨细胞肥厚性标记物(COL10和RUNX2),退行性标记物(ADAMTs5和MMP-13)表达较对照组减少,说明ERK信号通路的抑制对关节软骨的保护作用。然而,MAPK信号转导通路与OA相关性研究虽取得了较大进展,但其与胞内其他信号通路之间交互整合作用等诸多内容仍需进一步阐明。

(四) 一氧化氮合酶途径

骨性关节炎发生时软骨细胞和滑膜在致炎因子作用下均可产生一氧化氮,从而抑制软骨细胞增殖,促进软骨细胞凋亡,同时破坏软骨基质,最终导致关节软骨退变和破坏。一氧化氮是生物体内重要的信使分子和效应分子,可介导许多生物学过程,但由于其在体内的代谢过程较为复杂,且半衰期也较短(仅几秒钟),难以测定,研究多通过一氧化氮合酶来间接反映一氧化氮在组织中的表达。目前发现的一氧化氮合酶主要有3种亚型:神经型、诱导型、内皮型。目前发现的正常成人关节软骨细胞不表达一氧化氮合酶,而OA中病变的软骨细胞则会表达,其分解产生的一氧化氮一方面抑制蛋白聚糖的生物合成,另一方面促进软骨分解代谢,使软骨基质降解并引起细胞内的基因表达发生改变。近年对OA软骨细胞和滑膜细胞信号转导通路的研究提示,一氧化氮合酶的激活可能是OA发生发展的重要原因。通过采用一氧化氮合酶抑制剂干预大鼠OA模型后发现,干预组关节滑膜NO表达少于对照组,关节破坏更轻。其机制可能与破坏的滑膜细胞和软骨细胞可合成大量的NO,通过促进软骨细胞合成MMPs,抑制软骨细胞的增殖有关。

(五) 调节因子

1. 糖基化终末产物　糖基化终末产物(advanced glycationend products,AGEs)该产物随着年龄增长在更新速率缓慢的关节软骨内大量积聚,是与年龄相关性最强的调节因子。骨关节炎患者关节滑液内可溶性晚期糖基化终末产物受体水平可能与关节炎病变的严重程度存在负相关性。健康成年人关节内 AGE 表达水平非常低,然而,老龄化、肥胖及机体炎症反应水平增高等危险因素可以引起关节内的 AGE 表达水平明显增高。AGE 受体与其配体结合形成受体 - 配体复合物后,可以通过激活下游的多条信号通路,引起关节软骨局部氧化应激及炎症反应水平增加,从而导致关节软骨僵化及损伤,参与骨关节炎的病理过程。其下游通路中,该受体 - 配体复合物主要激发 MAPKs 转导通路的活化,使胞内产生氧化应激,引起大量促炎细胞因子、生长因子等表达和释放,使软骨细胞合成和分解代谢失衡,是导致 OA 的重要环节。

2. NF-κB 蛋白　Sen 等在 1986 年在凝胶电泳迁移多肽实验时,发现 B 细胞核提取物中存在一种能与免疫球蛋白 κ 轻链基因的增强子 κB 序列特异结合的蛋白因子,故称之为 NF-κB。该蛋白是一类由其家族蛋白亚单位组成的同源或异源二聚体转录因子,不同的组合可以激活不同的效应基因。目前已经有超过 150 种 NF-κB 结合基因被发现,研究表明 NF-κB 信号通路参与了肿瘤发生、炎症反应、免疫反应和细胞凋亡等病理过程以及细胞周期的调控与细胞分化。该蛋白正常情况下常与其抑制性蛋白结合而呈非活性状态,可被 TNF-α、IL-1、蛋白激酶 C 激活剂、氧化剂、自由基等多种刺激因素激活。激活的 NF-κB 与其抑制性蛋白解离,从胞质转位进入胞核,与 DNA 上靶基因上游的启动子 / 增强子上的 κB 位点结合,调节靶基因的表达。对于 OA 发病的影响,研究发现 NF-κB 是通过诱导 TNF-α 或 IL-1β 的表达,进而调节关节软骨细胞中 MMP-1、MMP-3、MMP-13 基因和蛋白的表达来完成的。

二、基因

OA 是一种有着多个遗传学病因的复杂疾病,对基因治疗有着极大的需求。近 5 年来,研究发现一些候选基因可能是 OA 的易感基因,这些基因编码的蛋白与关节形成和关节骨代谢密切相关。对于这些基因的编码和调控,DNA 甲基化 / 脱甲基化、microRNAs、组蛋白修饰对其具有直接调节的作用,因此,目前关于通过这三种方式调节 OA 软骨代谢的研究最为活跃。

(一) 候选基因

1. 生长分化因子 5(growth differentiation factor-5,GDF5)基因　该基因定位于 20q11.2 染色体,全长 488kb,编码 501 个氨基酸,是目前与 OA 相关性研究较多的基因。由于不同研究发现 *GDF5* 基因与 OA 相关性差异较大,Zhang R 通过对 11 个相关研究进行了系统评价,研究后发现 *GDF5* 基因中 SNP rs143383 与人膝 OA 和手 OA 具有相关性,是其发病风险因素。

2. *MCF2L* 突变基因　该基因定位于第 13 号染色体,本身编码一种神经生长因子。Day-William AG 通过对冰岛、爱沙尼亚、荷兰三国的多中心国际合作调查了 19 041 份临床资料。通过基因组相关性扫描技术,将 3177 份 OA 患者与 4894 份健康人群的基因组数据对比,初筛到 600 000 个突变基因,经过核对后确定了 1000 份基因组数据,并从中筛选到了与 OA 发病相关的突变基因 *MCF2L*。该研究同时也表明,神经生长因子的功能异常可能是导致 OA 的重要病因。

(二) 基因调控

1. 碱基脱甲基化　在关节软骨分解代谢方面,关节软骨细胞外基质 Ⅱ 型胶原蛋白被 MMP-13 分解,从而导致关节软骨发生不可逆转的退行性改变。研究发现在启动子 -104 位置碱基发生脱甲基化,环磷酸腺苷反应元件发生结合,导致 MMP-13 的过表达。类似研究发现软骨细胞中编码 MMP-13 基因的启动子 -110 与 -299 位置碱基脱甲基化后,环磷酸腺苷反应元件同样发生结合,且也会导致 MMP-13 的过表达。此外,研究者发现在 OA 软骨细胞 *NF-κB* 基因的增强子区域也发现脱甲基化,其结果导致一氧化氮合酶表达降低,从而影响关节软骨分解代谢。合成代谢方面,相对正常关节,OA 患者关节软骨细胞 SOX-9 启动区域甲基化增多,合成代谢增强。

2. 组蛋白修饰　Saito T 研究探讨组蛋白脱乙酰酶(histone deacetylase,HDAC)抑制剂对机械压力诱导的关节软骨细胞 *RUNX2*、*ADAMTS5* 基因表达的抑制效果,发现 HDAC 抑制剂可以通过 MAPK 通路抑制软骨细胞以上基因的表达。一个同样探讨 HDAC 抑制剂在体内实验中对软骨保护作用的研究中,研究者发现 HDAC 抑制剂 MS-275 可以通过抑制软骨细胞中细胞因子介导的金属蛋白酶表达,从而抑制关节软骨退化,且 HDAC 抑制剂主要通过抑制 HDAC-1、HDAC-2、HDAC-3 发生软骨保护作用,这为 OA 的治疗策略提供了新的治疗方向。

3. microRNA　近年来在肿瘤基因治疗的生物医学领域关于 microRNA 的研究十分活跃,在 OA 研究领域的研究数量也逐年增加。虽然 microRNA 作用于 OA 软骨细胞代谢的基因调节机制尚不明确,但也出现了颇有价值的研究成果。研究者通过培养正常人软骨细胞和 OA 患者软骨细胞后进行基因芯片技术检测后发现,有 7 个 microRNA 表达出现异常,其中 miR483-5p 在 OA 患者软骨细胞中表达增加,其余 6 个表达减少。同时,也有类似研究发现 miR-199a-3p 和 miR193b 在 OA 患者软骨细胞中表达增加。然而,发现有 microRNA 表达的异常只处于观察研究的层面,阐明这些表达异常与 OA 的发病之间存在怎样的联系才更为重要。因此,目前 microRNA 对 OA 影响的研究探索已经逐渐走向两者间作用方式的机制研究层面。Park SJ 研究发现 microRNA-127-5p 能通过间接调节 IL-1β 介导的 MMP-13 表达影响关节软骨代谢,Liang ZJ 也发现 microRNA-140 可能通过 NF-κB 信号通路抑制 C28/12 细胞中 MMP-13 表达,Miyaki S 发现 microRNA-140 在软骨发育与维持软骨细胞内稳态有重要的作用。在基因研究如火如荼的今天,虽然基因层面的功能与机制研究非常重要,但环境因素(饮食、运动、温度等)对基因表达的影响同样不可忽视,换言之,如果发现某种环境因素能抑制某个介导软骨退变的基因表达,这也能为 OA 的治疗带来重大的影响。

三、骨组织病理形态学改变

OA 的发病进程中不仅影响关节软骨,而且涉及整个关节,包括软骨下骨、韧带、关节囊、滑膜和关节周围肌肉。软骨在 OA 的发病机制中仍是研究的重点,但 2010 年有研究发现兔 OA 模型中软骨下骨异常的骨重建不仅使骨本身结构破坏和功能降低,同时加重了软骨病变,因此,近年来软骨下骨在 OA 病变中的地位逐渐受到重视,研究者开始考虑 OA 的病理进程中不同的关节组织间的相互作用与联系。

(一) 关节软骨

正常的软骨细胞承受关节腔的压力并缓冲震荡,存在成骨与破骨之间的动态平衡,但在 OA 中,自我稳态或修复过程不能代偿破坏机制,导致了关节软骨性能和结构的退变。软骨细胞分泌的相关细胞因子,如血管内皮生长因子、转录相关因子 Runx2、MMP-13,导致钙化软骨层增厚,软骨结构破坏,骨表面粗糙磨损及纤维化。研究者在大鼠内侧半月板撕裂术 OA 模型中观察到,大鼠术后 3~6 周软骨发生退行性变,内侧胫骨的外三分之一软骨退变最重,随之关节软骨细胞与蛋白聚糖丢失,纤维化,骨赘形成,软骨的破坏可持续至 12 周。在小鼠的膝 OA 模型,肉眼观察其软骨组织形态学变化难度较大,微观观察时通过计算机形态学评估系统与显微镜观察连接可观察小鼠 OA 模型软骨切片,同样发现发生在整个软骨层的纤维化。

(二) 软骨下骨

正常软骨下骨包括两层,关节软骨的钙化层和一层薄薄的骨皮质层,其结构并非横贯关节的线,而是复杂的具有显著显微多层结构表现特征的三维结构,类似蜂窝样于关节软骨向下延伸。在软骨下的区域中,存在着许多微动静脉及神经,并且可发现这些终末血管、神经延伸至软骨钙化层,为关节软骨提供营养,同时也带走软骨代谢产物。OA 早期软骨下骨病理变化为骨吸收增加,破骨细胞活跃,骨小梁厚度降低,骨体积分数减少,弹性模量降低,软骨下骨结构破坏,骨量丢失,而晚期则以软骨下骨硬化和成骨细胞活跃为主。目前对软骨下骨的形态学参数评价中,Mico-CT 是颇为推荐的影像学评估手段,能观察 OA 软骨下骨的病理进程。目前骨组织的病理学观察中,对膝关节 OA 的研究最多,其动物模型制作研究也最多。目前外科手术在膝 OA 模型制作中使用最广泛,主要包括膝关节交叉韧带切断术、内侧副韧带切除术、半月板撕裂术等。国际 OA 研究会发表了关于膝 OA 模型制作的综述性文章,指出了目前使用不同动物的膝 OA 模型制作方式,以及各种动物组织病理学观察方法建议。研究指出兔膝前交叉韧带切断模型是目前制作膝 OA 较为推荐的动物模型,豚鼠自发模型是与人原发性 KOA 相似度最高的模型,但每种动物制作膝 OA 模型均有其优点和不足之处,且每种模型的 OA 病理变化各有其特点,研究中需根据具体实验目的合理选择造模动物和方式。

四、结论

近 5 年基础研究发现,目前 OA 的基础研究主要集中在 OA 的发病机制上,且强调 OA 进程中各阶段的不同特点。研究者通过对信号通路中关键的生物学标志物进行基因干预,探索 OA 发病机制的同时,尝试为该病的治疗提供新的方法。研究中涉及较多的信号通路为 Wnt 信号通路、notch 信号通路和 MAPKs 信号通路,基因干预的方法主要包括 DNA 甲基化 / 脱甲基化、microRNAs、组蛋白修饰。此外,组织形态学研究中软骨下骨的病理改变受到了更多的重视，且 micro-CT 在影像学评估中能为研究提供更多有价值的骨组织参数而被广泛采用。

（张 驰 何成奇）

参 考 文 献

1. 中华医学会风湿病学分会. 骨关节炎诊断及治疗指南 .2010, 14 (6):416-419.

2. Hamann N, Heidemann J, Heinrich K, et al. Stabilization effectiveness and functionality of different thumb orthoses in female patients with first carpometacarpal joint osteoarthritis. Clinical Biomechanics, 2014, 29 (10): 1170-1176.

3. Jorge M. Orthotics and prosthetics in rehabilitation. Elsevier Health Sciences, 2012.

4. Hermann M, Nilsen T, Eriksen CS, et al. Effects of a soft prefabricated thumb orthosis in carpometacarpal osteoarthritis. Scand J Occup Ther, 2014, 21 (1):31-39.

5. Hamann N, Heidemann J, Heinrich K, et al. Stabilization effectiveness and functionality of different thumb orthoses in female patients with first carpometacarpal joint osteoarthritis. Clin Biomech (Bristol, Avon), 2014, 29 (10):1170-1176.

6. Bani MA, Arazpour M, Hutchins S W, et al. A custom-made neoprene thumb carpometacarpal orthosis with thermoplastic stabilization: an orthosis that promotes function and improvement in patients with the first carpometacarpal joint osteoarthritis. ProsthetOrthot Int, 2014, 38 (1):79-82.

7. May BJ, Lockard MA. Prosthetics & Orthotics in Clinical Practice: A Case Study Approach. FA Davis, 2011.

8. 武继祥. 假肢与矫形器的临床应用 . 北京:人民卫生出版社, 2012.

9. Sato E, Sato T, Yamaji T, et al. Effect of the WISH-type hip brace on functional mobility in patients with osteoarthritis of the hip: evaluation using the Timed Up & Go Test. Prosthetics and orthotics international, 2012, 36 (1):25-32.

10. Hsu JD, Michael J, Fisk J. AAOS atlas of orthoses and assistive devices. Elsevier Health Sciences, 2008.

11. Moyer RF, Birmingham TB, Bryant DM, et al. Valgus bracing for knee osteoarthritis: a meta-analysis of randomized trials. Arthritis Care Res (Hoboken), 2015, 67 (4):493-501.

12. Moyer RF, Birmingham TB, Bryant DM, et al. Biomechanical effects of valgus knee bracing: a systematic review and meta-analysis. Osteoarthritis Cartilage, 2015, 23 (2):178-188.

13. Duivenvoorden T, Brouwer RW, van Raaij TM, et al. Braces and orthoses for treating osteoarthritis of the knee. Cochrane Database Syst Rev, 2015, 3:Cd004020.

14. Dammerer D, Giesinger JM, Biedermann R, et al. Effect of knee brace type on braking response time during automobile driving. Arthroscopy, 2015, 31 (3):404-109.

15. Cherian JJ, Bhave A, Kapadia BH, et al. Strength and Functional Improvement Using Pneumatic Brace with Extension Assist for End-Stage Knee Osteoarthritis: A Prospective, Randomized trial. J Arthroplasty, 2015, 30 (5):747-753.

16. Huang Y-C, Harbst K, Kotajarvi B, et al. Effects of ankle-foot orthoses on ankle and foot kinematics in patient with ankle osteoarthritis. Archives of physical medicine and rehabilitation, 2006, 87 (5):710-716.

17. Huang Y-C, Harbst K, Kotajarvi B, et al. Effects of ankle-foot orthoses on ankle and foot kinematics in patients with subtalar osteoarthritis. Archives of physical medicine and rehabilitation, 2006, 87 (8):1131-1136.

18. John S, Bongiovanni F. Brace management for ankle arthritis. Clin Podiatr Med Surg, 2009, 26 (2):193-197.

19. Whiteside S, Allen M, Barringer W, et al. Practice analysis of certified practitioners in the disciplines of orthotics and prosthetics. Alexandria, VA: American Board for Certification in Orthotics, Prosthetics & Pedorthics, 2007.

20. 缪鸿石. 康复医学理论与实践. 上海：上海科学技术出版社，2000.

21. Batavia M. The Wheelchair Evaluation：A Clinician's Guide. Jones & Bartlett Learning，2009.

22. Smith C，Kirby RL. Manual wheelchair skills capacity and safety of residents of a long-term-care facility. Archives of physical medicine and rehabilitation，2011，92（4）：663-669.

23. 肖晓鸿. 假肢与矫形器技术. 上海：复旦大学出版社，2009.

24. Hochberg MC. American College of Rheumatology 2012 recommendations for the use of nonpharmacologic and pharmacologic therapies in osteoarthritis of the hand，hip，and knee. Arthritis Care Res（Hoboken），2012，64（4）：465-474.

25. Kellgren JH. Atlas of Standard Radiographs：the epidemiology of chronic rheumatism. Department of Rheumatology and Medical Illustrations，University of Manchester.Oxford，Blackwell，1963，2：567-569.

26. Arden N，Nevitt MC. Osteoarthritis：Epidemiology. Best Pract Res Clin Rheumatol，2006，20（1）：3-25.

27. Newman AB. Strength and Muscle Quality in a Well-Functioning Cohort of Older Adults：The Health，Aging and Body Composition Study. Journal of the American Geriatrics Society，2003，51（3）：323-330.

28. van Saase JL. Epidemiology of osteoarthritis：zoetermeer survey. comparison of radiological osteoarthritis in a dutch population with that in 10 other populations. Annals of the Rheumatic Diseases，1989，48（4）：p. 271.

29. 李宁华，薛庆云，张毅，等. 中国六城市中老年人群 X 线膝骨关节炎流行病学分析. 实用医学杂志，2008，16：2887-2888.

30. 李宁华，薛庆云，张毅，等. 中国 6 个城市 4577 名中老年人手骨关节炎流行病学调查. 中国组织工程研究与临床康复，2008，33：6546-6549.

31. 李宁华，张耀南，张毅，等. 中国六城市中老年人群 X 射线腰椎骨关节炎流行病学分析. 中国临床康复，2006，40：12-14.

32. 李宁华，薛庆云，张毅，等. 中国 6 城市中老年人群 X 射线颈椎骨关节炎流行病学分析. 中国组织工程研究与临床康复，2009，07：1383-1386.

33. Wilson MG，Michet CJ Jr，Ilstrup DM，et al.Idiopathic symptomatic osteoarthritis of the hip and knee：a population-based incidence study. Mayo Clin Proc，1990，65（9）：1214-1221.

34. Oliveria SA，Felson DT，Reed JI，et al.Incidence of symptomatic hand，hip，and knee osteoarthritis among patients in a health maintenance organization. Arthritis Rheum，1995，38（8）：1134-1141.

35. Bijlsma JW，Knahr K.Strategies for the prevention and management of osteoarthritis of the hip and knee. Best Practice & Research Clinical Rheumatology，2007，21（1）：59-76.

36. 陈百成，张静. 骨关节炎. 北京：人民卫生出版社，2004.

37. Grotle，M.Obesity and osteoarthritis in knee，hip and/or hand：An epidemiological study in the general population with 10 years follow-up. BMC Musculoskeletal Disorders，2008，9（1）：p. 132.

38. Puenpatom RA.Increased prevalence of metabolic syndrome in individuals with osteoarthritis：an analysis of NHANES III data. Postgrad Med，2009，121：9-20.

39. Loeser RF. Aging and osteoarthritis：the role of chondrocyte senescence and aging changes in the cartilage matrix. Osteoarthritis and Cartilage，2009，17（8）：971-979.

40. Pai Yc. Effect of age and osteoarthritis on knee proprioception. Arthritis & Rheumatism，1997，40（12）：2260-2265.

41. Dagenais S，Garbedian S，Wai E. Systematic Review of the Prevalence of Radiographic Primary Hip Osteoarthritis. Clinical Orthopaedics and Related Research，2009，467（3）：623-637.

42. Arden NK.Defining incident radiographic hip osteoarthritis for epidemiologic studies in women. Arthritis & Rheumatism，2009，60（4）：1052-1059.

43. 李宁华. 国内六大行政区域六城市中老年人群膝关节骨性关节炎患病危险因素比较. 中国组织工程研

究与临床康复,2007,39:7758-7760.

44. Srikanth VK. A meta-analysis of sex differences prevalence, incidence and severity of osteoarthritis. Osteoarthritis and Cartilage, 2005, 13(9):769-781.

45. Cirillo DJ. Effect of hormone therapy on risk of hip and knee joint replacement in the women's health initiative. Arthritis & Rheumatism, 2006, 54(10):3194-3204.

46. Sowers MF. Association of bone mineral density and sex hormone levels with osteoarthritis of the hand and knee in premenopausal women. American journal of epidemiology, 1996, 143(1):p. 38.

47. de Klerk BM. No clear association between female hormonal aspects and osteoarthritis of the hand, hip and knee: a systematic review. Rheumatology, 2009, 48(9):1160-1165.

48. Chaganti RK. Bone mineral density and prevalent osteoarthritis of the hip in older men for the Osteoporotic Fractures in Men(MrOS)Study Group. Osteoporosis international: a journal established as result of cooperation between the European Foundation for Osteoporosis and the National Osteoporosis Foundation of the USA, 2010, 21(8):p. 1307.

49. Blagojevic M. Risk factors for onset of osteoarthritis of the knee in older adults: a systematic review and meta-analysis. Osteoarthritis and Cartilage, 2010, 18(1):24-33.

50. Antoniades L. A cotwin control study of the relationship between hip osteoarthritis and bone mineral density. Arthritis and rheumatism, 2000, 43(7):p. 1450.

51. MacGregor AJ. The genetic contribution to radiographic hip osteoarthritis in women: results of a classic twin study. Arthritis and rheumatism, 2000, 43(11):p. 2410.

52. Yang S. Racial differences in symptom management approaches among persons with radiographic knee osteoarthritis. BMC Complementary and Alternative Medicine, 2012, 12:p.86.

53. Muraki S. Association of occupational activity with radiographic knee osteoarthritis and lumbar spondylosis in elderly patients of population-based cohorts: A large-scale population-based study. Arthritis Care & Research, 2009, 61(6):779-786.

54. Stecher MR. HEBERDEN'S NODES: Heredity in Hypertrophic Arthritis of the Finger Joints. The American Journal of the Medical Sciences, 1941, 201(6):801-809.

55. Spector TD. Genetic Influences On Osteoarthritis In Women: A Twin Study. BMJ: British Medical Journal, 1996, 312(7036):940-944.

56. Jonsson H. The inheritance of hand osteoarthritis in Iceland. Arthritis and rheumatism, 2003, 48(2):p. 391.

57. Valdes AM, Spector TD. The genetic epidemiology of osteoarthritis. Current opinion in rheumatology, 2010, 22(2):p. 139.

58. Slemenda C. Quadriceps weakness and osteoarthritis of the knee. Annals of Internal Medicine, 1997, 127(2):p. 97.

59. Chaisson CE. Grip strength and the risk of developing radiographic hand osteoarthritis: Results from the Framingham study. Arthritis & Rheumatism, 1999, 42(1):33-38.

60. Buckwalter JA, Lane NE. Athletics and osteoarthritis. The American journal of sports medicine, 1997, 25(6):p. 873.

61. Tanamas S. Does knee malalignment increase the risk of development and progression of knee osteoarthritis? A systematic review. Arthritis Care & Research, 2009, 61(4):459-467.

62. Weinstein SL, Jacobs JJ, Goldberg MJ. Osteoarthritis of the knee. The New England journal of medicine. 2006, 354:2508-2509; author reply -9.

63. Gough NR. Focus issue: Wnt and beta-catenin signaling in development and disease. Science signaling, 2012, 5: eg2.

64. Nakamura Y, Nawata M, Wakitani S. Expression profiles and functional analyses of Wnt-related genes in human joint disorders. The American journal of pathology, 2005, 167:97-105.

65. Liu F, Millar SE. Wnt/beta-catenin signaling in oral tissue development and disease. Journal of dental research. 2010, 89:318-30.

66. Lodewyckx L, Lories RJ. WNT Signaling in osteoarthritis and osteoporosis: what is the biological significance for the clinician? Current rheumatology reports, 2009, 11:23-30.

67. Sassi N, Laadhar L, Allouche M, et al. WNT signaling and chondrocytes: from cell fate determination to osteoarthritis physiopathology. Journal of receptor and signal transduction research, 2014, 34:73-80.

68. Zhu M, Tang D, Wu Q, et al. Activation of beta-catenin signaling in articular chondrocytes leads to osteoarthritis-like phenotype in adult beta-catenin conditional activation mice. Journal of bone and mineral research: the official journal of the American Society for Bone and Mineral Research, 2009, 24:12-21.

69. Zhu M, Chen M, Zuscik M, et al. Inhibition of beta-catenin signaling in articular chondrocytes results in articular cartilage destruction. Arthritis and rheumatism, 2008, 58:2053-2064.

70. Wharton KA, Johansen KM, Xu T, et al. Nucleotide sequence from the neurogenic locus notch implies a gene product that shares homology with proteins containing EGF-like repeats. Cell, 1985, 43:567-581.

71. Geyer M, Grassel S, Straub RH, et al. Differential transcriptome analysis of intraarticular lesional vs intact cartilage reveals new candidate genes in osteoarthritis pathophysiology. Osteoarthritis and cartilage / OARS, Osteoarthritis Research Society, 2009, 17:328-335.

72. Mahjoub M, Sassi N, Driss M, et al. Expression patterns of Notch receptors and their ligands in human osteoarthritic and healthy articular cartilage. Tissue & cell, 2012, 44:182-194.

73. Sassi N, Laadhar L, Driss M, et al. The role of the Notch pathway in healthy and osteoarthritic articular cartilage: from experimental models to ex vivo studies. Arthritis research & therapy, 2011, 13:208.

74. Vermezovic J, Adamowicz M, Santarpia L, et al. Notch is a direct negative regulator of the DNA-damage response. Nat Struct Mol Biol, 2015, 22:417-424.

75. Ustunel I, Ozenci AM, Sahin Z, et al. The immunohistochemical localization of notch receptors and ligands in human articular cartilage, chondroprogenitor culture and ultrastructural characteristics of these progenitor cells. Acta histochemica, 2008, 110:397-407.

76. Sassi N, Gadgadi N, Laadhar L, et al. Notch signaling is involved in human articular chondrocytes de-differentiation during osteoarthritis. Journal of receptor and signal transduction research, 2014, 34:48-57.

77. Karlsson C, Brantsing C, Egell S, et al. Notch1, Jagged1, and HES5 are abundantly expressed in osteoarthritis. Cells, tissues, organs, 2008, 188:287-298.

78. Kim EK, Choi EJ. Pathological roles of MAPK signaling pathways in human diseases. Biochimica et biophysica acta, 2010, 1802:396-405.

79. Lim H, Kim HP. Matrix metalloproteinase-13 expression in IL-1beta-treated chondrocytes by activation of the p38 MAPK/c-Fos/AP-1 and JAK/STAT pathways. Archives of pharmacal research, 2011, 34:109-117.

80. Prasadam I, Mao X, Wang Y, et al. Inhibition of p38 pathway leads to OA-like changes in a rat animal model. Rheumatology (Oxford, England), 2012, 51:813-823.

81. Fanjul-Fernandez M, Folgueras AR, Cabrera S, et al. Matrix metalloproteinases: evolution, gene regulation and functional analysis in mouse models. Biochimica et biophysica acta, 2010, 1803:3-19.

82. Prasadam I, Mao X, Shi W, et al. Combination of MEK-ERK inhibitor and hyaluronic acid has a synergistic effect on anti-hypertrophic and pro-chondrogenic activities in osteoarthritis treatment. Journal of molecular medicine (Berlin, Germany), 2013, 91:369-380.

83. Shane Anderson A, Loeser RF. Why is osteoarthritis an age-related disease? Best practice & research Clinical

rheumatology,2010,24:15-26.

84. More AS,Kumari RR,Gupta G,et al.Effect of iNOS inhibitor S-methylisothiourea in monosodium iodoacetate-induced osteoathritic pain:implication for osteoarthritis therapy. Pharmacology,biochemistry,and behavior, 2013,103:764-772.

85. Kamekura S,Kawasaki Y,Hoshi K,et al. Contribution of runt-related transcription factor 2 to the pathogenesis of osteoarthritis in mice after induction of knee joint instability. Arthritis and rheumatism,2006,54:2462-2470.

86. Rigoglou S,Papavassiliou AG. The NF-kappaB signalling pathway in osteoarthritis. The international journal of biochemistry & cell biology,2013,45:2580-2584.

87. Simmonds R E,Foxwell BM. Signalling,inflammation and arthritis:NF-kappaB and its relevance to arthritis and inflammation. Rheumatology,2008,47:584.

88. Watt I. Osteoarthritis revisited—again! Skeletal radiology,2009,38:419-423.

89. Zhang R,Yao J,Xu P,et al. A comprehensive meta-analysis of association between genetic variants of GDF5 and osteoarthritis of the knee,hip and hand. Inflammation research:official journal of the European Histamine Research Society,2015,64:405-414.

90. Day-Williams AG,Southam L,Panoutsopoulou K,et al. A variant in MCF2L is associated with osteoarthritis. American journal of human genetics,2011,89:446-450.

91. Bui C,Barter MJ,Scott JL,et al. cAMP response element-binding(CREB)recruitment following a specific CpG demethylation leads to the elevated expression of the matrix metalloproteinase 13 in human articular chondrocytes and osteoarthritis. FASEB journal:official publication of the Federation of American Societies for Experimental Biology,2012,26:3000-3011.

92. Hashimoto K,Otero M,Imagawa K,et al. Regulated transcription of human matrix metalloproteinase 13(MMP13) and interleukin-1beta(IL1B)genes in chondrocytes depends on methylation of specific proximal promoter CpG sites. The Journal of biological chemistry,2013,288:10061-10072.

93. de Andres MC,Imagawa K,Hashimoto K,et al. Loss of methylation in CpG sites in the NF-kappaB enhancer elements of inducible nitric oxide synthase is responsible for gene induction in human articular chondrocytes. Arthritis and rheumatism,2013,65:732-742.

94. Kim KI,Park YS,Im GI. Changes in the epigenetic status of the SOX-9 promoter in human osteoarthritic cartilage. Journal of bone and mineral research:the official journal of the American Society for Bone and Mineral Research,2013,28:1050-1060.

95. Saito T,Nishida K,Furumatsu T,et al. Histone deacetylase inhibitors suppress mechanical stress-induced expression of RUNX-2 and ADAMTS-5 through the inhibition of the MAPK signaling pathway in cultured human chondrocytes. Osteoarthritis and cartilage / OARS,Osteoarthritis Research Society,2013,21:165-74.

96. Culley KL,Hui W,Barter MJ,et al. Class I histone deacetylase inhibition modulates metalloproteinase expression and blocks cytokine-induced cartilage degradation. Arthritis and rheumatism,2013,65:1822-1830.

97. Diaz-Prado S,Cicione C,Muinos-Lopez E,et al. Characterization of microRNA expression profiles in normal and osteoarthritic human chondrocytes. BMC musculoskeletal disorders,2012,13:144.

98. Ukai T,Sato M,Akutsu H,et al. MicroRNA-199a-3p,microRNA-193b,and microRNA-320c are correlated to aging and regulate human cartilage metabolism. Journal of orthopaedic research:official publication of the Orthopaedic Research Society,2012,30:1915-1922.

99. Park SJ,Cheon EJ,Lee MH,et al. MicroRNA-127-5p regulates matrix metalloproteinase 13 expression and interleukin-1beta-induced catabolic effects in human chondrocytes. Arthritis and rheumatism,2013,65:3141-3152.

100. Liang ZJ,Zhuang H,Wang GX,et al. MiRNA-140 is a negative feedback regulator of MMP-13 in IL-1beta-

stimulated human articular chondrocyte C28/I2 cells. Inflammation research:official journal of the European Histamine Research Society. 2012,61:503-509.

101. Miyaki S,Sato T,Inoue A,et al. MicroRNA-140 plays dual roles in both cartilage development and homeostasis. Genes & development,2010,24:1173-1185.

102. Bellido M,Lugo L,Roman-Blas JA,et al. Subchondral bone microstructural damage by increased remodelling aggravates experimental osteoarthritis preceded by osteoporosis. Arthritis research & therapy,2010,12:R152.

103. Goldring MB. Chondrogenesis,chondrocyte differentiation,and articular cartilage metabolism in health and osteoarthritis. Therapeutic advances in musculoskeletal disease,2012,4:269-285.

104. Gerwin N,Bendele AM,Glasson S,et al. The OARSI histopathology initiative - recommendations for histological assessments of osteoarthritis in the rat. Osteoarthritis and cartilage / OARS,Osteoarthritis Research Society,2010,18 Suppl 3:S24-34.

105. Glasson SS,Chambers MG,Van Den Berg WB,et al. The OARSI histopathology initiative - recommendations for histological assessments of osteoarthritis in the mouse. Osteoarthritis and cartilage / OARS,Osteoarthritis Research Society,2010,18(Suppl 3):S17-23.

106. Madry H,van Dijk CN,Mueller-Gerbl M. The basic science of the subchondral bone. Knee surgery,sports traumatology,arthroscopy:official journal of the ESSKA,2010,18:419-433.

107. Sniekers YH,Intema F,Lafeber FP,et al. A role for subchondral bone changes in the process of osteoarthritis: a micro-CT study of two canine models. BMC musculoskeletal disorders,2008,9:20.

108. Cook JL,Kuroki K,Visco D,et al. The OARSI histopathology initiative - recommendations for histological assessments of osteoarthritis in the dog. Osteoarthritis and cartilage / OARS,Osteoarthritis Research Society,2010,18(Suppl 3):S66-79.

109. Kraus VB,Huebner JL,DeGroot J,et al. The OARSI histopathology initiative - recommendations for histological assessments of osteoarthritis in the guinea pig. Osteoarthritis and cartilage / OARS,Osteoarthritis Research Society,2010,18(Suppl 3):S35-52.

110. Little CB,Smith MM,Cake MA,et al. The OARSI histopathology initiative - recommendations for histological assessments of osteoarthritis in sheep and goats. Osteoarthritis and cartilage / OARS,Osteoarthritis Research Society,2010,18(Suppl 3):S80-92.

111. McIlwraith CW,Frisbie DD,Kawcak CE,et al. The OARSI histopathology initiative - recommendations for histological assessments of osteoarthritis in the horse. Osteoarthritis and cartilage / OARS,Osteoarthritis Research Society,2010,18 Suppl 3:S93-105.

112. Laverty S,Girard CA,Williams JM,et al. The OARSI histopathology initiative - recommendations for histological assessments of osteoarthritis in the rabbit. Osteoarthritis and cartilage / OARS,Osteoarthritis Research Society,2010,18(Suppl 3):S53-65.

113. Lawrence RC,Felson DT,Helmick CG,et al. Estimates of the prevalence of arthritis and other rheumatic conditions in the United States. Part II. Arthritis Rheum,2008,58(1):26-35.

114. Pereira D,Peleteiro B,Araujo J,et al. The effect of osteoarthritis definition on prevalence and incidence estimates:a systematic review. Osteoarthritis Cartilage,2011,19(11):1270-1285.

115. Johnson VL,Hunter DJ. The epidemiology of osteoarthritis. Best Practice & Research Clinical Rheumatology,2014,28(1):5-15.

116. 陆艳红,石晓兵. 膝骨关节炎国内外流行病学研究现状及进展. 中国中医骨伤科杂志,2012,20(6):81-84.

117. McAlindon TE,Bannuru RR,Sullivan MC,et al. OARSI guidelines for the non-surgical management of knee osteoarthritis. Osteoarthritis Cartilage,2014,22(3):363-388.

118. National Clinical Guideline Centre(UK). Osteoarthritis:Care and Management in Adults. National Institute for Health and Care Excellence,2014.

119. Brown GA. AAOS clinical practice guideline:treatment of osteoarthritis of the knee:evidence-based guideline, 2nd edition . J Am Acad OrthopSurg,2013,21(9):577-579.

120. Smolen JS,Landewe R,Breedveld FC,et al. EULAR recommendations for the management of rheumatoid arthritis with synthetic and biological disease-modifying antirheumatic drugs:2013 update . Ann Rheum Dis, 2014,73(3):492-509.

121. Hochberg MC,Altman RD,April KT,et al. American College of Rheumatology 2012 recommendations for the use of nonpharmacologic and pharmacologic therapies in osteoarthritis of the hand,hip,and knee . Arthritis Care Res(Hoboken),2012,64(4):465-474.

122. 中华医学会风湿病学分会 . 骨关节炎诊断及治疗指南 . 中华风湿病学杂志,2010,14(6):416-419.

123. Brand C,Buchbinder R,Wluka A,et al. Guideline for the non-surgical management of hip and knee osteoarthritis. The Royal Australian College of General Practitioners,2009.

124. Lange AK,Vanwanseele B. Strength training for treatment of osteoarthritis of the knee:a systematic review . Arthritis Care Res(Hoboken),2008,59(10):1488-1494.

125. Bennell KL,Hinman RS. A review of the clinical evidence for exercise in osteoarthritis of the hip and knee . Journal of Science and Medicine in Sport,2011,14(1):4-9.

126. Hunter DJ,Eckstein F. Exercise and osteoarthritis . Journal of anatomy,2009,214(2):197-207.

127. Fransen M,McConnell S. Exercise for osteoarthritis of the knee . The Cochrane Library,2008.

128. Juhl C,Christensen R,Roos EM,et al. Impact of Exercise Type and Dose on Pain and Disability in Knee Osteoarthritis:A Systematic Review and Meta-Regression Analysis of Randomized Controlled Trials . Arthritis & rheumatology,2014,66(3):622-636.

129. 燕铁斌,姜贵云,毛容秋,等 . 物理治疗学 . 第2版 . 北京:人民卫生出版社,2013:1-4.

130. 励建安 . 临床运动疗法学 . 北京:华夏出版社,2005:1-2.

131. Hinman RS,Heywood SE,Day AR. Aquatic physical therapy for hip and knee osteoarthritis:results of a single-blind randomized controlled trial . Physical therapy,2007,87(1):32-43.

132. Bartels EM,Lund H,Hagen KB,et al. Aquatic exercise for the treatment of knee and hip osteoarthritis . The Cochrane Library,2007.

133. Fransen M,Nairn L,Winstanley J,et al. Physical activity for osteoarthritis management:a randomized controlled clinical trial evaluating hydrotherapy or Tai Chi classes . Arthritis Care Res(Hoboken),2007;57(3):407-414.

134. Lau MC,Lam JK,Siu E,et al. Physiotherapist-designed aquatic exercise programme for community-dwelling elders with osteoarthritis of the knee:a Hong Kong pilot study . Hong Kong Med J,2014,20(1):16-23.

135. Fransen M,McCONNELL S. Land-based exercise for osteoarthritis of the knee:a metaanalysis of randomized controlled trials . The Journal of rheumatology,2009,36(6):1109-1117.

136. Harmer A,McConnell S,Simic M,et al. Sustainability of effects of land-based exercise on pain and physical function for osteoarthritis of the knee:systematic review and meta-analysis . Osteoarthritis and Cartilage,2014, 22:S388.

137. Wang TJ,Lee SC,Liang SY,et al. Comparing the efficacy of aquatic exercises and land-based exercises for patients with knee osteoarthritis . Journal of clinical nursing,2011,20(17-18):2609-2622.

138. Silva LE,Valim V,Pessanha APC,et al. Hydrotherapy versus conventional land-based exercise for the management of patients with osteoarthritis of the knee:a randomized clinical trial . Physical therapy,2008,88 (1):12-21.

139. Gill SD, McBurney H, Schulz DL. Land-based versus pool-based exercise for people awaiting joint replacement surgery of the hip or knee: results of a randomized controlled trial . Archives of physical medicine and rehabilitation, 2009, 90(3): 388-394.

140. Lund H, Weile U, Christensen R, et al. A randomized controlled trial of aquatic and land-based exercise in patients with knee osteoarthritis . Journal of rehabilitation medicine, 2008, 40(2): 137-144.

141. Batterham SI, Heywood S, Keating JL. Systematic review and meta-analysis comparing land and aquatic exercise for people with hip or knee arthritis on function, mobility and other health outcomes . BMC musculoskeletal disorders, 2011, 12(1): 123.

142. Loew L, Brosseau L, Wells GA, et al. Ottawa panel evidence-based clinical practice guidelines for aerobic walking programs in the management of osteoarthritis . Archives of physical medicine and rehabilitation, 2012, 93(7): 1269-1285.

143. Brosseau L, Wells GA, Kenny GP, et al. The implementation of a community-based aerobic walking program for mild to moderate knee osteoarthritis (OA): a knowledge translation (KT) randomized controlled trial (RCT): Part I : The Uptake of the Ottawa Panel clinical practice guidelines (CPGs). BMC public health, 2012, 12(1): 871.

144. Semanik PA, Chang RW, Dunlop DD. Aerobic activity in prevention and symptom control of osteoarthritis . PM&R, 2012, 4(5): S37-S44.

145. Escalante Y, García-Hermoso A, Saavedra J. Effects of exercise on functional aerobic capacity in lower limb osteoarthritis: a systematic review . Journal of Science and Medicine in Sport, 2011, 14(3): 190-198.

146. Lin DH, Lin CHJ, Lin YF, et al. Efficacy of 2 non-weight-bearing interventions, proprioception training versus strength training, for patients with knee osteoarthritis: a randomized clinical trial . journal of orthopaedic & sports physical therapy, 2009, 39(6): 450-457.

147. Lemmey AB, Marcora SM, Chester K, et al. Effects of high-intensity resistance training in patients with rheumatoid arthritis: A randomized controlled trial . Arthritis Care Res (Hoboken), 2009, 61(12): 1726-1734.

148. McKnight PE, Kasle S, Going S, et al. A comparison of strength training, self-management, and the combination for early osteoarthritis of the knee . Arthritis Care Res (Hoboken), 2010, 62(1): 45-53.

149. King LK, Birmingham TB, Kean CO, et al. Resistance training for medial compartment knee osteoarthritis and malalignment . Medicine and science in sports and exercise, 2008, 40(8): 1376-1384.

150. Malas FÜ, Özçakar L, Kaymak B, et al. Effects of different strength training on muscle architecture: clinical and ultrasonographic evaluation in knee osteoarthritis . PM&R, 2013, 5(8): 655-662.

151. Lan C, Chen SY, Lai JS, et al. Tai Chi Chuan in medicine and health promotion . Evidence-Based Complementary and Alternative Medicine, 2013.

152. Lee MS, Pittler MH, Ernst E. Tai chi for osteoarthritis: a systematic review . Clinical rheumatology, 2008, 27(2): 211-218.

153. Yan JH, Gu WJ, Sun J, et al. Efficacy of Tai Chi on pain, stiffness and function in patients with osteoarthritis: a meta-analysis . PloS one, 2013, 8(4): e61672.

154. Wang C, Schmid CH, Hibberd PL, et al. Tai Chi for treating knee osteoarthritis: designing a long-term follow up randomized controlled trial . BMC musculoskeletal disorders, 2008, 9(1): 108.

155. Wortley M, Zhang S, Paquette M, et al. Effects of resistance and Tai Ji training on mobility and symptoms in knee osteoarthritis patients . Journal of Sport and Health Science, 2013, 2(4): 209-214.

156. Tsai PF, Chang JY, Beck C, et al. A pilot cluster-randomized trial of a 20-week tai chi program in elders with cognitive impairment and osteoarthritic knee: effects on pain and other health outcomes . Journal of pain and symptom management, 2013, 45(4): 660-669.

157. 曹龙军,章礼勤,周石,等.膝关节骨性关节炎患者股四头肌动员能力和肌力储备改变的研究.中国康复医学杂志,2012,27(1):30-34.

158. 师东良,王宁华,谢斌.膝骨关节炎患者与正常人股内侧肌,股直肌和股外侧肌收缩特征的对照研究.中国康复理论与实践,2009,15(6):508-513.

159. 白玉龙,胡永善,吴毅.膝关节骨关节炎患者屈伸膝肌群的等速肌力评价.现代康复,1998,2(6):538-540.

160. 路怀民,何本祥,檀亚军.伸、屈膝肌群增强训练治疗膝骨关节炎疗效观察.按摩与康复医学,2012,3(20):16-17.

161. 李放,范振华,屠丹云,等.膝关节骨关节炎膝屈伸肌训练效果的差异性.中华物理医学与康复杂志,2003,25(8):475-176.

162. 何本祥,檀亚军,夏万荣,等.股四头肌等长收缩练习治疗膝骨性关节炎的病例对照研究.中国骨伤,2012,28(5):369-372.

163. 李放,张凯莉,朱艺,等.膝关节骨关节炎的屈伸膝肌存在脊髓水平的选择性抑制.中华物理医学与康复杂志,2001,23(2):108-110.

164. 李放,白玉龙.膝关节骨关节炎患者的多点间歇等长练习.中国康复医学杂志,1996,11(4):148-152.

165. 刘福英,刘卫华.股四头肌等长等张收缩锻炼在治疗膝骨关节炎中的作用.中国医药科学,2013,3(15):40-42.

166. 何成奇,熊恩富.穴位注射与运动疗法治疗膝骨关节炎的临床研究.针刺研究,2000,25(3):230-232.

167. 梁国伟.综合康复治疗膝关节骨关节炎的疗效观察.中华物理医学与康复杂志,2006,28(8):553-554.

168. 刘卫民.等速运动训练对膝关节骨性关节炎患者功能和症状的影响.中国临床康复,2003,7(11):1716.

169. 杨俊兴,袁颖嘉,李田珂,等.等速向心肌力训练对膝关节骨性关节炎患者关节功能水平的影响.Chinese Journal of Rehabilitation Medicine,2012,27(7).

170. 王敏,吴洪,冉春风,等.变速变负荷运动训练联合玻璃酸钠治疗膝关节骨性关节炎的临床研究.中国康复医学杂志,2009,6.

171. 王诗忠,王心城,李天骄.量化运动疗法改善 KOA 患者步幅,步速的临床研究.福建中医药,2011,42(1):42-43.

172. 章岩,邢章民,孙国剑.早期减重步行训练等运动疗法治疗膝关节骨性关节炎的疗效观察.中国康复医学杂志,2009,24(9):854-855.

173. 王忠礼,杜宝栓.水中运动疗法对骨性膝关节炎患者的作用.北京体育大学学报,2006,29(5):640-642.

174. 张宓.神经肌肉关节促进法治疗膝关节骨性关节炎.中国康复,2012,27(3):205-207.

175. Bellamy N,Campbell J,Haraoui B,et al. Dimensionality and clinical importance of pain and disability in hand osteoarthritis:Development of the Australian/Canadian(AUSCAN)Osteoarthritis Hand Index. Osteoarthritis and Cartilage,2002,10(11):855-862.

176. Fransen M,Simic M,Harmer AR. Determinants of MSK health and disability:lifestyle determinants of symptomatic osteoarthritis. Best Pract Res Clin Rheumatol,2014,28(3):435-460.

177. Helminen EE,Sinikallio SH,Valjakka AL,et al. Effectiveness of a cognitive-behavioural group intervention for knee osteoarthritis pain:A randomized controlled trial. Clin Rehabil. doi:10.1177/0269215514558567.

178. Klyczek JP,Bauer-Yox N,Fiedler RC. The Interest Checklist:a factor analysis. Am J Occup Ther,1997,51(10):815-823.

179. Mikkelsen LR,Mechlenburg I,Soballe K,et al. Effect of early supervised progressive resistance training compared to unsupervised home-based exercise after fast-track total hip replacement applied to patients with preoperative functional limitations. A single-blinded randomised controlled trial.Osteoarthritis Cartilage,2014,22(12):2051-2058.

180. Speerin R,Slater H,Li L,et al. Moving from evidence to practice:Models of care for the prevention and management of musculoskeletal conditions. Best Pract Res Clin Rheumatol,2014,28(3):479-515.

181. Thorstensson CA,Garellick G,Rystedt H,et al. Better Management of Patients with Osteoarthritis: Development and Nationwide Implementation of an Evidence-Based Supported Osteoarthritis Self-Management Programme. Musculoskeletal Care,2015,13(2):67-75.

第二章

手骨关节炎康复指南

　　手骨关节炎(hand osteoarthritis)是最常见的与年龄相关的肌肉骨骼系统疾病,其中手部受累最为常见,临床症状主要表现为受累关节的疼痛、肿胀、晨僵、结节形成、关节积液及骨性肥大,可伴有结节局部的轻度红肿、疼痛。本病的常见体征为关节肿大、触痛、活动时的骨擦音、畸形和功能障碍。第一腕掌关节受累后,其基底部的骨质增生、大鱼际萎缩、第一掌骨内收、第一腕掌关节半脱位,可出现方形手畸形(square hand)(图 2-1),而手指关节增生及向尺侧或桡侧侧向半脱位可致蛇样畸形(图 2-2)。可能产生的功能障碍包括受累关节活动受限,严重者手功能受损,手握力、捏力下降,灵活性降低,书写、抓握能力受限,精细动作完成困难,严重者日常生活活动能力因此而受到影响,甚至导致残疾。

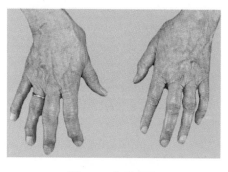
图 2-1　方形手畸

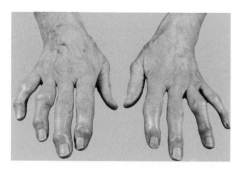
图 2-2　蛇型手畸

　　影像学改变是手骨关节炎的重要诊断依据,但并非所有患者都会出现影像学改变。Lawrrance 的研究发现,仅 9% 的男性和 25% 的女性在其有症状的远端指间关节表现出中到重度骨关节炎的影像学改变。另一项对 500 名外周骨关节炎患者进行的研究显示,仅有 30% 的患者影像学检查发现有手部关节受累,而女性的手与膝关节疾病表现出明显的正性相关,且更倾向于伴有超重、高血压和家族聚集现象,提示了全身型骨关节炎的系统易感性,以及其中存在的决定发病部位及其严重程度的生物力学因素。

同样,疼痛和其他症状也不与影像学改变相关,并且疼痛可能仅限于骨关节炎的某些阶段。在一项纳入 1411 例受试者的前瞻性特库姆塞(Tecumseh)研究中,有手骨关节炎影像学改变的患者中手部疼痛的发生率是 46%,而 40% 的严重骨关节炎患者并未主诉手部疼痛;女性患者的疼痛发生率高于男性。

结节形成是手骨关节炎的典型标志,也是结节型手骨关节炎的特征性表现。然而,结节也可能因为其他原因产生,如弥散性特发性骨质增生症(DISH)、成纤维细胞性风湿病等。结节并不等同于骨赘,对赫伯登结节病例进行的活检研究表明,骨关节炎开始于软骨下骨形成。

黏液囊肿是手骨关节炎的另一特征性表现,出现于远端指间关节与甲襞之间的手指背侧,分为两种类型,一种与远端指间关节的退行性改变相关,另一种源于成纤维细胞代谢紊乱所导致的透明质酸堆积。根据患者的不同临床表现,可将手骨关节炎分为不同的亚型,如表 2-1 所示。

表 2-1　手骨关节炎分型

分型	定义
结节型	关节背外侧出现僵硬、水肿,产生骨性膨大(结节),可伴随或不伴随影像学改变 赫伯登(Heberden)结节:出现在远端指间关节;布夏尔(Bouchard)结节:出现在近端指间关节。可伴有结节局部的轻度红肿、疼痛和压痛
非结节型	受累关节主要是指间关节,根据临床表现或影像学改变可诊断,不出现结节改变
侵蚀型	影像学检查可见软骨下侵蚀、骨皮质损坏及继发的代偿性改变,包括骨性僵硬
全身型	伴发其他部位的骨关节炎
拇指基底型	第一腕掌关节受累,伴随或不伴随舟骨 - 多角骨关节受累

研究显示,6%~20% 的青年人再接受放射学检查时可见手骨关节炎的影像学改变,而老年人中这一比例高达 80%,患者中女性多见,尤其绝经期妇女,而老龄、肥胖、骨关节炎家族史、高骨密度、高前臂肌力、关节松弛、外伤史及职业损伤都是手骨关节炎的危险因素。

由于手骨关节炎所造成的关节肿胀、疼痛、晨僵等症状,以及随之而来的手功能障碍,患者与手相关的日常生活活动如进餐、穿衣、拨打电话、提物、服药等,均可能受到限制,导致患者日常生活不能独立完成,生活质量降低,特别是情感职能领域,其次为生理职能。慢性疼痛可能影响患者的心理状态,造成抑郁等心理问题。由于疾病的长期困扰,影响患者的家庭、社会参与,使患者不能很好地履行家庭角色,甚至不能满足其原有工作岗位的需求,并会加重家庭、社会的经济负担。

第一节　基 本 知 识

一、功能解剖学

人类双手能做复杂而灵巧的捏、握、抓、夹、提等动作,有极其精细的感觉。手的这些复杂功能与其解剖结构有密切关系。

(一) 皮肤

手的掌面皮肤有较厚的角化层,皮下有较厚的脂肪垫,有许多垂直的纤维小梁,将皮肤与掌腱膜、腱鞘及指骨骨膜相连,使掌侧皮肤不易滑动,有利于捏、握动作。手指末节皮肤的乳头层内,有十分丰富的感觉神经末梢及感受器,感觉十分灵敏。两点区别试验可达 3~5mm 距离,有良好的实体感觉,仅用手触摸便可以识别物体的形状、软硬度及光滑与否。

手的背部皮肤较薄,皮下脂肪少,仅有一层疏松的蜂窝组织,有较大的移动性。伸指时,手背皮肤可以捏住提起,但握拳时,皮肤拉紧,在掌指关节背面因张力增加而局部变白。手指和手掌的静脉及淋巴管经手背回流,因此,手掌炎症时手背肿胀明显。

手掌部有 3 条横纹:远侧横纹,掌中横纹,近侧横纹。其中远侧横纹和掌中横纹合称掌指横纹,对应于掌指关节,便于手指和手掌的活动。近侧横纹便于拇指的对掌对指活动。

(二) 肌腱

1. 屈肌腱　指深、浅屈肌分别附着于远节及中节指骨基底部,分别屈曲远侧指间关节及近侧指间关节。手指屈曲时,深腱与浅腱收缩幅度不一致,它们之间有 0.5~0.75cm 的相对滑动,深、浅肌腱有粘连时,相对滑动丧失,影响手指屈伸功能。从掌骨头到中节指骨,屈肌腱被包围在纤维骨管内,该管叫腱鞘,起滑车作用,其中掌骨头、近节指骨中部、中节指骨中部的腱鞘明显增厚,称腱鞘的滑车。这些滑车损伤后,屈指时肌腱会离开指骨,形成"弓弦状"而不能充分屈指。掌部指深屈肌腱的桡侧是手蚓状肌的起点,所以,手指肌腱断裂时,深腱因蚓状肌的牵拉而仍在手掌内。拇长屈肌止于拇指远节指骨基部,拇指内亦有腱鞘,因为它与指浅屈肌都没有蚓状肌牵拉,断裂后,近端常回缩到腕部甚至前臂内。

2. 伸肌腱　手背的伸肌腱仅被皮肤及一层疏松网状组织覆盖,肌腱外有腱旁膜,有较好的循环。示指及小指各有一条固有伸肌腱,均位于指总伸肌腱的尺侧。在掌指关节背面,肌腱扩展成膜状,称为腱帽。两侧接受来自骨间肌(桡侧还有蚓状肌)的纤维,腱帽有保持伸肌腱不向两侧脱位的作用。紧靠掌指关节的远侧,从腱帽的深面分出一些纤维止于近节指骨的基部。在近节指骨,伸肌腱分成三股继续向前,即中央束和两条侧束。中央束止于中节指骨基部及关节囊,骨间肌、蚓状肌参与构成中央束及两侧束,所以手内肌能伸展指间关节。侧束有纤维与中央束联系,使手指屈曲时两条侧束不会向掌侧滑脱,在中节指骨中远侧,两条侧束逐渐汇成一条,止于远节指骨基部及关节囊,两束间有横向纤维相连。手指部的伸肌腱很薄,与指骨骨膜仅隔一层疏松网状组织,长期固定、炎症、水肿等都容易造成粘连,妨碍手指活动。拇指有拇长伸肌及拇短伸肌,分别附着于远节指骨及近节指骨的基部,分别伸拇指间关节及掌指关节。

3. 手内肌　包括骨间肌、蚓状肌及大、小鱼际肌。掌侧骨间肌使手指内收,背侧骨间肌使手指外展。骨间肌与蚓状肌协同能屈曲掌指关节、伸展指间关节。大鱼际肌包括(由浅入深)拇短展肌、拇短屈肌、拇指对掌肌及拇内收肌。小鱼际肌包括掌短肌、小指外展肌、小指短屈肌及小指对掌肌。

4. 腕管与腕横韧带　腕骨在掌部形成一条深沟,腕横韧带横跨其上。韧带的尺侧附着于豆状骨及钩状骨的钩部,桡侧附着于大多角骨嵴和舟骨结节,形成一个骨性纤维管道,叫腕管。管内有拇长屈肌腱、指深、浅屈肌腱及正中神经通过。正常时屈肌腱有薄的滑膜包绕,正中神经在管的浅层偏桡侧,紧贴韧带,有纤维脂肪样组织与肌腱相隔,若腕管内因滑膜水肿、增生等而压力增高,正中神经易受韧带压迫而产生症状,称为腕管综合征。

(三) 血管

手部供血主要来自桡动脉、尺动脉及掌侧骨间动脉。尺动脉终支与桡动脉浅支构成掌浅弓,位于掌腱膜下、屈肌腱浅面,相继发出指总动脉及指固有动脉,是手指的主要供血来源。桡动脉终支从手背动脉穿过 1、2 掌骨间隙,进入手掌与尺动脉掌深支形成掌深弓,位于屈肌腱下、骨间肌浅面,发出细小掌心动脉与指总动脉吻合,参与手指供血。深、浅弓之间通过终末分支及掌心动脉等而相互交通。桡动脉穿过掌骨间隙后,发出拇主要动脉,供应拇指,示指的桡侧指动脉常由拇主要动脉发出。桡动脉在进入掌骨间隙前,发出第一掌骨背动脉共同供应虎口及示指背面皮肤,是示指背侧的轴心动脉。桡动脉在腕背部发出腕背支,与尺动脉腕背支及掌侧骨间动脉背侧支组成腕背侧动脉网,发出掌背动脉,供手指背侧循环。

手部的静脉分深浅两层。手掌的深静脉多与动脉伴行,回流至尺、桡静脉或手背静脉网。手的浅静脉在背侧,远较深静脉重要,最后回流至头静脉及贵要静脉,是断指再植或拇(手)指再造的主要血液回流通道。

(四) 神经

手部主要由正中神经及尺神经支配,桡神经仅支配部分手背感觉。

正中神经在腕上发出一掌皮支,支配手掌桡侧及大鱼际部感觉,主干在掌长肌深面进入腕管,刚出腕横韧带就分出大鱼际肌支,支配在鱼际诸肌(拇内收肌除外,拇短屈肌深头偶尔由尺神经支配)。正中神经出腕管后,相继发出感觉支配桡侧三个半手指。

尺神经在腕上分出一感觉支到手背,支配背面尺侧两个半手指。主干在豆状骨的桡侧进入尺神经管。在管内分成浅支和深支。浅支靠桡侧,主要是感觉支,支配掌短肌、手掌尺侧及尺侧一个半手指的感觉。深支是运动支,与尺动脉伴行,穿过小鱼际进入手掌,在屈指肌腱的深面、骨间肌的浅面与掌深弓伴行,沿途发出肌支,支配小鱼际肌、骨间肌及 3、4 蚓状肌,最后支配拇内收肌,偶尔支配拇短屈肌的深头。在腕部尺神经干内,深浅支有 5~6cm 的自然分束,在腕部吻合神经时,可按自然分束,分别吻合感觉、运动支。

手部感觉的神经支配有较多变异,拇指掌指关节背侧及大鱼际一部分偶尔可由肌皮神经终支支配。

(五) 骨关节及韧带

桡腕关节由桡骨、舟状骨、月状骨及三角软骨盘构成,尺骨不直接参加,桡腕关节是个球窝关节,能做多轴向运动。

腕掌关节中以拇指最重要,由大多角骨与第一掌骨基部构成,是鞍形关节,关节囊较松弛,可做拇指屈、伸、内收和外展,是拇指对掌—外展运动的主要关节。

掌指关节由掌骨头与近节指骨基部构成。拇指的掌骨头较扁平,动度不及其他掌指关节大。每个掌指关节由侧副韧带及掌侧韧带加强,两侧的侧副韧带由近背侧斜向远掌侧走行。关节屈曲时韧带绷紧,关节较稳定,伸直时韧带松弛。指间关节只作屈伸运动,两侧也有副韧带加强。结构与掌指关节相同。掌指关节是手指运动的主要关节,伸直位或过伸位强直时,虽指间关节屈伸正常,也难以与拇指捏握,功能严重受限。若能屈曲到 35°~45°则可发挥指间关节作用,手功能大大改善。

(六) 关节

手部的关节类型几乎包括人体所有滑膜关节类型。

1. 单轴关节　包括滑车关节和车轴关节。手指间关节属于单轴滑车关节,远侧桡尺关节属于单轴车轴关节。

2. 双轴关节　包括鞍状关节和椭圆关节。拇指腕掌关节属于双轴鞍状关节,桡腕关节属于双轴椭圆关节。

3. 三轴关节　包括球窝关节和平面关节。掌指关节属于三轴球窝关节,腕骨间关节属于三轴平面关节。

4. 手弓　手的提、捏、握、夹功能都由手弓完成,手部的骨骼排列组成三个手弓,包括两个横弓和一个纵弓,其中掌横弓完成掌骨的屈伸、回旋,掌纵弓完成指的屈伸和回旋。

近侧横弓即腕横弓,由远排腕骨及其韧带构成,其中头状骨是关键骨;远侧横弓即掌横弓,由掌深韧带和掌骨小头构成,第三掌骨头是其关键骨。两个横弓间由纵弓的硬质部分相连接,该部分由 4 排指列加近排腕骨构成,通过了指间关节、掌指关节和腕骨间关节。

尽管手在工作时的形状变化很大程度上受手外屈肌和伸肌的控制,三个手弓的形态维持仍是主要依赖于手内在肌的作用,允许手能握住和操作不同的物件(不同外形、大小)。若手的弓状结构塌陷,会导致手严重的残疾和变形。

二、关节运动学

由于腕关节的多样性和腕运动的复杂性,使得确定屈、伸或桡偏、尺偏主要轴的瞬时运动中心较为困难。普遍将瞬时旋转中心定位于头状骨头部,以此为中心,屈 - 伸轴由桡侧指向尺骨茎突,桡 - 尺偏轴与屈 - 伸轴纵向垂直。

手是一个非常灵活的器官,可以根据手的组成部分协调进行无限制的活动。联合手和腕的运动能使手适合其所触摸或抓握物体的不同形状。关节的轮廓、骨与骨之间的相互位置再加上复杂的肌肉系统作用,使得手部具有非常大的灵活性。

腕关节具有两个平面上的运动度,即:矢状面的屈 - 伸(掌屈和背屈)和冠状面的桡 - 尺偏(外展和内收)。正常腕关节的运动范围是屈 65°~80°,伸 55°~75°,不过存在很大的个体差异,其中近 60% 的屈曲、33% 的伸展发生在腕中间关节,40% 的屈曲和 67% 的伸展发生在桡腕关节。桡 - 尺偏可以达到 65°,其中 15°~25° 是桡偏,30°~45° 是尺偏,远排腕骨跟随指列进行桡尺偏,而近排腕骨的滑动方向则与手相反并且尺偏的移动幅度较大。此外,前臂的旋前和旋后运动发生在近端指间关节、远端桡尺关节和近端肱桡关节,虽不是真正的腕关节运动,但是却在手和腕的功能中发挥了复杂的作用,旋后 - 旋前的平均运动范围是 150°(旋前 60°~80°,旋后 60°~85°)(图 2-3~ 图 2-6)。

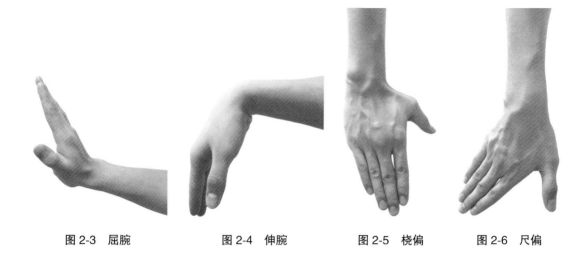

图2-3　屈腕　　　　　图2-4　伸腕　　　　　图2-5　桡偏　　　　　图2-6　尺偏

手指腕掌关节、掌指关节和指间关节的各种不同形状使得它们具有不同的自由度,其中拇指独特的方位、较大的指蹼空间以及拇指腕掌关节特殊的形状为拇指提供了大而多样的活动空间。

拇指的腕掌关节是一个鞍状关节,活动度大,韧带松弛,允许第一掌骨从手掌平面运动到桡侧方向,而拇指的掌指关节和指间关节本身具备的运动是拇指的屈曲和伸展。拇指最重要的运动功能是对掌,即合并腕掌关节外展和旋转使拇指朝向小指指腹,掌指关节、指间关节屈曲,使拇指靠近指尖,当拇指与小指的指腹完全接触时,就形成了充分的对掌。

其余四指的掌指关节是单鞍可动关节,允许屈 - 伸、外展 - 内收,以及与外展 - 内收配合的轻微旋后 - 旋前三个平面的运动。掌指关节屈曲活动度为 0~90°,四指之间存在一定差别,小指掌指关节屈曲范围最大(图 2-7)。四指的近端和远端指间关节是双髁铰链关节,关节面紧密咬合,只能进行屈、伸运动,近端指间关节屈曲最大可达 110°,远端指间关节屈曲接近90°,超过 0°的伸展就是过伸。

腕关节和手部的运动相互配合,前者的运动是增强手和手指精细运动控制的基本保证,伸腕与屈指协同进行,屈腕则增加伸肌腱的张力、有助于手指的伸展。

手的休息位和功能位是手的重要姿势,代表不同的临床意义。手休息位是指在自然放松状态下,在不用任何力量时,手的肌群处于相对平衡状态下手的姿势,其位置是:腕关节轻度背伸 10°~15°,轻度尺偏;拇指轻度外展屈曲,指腹接近示指远端指间关节(DIP)桡侧,如手握笔姿势;掌指关节(MPJ)和指间关节(PIPJ)呈半屈曲,从示指到小指,越向尺侧屈曲越多,呈阶梯状排列,各指尖端指向舟骨结节,如图 2-8 所示。手的功能位是手处于能最大限度发挥其功能的姿势,如握拳、捏持、张手等,其位置是:腕伸 20°~30°,轻度尺偏,拇指外展 45°,掌指关节及近端指间关节半屈曲,远端指间关节微屈曲,如图 2-9 所示。

三、病理生理学

关节软骨是由 1~2mm 厚度的胶原纤维、糖蛋白、透明质酸酯聚集而成,当水合作用时就起了类似垫子的作用,以吸收和分散所承受的负重和机械力量。在生理状况下,关节软骨依靠关节周围肌肉的收缩及软骨下的骨质来完成上述的任务。肌肉的收缩除带动关节活动外,

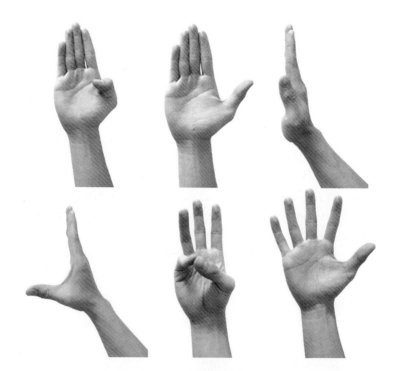

图 2-7 掌指关节活动

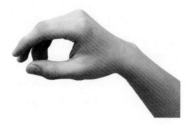

图 2-8 手休息位

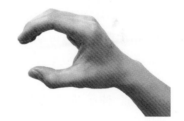

图 2-9 手功能位

同时起着橡皮带样作用,吸收了大量传来的冲力,保护了关节。当发生意外(如跌倒)时,因为肌肉对此突发的震动不能及时出现保护性反应而使关节负重加重。此外,肌肉退化、周围神经病变时,肌肉吸收能量的功能也大大的减弱。协助软骨承重的另一因素是软骨下呈现网状分布的骨质,其质地虽较软骨硬但比骨皮质软,故具有高度弹性,有利于承受压力。

骨性关节炎多出现在以下两种情况:一是关节软骨、软骨下皮质、关节周围肌肉有异常时,如老年性退行性变、骨质疏松、炎症、代谢性疾病等;二是关节软骨、关节下骨质、关节周围肌肉虽正常但承受了过度压力,如肥胖、外伤等。

关节软骨的变形发生最早,具有特征性病变。软骨基质内糖蛋白丢失时关节表层的软骨软化,在承受压力的部位出现断裂,使软骨表面呈细丝绒状物。以后软骨逐渐片状脱落而使软骨层变薄甚至消失。软骨下的骨质出现微小的骨折、坏死,关节面及周围的骨质增生构成 X 线上的骨硬化和骨赘及骨囊性变。关节滑膜可因软骨和骨质破坏,代谢物脱落入关节腔而呈轻度增生性改变,包括滑膜细胞的增生和淋巴细胞的浸润,其程度远不如类风湿关节炎明显。严重的骨性关节炎的关节囊壁有纤维化,周围肌腱亦受损。

第二节 康复诊断

一、评定

(一)身体功能评定

1. 生理功能评定 包括感觉功能、运动功能及平衡功能评定。

(1)感觉功能评定:疼痛是本病最常见的症状,所以,重点对关节疼痛进行评定。评定方法采用视觉模拟评定法(visual analogue scale,WAS)。具体方法详见第一章第二节的感觉功能评定。

此外,手的深、浅感觉对于手功能非常重要,因此有必要对其进行评估,包括痛觉、触觉、温度觉、运动觉、两点辨别觉、本体感觉、震动觉等。痛觉可采用 Sunderland 针刺感觉功能分级评价进行评估(表2-2),触觉可以采用单丝压力测试(semmes weinstein monafilament cutaneous threshold test)(图2-10),测量皮肤对静止压力的反应和敏感程度,温度觉可采用 Sunderland 温度觉功能评价进行评估(表2-3)。

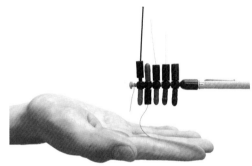

图 2-10 单丝压力测试

表 2-2 Sunderland 针刺感觉功能分级评价

分级	内容
P_0	皮肤感觉消失
P_1	能感到皮肤上有物接触,但不能区别是针尖还是针头在触及皮肤,感觉能或不能定位
P_2	能区分是针尖还是针头触及皮肤,针尖刺皮肤引起钝痛感或不愉快感觉,有明显的放射和假性牵涉痛
P_3	锐刺痛感伴有一些放射或假性牵涉痛,除手、手指、腿或足以外,不能具体定位
P_4	锐感存在,伴或不伴有刺痛,无或仅有很轻的放射,能定位到 2cm 内
P_5	对针刺正常感觉,能精确定位

表 2-3 Sunderland 温度觉功能评价

分级	内容
T_0	无温度感觉
T_1	除高温或剧冷外,对一般冷热无感觉
T_2	温度 <15℃或 >60℃时能分别正确感到冷或热,在此温度范围内,用测试管接触皮肤,有触觉或感到压力
T_3	温度 <20℃或 >35℃时能分别正确感到冷或热,在此温度范围内,用测试管接触皮肤,有触觉或感到压力
T_4	温度感觉正常

（2）运动功能评定：包括关节活动度、肌力评定，有条件的单位可以采用等速肌力设备进行评定。本病关节活动度与肌力评定具体方法如下。

关节活动度评定方法：治疗师可使用柔软的锡线、直尺或关节活动度测量器评估手的关节活动度。锡线可勾画出整只手指伸展及屈曲时的形状，以便比较。直尺可以用来测量虎口的宽度以及指尖至远侧掌横纹的距离，可进行快速评估，也适用于僵硬手及进步不大的手。关节活动度测量器则可进行较为准确的各关节活动度测量。手指总的主动活动度[（total active motion，TAM），即掌指关节、近端指间关节、远端指间关节主动屈曲度之和，减去各关节主动伸直受限度之和，所得的活动度]可以采用1975年美国手外科学会推荐的系统评定方法进行分级，如表2-4所示（图2-11）。

表 2-4　TAM 评定标准

分级	评分	内容
优	4	活动范围正常
良	3	TAM> 健侧的 75%
可	2	TAM> 健侧的 50%
差	1	TAM< 健侧的 50%

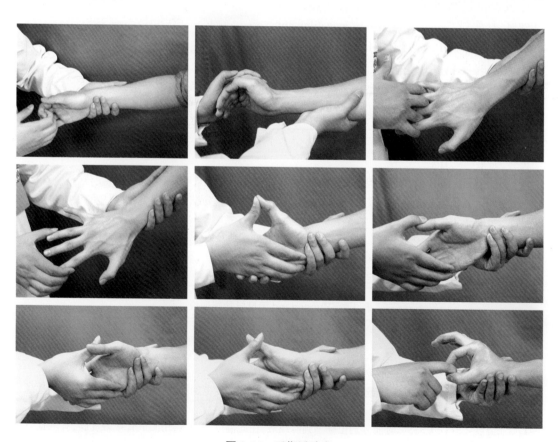

图 2-11　手指活动度

肌力评定方法:治疗师可利用物品,如铅笔、纸张等来测试患者的握力及捏力。握力计和捏力计能量化患者的手指握力和捏力。手指捏力包括对指(指尖捏力,二指尖捏和三指尖捏)、并指(侧捏力)。

2. 心理功能评定 发展缓慢的关节痛、僵硬、肿胀、畸形伴活动受限,长期的、严重的或顽固的病痛,或已有不同程度的残疾,使患者在生活、工作和社会交往等方面产生严重的困难,将对患者的心理产生重大的影响,表现出一定的心理反应,如失望、消极、焦虑、愤怒、情绪低落,对康复失去信心,甚至有自杀的念头。有研究表明,骨关节炎患者可能出现心理健康的问题。具体评定方法详见第一章第二节心理功能评定。

(二) 结构评定

1. 视诊 观察病变关节有无肿胀、畸形或者手术瘢痕。

2. 触诊 病变关节的温度、出汗情况,有无骨性膨大或者皮下结节,有无软组织的粘连、挛缩等。

3. 关节周径评定 评定病变关节与健侧是否大小一致。治疗师可使用软尺取周径变化最明显的部位进行测量,测量时,双手放在同一平面上,先找到明显的体表解剖标志,如腕横纹、掌横纹、"虎口"和指尖等,再以此为起点测量到手指变化最明显部位的距离以便进行定位,然后测量同一水平的双侧手的手指周径,与健侧对比后可了解患侧周径变化的情况。

4. 影像学表现

(1) 早期:关节软骨仅有轻度退行性变化,但X线片无明显变化。

(2) 进行期:关节软骨进一步磨损,软骨表面不规则,可出现关节间隙变窄,关节边缘唇样骨质增生,关节面有骨质硬化。

(3) 晚期:骨赘增加,软骨破坏加剧,关节间隙明显变窄,关节边缘骨质硬化程度增加,关节不稳定,可出现半脱位,关节内可见游离体(图2-12)。

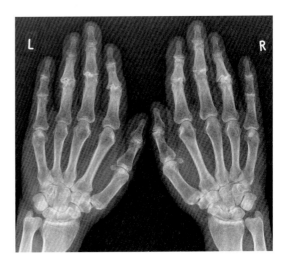

图2-12 骨关节炎的影像学表现

(三) 活动评定

1. 改良bathel指数/MBI评定 具体评定方法详见第一章第二节活动评定。

2. 工具性日常生活评定/IADL评定 具体方法详见第一章第二节活动评定。

(四) 参与评定

1. 职业评定 收集患者的个人资料及病历,了解患者患病前的工作/学习状况、对体能、智能及工作/学习行为的要求,通过各种方法评估患者的活动能力、力量、感觉、感知、手功能、手眼协调、心肺功能等后,能够评估患者在工作/学习上的行为表现、工作意向,判断患者的实际工作/学习行为能力,以便制订有针对性的职业训练方案。

2. 社会交往评定 由于疾病本身所造成的手功能障碍所造成的困难,以及由此产生的焦虑、抑郁、退缩、恐惧等心理问题,使患者不愿或难以参与社会交往活动。

3. 休闲娱乐评定　由于疾病本身所造成的手功能障碍所造成的困难,患者可能对生活丧失兴趣和信心,不愿或难以参与到休闲娱乐活动中。

4. 生活质量评定　采用量表 SF-36,具体方法详见第一章第二节活动评定。

有条件的单位可以采用 BTE 技术进行评定。具体方法详见第一章第二节活动评定。

二、诊断

综合上述评定结果,手骨关节炎患者的康复诊断 / 功能障碍 / 临床康复问题表现为以下四个方面:

(一)身体功能障碍

1. 生理功能障碍　主要表现为手各个受累关节的疼痛、关节活动度受限及肌力下降。
2. 心理功能障碍　主要表现为焦虑、抑郁情绪。

(二)结构异常

表现为:受累关节肿胀、结节形成,可伴有结节局部的红肿,可出现指间关节畸形。X 线检查可见关节软骨破坏,关节间隙变窄,关节边缘唇样骨质增生,关节面有骨质硬化,关节半脱位等。

(三)活动受限

手骨关节炎导致患者日常生活受限,日常生活中涉及手操作的活动,如进餐、洗澡、修饰、穿衣、用厕等,以及需要手使用工具完成的活动,如上街购物、食物烹调、家务维持、洗衣、使用电话等都可能受到影响,以致日常生活活动能力和工具性日常生活活动能力都会受限。

(四)参与局限性

手骨关节炎患者由于手功能受到影响,导致患者原有工作 / 学习不能完成,患者不能正常参与社会交往,不能或不愿进行休闲娱乐活动,其生活质量较健康人群明显下降。

第三节　康复治疗

手骨关节炎的康复治疗方法主要有物理治疗、作业治疗、康复辅具、药物治疗及康复护理。

一、物理治疗

(一)运动疗法

1. 关节松动训练　具有缓解疼痛、改善病变关节活动范围的作用。每天 1~2 次,每周 5 天,10 天一个疗程,根据病情治疗二至四个疗程。

2. 关节活动训练　具有维持与改善病变关节活动范围的作用。每天 1~2 次,每周 5 天,10 天一个疗程,根据病情治疗二至四个疗程。

(二) 电疗法

1. 经皮神经电刺激　能够通过皮肤将特定的低频脉冲电流输入人体以治疗疼痛。频率选择多依患者感到能缓解症状为准,电流强度以引起明显的震颤感而不致痛为宜,具体依患者耐受情况而定。每天 1~2 次,每周 5 天,10 天一个疗程,根据病情治疗二至四个疗程。

2. 神经肌肉电刺激　促进血液循环、炎症吸收、缓解疼痛;刺激肌肉收缩,引起关节活动,牵拉关节周围软组织,从而维持或增加关节活动度。每天 1~2 次,每周 5 天,10 天一个疗程,根据病情治疗二至四个疗程。

3. 短波透热疗法　短波透热疗法由于传导电流、欧姆损耗与位移电流、介质损耗的机制,可引起明显的温热效应及非热效应(高频电磁振荡效应),从而起到改善局部血液循环、镇痛、控制炎症、加速组织修复的作用,多用温热量和热量治疗,1 次 / 天,每次治疗 12~15 分钟。每周 5 天,10 天一个疗程,根据病情治疗二至四个疗程。

(三) 声疗法

1. 治疗性超声波疗法　超声波的机械作用可软化组织、增强渗透、提高代谢、促进血液循环、刺激神经系统及细胞功能,作用于机体时组织吸收声能可产生热而具有温热作用。每天 1 次,治疗时间一般固定法 3~5 分钟,移动法为 5~10 分钟,大面积移动可适当延长至 10~20 分钟。每周治疗 5 天,10 天一个疗程,根据病情治疗二至四个疗程。

2. 冲击波疗法　基础研究证实,体外冲击波疗法作为一种生物力学刺激,可以减轻骨关节炎的疼痛,有软骨保护、改善骨关节运动功能、延缓关节炎进展等作用。每周 3 次,根据患者情况酌情重复治疗 2~4 周。

(四) 光疗法

1. 低能量激光疗法　激光照射可深达骨骼肌和软组织系统,具有改善血液、淋巴循环,增加局部组织的营养代谢,消除炎性介质、缓解肌痉挛的作用。

激光被组织吸收后还可以刺激神经末梢,反馈到脑垂体,释放一些具有镇痛效果的介质,从而起到缓解疼痛的作用。1 次 / 天,每周治疗 5 天,10 天一个疗程,根据病情治疗二至四个疗程。

2. 红外线疗法　红外线的生理和治疗作用的基础是温热效应,受照局部组织温度升高既可以改善局部血液循环,促进滑膜炎症的吸收、缓解肌肉痉挛、降低骨内高压、提高氧分压,又可以加快关节软骨的新陈代谢,从而促进软骨修复。每周治疗 5 天,2 次 / 天,20 分钟 / 次,10 天一个疗程,根据病情治疗二至四个疗程。

(五) 水疗法

包括水浴、药浴等多种方法。通过温度和药物作用而促进血液循环,从而达到缓解疼痛的作用。每周治疗 5 天,2 次 / 天,每次以患者能够忍受、手指泡红为度。10 天一个疗程,根据病情治疗二至四个疗程。

二、作业治疗

（一）治疗性作业治疗

1. 缓解疼痛的作业治疗 通过健康宣教、指导关节保护技术、提供辅助器具及休息位矫形器，帮助患者控制及缓解疼痛，避免关节损伤进一步加剧。

2. 改善病变关节活动度的作业治疗 在非急性期，可以提供动态矫形器给患者，帮助其手指病变关节在矫形器的辅助下改善其关节活动度，并可由治疗师协助患者进行被动关节活动度训练，如牵拉，及指导患者进行主动关节活动度训练，如借助胶泥、橡皮筋等进行手关节活动度的练习。

3. 增加手指病变关节肌力的作业治疗 在治疗师指导下，逐渐增加患者手的肌力和耐力训练，按照接近全范围关节活动度和尽可能无痛的原则进行。

4. 增加病变关节稳定性的作业治疗 给予必要的静态或动态矫形器保护，尽可能纠正过伸、半脱位的关节。

（二）功能性作业治疗

1 改善日常生活活动能力的作业治疗 鼓励并指导患者尽量完成日常生活活动，如进食、取物、梳洗、穿脱衣服、进出浴池等等，必要时可给予辅助器具协助，如长柄牙刷、粗把的梳子、食具等，并可为患者设计治疗性游戏，以帮助其恢复手功能，改善日常生活活动能力。

2. 改善工具性日常生活活动能力的作业治疗 通过观察患者在完成上街购物、食物烹调、家务维持、洗衣、使用电话等工具性日常生活活动方面的情况及存在的困难，鼓励并指导患者以正确的方法尽量完成上述活动，如指导患者使用有粗把的用具、使用轻的器皿，用有轮的小车拖运物件，不用手指拎包，开瓶盖时避免手指扭动动作，打电话时间长时将话筒置于肩上或使用肩托等。

3. 环境改造指导 因患者手功能受限，部分日常生活在普通家居环境下可能较难完成，因此可能需要对其家居及工作环境进行一些必要的改造，如对于手抓握及腕关节尺／桡偏功能障碍的患者，需将环境中原有的需要旋转拧开的水龙头改造为按压式水龙头，以降低患者使用的难度及避免诱发疼痛。具体改造内容需根据患者的手功能情况而定。

三、康复工程技术

手关节骨关节炎矫形器可分为静态、动态及功能性矫形器三种，前两种以矫形器的形态及对病损的作用为分类准则，功能性矫形器则主要用于帮助患者处理日常生活活动的需要，如利用矫形器固定餐具或其他辅助器具等。

手骨关节炎的患者对矫形器的主要需求是保护受累关节，矫正关节畸形，缓解疼痛，因此常用的矫形器包括手休息位矫形器、腕休息矫形器、侧副韧带撕裂保护矫形器（保护受累手指的近端指间关节）、指间关节固定矫形器、近端指间关节伸直静态矫形器（预防近端指间关节屈曲挛缩）、拇指筒形矫形器（纠正拇指掌指关节畸形）等。静态矫形器需全天佩戴，以起到持续的保护和矫正作用。

四、药物治疗

参考本书第一章第三节康复治疗 四、药物治疗。

五、康复护理

积极做好手骨关节炎患者的康复护理,对患者的功能恢复有重要的意义。

(一) 心理护理

骨关节炎的病程比较长,患者很容易产生不良的情绪,而这些不良的情绪又会影响到患者的病情。因此,康复护理应对患者进行心理疏导,增强治疗疾病的信心,了解本病治疗的要点,积极配合治疗,面对现实,消除悲观消极情绪。患者可以通过看电视、听音乐、看书等来转移自己的注意力,树立战胜疾病的信心。调动患者的主动性和积极性,自觉接受治疗,取得充分合作,是治疗成功的关键。

(二) 健康宣教

根据患者的年龄、文化程度等特征,运用图片资料、模型、宣传手册等多种形式,向患者介绍手骨关节炎的相关知识、治疗前的准备、疼痛评估方法等,告知患者回家后的注意事项,指导患者配合治疗。

(三) 用药指导

对需用药治疗的患者,注意观察病情,准确评估患者的疼痛性质、持续时间及程度,对患者进行药物名称、作用、副作用、注意事项、用药方式等的说明。

(四) 关节保护指导

减少关节的负荷,保持关节的功能位置,避免长期、大量、过度的活动。日常生活中要注意经常的舒展关节,行动时要注意谨防外伤,在天气寒冷时要注意关节的保暖,夏季也不可过分的贪凉。骨关节炎患者的关节耐受能力也比较差,因此患者在劳动或者工作中要注意适当的减轻负荷,做一些力所能及的事情。患者还要适当的安排休息,不要急于求成,注意劳逸结合。

(五) 功能锻炼指导

适当的运动锻炼对于功能恢复很有益处,但活动必须适当。可以指导患者进行手和上肢各关节的主动活动及肌力、肌耐力训练。要提醒患者注意室内运动和户外运动相结合,量力而行,由简到繁、由易到难、先主动后被动、主被动相结合、循序渐进并以不疲劳为原则,避免新的损伤,并持之以恒。

(六) 饮食指导

骨关节炎患者饮食要得当,多摄入富含钙铁锌等矿物质和维生素 D 的天然食物、豆制品、乳制品、海产品、绿叶蔬菜、菌类、藻类、瘦肉等,摄入适量蛋白质,坚持低盐饮食,忌过多饮料尤其碳酸饮料,不能过分依赖补品、保健品,注意戒烟及少喝酒。

六、外科治疗

当患者有难以忍受的关节疼痛、关节功能严重受限,且经保守治疗无效时,可采用手术治疗。手术方法包括:囊肿、游离体、骨赘切除术,关节融合术,关节成形术,关节置换术,关节移植术等。

第四节 研究进展

一、基础研究

(一) 运动疗法

研究发现,骨关节炎中运动表现为复合性的作用,低密度、低效能的运动,如日常生活中的爬楼梯等,对实验中失稳的关节有害,而骨关节炎早期阶段关节软骨细胞中发生的变化包括趋化因子基因、内皮素、EGFR 信号通路相关蛋白表达增加。需要进一步研究以从蛋白水平证实这些变化,并确定其发生机制。

(二) 电疗法

乔鸿飞等人的研究发现,超短波治疗通过提高血清 SOD 活性,降低 NO、MDA 含量,从而达到保护关节软骨,防治膝关节骨性关节炎的目的。

(三) 治疗性超声波疗法

Byung 等人的研究发现,低强度超声能够阻止骨关节炎相关基因的表达变化,提示低强度超声可能是骨关节炎和软骨疾患的潜在治疗手段。

(四) 冲击波疗法

C-J Wang 等通过切断兔膝关节前交叉韧带建立骨关节炎动物模型,分为低能量体外冲击波治疗组、观察组(动物模型)和对照组(未进行手术),治疗 12 周后观察,影像学中观察组有明显改变,关节软骨检验发现观察组明显出现软骨剥蚀、软骨细胞凋亡现象,而治疗组比对照组软骨剥蚀现象更少、软骨细胞活性更高。

(五) 低能量激光疗法

Wang 等人研究了低能量激光疗法对于兔进展性骨关节炎模型的关节疼痛、滑膜炎、软骨中合成和分解代谢因子的作用,发现 6 周的低能量激光疗法能够减少分解代谢因子的产生,而 8 周的治疗能够降低股骨内侧髁和外侧髁以及内侧胫骨平台的软骨损害,提示低能量激光疗法通过调节软骨中的合成和分解代谢因子,在该模型中对软骨退化和滑膜炎起到保护性作用。

二、临床研究

(一) 运动疗法

系统评价显示,部分研究结果表明手功能训练可能可以缓解疼痛,增加关节活动度和肌力,当与矫形器联用时,可能缓解疼痛和僵硬,改善手功能,但目前仍需更多证据证实。

(二) 治疗性超声波疗法

目前尚无超声波治疗手骨关节炎的临床研究,仅有其用于大关节骨关节炎的研究,系统评价显示超声波对于骨关节炎的疗效不优于安慰剂或短波透热疗法。另一项系统评价显示,超声对于缓解疼痛有效,可能能够改善膝骨关节炎患者的躯体功能,但需进一步研究证实。

(三) 作业治疗

目前尚无安慰剂对照或非矫形器治疗对照的 RCT 支持矫形器的使用。系统评价表明,矫形器能显著缓解手部疼痛,与手功能训练联合可能缓解疼痛和僵硬,改善手功能。两个小型 RCT 研究比较了全矫形器(覆盖拇指基底部及腕关节)和半矫形器(仅保护拇指基底部)的疗效,发现全矫形器更有助于缓解疼痛。

三、临床指南

(一) 诊断标准

1. 美国风湿病学会诊断标准　目前广泛采用美国风湿病学会于 1995 年发布的诊断标准,详见表 2-5。

2. 中国风湿病学会诊断标准　根据中华医学会风湿病学分会发布的《2010 骨关节炎诊断及治疗指南》,手骨关节炎的诊断标准如下:

表 2-5　手骨性关节炎的分类标准(临床标准)

1. 近 1 个月大多数时间有手痛,发酸,发僵
2. 10 个指间关节中,骨性膨大关节 ≥ 2 个
3. 掌指关节肿胀 ≤ 2 个
4. 远端指间关节骨性膨大 >2 个
5. 10 个指间关节中,畸形关节 ≥ 1 个
满足 1+2+3+4 条或 1+2+3+5 条可诊断手骨性关节炎

注:10 个指间关节为双侧第二、三远端及近端指间关节,双侧第一腕掌关节

(二) 相关期刊

Arthritis Rheumatology

Annals of the Rheumatic Diseases

Osteoarthritis and Cartilage

Arthritis Care & Research

《风湿病与关节炎》

《中华风湿病学杂志》

(三) 相关网站

http://www.rheumatology.org/

(李 攀　何成奇)

参 考 文 献

1. Felson DT. The course of osteoarthritis and factors that affect it.Rheum Dis Clin North Am,1993,19:607-615.

2. Lawrence RC,Felson DT,Helmick CG,et al. Estimates of the prevalence of arthritis and other rheumatic conditions in the United States. Part Ⅱ. Arthritis Rheum,2008,58:26-35.

3. van Saase JL,van Romunde LK,Cats A,et al. Epidemiology of osteoarthritis:Zoetermeer survey. Comparison of radiological osteoarthritis in a Dutch population with that in 10 other populations. Ann Rheum Dis,1989,48:271-280.

4. Lawrence JS,Bremner JM,Bier F. Osteoarthrosis:prevalence in the population and relationship between symptoms and x-ray changes. Ann Rheum Dis,1966,25:1-24.

5. Dieppe P. Some recent clinical approaches to osteoartritis research. Semin Arthritis Rheum,1990,20:2-11.

6. Carman WJ. Factors associated with pain and osteoarthritis in the Tecumseh Community Health study. Semin Arthritis Rheum,1989,18(2):10-3.

7. W Zhang,M Doherty,Leeb BF. EULAR evidence-based recommendations for the diagnosis of hand osteoarthritis: report of a task force of ESCISITAnn Rheum Dis,2009,68:8-17. doi:10.1136/ard.2007.084772.

8. 熊恩富.骨科康复学.北京:人民卫生出版社,2008.

9. Srikanth VK,Fryer JL,Zhai G,et al. A metaanalysis of sex differences prevalence,incidence and severity of osteoarthritis. Osteoarthritis Cartilage,2005,13:769-781.

10. Oliveria SA,Felson DT,Reed JI,et al. Incidence of symptomatic hand,hip,and knee osteoarthritis among patients in a health maintenance organization. Arthritis Rheum,1995,38:1134-1141.

11. Butler WJ,Hawthorne VM,Mikkelsen WM,et al. Prevalence of radiologically defined osteoarthritis in the finger and wrist joints of adult residents of Tecumseh,Michigan,1962-65. J Clin Epidemiol,1988,41:467-473.

12. Cooper C,Egger P,Coggon D,et al. Generalized osteoarthritis in women:pattern of joint involvement and approaches to definition for epidemiological studies. J Rheumatol,1996,23:1938-1942.

13. Haara MM,Heliovaara M,Kroger H,et al. Osteoarthritis in the carpometacarpal joint of the thumb:Prevalence and associations with disability and mortality. J Bone Joint Surg,2004,86:1452-1457.

14. Wilder FV,Barrett JP,Farina EJ. Joint-specific prevalence of osteoarthritis of the hand. Osteoarthritis Cartilage,2006,14:953-957.

15. Dahaghin S,Bierma-Zeinstra SMA,Ginai AZ,et al. Prevalence and pattern of radiographic hand osteoarthritis and association with pain and disability(the Rotterdam study). Ann Rheum Dis,2005,64:682-687.

16. Altman R,Alarcon G,Appelrouth D,et al. The American College of Rheumatology criteria for the classification and reporting of osteoarthritis of the hand. Arthritis Rheum,1990,33:1601-1610.

17. Chaisson CE,Zhang Y,Sharma L,et al. Grip strength and the risk of developing radiographic hand osteoarthritis:results from the Framingham study. Arthritis Rheum,1999,42:33-38.

18. Sowers M, Hochberg M, Crabbe JP, et al. Association of bone mineral density and sex hormone levels with osteoarthritis and the hand and knee in premenopausal women. Am J Epidemiol, 1996, 143: 38-47.

19. Lawrence JS. Rheumatism in cotton operatives. Br J Industry Med, 1961, 18: 270-276.

20. Jensen V, Boggild H, Johansen JP. Occupational use of precision grip and forceful gripping, and arthrosis of finger joints: a literature review. Occup Med, 999, 49: 383-388.

21. Yuqing Zhang, Jingbo Niu, Margaret Kelly-Hayes, et al. Prevalence of Symptomatic Hand Osteoarthritis and Its Impact on Functional Status among the Elderly. Am J Epidemiol, 2002, 156: 1021-1027.

22. 李明祚, 张言凤. 骨科物理学诊断. 上海: 上海科学技术出版社, 2007.

23. 蒋伯钧. 上海黄浦区某社区老年人心理健康干预效果评价. 中国行为医学科学, 2005, 14: 9322-9323.

24. 胡明月. 精神分裂症患者精神残疾的影响因素. 中国行为医学科学, 2005, 14: 899-900.

25. 陆廷仁. 骨科康复学. 北京: 人民卫生出版社, 2007.

26. Kwok WY, VlietVlieland TP, Rosendaal FR, et al. Limitations in daily activities are the major determinant of reduced health-related quality of life in patients with hand osteoarthritis. Ann Rheum Dis, 2011, 70: 334-336.

27. 朱湘竹, 蓝绍颖, 朱建平, 等. 南通地区关节炎患者的生存质量评价. 南通大学学报(医学版), 2006, 26 (5): 336-338.

28. 李俊, 詹思延, 徐丽玲. 中国部分地区关节炎患者生活质量调查. 中华流行病学杂志, 2003, 24 (12): 1132-1135.

29. 杨金红, 邢更彦. 中国医学前沿杂志(电子版), 2014, 6 (6): 12-14.

30. 艾全. 骨性关节炎的研究与体外冲击波疗法治疗新进展. 中国医学前沿杂志(电子版), 2012, 4 (11): 16-20.

31. 湛川, 于方, 安久力. 低能量激光照射膝眼穴治疗膝骨性关节炎的疗效. 中国激光医学杂志, 2007, 16 (2): 126-127.

32. 邱劲松. 红外线联合美洛昔康治疗双膝骨关节炎疗效观察. 四川医学, 2011, 33 (10): 1602-1603.

33. 火焱, 陈德志, 王昭玲. 底盘脉冲电磁场治疗骨关节炎的有效性及安全性观察. 中国医药科学, 2013, 3 (13): 9-11.

34. 赵佐庆. 水浴和药浴对骨退行性关节炎疗效及其作用机制. 中国临床康复, 2002, 6 (24): 3650-3651.

35. MARC C. HOCHBERG, ROY D, et al. American College of Rheumatology 2012 Recommendations for the Use of Nonpharmacologic and Pharmacologic Therapies in Osteoarthritis of the Hand, Hip, and Knee. Arthritis Care & Research, 2012, 4: 465-474.

36. 李仁英. 浅谈膝关节骨性关节炎患者的康复治疗及护理干预. 基层医学论坛, 2012, 16 (27): 3606-3607.

37. 王琴, 张秀霞. 中国老年保健医学, 2011, 9 (5): 68-69.

38. 荀艳梅, 任线萍. 综合护理干预对骨性关节炎患者膝关节疼痛的影响. 中华现代护理杂志, 2013, 19 (10), 1177-1179.

39. THOMAS G, APPLETON, DAVID D, et al. Molecular and Histological Analysis of a New Rat Model of Experimental Knee Osteoarthriti. Annals of the New York Academy of Sciences, 2007, 1117 (1): 165-174.

40. 乔鸿飞, 雷建林, 杨峰. 超短波对家兔膝关节骨性关节炎自由基代谢影响的实验研究. 陕西医学杂志, 2010, 39 (5): 536-538, 546.

41. Byung Hyune Choi A, Reum Seo, Kil Hwan Kim, et al. Low-Intensity Ultrasound Alleviates Osteoarthritis In Vitro and in a Rabbit Model. J. Med. Devices, 2011, 5 (2), 027519.

42. WANG CJ, WENG LH, KO JY, et al. Extracorporeal shockwave therapy shows chondroprotective effects in osteoarthritic rat knee. ArehOrthop Trauma Surg, 2011: 9.

43. Yasushi Oshima, Richard D, Neil M, et al. Effect of light-emitting diode (LED) therapy on the development of osteoarthritis (OA) in a rabbit model. Biomedicine & Pharmacotherapy, 2011, 65 (3): 224-229.

44. Wang Pu,Liu Chuan,Yang Xiaotian,et al. Effects of low-level laser therapy on joint pain,synovitis,anabolic, and catabolic factors in progressive osteoarthritis rabbit model. Lasers in Medical Science,2014,29(6):1875-1885.

45. Li Xueping,Lin Qiang,Wang Daxin. The Effects of Low-Intensity Pulsed Ultrasound and Nanomagnet Applications on the Expressions of MMP-13 and MAPKs in Rabbit Knee Osteoarthritis. Journal of Nanoscience and Nanotechnology,2013,13(1):722-727(6).

46. INGVILD K,GEIR S,RIKKE H M,et al. Systematic review of design and effects of splints and exercise programs in hand osteoarthritis. Arthritis Care & Research,2011,63(6):834-848.

47. Loew L,Brosseau L,Wells GA,et al. Ottawa panel evidence-based clinical practice guidelines for aerobic walking programs in the management of osteoarthritis. Arch Phys Med Rehabil,2012,93:1269-1285.

48. Atamaz FC,Durmaz B,Baydar M,et al. Comparison of the efficacy of transcutaneous electrical nerve stimulation,interferential currents,and shortwave diathermy in knee osteoarthritis:a double-blind,randomized, controlled,multicenter study. Arch Phys Med Rehabil,2012,93:748-756.

49. Robinson VA,Brosseau L,Peterson J,et al. Therapeutic ultrasound for osteoarthritis of the knee(Cochrane review). In:The Cochrane Library,Issue 4,2006. Chichester,UK:Wiley.

50. Loyola-Sánchez A,Richardson J,MacIntyre NJ. Efficacy of ultrasound therapy for the management of knee osteoarthritis:a systematic review with meta-analysis. Osteoarthritis and Cartilage,2010,18:1117-1126.

51. Tien Wen Chen,Cheng Wei Lin,Chia Ling Lee,et al. The efficacy of shock wave therapy in patients with knee osteoarthritis and popliteal cyamella. The Kaohsiung Journal of Medical Sciences,2014,30(7):362-370.

52. 王丽祯,吴凡,沈雪勇. 复合激光和发光二极管红光穴位照射治疗膝骨关节炎疗效对照观察. 中华中医药杂志,2010,25(2):217-220.

53. Brosseau L,Wells G,Marchand S,et al. Randomized controlled trial on low level laser therapy(LLLT)in the treatment of osteoarthritis(OA)of the hand. asersSurg Med,2005,36:210-219.

54. Tommaso Iannitti,Gregorio Fistetto,Anna Esposito,et al. Pulsed electromagnetic field therapy for management of osteoarthritis-related pain,stiffness and physical function:clinical experience in the elderly. Clin Interv Aging,2013,8:1289-1293.

55. Silva LE,Valim VP,Ana PC. Hydrotherapy Versus Conventional Land-Based Exercise for the Management of Patients With Osteoarthritis of the Knee:A Randomized Clinical Trial.Physical Therapy,2008,88(1):12-21.

56. Weiss S,Lastayo P,Mills A,et al. Prospective analysis of splinting the first carpometacarpal joint:an objective, subjective,and radiographic assessment. J Hand Ther,2000,13:218-226.

第三章

肘骨关节炎康复指南

第一节　基　本　知　识

一、功能解剖学

肘关节(elbow joint)由肱尺关节、肱桡关节和上尺桡关节组成,在肩关节的配合下,肘的屈伸运动和前臂复合体的旋转运动可以使前臂置于空间任意位置,也使前臂驱动其功能末端(手)按需求远离身体,肘和前臂之间的相互作用极大地增加了手在空间放置的有效范围,这些运动功能对许多重要的日常活动比如进食、取物、投掷和个人卫生等具有重要意义。

(一) 皮肤与浅筋膜

肘前区皮肤薄而柔软,浅筋膜疏松。肘后区皮肤厚而松弛,浅筋膜不甚发达。在皮肤与尺骨鹰嘴之间有滑膜囊,称为鹰嘴滑膜囊,与关节腔不相通。炎症或出血时滑膜囊可肿大。

(二) 深筋膜与肌腱

肘关节前区深筋膜上续臂筋膜,下连前臂筋膜。肱二头肌腱是肘窝内的中心标志,从肱二头肌腱部分纤维向下内止于前臂内侧深筋膜的部分,为肱二头肌腱膜。其深面有肱血管和正中神经通过。它与肱二头肌腱交角处,是触及肱动脉搏动和测量血压的听诊部位。

肘后区深筋膜与肱骨下端及尺骨上端的骨膜紧密结合,肱三头肌腱附于尺骨鹰嘴。

(三) 血管

肘关节血供来自于肱动脉及其发出的肘关节动脉网。肱动脉在肘窝约平桡骨颈的高度分为桡动脉和尺动脉,桡动脉越过肱二头肌腱表面斜向外下,至肱桡肌内侧继续下行;尺动脉经旋前圆肌尺头深面至尺侧腕屈肌深方下行。肘关节动脉网分布于肘关节周围,由肱动脉、桡动脉和尺动脉的数条分支吻合而成:①桡侧副动脉与桡侧返动脉吻合;②中副动脉与骨间返动脉吻合;③尺侧上副动脉、尺侧下副动脉后支与尺侧返动脉前支吻合;④尺侧下副韧带前支与尺侧返动脉前支吻合。在肱深动脉发出点以下结扎肱动脉时,肘关节动脉网可起到侧支循环的作用。

肘关节浅层静脉主要有头静脉和贵要静脉,分别行于肱二头肌腱的外侧和内侧。肘正中静脉粗而短,位于肘窝前面,变异甚多,通常连于头静脉和贵要静脉之间,有时还接受前臂正中静脉的汇入;前臂正中静脉位于前臂前面中线,为一不甚恒定的细支,起于手掌静脉丛,至肘窝汇入肘正中静脉,或分两头分别汇入贵要静脉和头静脉。

(四) 神经

肌皮神经由 C_{5-6} 神经根组成,支配肱二头肌、喙肱肌和肱肌。顾名思义,肌皮神经支配肌肉,然后延续至远端成为皮肤的感觉神经,分布于前臂的外侧。

桡神经由 $C_5 \sim T_1$ 神经根组成,是臂丛神经后束的直接延伸。桡神经在肘窝处位于其外侧缘的肱肌与肱桡肌之间,支配肱桡肌、肱肌的外侧和桡侧腕长伸肌。约在肱骨外上髁前方或稍下方,分为浅、深两支。浅支是单纯的感觉神经,分布于前臂和手掌远末端的后外侧,尤其是集中于拇指虎口的背侧;深支包含剩余的桡神经的运动纤维,此运动支分布于桡侧腕短伸肌和旋后肌。

正中神经由 $C_5 \sim T_1$ 神经根组成,走行至肘关节处支配附着于或位于肱骨的内上髁附近的大多数肌肉。这些肌肉包括腕屈肌和前臂旋前肌(旋前圆肌、桡侧腕屈肌和掌长肌)以及较深的指浅屈肌。正中神经的一个深支通常称作骨间掌侧神经,支配前臂的深层肌肉:指深屈肌的外侧部分、拇长屈肌和旋前方肌。

尺神经源于臂丛神经的内侧束,由 $C_8 \sim T_1$ 神经根纤维组成。在向后到达肱骨内上髁之后,走行于尺神经沟内,其外侧紧邻鹰嘴,尺神经与皮肤间仅隔薄层结缔组织,尺神经支配尺侧腕屈肌和指深屈肌的内侧 1/2。

(五) 韧带

肘关节囊有一组较宽的侧副韧带加强,这些韧带为肘关节的稳定性提供了重要的保障。

内侧副韧带由前、后和横行纤维束构成。前纤维束起自内上髁的前部止于尺骨冠状突的内侧部。在完全伸展时,部分的前纤维拉紧,但是在完全屈曲时仍有部分纤维被拉紧。

内侧副韧带的后纤维束附着于内上髁的后部并止于鹰嘴的内侧缘。在肘关节屈曲时,后纤维束拉紧。内侧副韧带的第三束发育不佳的横行纤维从尺骨鹰嘴走行至尺骨的冠状突。

肘关节的外侧副韧带在组成上不是很确定且存在较大的变异性。该韧带起于外上髁并立即分为两条纤维束。其中一条纤维束传统上称作桡侧副韧带,该纤维束散开后与环状韧带相融合。第二条纤维束称作尺侧副韧带,该纤维束在远端附着于旋后肌嵴。这些纤维在肘关节完全屈曲时拉紧。

(六) 骨与关节

1. **肱骨远端** 肱骨干的远端内侧是滑车和内上髁,外侧是肱骨小头和外上髁。滑车类似于一个圆形的空线轴,在它的两边分为内侧唇和外侧唇,内侧唇凸出和延伸比邻近的外侧唇更明显。后面观时,内外侧唇的中间是滑车沟,轻度向内旋。滑车前面近端的是冠状窝,滑车外侧是半球体形的肱骨小头,桡窝位于肱骨小头前部近端。由肱骨滑车和肱骨小头形成的复合体构成肘关节的屈伸轴,此轴向前内侧倾斜 3°~8°,并相对于肱骨纵轴外翻 94°~98°。

滑车内侧是肱骨内上髁,为肘内侧副韧带近段附着点,也是前臂旋前肌和屈肌群的附着点,易于触及,是明显的骨性标志。肱骨外上髁并不像内上髁凸起的那么明显,是外侧副韧带近端附着点,也是前臂旋后肌和伸肌群的附着点,在内外上髁两边分别是内外髁嵴。

在肱骨后面靠近滑车处是深且宽的鹰嘴窝,仅有很薄的一片骨或膜性结构将鹰嘴窝和冠状窝分开。这些结构延迟了冠状突和鹰嘴突与肱骨干的碰撞,从而增加肘关节屈伸的范围。肱骨远端整体向前凸起,与肱骨干约成 30° 前倾角(侧面观),使得整个滑车处于肱骨干纵轴的前方。

2. 尺骨近端　尺骨的近端有明显的凸起是鹰嘴突,是肘关节重要的标志点。鹰嘴突后方粗隆为肱三头肌附着点,较小的冠状突位于近端尺骨前方。

在鹰嘴和冠状突前部顶端之间的是尺骨的滑车切迹,这个凹面切迹和肱骨的滑车相互紧密的连接在一起形成肱尺关节,细且凸起的纵嵴将滑车切迹分成两部分。尺骨关节面相对于其长轴成 30° 后倾角,这与肱骨远端前倾角相吻合,有利于肘关节完全伸展时的稳定性。

尺骨的桡切迹位于滑车切迹下方外侧,是一个关节凹陷,在桡切迹的背面向远端延伸并稍微弓起处是旋后肌嵴,是部分外侧副韧带和旋后肌群的附着点。尺骨粗隆是一个粗糙的压痕,是冠状突的延续,形成肱肌附着点。

3. 桡骨近端　在完全旋后位置,桡骨与尺骨平行且位于其外侧。桡骨近端较小,是肘关节的一个结构组成部分。桡骨头是桡骨近端的一个圆盘状结构,大部分的桡骨头的外部边缘被一层关节软骨所覆盖。桡骨头边缘和尺骨的桡切迹相接触,形成近端桡尺关节,即上尺桡关节。

桡骨头的上表面是一个浅的、杯状的凹窝,表面覆盖关节软骨,与凸起的肱骨小头相关节,形成了肱桡关节。肱二头肌粗隆是位于桡骨近端前内边缘的一个粗糙的区域,它是肱二头肌在桡骨上的肌肉附着点。

二、关节运动学

肘关节主要由肱桡关节和肱尺关节组成。尺骨的滑车切迹与肱骨滑车相接合,有对应匹配的形状,是肘关节稳定结构的主要因素。肱尺关节和肱桡关节为"不完全铰链式关节",因为尺骨在肘关节屈伸的时候可以进行一个小范围的轴向旋转和侧向的运动。

(一)屈曲与伸展

肘关节的屈伸运动是发生在通过外上髁的内 - 外侧的旋转轴上(图 3-1,图 3-2)。从内侧至外侧,该轴的走行轻微超越了滑车内侧唇的远端延长部分。滑车的不对称性使得尺骨相对于肱骨外偏,肘关节在冠状面上自然伸展,尺骨的纵轴与肱骨的纵轴所形成的夹角称作提携

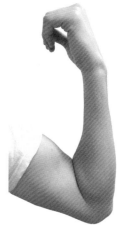

图 3-1　屈肘

角。在肘关节完全伸展时,此角平均大约为13°,标准偏差约为6°,女性一般比男性的外翻角度多出大约2°。

肘关节被动运动的最大范围一般为过度伸展时的5°至屈曲时的145°。但是,大部分日常生活中的肘关节活动仅使用了30°~130°之间的运动弧度,通常称为功能弧度,轻度肘关节运动范围受限通常对上肢的活动范围影响不大。

(二) 肱尺关节运动学

肱尺关节是尺骨的滑车切迹凹面围绕肱骨滑车的凸面所形成的关节。

为了使肱尺关节能够完全、被动地伸展,皮肤、屈肌、前关节囊和内侧副韧带的前纤维束需要具有足够的伸展性。在完全伸展时,肱尺关节主要由下列结构的张力增加提供稳定:内侧副韧带的前纤维束、前关节囊和屈肌,尤其是肱肌的阔肌腱,以及鹰嘴的凸出端嵌入鹰嘴窝。鹰嘴窝周围的异位骨形成可限制肱尺关节的完全的被动伸展。

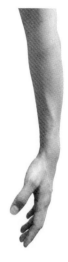

图3-2　伸肘

肱尺关节屈曲时,尺骨滑车切迹的凹面在滑车的凸面上发生滚动和滑动,运动方向一致。肘关节的完全被动屈曲需要后关节囊、伸肌、尺神经和某些侧副韧带,尤其是内侧副韧带的后纤维束的延伸。

(三) 肱桡关节运动学

肱桡关节是桡骨头的杯状小窝和肱骨小头之间所构成的关节。在做屈曲和伸展运动时,关节间运动由桡骨凹窝在肱骨小头凸面上的滚动和滑动完成。在完全伸展放松的状态下,肱桡关节几乎不会相互接触。但是在主动屈曲时,肌肉收缩拉着桡骨窝向肱骨小头靠近。与肱尺关节相比,肱桡关节在稳定肘关节方面的作用较小。但是,肱桡关节在抵制外翻方面具有重要的骨性拮抗作用。

(四) 上桡尺关节运动学

上桡尺关节又称桡尺近端关节,它与肱尺关节和肱桡关节共用一个关节囊。在关节囊内,桡骨头由一个纤维骨环固定在近端尺骨上。该环由尺骨的桡切迹与环状韧带构成。上桡尺关节与下桡尺关节同时运动,协同完成前臂的旋前与旋后运动(图3-3,图3-4)。

当上桡尺关节处发生旋后或旋前时,尺骨桡切迹与环状韧带构成的纤维骨环中的桡骨头会发生旋转,并呈现滚动-滑动关节运动学特征。

三、病理生理学

肘关节骨关节炎可分为原发性骨关节炎和继发性骨关节炎。临床上明显的肘关节原发性骨关节炎极为罕见(仅见肘关节炎的1%~2%)。这一关节的原发性骨关节炎主要见于中年男性体力劳动者。肘骨关节炎比较常见的病因为创伤后改变(关节内骨折、肘关节脱位、软骨损伤、关节对位异常、关节不稳等)、晶体沉积(痛风与假性痛风)、炎症、骨坏死、剥脱性

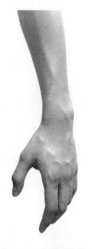

图3-3　前臂旋前

骨软骨炎以及感染。

　　肘关节的肱桡关节和肱尺关节的创伤后改变是导致退变性关节炎的常见原因。可能出现在那些需要行桡骨头切除的有移位的桡骨头骨折患者。因为骨关节炎是由一系列导致异常重塑的病变产生的,重塑导致一些部位旧骨逐渐丢失,同时刺激其他部位产生新骨。这种情况正常随年龄增长而发生,但是在骨关节炎中,它在质和量上都与正常情况不同,是异常而且是进行性的。

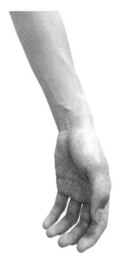

图 3-4　前臂旋后

　　肘骨关节炎的病理变化与其他常见骨关节炎类似。其病理改变最初为关节软骨,早期骨关节炎病例中明显看到呈天鹅绒样的纤维化,其特征是细胞外基质发生垂直方向的表浅裂痕。随后软骨下骨也发生重塑改变,或者直接在承重面的下面,或者位于关节的边缘。后者形成骨赘,这是原发性骨关节炎的特征,骨型赘疣的特征是出现在远离主要承重区的地方。沿肘后正中线肱尺关节的骨赘十分常见,并可对尺神经造成压迫,形成肘管综合征。软骨下区域的骨质增生导致骨 - 软骨交界面的重塑,血管长入关节软骨,最终骨刺和纤维组织到达关节表面。软骨内骨化以及纤维血管组织的膜内骨化穿透了软骨表面,使软骨变薄并最终暴露了关节表面平滑、致密的骨组织,被称为象牙化的这个现象不仅以关节表面的致密骨为特征,而且还有软骨下松质骨的显著硬化或继发性骨坏死,促进严重骨关节炎关节面塌陷。另一个特征性现象是出现骨软骨游离体,被称作关节鼠。

　　进展期骨关节炎的病理以包埋在滑膜中的软骨或骨软骨碎片构成的关节碎屑为特征,其导致的碎屑性滑膜炎不仅诱发炎症,而且刺激滑膜巨噬细胞产生降解酶和细胞因子。骨关节炎中,除滑膜外,关节周围的其他软组织也直接或间接受累。常常可以观察到肉眼几乎无法看到或显微镜下才能看到的关节囊组织撕裂。

第二节　康复诊断

一、评定

　　肘关节炎在临床中的发生率较低。常见的原因有劳损和外伤。康复评定强调对其功能进行评估和分析。

　　肘关节的基本功能是屈伸和前臂的旋转。屈伸发生于肱尺关节和肱桡关节;而前臂旋前主要发生在肱桡关节和尺桡关节。

　　评估可以分为几个部分:①结构与功能;②活动;③参与。

(一) 结构与功能评估

　　1. 结构评估　结构的评估主要通过视诊、触诊、测量和影像学方法进行。

　　(1) 视诊:观察肘关节有无肿胀、畸形或者手术瘢痕等。

　　(2) 触诊:可包括:①有无骨性膨大、皮下结节等;②有无软组织的粘连、挛缩等;③有无异常的关节不稳或者僵硬等。

(3) 关节周径评定:评定病变关节与健侧是否大小一致。治疗师可使用软尺取周径变化最明显的部位进行测量。一般对肘关节(肘横纹处)、肘关节上 5cm 和肘关节下 5cm 进行周径测量。然后测量同一水平的双侧手的手指周径,与健侧对比后可了解患侧周径变化的情况。左右差距大于 1cm 有临床意义,但仍需要结合患者职业等进行判断。

(4) 影像学表现:早期:MRI 检查可以发现关节软骨仅有轻度退行性变化。急性期还可以发现有组织水肿等。但 X 线片无明显变化。对于存在骨关节畸形的情况,X 线片可准确发现畸形特点。必要时可以进行三维 CT 重建进行评估。

中期:MRI 可以发现关节软骨进一步磨损,软骨表面不规则。X 线片发现关节间隙变窄,关节边缘唇样骨质增生,关节软骨下骨骨质硬化。

后期:X 线片可显示骨赘增加,软骨破坏加剧,关节间隙明显变窄,关节边缘骨质硬化程度增加。

2. 生理功能评定　包括感觉功能评定、运动功能评定。

(1) 感觉功能评定:对于肘关节炎患者来说,感觉的评定主要包括皮肤的痛、温、触压觉及本体感觉的评估。这些感觉与关节运动及运动控制有密切关系,并且成为与疼痛相关的重要机制。

疼痛的评估是肘关节炎感觉评估的重要方面。疼痛评估多采用 VAS 评分。触觉可以采用单丝压力测试测量皮肤对静止压力的反应和敏感程度。温度觉可采用 Sunderland 温度觉功能评价进行评估。具体方法详见第一章第二节感觉功能评定。

(2) 运动功能评定:包括关节活动度、肌力评定。本病关节活动度与肌力评定具体方法如下。

肘关节的关节活动范围评估:肘关节活动范围包括屈曲、伸展、前臂的旋前与旋后。

屈伸的活动轴心为肱骨外上髁,移动臂和固定臂分别是肱骨长轴和尺骨长轴(也有建议用桡骨长轴,但是桡骨可以旋转故可能带来误差)。测量的时候用量角器进行测量。正常的活动范围为 0~150°。部分人可存在肘关节过伸,一般在 10° 范围内。肱二头肌比较发达的人可能肘关节屈曲角度会因为肌肉抵抗而显得降低,但是依然认为正常。

旋转的轴心为尺骨,通常手掌作为移动臂,其活动范围为旋前旋后各 90°。

关节活动范围如果明显大于正常,可能提示关节稳定性降低。如果活动范围明显低于正常,则是关节活动范围受限。关节活动检查过程中,除了关注关节活动的范围外,还需要关注关节的末端感觉。根据抵抗的强弱,可以分为软组织抵抗,结缔组织抵抗和骨性抵抗。结合关节的解剖特点进一步进行分析。一般肘关节伸展到最大时,可出现骨性抵抗,而屈曲时则出现软组织抵抗。

关节活动范围评估的分级还可参考 TAM 标准(表 3-1)。

表 3-1　TAM 评定标准

分级	评分	内容
优	4	活动范围正常
良	3	TAM> 健侧的 75%
可	2	TAM> 健侧的 50%
差	1	TAM< 健侧的 50%

关节活动范围评估的另一个重点是对附属运动的评估。附属运动是关节正常运动所必须的一种运动模式。所有的生理运动都伴随不同的附属运动。

肘关节的附属运动检查包括：桡骨头的后前向和前后向滑动，分离牵引及尺骨的分离牵引，尺桡关节的滑动等。

肘关节附属运动范围的评估主要通过检查者触诊进行判断。可以分为松弛、正常和僵硬，但该方法主观性较强。

肘关节的肌力评定：包括屈曲肘关节肌力评定，伸展肌力评定和旋前及旋后肌力评定。

屈肘的肌肉包括肱二头肌、肱肌。伸肘的肌肉为肱三头肌。旋前的肌肉包括旋前圆肌、旋前方肌；旋后的肌肉包括旋后肌和肱二头肌。测量方法主要通过徒手肌力测量。也可以借助器械进行测量。有条件的地方可以借助等速肌力测量仪进行评估。

3. 心理功能评估　肘关节炎病情发展缓慢。患者长期经受关节痛、僵硬、肿胀等，伴随不同程度的功能受限，使患者在生活、工作和社会交往等方面存在不同程度的困难。这些将对患者的心理产生重大的影响，表现出一定的心理反应，如失望、消极、焦虑、愤怒、情绪低落。有研究表明，骨关节炎患者可以出现心理健康的问题。通常，对于肘关节炎患者需要对其进行焦虑、抑郁等评估。具体评定方法详见第一章第二节心理功能评定。

(二) 活动能力评估

肘关节的活动能力评估量表大多与手功能或者上肢功能一起进行。临床常用的生活能力评估量表如 Bathel 指数。针对上肢功能，常用上肢功能障碍评定量表进行评估 (图 3-5)。

(三) 参与能力评估

参与能力评估主要评估患者娱乐活动、社会角色等方面的参与能力。可借助职业能力评估工具进行评估。

1. 职业评定　可收集患者的个人资料，了解患者相关的工作 / 学习状况、社会角色等。结合患者的结构与功能等方面的信息和患者对职业康复的需要进行综合分析和评估。此外，还可进行职业模式评估以对患者的职业能力进行更为准确地评估。

2. 社会交往评定　由于疾病本身所造成的肘关节功能障碍，以及由此产生的不同心理问题，使患者社会交往活动受到影响。这可以通过家庭探访、社会交往评估量表等进行评估。

3. 休闲娱乐评定　患者可因为功能受限或者心理障碍而出现休闲娱乐活动的参与度降低，可结合患者基本功能等进行评估。

4. 生活质量评定　采用量表 SF-36，具体方法详见第一章第二节活动评定。

二、诊断

综合上述评定结果，肘关节炎患者的康复诊断 / 功能障碍 / 临床康复问题表现为以下四个方面：

(一) 结构异常

表现为肘关节肿胀，可伴有局部的肿胀、肌肉萎缩，可出现肘关节畸形。X 线检查可见

项目	活动能力				
	无困难	有点困难	明显困难但能做到	很困难	不能
1. 拧开已拧紧的或新的玻璃瓶盖	1	2	3	4	5
2. 写字	1	2	3	4	5
3. 用钥匙开门	1	2	3	4	5
4. 准备饭菜	1	2	3	4	5
5. 推开一扇大门	1	2	3	4	5
6. 将物品放到头部上方的小柜子里	1	2	3	4	5
7. 繁重的家务劳动(擦地板、洗刷墙壁)	1	2	3	4	5
8. 花园及院子的劳动(打扫卫生、松土、割草修建花草树木)	1	2	3	4	5
9. 铺床	1	2	3	4	5
10. 拎购物袋或文件箱	1	2	3	4	5
11. 搬运重物(超过 5kg)	1	2	3	4	5
12. 更换头部上方的灯泡	1	2	3	4	5
13. 洗发或吹干头发	1	2	3	4	5
14. 擦洗背部	1	2	3	4	5
15. 穿毛衣	1	2	3	4	5
16. 用力切食品	1	2	3	4	5
17. 轻微体力的业余活动(打牌、织毛衣等)	1	2	3	4	5
18. 使用臂部力量或冲击力的业余活动(使用锤子、打高尔夫球、网球等)	1	2	3	4	5
19. 灵活使用臂部的业余活动(如羽毛球、壁球、飞盘)	1	2	3	4	5
20. 驾驶乘坐交通工具	1	2	3	4	5
21. 性功能	1	2	3	4	5
22. 影响您同家人、朋友、邻居以及其他人群社会交往的程度	1	2	3	4	5
23. 影响您的工作或其他日常活动的程度	1	2	3	4	5

项目	症状严重程度				
	无	轻微	中度	重度	极度
24. 休息时肩、臂或手部疼痛	1	2	3	4	5
25. 活动时肩、臂或手部疼痛	1	2	3	4	5
26. 肩、臂或手部麻木、针刺样疼痛	1	2	3	4	5
27. 肩、臂或手部无力	1	2	3	4	5
28. 肩、臂或手部僵硬	1	2	3	4	5
29. 肩、臂或手部疼痛对睡眠的影响	1	2	3	4	5
30. 肩、臂或手功能障碍使您感到能力下降。缺乏自信	1	2	3	4	5

图 3-5 上肢功能障碍评定量表

项目	活动能力				
	无困难	有点困难	明显困难但能做到	很困难	不能
31. 用以往惯用的方式演奏乐器或进行体育活动	1	2	3	4	5
32. 肩、臂或手部疼痛影响演奏乐器或进行体育活动	1	2	3	4	5
33. 可以达到您要求的那样演奏乐器或进行体育活动	1	2	3	4	5
34. 能像以往一样长时间演奏乐器或者进行体育活动	1	2	3	4	5

图 3-5(续)

关节软骨破坏,关节间隙变窄,关节边缘唇样骨质增生,关节面有骨质硬化,关节半脱位等。

(二) 身体功能障碍

1. 生理功能障碍　主要表现为肘关节的疼痛、关节活动度受限及肌力下降。
2. 心理功能障碍　主要表现为焦虑、抑郁情绪。

(三) 活动受限

肘关节炎导致患者日常生活受限,日常生活中涉及肘关节操作的活动,如进餐、洗澡、修饰、穿衣、用厕等都可能受到影响,包括 BADL 和 IADL 都会受限。

(四) 参与局限性

肘关节炎患者由于肘关节功能受到影响,导致原有工作/学习受到影响,甚至不能完成。另外,患者不能正常参与社会交往,不能或不愿进行休闲娱乐活动,其生活质量较健康人群明显下降。

第三节　康　复　治　疗

肘关节炎的康复治疗方法主要有物理治疗、作业治疗、康复辅具、药物治疗及康复护理。

一、物理治疗

物理治疗包括物理因子治疗和运动疗法。

(一) 物理因子治疗

肘关节炎的物理因子治疗主要包括:热疗与冷疗、电疗、冲击波治疗、超声波治疗、中频电治疗、红外线治疗等。

热疗与冷疗:热疗在急性期后(一般认为 3 天)被广泛运用。一个较早的回顾研究(2003 年)显示,冷疗比热疗对于关节炎肿胀更有效。而 2009 年的一篇系统回顾显示热矿泉水可以有效缓解关节炎的疼痛,改善功能。而其作用能否拓展到热疗尚不可知。但分析显示,热疗或冷疗依然可以作为临床推荐治疗骨关节炎的方法。

经皮电刺激:主要指传统的低频和中频电疗法。是一种通过贴敷于皮肤的电极片对皮肤及皮下结构进行电刺激治疗的方法。具有缓解疼痛,改善循环、消除炎症等作用。在骨骼肌肉相关疼痛方面运用广泛。系统分析显示经皮神经肌肉电刺激在膝关节炎的治疗中疗效并不确定。对肘关节炎的作用,尚无直接研究支持。但是依然可以推荐在临床中运用。其治疗处方一般每天 1~2 次,每次 20 分钟。每周 5 天,10 天一个疗程,根据病情治疗二至四个疗程。

超声波治疗:超声波治疗关节炎的临床疗效目前还存在一些争议。2010 和 2014 年 meta 分析认为超声波治疗对于膝关节炎的疼痛缓解和功能改善具有临床疗效。但 2013 年一份发表于 cochrane 的研究显示,超声波疗法对于髌股关节疼痛治疗无显著效果。由于膝关节炎和髌股关节疼痛存在不完全一样的病理机制,不能完全推论。而对于肘关节炎的发生亦与膝关节炎有显著差异,故超声波疗法对肘关节炎的治疗尚难以推论。需要进一步的研究进行进一步论证。目前其可用的治疗剂量为:0.6~1.5w/cm^2(有的文献认为可以用 2w/cm^2 的强度),每次 5~10 分钟,每天 1~2 次。每周治疗 5 天,10 天一个疗程,根据病情治疗二至四个疗程。

冲击波疗法(extracorporeal shockwave therapy,ESWT)是一项较新的物理治疗方式。其对骨骼肌肉疼痛的疗效获得了一些共识。体外冲击波治疗具有松解粘连、提高痛阈、促进修复等作用。目前在动物实验中已经证实体外冲击波治疗可以对关节炎有良好的治疗作用。临床研究显示,冲击波疗法可以有效缓解网球肘,跟骨疼痛等骨骼肌肉相关的疼痛问题。其对于关节炎也有比超声波疗法更好的效果。推荐的治疗强度一般以患者忍耐度为参考,可以达到 2~4Bar,每个部位 2000~4000 次。每周 3 次,根据患者情况酌情重复治疗 2~4 周。

(二)运动治疗

运动训练是骨关节炎训练的重要方面。一方面,骨关节炎患者常常并发运动能力降低,另一方面,运动能力降低是加重骨关节炎的重要因素,也是影响生活活动能力及生活质量的因素。已有研究显示,渐进性肌力训练对于慢性疼痛老年患者可有效提高患者功能。运动训练对于膝骨关节炎具有缓解疼痛提高功能的效果,是目前研究普遍推荐的治疗方式。肘关节炎也会导致肢体运动减少和功能降低。因此提供必要的运动训练将有助于缓解这一问题。但是,长期的运动训练是否对于肘关节炎具有益处尚缺乏足够的研究依据。

常见的运动训练方法包括:

1. 关节松动训练　针对关节的附属运动采用Ⅰ~Ⅳ级手法,对疼痛和关节受限进行治疗。在临床治疗中,采用关节松动结合运动的方法具有更好的治疗效果。每天 1~2 次,每周 5 天,10 天一个疗程,根据病情治疗二至四个疗程。

2. 关节活动范围训练　采用被动或者主动的方式对关节活动范围进行训练。可对关节软组织进行牵拉、放松,维持或者改善关节活动范围。每天 1~2 次,每周 5 天,10 天一个疗程,根据病情治疗二至四个疗程。

3. 肌力训练　通过不同程度的抗阻的方法进行力量增强训练。可采用等长收缩、等张收缩的方式进行。条件允许的情况下还可以采用等速肌力训练方法进行训练,其对于增强肌力具有更好的效果。肌力训练一般每天或者隔天一次,需要注意无痛、循序渐进、充分抗阻的原则,根据病情治疗四至八个疗程。

4. 协调性训练 针对肘关节可能存在的运动协调性降低,可采用 Neurac 技术,PNF 技术进行协调性的训练。一般每周 3 次,根据病情治疗四至八个疗程。

二、作业治疗

作业治疗的目的主要在于对于骨关节炎患者活动能力的改善和提升。健康教育是作业治疗的一种方式和内容。研究显示健康教育对于关节炎可被强力推荐,是一项可以有效改善关节炎患者疼痛、功能的干预策略和方式。而其他治疗性活动对于肘关节疼痛和功能的研究尚少。

(一) 治疗性作业治疗

1. 缓解疼痛的作业治疗 通过健康宣教、指导关节保护技术、提供辅助器具及休息位矫形器,帮助患者控制及缓解疼痛,避免关节损伤进一步加剧。

2. 改善病变关节活动度的作业治疗 通过设计针对性的作业活动对患者关节进行牵拉、放松和充分的关节活动,实现对关节活动度的维持和改善。

3. 增加关节肌力的作业治疗 在治疗师指导下,逐渐增加患者的肌力和耐力训练,按照接近全范围关节活动度和尽可能无痛的原则进行。

4. 增加病变关节稳定性的作业治疗 通过肘关节的协调性作业治疗,可以有效增加关节稳定性。

(二) 功能性作业治疗

1. 改善日常生活活动能力的作业治疗 鼓励并指导患者尽量完成日常生活活动,如进食、取物、梳洗、穿脱衣服、进出浴池等等,必要时可给予辅助器具协助,如长柄牙刷、食具等,并可为患者设计治疗性游戏,以帮助其恢复手功能,改善 ADL。

2. 改善工具性日常生活活动能力的作业治疗 通过观察患者在完成购物、食物烹调、家务维持、洗衣、使用电话等工具箱日常生活活动方面的情况及存在的困难,鼓励并指导患者以正确的方法尽量完成上述活动。

3. 环境改造指导 因患者肘关节功能受限,部分日常生活在普通家居环境下可能较难完成,因此可能需要对其家居及工作环境进行一些必要的改造以降低患者使用的难度及避免诱发疼痛。具体改造内容需根据患者的肘关节功能情况而定。

三、康复辅具

康复辅具在膝关节炎患者中运用比较广泛。肘关节患者运用辅具的比较少。一般来说,康复辅具可以局部保暖,力学矫正,运动保护。常用的肘关节护具主要为弹力纤维肘关节套(图 3-6)。护肘在肘关节疼痛中运用也较多,主要用于减少关节附近周围的肌肉受力,保护受损的肌腱、韧带等。对于肘关节炎的作用尚无较多研究报道。对于存在伴随肌腱、韧带

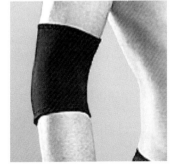

图 3-6 弹力纤维肘关节套

损伤的肘关节炎患者可能有一定效果。

四、药物治疗

根据中华医学会风湿病学分会发布的《2010 骨关节炎诊断及治疗指南》，用于骨关节炎治疗的药物主要可分为控制症状的药物、改善病情的药物及软骨保护剂。

肘关节炎患者在必要时，可以采用药物治疗缓解疼痛。非甾体抗炎药（NSAIDs）是常用的针对关节炎的药物。但由于其可能增加心血管疾病风险，一般不推荐长期服用。中度至重度疼痛，COX-2 类非甾体抗炎药（NSAIDs）（如西乐葆）是首选药物，因其止痛强度较大，且不存在胃肠道副作用。只有在乙酰氨基酚和 COX-2 等药物无应答及无 NSAIDs 引发副作用风险的情况下，才考虑给患者使用非选择性 NSAIDs。阿片类药物，如羟考酮和吗啡，只有在 COX-2 药物和非特异性 NSAIDs 对疼痛无实质性缓解的情况下，才推荐使用这类药物治疗严重的关节炎疼痛。药物具体使用说明可参见相关章节。

骨关节保护剂具有降低基质金属蛋白酶、胶原酶等的活性作用，既可抗炎、止痛，又可保护关节软骨，有延缓骨性关节炎发展的作用。一般起效较慢。主要的药物包括硫酸氨基葡萄糖、葡糖胺聚糖、S- 腺苷蛋氨酸及多西环素等。双醋瑞因也可明显改善患者症状，保护软骨，改善病程。但是目前关于骨关节保护剂对于骨关节保护作用的临床研究证据还不充分。

对于肘关节炎患者，还可以尝试关节内注射。注射药物包括糖皮质激素和透明质酸钠。糖皮质激素具有较好的消炎作用，临床上可以根据需要选择。透明质酸钠具有营养软骨和增加关节润滑的作用，但是临床疗效的相关证据尚不充分。

五、康复护理

积极做好肘骨关节炎患者的康复护理，对患者的功能恢复有重要的意义。

（一）心理护理

骨关节炎的病程比较长，患者很容易产生不良的情绪，而这些不良的情绪又会影响到患者的病情。因此，康复护理应对患者进行心理疏导，帮助患者增强治疗疾病的信心，了解本病治疗的要点，积极配合治疗，面对现实，消除悲观消极情绪。患者可以通过看电视、听音乐、看书等来转移自己的注意力，树立战胜疾病的信心。调动患者的主动性和积极性，自觉接受治疗，取得充分合作，是治疗成功的关键。

（二）健康宣教

根据患者的年龄、文化程度等特征，运用图片资料、模型、宣传手册等多种形式，向患者介绍肘关节骨关节炎的相关知识、治疗前的准备、疼痛评估方法等，告知患者回家的注意事项，指导患者配合治疗。

（三）用药指导

对需用药治疗的患者，注意观察病情，准确评估患者的疼痛性质、持续时间及程度，对患者进行药物名称、作用、副作用、注意事项、用药方式等的说明。

(四) 关节保护指导

减少关节的负荷,保持关节的功能位置,避免长期、大量、过度的活动。日常生活中要注意经常的舒展关节,行动时要注意谨防外伤,在天气寒冷时要注意关节的保暖,夏季也不可过分的贪凉。骨关节炎患者的关节耐受能力也比较差,因此患者在劳作或者工作中要注意适当的减轻负荷,做一些力所能及的事情。患者还要适当的安排休息,不要急于求成,注意劳逸结合。

(五) 饮食指导

骨关节炎患者饮食要得当。近几年来的研究发现,维生素 C、维生素 D、维生素 E 可能主要通过其抗氧化机制而有益于骨性关节炎的治疗。多摄入富含钙、铁、锌等矿物质和维生素的天然食物,如豆制品、乳制品、海产品、绿叶蔬菜、菌类、藻类、瘦肉等,摄入适量蛋白质,坚持低盐饮食,忌过多饮料尤其碳酸饮料,不能过分依赖补品、保健品。注意戒烟及少喝酒。

六、外科治疗

当患者有难以忍受的关节疼痛、关节功能严重受限,且经保守治疗无效时,可采用手术治疗。手术方法包括:关节松解术、骨赘切除术、关节融合术等等。

第四节 研 究 进 展

一、基础研究

(一) 运动疗法

有研究表明,连续被动的活动可以促进软骨厚度缺陷的修复,其机制可能与连接点因受刺激使得关节压力产生适应性变化相关。同时,运动促进了关节连接点处滑液循环,从而增强了营养物质的供给。

但运动是否与骨关节炎存在矛盾?是否会加速关节软骨的磨损?实验研究表明,短期的运动可以增加关节软骨蛋白多糖的含量,而长期的运动则能降低其含量。而将犬后肢固定 6 个月后,其关节软骨内蛋白多糖的合成降低。所以适当运动不但不会加速软骨磨损,反而有助于维护关节软骨健康,保护关节软骨,防止其退化。相对静态的生活方式反而会导致关节软骨中蛋白多糖含量及关节液减少,加速软骨老化。

(二) 电疗法

低、中频电疗在中晚期 OA 中应用较广泛,它们均具有促进局部血液循环,兴奋神经肌肉组织,起到改善骨及软骨组织的营养,促进组织生长,消炎、镇痛、松解组织粘连的作用;超短波、微波高频电疗法是康复医学广泛应用的一种治疗方法,深达肌肉、骨骼肌及软骨组织。具有改善血液、淋巴循环,改善局部组织的营养代谢、降低肌肉张力、加速组织生长修复,提高机体免疫力,消炎、解痉、止痛等生理作用,应用于一切急、慢性炎症过程。

（三）治疗性超声波疗法

研究显示，利用低强度脉冲超声（low-intensity pulsed ultrasound，LIPUS）可促进软骨细胞增殖，降低软骨细胞的凋亡率；增加关节软骨中的Ⅱ型胶原蛋白的合成；Byung 等人在对骨关节炎模型兔进行频率 1MHz、强度 100mW/cm、每天 10 分钟的治疗后发现，LIPUS 干预后使Ⅱ型胶原降解减缓，软骨中基质金属蛋白酶（MMP-9、MMP-13）表达减少，从而来保护关节软骨。也可明显减少动物关节炎模型中炎性细胞浸润到滑膜组织，显示出较强的抗炎作用。

（四）冲击波疗法

有研究证明，体外冲击波（extracorporeal shock wave，ESW）治疗可以通过抑制 P 物质释放及背根神经节降钙素基因相关肽（CGRP）的表达起到镇痛效果，说明冲击波通过改变痛觉感受器对疼痛的接受频率及其周围化学介质的组成，抑制神经末梢细胞，可缓解局部疼痛。王朴等通过形态计量学研究发现，体外冲击波治疗可从宏观和微观上降低兔膝骨关节炎软骨表面的纤维化和破损，还可改变软骨下骨的微结构并有效阻止软骨下骨硬化，说明 ESW 对兔膝骨关节炎软骨损伤起到保护作用。

（五）光疗法

孙嘉利等用红外线及磁场联合的方法治疗兔膝关节骨性关节炎软骨损伤，实验后对其关节面软骨行组织病理学（HE 染色、免疫组化及原位杂交等）检测，红外线和磁场的联合作用对兔 OA 关节软骨的形态学改变的影响具有显著性，联合组的免疫组化（MMP-13）阳性染色细胞数及阳性染色强度均显著降低，Ⅱ型胶原原位杂交染色信号强度增强，说明软骨病变程度（包括软骨面的损伤及软骨细胞的增生、紊乱）有显著减轻。

（六）低能量激光疗法

激光的穿透力较强，可引起深部组织的血管扩张，血流加快，增强网状内皮细胞的吞噬作用，加速病理产物和代谢产物的吸收，故起到消炎作用。研究表明，He-Ne 激光穴位照射可使体内的某些致痛物质如组胺明显下降，从而提高痛阈，故有显著的镇痛作用。李秋实研究发现 $3J/cm^2$ 剂量的低能量激光能促进人成骨样细胞的增殖和分化，可能促进骨修复。

（七）磁疗法

磁场疗法通过改善微循环，促进渗出物的吸收与消散，降低组织间的张力，解除对神经末梢的机械压迫，消除炎症，缓解疼痛，促进周围神经和功能的恢复。近来研究证明，在磁场作用后，神经系统可释放出具有镇痛效果的一些物质，从而起镇痛作用。因此，磁场常用于神经、肌肉和关节疼痛、痉挛性疼痛等的治疗。

（八）脉冲电磁场疗法

脉冲电磁场疗法利用电磁场在组织中创造微小电场，并利用其脉冲产生非热效应，以促进组织修复及减轻疼痛、炎症。

低频脉冲电磁场对骨关节炎的影响机制尚未阐明,有学者研究脉冲电磁场用于促进软骨损伤的修复,并在以下几个方面做了努力:抑制软骨细胞凋亡,促进软骨细胞分化和软骨蛋白与胶原的合成,增强细胞活力,促进软骨修复。

二、临床研究

(一) 运动疗法

肘关节创伤后,容易发生肘关节僵硬,而造成肘骨关节炎。持续被动运动、关节松动术等措施被用于预防和治疗肘关节功能障碍主要的运动疗法。运动方式可以采取徒手或采用器械训练。在运动康复方案制订时,可以选择相应的治疗方式,都能够达到一定的临床效果。殷秀珍采用增强肘部周围肌群肌力及增加关节功能训练的运动疗法,并配合温热疗法及 ADL 训练的综合分期康复方案,对外伤性肘关节功能障碍患者取得临床效果。任跃兵采用等速运动训练进行系统康复治疗,也取得理想效果。

(二) 电疗法

有研究对上肢骨折或肘关节脱位经制动后造成肘关节屈、伸功能障碍患者,实施电疗、蜡疗、超声的综合康复方案,结果表明能对肘关节功能障碍患者的关节活动度及功能恢复具有显著的促进作用,也预防了肘创伤性骨关节炎的发生。而且综合康复方案的治疗效果要更为显著。另有一些研究认为,超短波治疗能缓解疼痛、减轻炎症反应及促进功能改善。

(三) 治疗性超声波疗法

Tascioglu 等人研究低强度脉冲超声治疗膝关节骨关节炎,结果显示脉冲超声组 VAS 评分和骨关节炎评分较安慰剂组显著提高,表明在短期内脉冲超声疗法对于膝骨关节炎患者是一种安全和有效的治疗方式。

(四) 冲击波疗法

赵喆等应用 ESW 干预早中期膝 OA 患者,采用活动时疼痛视觉模拟评分(VAS)、Lequesne 指数评分和 WOMAC 骨关节炎指数评分进行评定,结果治疗组评分均明显优于对照组,说明 ESW 对早中期膝骨关节炎治疗有效。

(五) 低能量激光疗法

祁宏认为复合激光穴位照射和普通针刺联合 TDP 照射相比在膝关节骨关节炎的治疗上具有等同的作用。

(六) 脉冲电磁场疗法

Nelso 等人的研究证实 PEMF 治疗,能够有效的减轻骨关节炎早期的疼痛(VAS 评分)。说明低频脉冲电磁场疗法是一种安全、有效的骨关节炎治疗手段。

三、临床指南

（一）诊断标准

中华医学会骨科专委会诊断标准,肘骨关节炎的诊断可以参考中华医学会骨科专委会发布的《骨关节炎诊治指南》(2007 年版)。

1. 症状和体征

(1) 关节疼痛及压痛:初期为轻度或中度间断性隐痛,休息时好转,活动后加重,疼痛常与天气变化有关。晚期可出现持续性疼痛或夜间痛。关节局部有压痛,在伴有关节肿胀时尤为明显。

(2) 关节僵硬:在早晨起床时关节僵硬及发紧感,也称之晨僵,活动后可缓解。关节僵硬在气压降低或空气湿度增加时加重,持续时间一般较短,常为几分钟至十几分钟,很少超过 30 分钟。

(3) 关节肿大:手部关节肿大变形明显,可出现 Heberden 结节和 Bouchard 结节。部分膝关节因骨赘形成或关节积液也会造成关节肿大。

(4) 骨摩擦音(感):由于关节软骨破坏、关节面不平,关节活动时出现骨摩擦音(感),多见于膝关节。

(5) 关节无力、活动障碍:关节疼痛、活动度下降、肌肉萎缩、软组织挛缩可引起关节无力,行走时软腿或关节绞锁,不能完全伸直或活动障碍。

2. 实验室检查 血常规、蛋白电泳、免疫复合物及血清补体等指标一般在正常范围。伴有滑膜炎的患者可出现 C 反应蛋白(CRP)和血细胞沉降率(ESR)轻度升高。继发性 OA 患者可出现原发病的实验室检查异常。

3. X 线检查 非对称性关节间隙变窄,软骨下骨硬化和(或)囊性变,关节边缘增生和骨赘形成或伴有不同程度的关节积液,部分关节内可见游离体或关节变形。

（二）相关期刊

Arthritis Rheumatology

Annals of the Rheumatic Diseases

Osteoarthritis and Cartilage

Arthritis Care & Research

《风湿病与关节炎》

《中华风湿病学杂志 》

（三）相关网站

美国风湿病学会(American College of Rheumatology, ACR):

http://www.rheumatology. org/

中华医学会:http://www.cma.org.cn/

（杨霖 李宁）

参 考 文 献

1. Ghivizzani SC, Oligino TJ, Robbins PD, et al. Cartilage injury and repair. Phys Med Rehabil Clin N Am, 2000, 11 (2): 289-307.

2. Hoogen BM, Lest CH, Weeren PR, et al. Effect of exercise on the proteoglycan metabolism of articular cartilage in growing foals. Equine Vet J Suppl, 1999, 11 (3): 62-66.

3. Palmoski MJ, Brandt KD. Running inhibits the reversal of atrophic changes in canine knee cartilage after removal of a leg cast. Arthritis Rheum, 1981, 24 (11): 1329-1337.

4. J Korstjens CM, vander Rijt RH, Albers GH, et al. Low-intensity pulsed ultrasound affects human articular chondrocytes in vitro. Med Biol Eng Comput, 2008, 46 (12): 1263-1270.

5. Naito K, Watari T, Muta T, et al. Low-intensity pulsed ultrasound increases the articular cartilage type collagen in a rat osteoarthritis model. J Orthop Res, 2010, 28 (3): 361-369.

6. Byung HC, Reum Seo A, Kil HK, et al. Low-Intensity Ultrasound Alleviates Osteoarthritis In Vitro and in a Rabbit Model. Journal of Medical Devices, 2011, 5.

7. Li X, Li J, Cheng K, et al. Effect of loe-intensity pulsed ultrasound on MMP-13 and MAPKs signaling pathway in rabbit knee osteoarthritis. Cell Biochem Biophys, 2011, 61 (2): 427-434.

8. Chuang JI, Barua S, Choi BH, et al. Anti-inflammatory effect of low intensity ultrasound (LIUS) on complete Freund's adjuvant-induced arthritis synovium. Osteoarthritis Cartilage, 2012, 20 (4): 314-322.

9. OCHIAI N, OHTORI S, SASHO T, et al. Extraeorporeal shock wave therapy improves motor dysfunction and pain originating from knee osteoarthritis in rats. Osteoarthritis Cartilage, 2007, 15 (9): 1093-1096.

10. 王朴, 刘遄, 阳筱甜等. 体外冲击波对兔膝骨关节炎软骨保护和软骨下骨重塑的作用与机制研究. 四川大学学报 (医学版), 2014, 45 (1): 120-125.

11. 孙嘉利, 范建中, 宋桂植, 等. 红外线及磁场对兔膝骨关节炎软骨损伤的影响. 南方医科大学学报, 2007, (12): 1851-1855.

12. 李秋实, 张天夫, 周延民. 不同剂量低能量激光照射对体外人成骨样细胞增殖和分化的影响. 吉林大学学报 (医学版), 2009, (6): 1123-1126.

13. Thamsborg G, Florescu A, Oturai P, et al. Treatment of knee osteoarthritis with pulsed electromagnetic fields: a randomized, double-blind, placebo-controlled study. Osteoarthritis Cartilage, 2005, 13 (7): 575-581.

14. McCarthy CJ, Callaghan MJ, Oldham JA. Pulsed electromagnetic energy treatment offers no clinical benefit in reducing the pain of knee osteoarthritis: a systematic review. BMC Musculoskelet Disord, 2006, 7: 51.

15. 谢薇, 周君, 罗庆禄, 等. 脉冲电磁场对兔膝骨关节炎软骨细胞凋亡及凋亡调控蛋白的影响. 四川大学学报 (医学版), 2014, 45 (1): 107-110.

16. 王俊芳, 夏仁云, 方煌, 等. 脉冲电磁场对免疫磁性分选人前软骨干细胞增殖功能的影响. 中华物理医学与康复杂志, 2009, 31 (5): 296-300.

17. Sharma LM. Nonpharmacologic management of osteoarthritis. Current Opinion in Rheumatology, 2002, 14: 603-607.

18. Ciombor DM, Lester G, Aaron RK, et al. Low frequency EMF regulates chondrocyte differentiation and expression of matrix proteins. Journal of Orthopaedic Research, 2002, 20: 40-50.

19. Cheng G, Zhai Y, Chen K, et al. Sinusoidal electr0m gnetic field stimulates rat osteoblast differentiation and maturation via activation of No-eGMP-PKG pathway. Nitric Oxide, 2011, 25 (3): 316-325.

20. Fei Y, Xiao L, Doetschman T, et al. Fibroblast growth factor 2 stimulation of osteoblast differentiation and bone formation is mediated by modulation of the Wnt signaling pathway. J Biol Chem, 2011, 286 (47): 40575-40583.

21. 殷秀珍,段芝琴,席宇诚.40例肘关节功能障碍的康复治疗.中华物理医学与康复杂志.2000,22(3):164.

22. 任跃兵,杨利民,张承韶,等.等速运动训练在肘关节内骨折术后早期康复中的应用.中国康复医学杂志,2011.26(10):939-944.

23. 容国安,毛容秋,危静.骨折后肘关节功能障碍患者的综合康复治疗.中华物理医学与康复杂志,2004,26(11):696.

24. Jan MH,Chai HM,Wang CL,et al. Effects of repetitive shortwave diathermy for reducing synovitis in patients with knee osteoarthritis:an ultrasonographic study. Phys Ther,2006,86(2):236-244.

25. 孔瑛,邹琳,伍刚,等.超短波和被动运动对兔膝关节骨性关节炎的作用.中华物理医学与康复杂志,2008,30(9):579-583.

26. 李忠,刘玉珍,李桂香,等.超短波配合运动疗法治疗膝关节骨关节炎40例.解放军医药杂志,2011,23(1):38-39.

27. Tascioglu F,Kuzgun S,Armagan O,et a1. Short-term effectiveness of ultrasound therapy in knee osteoarthritis. J Int Med Res,2010,38(4):1233-1242.

28. 赵喆,史展,闫君,等.体外冲击波治疗早中期膝骨关节炎的效果.中国康复理论与实践,2014,(1):76-78.

29. 祁宏,王丽祯,赵玲,等.复合激光穴位照射治疗骨关节炎多中心对照研究.应用激光,2013,33(4):469-472.

30. Nelson F,Zvirbulis R,Pilla AA. Noninvasive electromagnetic field therapy produces rapid and substantial pain reduction in early knee osteoarthritis:A randomized,double-blind,pilot study. Rheumatol Intern,2013,33:2169-2173.

第四章

肩骨关节炎康复指南

肩骨关节炎（shoulder osteoarthritis）是导致肩关节疼痛的常见原因之一。肩骨关节炎会影响关节活动范围从而影响患者的日常生活。肩骨关节炎发生于肩关节关节面之间的软骨，多见于肩锁关节和盂肱关节，表现为关节软骨的侵蚀和磨损。早期阶段，软骨面上出现小的凹槽，变得不再光滑平整。

随着病情进展，关节面周缘出现赘生物及骨刺，关节滑液呈现病理性的增多，骨面之间应力增大，疼痛加剧。在后期阶段，软骨可发生完全性的磨损及脱落，暴露软骨下的关节盂及肱骨头，使得两者的骨面产生直接的接触（图 4-1）。

相关病史、体格检查和影像学检查是诊断肩骨关节炎的常用手段。相关病史涉及先前关节创伤，感染或是其他的相关病史。典型症状有进行性的，经常局限于肩后部深处的关节疼痛。随着疾病的进展，夜间痛开始出现并频发，关节

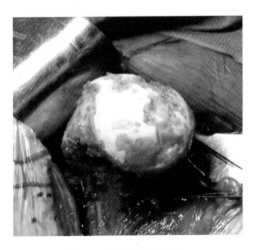

图 4-1　软骨磨损脱落

僵硬导致的活动受限也很常见。早期患者可能只有轻度的疼痛，检查没有任何阳性体征。影像学可能仅有骨的轻度改变。唯一客观的证据是 MRI 检查时出现关节软骨的破坏。进展期患者主动活动减少，被动关节活动度也有下降，除了疼痛，体格检查显示关节扩大，组织肿胀。晚期患者在触诊检查时出现可闻可感的关节摩擦音或是捻发感。影像学检查对于确诊肩骨关节炎必不可少。早期出现关节退行性改变，图像上出现关节间隙变窄，骨赘形成，软骨下骨硬化，囊肿或是关节软骨面的破坏，CT 检查可以确定关节损伤，而 MRI 能够检查周围软组织的病理变化以及关节软骨的轻微改变。软骨下出现可视肿胀提示

病情进展。

和承重部位如膝骨和髋骨部位的关节炎不同,肩骨关节炎的发生率较低,尤其是原发性肩骨关节炎。基于医院范围的研究显示肩骨关节炎患者占骨科患者的 0.4%,70 岁以上患者的肩关节炎比例为 2%,85 岁以上的为 4%。总的来说,肩骨关节炎多发生于 50 岁及以上的中老年人群中,在年轻人群中,关节手术和创伤也会继发肩骨关节炎。主要诱因有关节的活动不当或是疲劳性损伤,退行性改变是其中重要的促进因素。肩骨关节炎女性的发生率要高于男性,患病率与年龄、性别、遗传、体重、关节感染以及肩关节脱位史和外伤史等因素有关。

如同其他种类的骨性关节炎一样,疼痛是一种主要的症状。患者会有活动痛或是活动后痛,严重者睡觉时也伴随疼痛。

另外,关节运动范围受限也是症状之一,受限发生在当你尝试主动活动你的手臂时或是有人被动的移动你的臂部的时候,并在活动时发出"嚓嚓"或是"咔咔"之类的响声及摩擦声。

肩骨关节炎造成的关节疼痛、肿胀、活动受限会极大的影响患者的日常生活,患者主诉吃饭穿衣、自我照料、休闲娱乐、社会交往等活动出现障碍,生活质量出现不同程度的下降。

第一节 基 本 知 识

一、功能解剖学

肩关节指由肱骨头及肩胛骨关节盂构成的球窝关节,也称盂肱关节。肩关节有 3 个运动轴和 3 个自由度,是全身最灵活的关节,其结构功能与日常生活密切相关。

(一) 骨性结构

1. 肱骨 肱骨是上肢最长最大的骨,近端有朝内上后方呈半球形的肱骨头,其表面覆盖关节软骨,与肩胛骨关节盂相关联成关节。该半球形结构不规则,垂直直径比前后直径长约 3~4cm,根据生物力学特性,当肱骨头上部与关节盂接触时,关节最稳定,力学支撑作用最大,此时肩关节外展约 90°。肱骨头轴与肱骨干轴成约 130°~150° 的倾斜角,与肱骨内外上髁连线成 26°~30° 的后倾角。肱骨头周围有一环形浅沟,称之为解剖颈。解剖颈向下,肱骨头的外侧和前侧的隆起分别为大结节和小结节,其向下个延伸的骨嵴分别称为大结节嵴和小结节嵴,两嵴之间的纵沟为结节间沟,有肱二头肌长头肌腱通过。大结节为冈上肌、冈下肌、小圆肌肌腱提供附着点,小结节为肩胛下肌提供肌腱附着点,此 4 块肌包绕整个肩关节,被称为肩袖。外力致肩关节脱位伴或不伴近端骨折,均会导致此处力学特征改变造成继发损伤。肱骨近端向肱骨体延伸稍细处,成为外科颈,易骨折。

2. 肩胛骨 肩胛骨是介于第 2 肋与第 7 肋之间,附于胸廓后外侧的三角形扁骨,分两面、三缘、三角。外侧角肥厚有一梨形浅窝,称关节盂,与肱骨头相关节。关节盂比肱骨头小得多,仅能容纳肱骨头的 1/4~1/3。肱骨头相对肩胛骨平面约成 4°~12° 的后倾角。肩胛骨平面与冠状面约成 30°~45° 的前倾角。肩胛骨背侧有一横行的骨嵴称肩胛冈,其将背面分为冈上窝和冈下窝。肩胛冈向外侧延伸形成突起,称肩峰,与锁骨的肩峰端相接形成肩锁关节。

肩胛骨上缘外侧有一向前的指状突起称喙突。

（二）静态稳定结构

1. 关节盂盂唇　盂唇由纤维软骨构成,位于肩胛骨关节盂周缘,有加深加大关节窝的作用,使关节面更好地贴合。

2. 关节囊　关节囊薄而松弛,近端附着于关节盂周缘,远端附着于肱骨解剖颈,内侧可达外科颈。关节囊有两处膨出:①在结节间沟处形成滑液鞘,帮助肱二头肌长头肌腱穿过关节囊到达盂上结节;②在关节前下方达喙突处形成滑膜囊,形成关节腔与肩胛下滑囊的沟通。关节囊上壁、前壁、后壁均有数条肌腱纤维的加入以增加关节稳定性。囊的下壁较薄弱,故肩关节脱位常发生于前下方。当关节运动范围为中度时,关节囊处于松弛状态;当肩关节处于运动范围极限时,关节囊拉紧可限制关节过度运动。

3. 韧带

（1）喙肱韧带:喙肱韧带起自肩胛骨喙突,分前后两束,前束止于小结节,后束止于大结节。在伸展过程中,主要是前束逐渐增加承受张力;在屈曲过程中,主要是后束承受张力。喙肱韧带可限制肩关节过度内收,使肱骨头与关节盂贴合。同时,其与盂肱上韧带协同,可防止肱骨头在肩外展过程中的下移,及肩前屈、内收、内旋过程中的后移。

（2）盂肱韧带:盂肱韧带由上、中、下三条韧带构成。盂肱上韧带自关节窝的前上边缘止于肱骨小结节,从前上方加固关节,与喙肱韧带协同发挥作用。盂肱中韧带是三条韧带中变异性最大的韧带,约有 8%~30% 的人缺如。该韧带可起自盂上结节、盂唇上部或肩胛颈,止于肱骨小结节内侧部。其可限制肱骨头在外展 60°~90° 中的前移,及内收中的下移。盂肱下韧带是三条韧带中最厚最主要的韧带,起自关节盂前下部,止于肱骨小结节,其可限制肱骨头在外展、外旋过程中的前移。在外展过程中,盂肱中、下韧带紧张,上韧带松弛,因肱骨头上部曲率半径大于下部,关节面接触达到最大,大结节撞击关节盂和盂唇上部,处于MacConiall 最紧密关节位置,约 90° 左右。此时,做适当外旋运动可使大结节拉向后方,盂肱韧带松弛,增大外展范围。

（3）喙肩韧带:喙肩韧带为自肩胛骨喙突与肩峰之间的三角形扁韧带,其与喙突、肩峰共同构成喙肩弓,横跨肩关节上方,可防止肱骨头向上脱位。

（三）动态稳定结构

因肩关节活动较大,仅靠盂唇、关节囊、韧带等无法保持关节面对合,所以肩关节周围肌肉的稳定必不可少。这些肌肉不仅可以通过肌纤维的走向予以肩关节静态稳定,同时可通过关节活动过程中收缩产生的力学改变予以关节动态稳定。

（1）三角肌:位置浅表,包绕肩关节,起自锁骨外侧 1/3、肩峰及肩胛冈,肌束向外下方集中,止于肱骨三角粗隆。由腋神经($C_{5~6}$)支配。三角肌几乎是肩部所有运动的原动肌,所有纤维收缩时是有力的外展肌,对于完成上举过头顶,如梳头等日常活动必不可少。三角肌前部纤维可与胸大肌协同完成肩关节的屈曲、内旋、水平内收等活动,对日常起居活动很重要。后部纤维可与背阔肌、大圆肌协作使肩关节后伸、外旋、水平外展。

（2）胸大肌:位置表浅,覆盖胸前壁大部分。起自锁骨内侧段、胸骨、1~7 肋软骨,止于肱骨大结节嵴。由胸内、外侧神经($C_5~T_1$)支配。胸大肌近止点处有一明显扭转,可使其利用杠杆原理完成多方向运动。上部纤维能使肩关节屈曲。中部纤维与其他肌协作可内收、水平内收肩关节。下部纤维可使肩关节从屈曲位后伸。另外,胸大肌还可使肩关节内旋,当手臂固定时,可协助完成引体向上。

(3) 喙肱肌:位于浅层,起自喙突,止于肱骨体中部内侧。由肌皮神经($C_{5\sim7}$)支配,可与其他肌协同完成肩关节的屈曲及内收。

(4) 肱二头肌:浅层肌,长头起自肩胛骨盂上结节,短头起自肩胛骨喙突,均止于桡骨粗隆和肱二头肌腱膜。由肌皮神经($C_{5\sim6}$)支配。可协助肩关节的屈曲、外展(长头)、内收(短头)。

(5) 背阔肌:背部浅层肌肉,为全身最大的扁肌,借助胸腰筋膜起自$T_7\sim L_5$棘突、髂嵴后部及骶骨后面,止于肱骨小结节嵴。由胸背神经($C_{6\sim8}$)支配。背阔肌在肱骨附着点附近有类似于胸大肌的扭转,这使之与胸大肌存在协同关系,在投掷、攀爬等过程相互协作。背阔肌宽大的附着点具有对肩关节产生巨大力量的潜能,可使肩关节内收、后伸、内旋。当手臂固定时,可协助完成引体向上。

(6) 肱三头肌:位于前臂后面,有3个头,长头起自肩胛骨盂下结节,外侧头起自肱骨干后部的近侧半,内侧头起自肱骨干后部远侧半,均止于尺骨鹰嘴。由桡神经($C_{6\sim8}$)支配。长头可伸展及外展肩关节,同时,作为多关节肌可伸肘关节。

(7) 冈上肌:位于斜方肌深面,是组成肩袖的一部分。起自肩胛骨冈上窝,止于肱骨大结节。由肩胛上神经($C_{5\sim6}$)支配。在肩外展过程中,与三角肌相互协同,保证肱骨头与关节盂的贴合,防止肱骨头撞击喙突及肩峰下结构,因此此肌肌腱常易损伤,可使整个肩关节功能受到削弱。

(8) 冈下肌:肩袖的组成部分,对于稳定肩关节至关重要。起自肩胛骨冈下窝,止于肱骨大结节。由肩胛上神经($C_{5\sim6}$)支配。冈下肌是肩关节最有力的外旋肌之一,在投掷等运动中必不可少。

(9) 小圆肌:位于冈下肌下方,肩袖组成部分。起自肩胛骨上外侧缘,止于肱骨大结节。由腋神经($C_{5\sim6}$)支配。可外旋、内收、后伸、水平外展肩关节。

(10) 肩胛下肌:肩袖组成部分,起自肩胛骨肩胛下窝,止于肱骨小结节。由肩胛下神经($C_{5\sim6}$)支配。可使肩关节内收和旋内。

冈上肌、冈下肌、肩胛下肌、小圆肌组成"肩袖",该四块肌在功能上作为一个整体,使肱骨稳定于关节窝内。每块肌在关节运动过程中都发挥其特定的作用。

(11) 大圆肌:位于小圆肌下方,是背阔肌的直接协同肌,起自肩胛骨外侧下缘,止于肱骨大结节下部。由下端肩胛下神经($C_{5\sim7}$)支配。可共同完成肩关节的后伸、内收、旋内。

(四)肩关节的血供与神经支配

营养肩关节的血管主要有旋前肱动脉、旋后肱动脉及肩胛上动脉的分支。肩关节周围肌肉的神经支配主要是臂丛神经,具体支配可参考本节动态稳定结构部分中肌肉的神经支配。

(五)肩关节的滑囊

肩关节主要有两个滑囊,肩胛下滑囊与肩峰下滑囊。前者与关节腔相通,位于肩胛下肌腱与肩胛颈之间;后者位于冈上肌之上,介于冈上肌和其覆盖肌三角肌、肩峰突和喙肩韧带之间。滑囊可以有效地减少关节与肌腱活动时的摩擦,扩大肩关节的活动范围。

(六)肩关节的功能与结构

通常意义上,肩关节是指盂肱关节,有3个自由度,可以使上肢在3个平面上绕3个主轴运动。在矢状面可以绕横轴做屈伸运动,在冠状面可绕前后轴做外展和内收运动,在水平面上可绕垂直轴做水平外展和内收运动,可绕肱骨长轴做内旋外旋。同时,肩关节还可做环绕运动,但肩关节的活动的实现不仅限于盂肱关节,实际上是由3个真关节(盂肱关节、肩锁关节、胸锁关节)和2个假关节(肩胛胸壁关节、肩峰下关节)组成的多关节复合体相互协调完成。运动过程中,静态与动态稳定结果相互作用,从而完成肩关节的各种活动。运动过程分析详见本节关节运动学部分。

二、关节运动学

广义肩关节是由六个关节组成,分为肩肱关节、盂肱关节、肩锁关节、胸锁关节、喙锁关节、肩胛胸壁间关节,狭义肩关节指盂肱关节。因为肱骨头较大,呈球形,关节盂浅而小,仅包绕肱骨头的1/3,关节囊薄而松弛,所以肩关节是人体运动范围最大而又最灵活的球窝关节,肩部关节的运动比较复杂,各关节既有单独运动,又有相互间的协同运动,能绕三个基本运动轴运动:绕冠状轴可做前屈、后伸运动;绕矢状轴可做外展、内收运动;绕垂直轴可做内旋、外旋运动;除此之外,还可做水平屈伸和环转运动。

(一)肩关节的活动范围

中立位:上臂自然下垂靠紧胸壁,屈肘90°。
1. 冠状轴运动范围　前屈160°~180°,后伸40°~45°;
2. 矢状轴运动范围　内收20°~45°,外展上举160°~180°;
3. 垂直轴运动范围　内旋70°~90°,外旋70°~90°;
4. 水平面运动范围　水平外展30°,水平内收135°。

肩关节的活动是以胸锁关节为支点,以锁骨为杠杆,因此肩关节的活动范围又可因"肩胸关节"的活动而增加。肩关节的这些特点决定了肩锁关节和胸锁关节在肩关节中的作用。

上臂的外展与前屈活动由肩肱关节和肩胸关节共同完成,其中最初30°外展和60°前屈运动由肩肱关节单独完成。当外展、前屈活动继续进行,肩胸关节开始参与并以与肩肱关节活动呈一比二的比例活动。即肩部每活动15°,其中肩肱关节活动10°,肩胸关节活动5°。正常肩胸关节有60°活动范围,肩肱关节有120°活动范围,两者之和为180°,所以当肩胸关节活动完全丧失时,肩部活动至少丧失三分之一。在上臂外展的前90°范围内,锁骨有40°抬高范围,即上臂每抬高10°,锁骨约抬高4°。正常肩锁关节有20°活动范围,部分活动在上臂外展最初30°范围内完成,部分于上部外展到135°以上时完成。

(二)运动肩关节的肌肉

1. 肩关节前屈
(1) 主动肌:胸大肌(锁骨部纤维)、三角肌(前部纤维);
(2) 辅助肌:三角肌(中部纤维)、喙肱肌、肱二头肌;

（3）拮抗肌：肩关节的后方伸展肌群、背阔肌、肩胛下肌、大圆肌、三角肌后部。

2. 肩关节后伸

（1）主动肌：背阔肌、大圆肌；

（2）辅助肌：三角肌后部、小圆肌、肱三头肌；

（3）拮抗肌：三角肌前部肌纤维、胸大肌（锁骨部）、肱二头肌、喙肱肌。

3. 肩关节外展

（1）主动肌：冈上肌、三角肌全部纤维；

（2）辅助肌：三角肌前后部肌纤维、前锯肌；

（3）拮抗肌：胸大肌（锁骨部）、肱二头肌、喙肱肌等肩关节内收肌肉群。

4. 肩关节内收

（1）主动肌：背阔肌、胸大肌（锁骨部）、肱二头肌、喙肱肌；

（2）辅助肌：三角肌前部肌纤维、大圆肌；

（3）拮抗肌：肱二头肌长头。

5. 肩关节内旋

（1）主动肌：肩胛下肌、背阔肌、三角肌前部肌纤维；

（2）辅助肌：大圆肌；

（3）拮抗肌：小圆肌、冈下肌。

6. 肩关节外旋

（1）主动肌：小圆肌、冈下肌；

（2）拮抗肌：背阔肌、胸大肌、三角肌前部肌纤维。

7. 肩关节水平外展

（1）主动肌：背阔肌、三角肌后部纤维；

（2）辅助肌：冈下肌、小圆肌。

8. 肩关节水平内收

（1）主动肌：胸大肌、三角肌前部纤维；

（2）辅助肌：大圆肌。

三、病理生理学

正常的滑膜关节两个相对的关节面上覆盖有透明软骨，其具有黏弹性。目前研究表明，骨关节炎不仅可累及软骨，还可累及软骨下骨、滑膜等结构。其病理特点可概括为关节破坏及局部组织重建异常的链式反应。肩关节较灵活，骨关节炎的发病率低于髋、膝等承重关节，但其关节稳定性较差，关节不稳，运动过度、外伤、关节置换术后仍可导致肩骨关节炎的发生发展。以下主要从关节软骨、软骨下骨、滑膜等方面概述肩骨关节炎的病理生理改变。

（一）关节软骨改变

对骨关节炎病理过程的认识是从关节软骨的研究开始的。软骨变形被认为是本病的特征性病理改变。正常的关节软骨富含蛋白多糖成分，具有黏弹性，由浅入深可分为四个区域：①浅表区，软骨细胞与胶原纤维排列方向大体与关节面平行；②中间过渡区；③深部放射区，软骨细胞与胶原纤维排列方向垂直于关节面;④钙化区,软骨与软骨下骨紧密结合。骨关节炎早期,关节软骨表现为软骨基质局灶性肿胀软化,表面黏蛋白变化,失去正常弹性,表面粗糙,出现少量的、天鹅绒样的组织结构碎裂。进一步发展,软骨可出现进展性剥落,软骨下骨板裸露。显微镜下观察,可见软骨基质溶解,各层软骨细胞凋亡,裂隙附近软骨细胞局部增殖,软骨纤维化,软骨破坏面可被纤维软骨覆盖,可见新生血管侵入。关节边缘软骨过度增生,形成软骨性骨赘,骨化形成骨赘。

(二) 软骨下骨改变

骨关节炎进一步发展,软骨下骨增生可致骨 - 钙化软骨界面的重建,同时伴新生血管侵入。最终钉状肉芽组织和显微组织侵至关节面。这些侵入组织通过结局性的软骨内成骨及膜内成骨,使软骨变薄剥脱,软骨下骨增生明显,骨质逐渐致密、坚硬,有反光性,称"象牙样变"。进展性骨关节炎的另一特征改变是软骨下假囊肿的形成,表现为紧邻象牙化的骨面下方可见骨质稀释的囊性区域,可能与骨关节断裂部位关节压力异常、局部组织坏死等有关。另外,骨组织在软骨内成骨,最终生成骨赘,是重度骨关节炎的特征。

(三) 滑膜改变

尽管骨关节炎被定义为非炎性的退行性病变,早期研究集中在对关节软骨及骨改变上。近年来研究逐渐认识到滑膜炎性改变在骨关节炎中所扮演的重要角色。其特征表现为以内膜增生为主的早期渗出阶段向后期纤维变性阶段进展的改变,可见滑膜细胞的肥大增生及淋巴细胞与单核细胞的浸润,这可能与机体对关节内碎屑的异物反应有关。

第二节　康 复 诊 断

一、评定

(一) 身体功能评定

1. 生理功能评定　包括感觉功能、运动功能。

(1) 感觉功能评定:疼痛是本病最常见的症状,所以,重点对关节疼痛进行评定。评定方法采用 VAS。具体方法详见第一章第二节感觉功能评定。

(2) 运动功能评定:包括关节活动度、肌力评定,有条件的单位可以采用等速肌力设备进行评定。关节炎晚期,肩胛骨和胸壁之间的活动度受限,可以进一步加重肩关节的活动受限。因此,肩关节主动和被动活动范围都要检查并记录,特别需要注意上举、外旋和内旋运动。同时,肩胛骨的运动和盂肱关节的旋转关系不大,所以体检时外旋试验对肩关节炎的诊断更为敏感。本病关节活动度与肌力评定具体方法如下。

关节活动度评定方法:采用标准的测量体位测量,治疗师在测量时,将量角器的轴心与关节的运动轴心对齐,内固定臂与构成关节的近端骨长轴平行,移动臂与构成关节的远端骨长轴平行,并随之移动,测读角度(图 4-2)。各主要关节活动范围的测量方法及正常参考值如表 4-1 所示,肌力评定方法如表 4-2 所示。

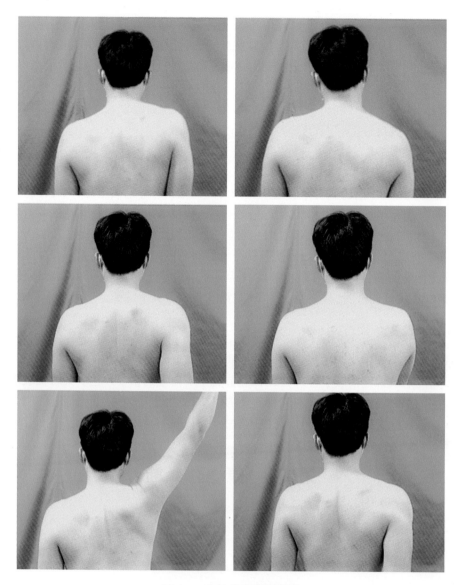

图 4-2　肩关节活动度检查

表 4-1　肩关节活动度测量方法

关节	运动	体位	量角器放置方法			正常参考值
			轴心	固定臂	移动臂	
肩	屈、伸	坐或立位,臂置于体侧,肘伸直	肩峰	与腋中线平行	与肱骨纵轴平行	屈 0~180° 伸 0~50°
	外展、内收	坐或立位,臂置于体侧,肘伸直	肩峰	与身体中线平行	与肱骨纵轴平行	外展 0~180° 内收 0~45°
	内、外旋	仰卧,肩外展 90°,屈肘 90°	鹰嘴	与腋中线平行	与前壁纵轴平行	内旋 0~70° 外旋 0~90°

表 4-2　肩关节肌力检查方法与评定

肌肉	肌力检查方法与评定		
	1级	2级	3、4、5级
三角肌前部 喙肱肌	仰卧,尝试屈曲肩关节时可触及三角肌前部收缩	向对侧侧卧,受检上肢放滑板上,肩可主动屈曲	坐位,肩内旋,肘屈,掌心向下,肩屈曲,阻力加于上臂远端
三角肌后部 大圆肌 背阔肌	俯卧,尝试后伸肩关节时,可触及大圆肌、背阔肌收缩	向对侧侧卧,受检上肢放滑板上,肩可主动伸展	俯卧,肩伸展 30°~40°,阻力加于上臂远端
三角肌中部 冈上肌	仰卧,尝试肩外展时可触及三角肌收缩	仰卧,上肢放滑板上,肩可主动外展	坐位,肘屈,肩外展至 90°,阻力加于上臂远端
冈下肌 小圆肌	俯卧,上肢在床缘外下垂,试图肩外旋时,在肩胛骨外缘可触及肌收缩	俯卧,肩可主动外旋	俯卧,肩外展,肘屈,前壁在床缘外下垂,肩外旋,阻力加于前壁远端
肩胛下肌 大圆肌 胸大肌 背阔肌	俯卧,上肢在床缘外下垂,试图肩内旋时,在腋窝前、后襞可触及肌收缩	俯卧,肩可主动内旋	俯卧,肩外展,肘屈,前壁在床缘外下垂,肩内旋,阻力加于前壁远端

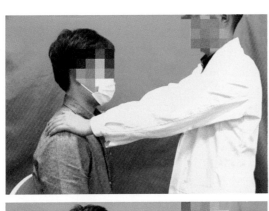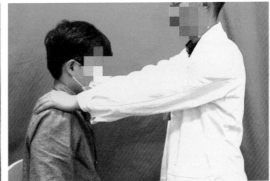
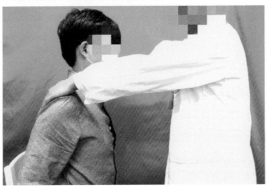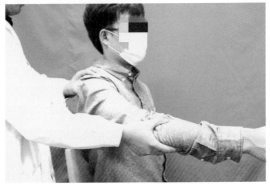

图 4-3　肩关节肌力检查

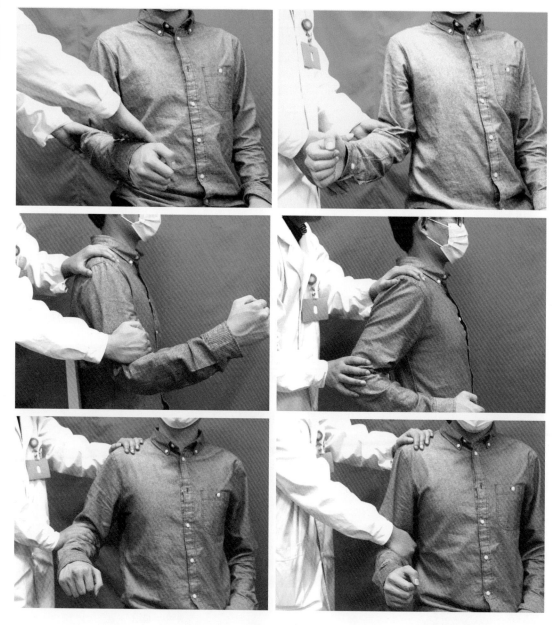

图 4-3（续）

2. 心理功能评定　本病导致的反复、长期的疼痛及相应的功能受限，常常引发患者焦虑与担忧，甚者导致心理疾病。由于行为表现并不显著，以及社会总体上对此问题认知水平有限，许多心理障碍并未被采取及时的预防与治疗措施，对患者及其家庭造成很大的负面影响。因此，医务人员更应该注意观察患者的心理变化表现，结合患者自身患病情况，分析心理障碍原因，从而尽量减少本病对患者身心健康的损害。具体评定方法详见第一章第二节心理功能评定。

(二) 结构评定

1. **视诊** 病变关节有无肿胀、畸形或者手术瘢痕。在体检时必须将患者两侧肩关节均裸露出来。视诊包括肩的外形,骨的突起,肌肉萎缩和畸形。

(1) 上面观:注意是否有下面的现象存在:凸起的胸锁关节(半脱位);锁骨畸形(陈旧性骨折);凸起的肩锁关节(半脱位或者骨性关节炎);三角肌萎缩(失用性或者腋神经麻痹),再看看是否有肩部肿胀、锁骨的畸形以及锁骨上窝的不对称。

(2) 侧面观:注意是否有关节肿胀,提示有感染或者炎症反应,例如钙化性冈上肌肌腱炎,盂肱关节化脓性感染或者外伤。

(3) 后面观:肩胛骨的形状、位置是否正常,或者是否小而高,像高位肩胛和先天性短颈综合征一样? 在颈的根部是否有带状皮肤,像先天性短颈综合征的典型体征一样? 是否有前锯肌瘫痪造成的肩胛骨翼状翘起?

2. **触诊** 病变关节有无骨性膨大或者皮下结节。近期有患有肩骨性关节炎的,肩锁关节有压痛,唇形变通常能够触及,在臂外展的时候可有捻发音。Paxinos 征:确定肩锁关节是否有骨性关节炎。检查者站在患者的后面,用左手去检查患者的右肩,拇指在肩峰的后外侧缘钩住,并向前上方施压,同时用示指和中指向下压锁骨。患者感觉疼痛即为阳性。在肩峰的下面施压并外展臂。当肩袖和或三角肌下囊有撕裂或者炎症病变时,在外展的部分弧段会有突然的压痛,由此可与肩骨关节炎进行鉴别。

3. **关节周径评定** 评定病变关节与健侧是否大小一致。肩关节周径测量又称卡拉威试验。医者用软尺从患者肩峰绕过腋窝测其周径。肩骨关节炎局部肿胀可见周径增大。而当肩关节脱位时,由于肱骨头脱出,其周径明显增大。评定时需患侧与健侧对比。

4. **影像学表现** 描述本病的异常影像学表现,典型的 X 线表现包括肩关节间隙狭窄,关节轮廓不规则,软骨下骨硬化,囊性变,肱骨头和肩盂变扁平。在退行性的肩骨关节炎中,关节盂软骨及软骨下骨的磨损主要位于后半部分,关节盂前侧的关节软骨仍是完整的。肱骨头中央部软骨缺失,而周缘残存着正常软骨和增生的骨赘。在肱骨头及关节盂,均可见到退行性的囊性变。骨赘主要分布于肱骨头的前、后侧及下缘,关节盂的下缘及后侧。盂肱关节面变得扁平,导致旋转活动受限。腋窝及肩胛下肌凹内可见游离体。原发性退行性关节病的典型表现为前关节囊挛缩、关节盂后缘磨损及肱骨头向后半脱位,肩袖破损并不多见。继发的退行性骨关节炎多继发于外伤、手术或其他影响关节面并导致其退变的疾患。

(三) 活动评定

1. **改良 bathel 指数 /MBI 评定** 具体评定方法详见第一章第二节活动评定。

2. **工具性日常生活评定 /IADL 评定** 疼痛和僵硬是本病的常见症状,二者常影响患者关节功能的发挥,进而对患者活动能力产生影响,因此需要测量患者的独立生活所必须的关节活动情况。具体方法详见第一章第二节活动评定。

(四) 参与评定

1. **职业评定** 肩骨关节炎患者反复发作疼痛,关节僵硬、肿胀变形,部分伴有继发性滑膜炎,必然导致关节活动受限,严重影响主要进行上肢劳动患者的工作过程,特别是进行投掷上举运动的运动员。而对于需要进行文案书写的患者(包括学生)而言,右侧肩骨关节炎的疼痛也会对书写流利度等产生一定影响。

2. 社会交往评定 老年人中肩骨关节炎较常见,老年人的社会交往方式主要包括聊天、散步、户外锻炼、打麻将等。本病所带来的疼痛和活动受限对老年人涉及的上肢活动,尤其是外展、内收、内旋的社会交往方式产生巨大影响,比如太极、麻将等活动。握手作为社会交往中的基本礼仪,也会由于肩关节活动受限而产生异常姿势。

3. 休闲娱乐评定 现今最常见的休闲娱乐方式包括羽毛球、保龄球、高尔夫、游泳,看电视,打游戏,上网等多种模式。其中羽毛球、保龄球、高尔夫、游泳等涉及肩关节活动的运动方式与肩关节功能状态密切相关。患者肩骨关节炎上举运动明显受限,因此其功能障碍对患者休闲娱乐影响程度的评定是必不可少的。

4. 生活质量评定 采用量表 SF-36 具体方法详见第一章第二节活动评定。有条件的单位可以采用 Bte 技术进行评定。具体方法详见第一章第二节活动评定。

二、诊断

综合上述评定结果,肩关节 OA 患者的康复诊断/功能障碍/临床康复问题表现为以下四个方面:

(一)身体功能障碍

1. 生理功能障碍 主要表现为肩关节的疼痛、僵硬、关节活动度受限及肌力下降。肩骨关节炎患者常主诉肩关节持续性钝痛,其发作常常是隐匿性的。晨起和过度劳累后加重,疾病早期时休息后可减轻,后期夜间痛较严重。大部分患者起床后可感晨僵,但一般不超过30分钟,活动后见好转。轻中度骨关节炎患者关节活动度受限,特别见于上举、外旋和内旋运动,同时有肌肉无力感,严重者甚至伴有关节强直、功能丧失。

2. 心理功能障碍 主要表现为焦虑、抑郁、悲观失望等情绪。患者担心治不好而留下后遗症,以及患者躯体功能的受限与患者渴望参与日常生活活动和社会活动相矛盾,使得患者产生自卑感。骨关节炎不仅导致严重的躯体功能障碍,还对患者的精神状态产生负面影响。与非关节炎相比,需要 3 倍的时间照顾他们的疾病,这无疑给他们增加了心理负担。

(二)结构异常

1. 视诊 表现为病变关节局部肿胀、肥大和(或)关节液渗出。由于疼痛僵硬引起的长期活动受限,可致周围肌肉萎缩,甚至引起关节畸形,肌肉的情况可随年龄的增长而减退,因此在诊断过程中也需要考虑到患者年龄问题。

2. 影像学表现 肩骨关节炎影像学检查以 X 线检查尤为重要,病变早期无特殊改变,病变后期可见关节间隙狭窄和关节面软骨下骨硬化,关节面边缘骨赘形成,周围骨质可见囊性改变。早期的肩骨关节炎很难通过 X 线片发现,MRI 检查可进一步明确病变,辅助诊断。CT 可以评估关节盂的骨量、严重的盂肱关节后侧半脱位和关节盂的磨损。然而,在 X 线影像学表现明显的晚期肩骨关节炎患者中,CT 和 MRI 并不必须。拍摄 X 线时,建议采用外展负重摄片,将肱骨外展45°,这时肱骨头关节面和肩盂关节面的中心相对,能很好地显示退行性关节病所特有的,肱骨头中央部分软骨缺损所具有的典型征象,可以发现普通位置摄片无法发现的软骨丢失和关节间隙狭窄的情况。非外展位摄片时,由于肱骨头周缘存在的软骨,影像很可能显示不出肱骨头关节面软骨变薄。

(三) 活动受限

1. 肩关节的 OA 导致患者日常生活受限情况　进食过程涉及肩关节的上举、外展、内收运动,肩关节活动受限影响进食的具体过程,例如使用餐具将食物由容器送到口中,包括用筷子、勺子或叉子取食物等过程。洗澡、修饰的过程中主要涉及肩、肘关节运动,当肩关节存在功能障碍时,对应的搓澡、洗脸、刷牙、梳头、刮脸、穿衣等活动将受到限制。相应的如厕过程中整理衣裤过程也会受到肩关节功能的限制。

2. 肩关节的 OA 导致患者工具性日常生活的受限情况　工具性日常生活活动能力量表用以评定最近一月的家务活动、社会生活技巧、个人健康保健、安全意识、环境设施和工具使用。其中做家务,洗衣服,食物烹调活动明显与肩关节活动相关,诊断过程中需注意患者该方面行为受影响的程度,间接判断肩骨关节炎严重程度。

(四) 参与受限

1. 工作 / 学习受限情况　肩骨关节炎对于主要依靠上肢活动进行工作的患者而言将产生重大影响,肩关节活动受限无法完成上举、外旋、内旋等活动,对于办公人员、体力劳动者、甚至学生都有一定的限制作用,进而影响工作效率或学习进度。

2. 社会交往受限情况　基本社交礼仪的握手会因肩关节无法上抬而产生异常,甚至是交往过程中拥抱等动作也会受到限制。

3. 休闲娱乐受限情况　在很大程度上,带着自由竞争、自我决定、有满意感和有质量的休闲娱乐活动是人类健康生活的重要内容。学习各种娱乐技巧,开展丰富多彩的休闲娱乐活动,为人们生活质量的提高提供了基础。休闲娱乐活动中的各种运动几乎都涉及肩关节运动,特别是羽毛球、保龄球、高尔夫等球类运动,但看电视、电影等非上肢运动类活动将不受影响。因此,肩骨关节炎造成肩关节功能障碍仅影响部分休闲娱乐活动。

4. 生活质量影响情况　骨关节炎患者经过生理功能、情感职能、社会职能、精神健康等方面进行调查,更全面地评价骨关节炎患者的生活质量。SF-36 中 8 个维度的平均得分明显低于常模,表明骨关节患者生活质量受到一定影响。就肩骨关节炎而言,除了步行活动,SF-36 量表中测量的其余条目会受不同程度的影响。

第三节　康复治疗

肩关节骨关节炎的康复治疗方法主要有物理治疗、作业治疗、康复辅具、药物治疗及康复护理。

一、物理治疗

(一) 运动疗法

1. 关节松动训练　具有缓解疼痛、改善病变关节活动范围、僵硬的作用。每天 1~2 次,每次 1 小时左右,每周 5 天,10 天一个疗程,根据病情治疗二至四个疗程。根据患者关节活动受限情况和疼痛程度选择治疗手法和平面。Ⅰ、Ⅱ级手法主要用于由疼痛引起的关节活动受限的患者,Ⅲ级手法主要用于关节僵硬的患者,而Ⅳ级手法主要用于关节明显挛缩、粘连的患者。盂肱关节包括分离牵引,长轴牵引,向头侧滑动,前屈向足侧滑动,外展向足侧滑动,前后向滑动,后前向转动,侧方滑动,外展摆动,水平内收摆动,内旋摆动,外旋摆动;胸锁关节包括前后向滑动,上下滑动,肩锁关节后向前滑动;肩胛胸壁关节松动肩胛骨。

2. 关节活动训练 具有维持与改善病变关节活动范围,改善血液循环、促进慢性炎症消散的作用。每天 1~2 次,每周 5 天,10 天一个疗程,根据病情治疗二至四个疗程。骨关节炎患者疼痛急性加重时,可采取被动关节活动,以避免活动加重症状,同时又保证了关节活动度,为后期功能锻炼提供了基础,例如采用持续被动训练器(CPM)。大部分肩骨关节炎患者可采用不负重的主动运动过渡到负重的主动运动模式,例如双足前后分开,面墙而立,抬起患肢,该手掌面贴于墙上,保持手的位置不变,躯体前屈,以此完成肩关节前屈的闭链运动;双足左右分开,侧向墙面而立,抬起患肢,该手掌面贴于墙上,保持手的位置不变,躯体向对侧旋转,以此完成肩关节内外旋的运动。闭链运动能促进肩关节稳定性并刺激关节的本体感觉。

3. 有氧运动训练 具有维持与改善病变关节活动范围、改善局部与全身血液循环及软骨代谢的作用。上肢骨关节 OA 患者可在病变关节的生理活动范围内做免荷主动等张运动,每天 1~2 次,每次 3~5 组,每组 3~5 个,每个 3~5 秒,每周 3~5 次。

4. 关节神经肌肉协调性训练 为了达到患者恢复正常的神经肌肉功能并满足正常功能的需要,可使用等速肌力测试仪测量患者肌力的客观数据,在此基础上进行改良中立位内外旋等张训练(无痛下进行),开始上肢功能器具(体操棒、滑轮、波巴氏球)训练,以恢复耐力。如果内外旋肌力达到 5 级,开始本体感觉神经肌肉强化模式,注意整个上肢的柔韧性训练。

(二) 电疗法

1. 经皮神经电刺激 通过皮肤电极将特定的低频脉冲电流传入人体内,选择性激发传入感觉粗纤维神经,兴奋脊髓胶质细胞而阻断疼痛冲动传入,从而实现内源性镇痛效应。主要起到镇痛、改善血液循环的作用。最常用的治疗频率为 70~110Hz,脉冲宽度 0.04~0.3ms,20 分钟 / 次;频率选择多依患者感受缓解症状程度为准,电流强度以引起明显的震颤感而不致痛为宜,具体依患者耐受情况而定。每天 1~2 次,每周 5 天,10 天一个疗程,根据病情治疗二至四个疗程。

2. 神经肌肉电刺激 促进血液循环、炎症吸收、缓解疼痛;刺激肌肉收缩,引起关节活动,牵拉关节周围软组织,从而维持或增加关节活动度。频率为 20Hz,波宽 0.3ms,通断比1:3,20 分钟 / 次。每天 1~2 次,每周 5 天,10 天一个疗程,根据病情治疗二至四个疗程。本病伴有肩关节脱位时,可采用功能性电刺激代替支具、吊带治疗肩关节脱位,同时不影响上肢运动。

3. 短波透热疗法 短波透热疗法由于传导电流、欧姆损耗与位移电流、介质损耗的机制,可引起明显的温热效应及非热效应(高频电磁振荡效应),从而起到改善局部血液循环、镇痛、控制炎症、加速组织修复的作用。短波治疗机输出短波电流有两种,一种波长 22.12m、频率 13.56MHz,另一种波长 11.06m、频率 27.12MHz。物理治疗所用短波治疗机多为波长

11.06m。急性期患者采用无热量治疗，15 分钟 / 次，每天 1 次，根据疾病进展情况进入慢性治疗。慢性期患者采用微热量治疗，每天 1 次，12~15 分钟 / 次。每周 5 天，10 天一个疗程，根据病情治疗二至四个疗程。

（三）声疗法

1. 治疗性超声波疗法　超声波被普遍认为可以减少水肿、减轻疼痛、增加活动度，加速组织愈合，减少炎症反应。部分研究表明低强度的超声波对损伤软骨具有修复作用。使用 1MHz，连续超声波声强 1~1.5W/cm^2 或脉冲超声波声强 1.5~2.5W/cm^2，采用声头移动法，每天 1 次，5~10 分钟 / 次，3~5 天 / 周，视患者情况，2~8 周不等。

2. 冲击波疗法　冲击波通过物理学介质传导机械性脉冲震波，在极短的时间内产生急剧变化的压力，主要起到止痛、促进血管扩张、刺激血液循环和促使新的骨组织形成的作用。另外，体外冲击波还能促进机体释放自由基，加强机体内部细胞防护机制。频率为 60 次 / 分钟，强度为 0.18~0.25mJ/mm^2，每次治疗时共冲击 1000 次，每 5 天治疗 1 次，共 3 次。

（四）光疗法

1. 低能量激光疗法　利用光的生物化学反应，具有消炎、镇痛、促进组织修复和生物合成的作用。输出波长为 600~1000nm，输出功率为 5~500mW，照射时间为 15~20 分钟 / 次，1~2 次 / 天，5~10 次为一个疗程，根据病情治疗二至四个疗程。

2. 红外线疗法　用于慢性损伤，慢性无菌性炎症，具有缓解肌肉痉挛、镇痛、消炎、消肿、改善血液循环的作用。局部照射，20 分钟 / 次，1~2 次 / 天，10 天一个疗程，根据病情治疗二至四个疗程。

（五）磁疗法

脉冲电磁场疗法磁疗对代谢、内分泌系统有整体的影响，具有促进血液循环，促进骨、软骨代谢，消炎、镇痛的作用。有研究采用频率 50Hz，强度 20mT，30 分钟 / 天，1 次 / 天，3 次 / 周，共 3 周改善肩关节疼痛和功能。

（六）水疗法

已有研究表明髋膝骨关节炎患者进行水中运动，能改善关节疼痛及僵硬程度。利用水的浮力作用将运动关节支托起来，避免辅具的长期固定作用导致的关节活动度下降。减轻关节负重的情况下进行关节活动度的训练，同时热刺激具有抑制疼痛，改善循环的作用，冷刺激能提高肌肉应激能力，减少疲劳。每周治疗 5 天，2 次 / 天，每次以患者能够忍受、手指泡红为度。10 天一个疗程，根据病情治疗二至四个疗程。

二、作业治疗

临床康复中的作业治疗常常需要与物理治疗紧密配合共同进行。肩骨关节炎的作业治疗包括：

1. 进行康复宣教　康复宣教应在康复治疗开始之前进行，与家属和患者沟通肩关节炎病情及进展情况，拟采取的治疗方式，康复训练的必要性及训练内容，预期达到的基本目标及预后情况等,让患者充分认识自身状况和做好手术或是康复训练的心理准备。以期消除患者的恐惧心理、减轻患者的心理压力,从而增强患者治愈疾病的信心。

2. 配合物理治疗的运动训练　更大程度的改善患者的日常活动能力,作业治疗师将会帮助患者完成日常生活任务,指导患者怎样维持适合的体位,从而在疼痛范围内更好的完成诸如自我修饰、穿衣、洗澡、进食等的动作。另外,应当教会患者使用正确的活动形式和运动方式,在日常生活中减少关节疼痛,例如让患者尽量穿拉链式的外套,避免穿套头式的需要过度前屈上举肩关节的衣服。作业治疗经常结合道具进行训练,"方向转盘",即患者可握盘上的手柄进行转动,训练屈、伸、展、收的环转运动;"彩虹桥"是用于肩关节活动度训练的常用器具,患者可独立或在治疗师的辅助下将套于圆弧杆上的圆环进行快速或缓慢划圈移动,以此改善肩关节多方位大范围的活动度。

肩关节抬举器,可训练患者肩部的前屈或上举活动度,运动时治疗师必须在患者身旁进行指导和跟进,一方面可以及时纠正患者的不良动作和姿势,保证正确的训练方式和内容,另一方面要密切关注患者的运动反应及反馈,随时解决患者训练过程中的疑难。不管是功能性活动训练还是日常生活动作的实地模拟训练,进行 ADL 训练时,应注意根据患者的年龄、体质、疾病的不同阶段、动作损害情况以及动作进展情况,选择适宜的训练方式并配合各种辅助器具和矫形器的使用,使患者最大限度的发挥潜能,达到生活自理或减少依赖。治疗师需要根据患者的情况制订作业治疗计划,而患者需要反复的训练和体验。作业治疗还可从社区改造或是患者家庭改造着手,通过改变或是增减设施仪器,从而较好的与患者的自身状况相适应,例如将较高的橱柜相应设计为降低式,减少或是避免肩骨关节炎患者的肩关节过度前屈上举;将较难推动的门窗改造为滑动型,减轻关节应力等。

3. 职业康复　肩关节炎的职业康复要求采取各种适当手段,综合利用器具等帮助患者恢复工作能力,包括职业选择教育,职业指导和职业岗前培训等。考虑到患者的身体能力和潜在素质,要求在康复评估的基础上制订合理可行的职业能力康复计划,作业治疗师应结合患者自身状况和需求,与患者达成相同的职业康复目标,指导患者进行有目的性的康复训练,使者的职业能力得到有效的提高,最终帮助患者定位职业方向或是助其重返岗位。

三、康复工程技术

在肩骨关节退行性变的治疗过程中,可以适当的利用一些康复辅具或是矫形器,对肩骨关节进行良好的保护和支持。护肩型辅具能对肩关节周围组织提供支持、稳定、保温和缓解疼痛的作用,通常用于护肩的材质主要有棉、毛、皮、混纺材料。

1. 肩关节护具的选择　棉:透气性、吸湿性强,但水洗和穿着后易起皱变形,缩水率较大,约为 4%~10%。保温性一般,不耐霉菌。毛:常见的护肩毛型织物原料为羊毛、兔毛、骆驼毛等,保暖性好,但透气性偏差,发汗后不宜散发,防虫蛀性差,且使用一段时间后给人以陈旧干枯之感。皮革:动物皮革较透气,保暖性更好,但防水性能较差;尽管人造革表面不会出现受潮现象,但保暖、透气性差。混纺:随着混纺纤维的发展,它在一定程度上弥补了传统材质的一些缺点,但其吸湿、透气、保暖性能却不尽如人意。如棉和涤纶的混纺织物称为棉的确良,具有坚牢、挺括、快干、免烫的优点,但吸湿、透气等服用性能不及纯棉织物。医生应根据患者的病程,根据棉、毛、皮、混纺材料的不同材料属性,选择合适的护肩材料。

2. 肩外展矫形器　又称作肩外展支架、肩外展飞机架。适用于肩关节手术后固定、肱骨骨折合并桡神经损伤、三角肌麻痹、棘上肌腱断裂、肩关节部位骨折、脱位整复后、臂丛神经麻痹或拉伤，也用于急性肩周炎、肩关节炎、肩关节结核等。在肩关节成形术后，需要支架矫形器进行肩部的保护和制动，以利于更好的临床康复。其中肩外展矫形器是临床上应用较广泛的肩部矫形器，它能使肩部固定在不同的外展、前屈及内外旋位，肘部屈曲，腕关节功能位，抬高上肢，达到充分支持和保护关节，达到肩部制动和减轻关节应力的目的。医师可根据不同的实际情况建议使用通用或是选择定制的外展矫形器。

另外，常见的还有肩胛骨保持矫形器、臂吊等，临床上常常针对术后不同的康复阶段选择不同的矫形器。

四、药物治疗

目前，对于肩骨关节炎的药物治疗指南暂无统一标准，建议参考本书第一章第三节。

五、康复护理

本病的目前主要治疗方法是手术治疗，手术方法包括全肩关节置换术或半肩置换术及关节镜治疗。手术完成关节清理、关节囊松解，软骨成形，微骨折，游离体摘除，生物植入移植，肩峰下减压，锁骨远端切除，肩锁关节切除，肱二头肌腱切断或固定以及上唇修复等手术操作。

(一) 术前护理

患者因患有肩骨关节炎而导致关节长期疼痛、僵硬、功能受限等问题，容易造成心理情绪上的障碍。采取手术治疗有一定的风险，患者会紧张、焦虑，担心手术是否成功和未来的功能康复预期。护士应主动热情的做好宣教，解答疑问，给予安静舒适的环境，同时介绍手术的目的、安全性、功能锻炼的重要性，消除患者顾虑，在治疗师指导下进行积极正确的功能训练。同时，家属应协助护士监督患者训练，以自我护理为主，辅助护理为辅，消除患者恐惧心理，从而主动配合完成康复治疗。

(二) 术后护理

在临床护理中，患者肢体摆放直接影响患者预后，正确的体位可有效保护肩关节的功能。患者仰卧或半卧位时，需将患侧肩关节下面垫枕与患者头部枕头成直角放置，不重叠，枕边缘正好平躯干边缘，患者感觉更舒适，有助于减轻疼痛；侧卧位时，保持患侧肩与躯干平行；教予患者正确的坐起方法，避免患侧上肢用力不当。

术后需密切观察术区敷料渗血，局部皮肤颜色、温度情况，如有局部皮肤发绀、肿胀、出血、渗液等情况，应及早发现并加以处理。密切观察患者病情变化，处理患者体位不当引起的疼痛，并及时纠正处理。根据患者病情发展，合理膳食，加强营养，及早介入康复治疗，以达到肩关节术后良好的预后和关节功能的恢复。

六、外科治疗

对于经非手术治疗无明显疗效，病变严重及关节功能明显障碍的患者，在综合考虑患者的健康状况、活动能力后,可考虑外科治疗。肩骨关节炎手术方法包括肩关节关节镜下盥洗及清理术、肩关节置换术、肩关节成形术、肩关节融合术。

(一) 关节镜下盥洗及清理术

早期肩骨关节炎患者无需进行肩关节置换术,可在关节镜下进行关节清理、关节囊松解、软骨成形、微骨折、游离体摘除、肩峰下减压等,以求恢复关节正常生物力学特性,延迟进行关节置换术的时间。对于肩关节关节镜下盥洗及清理术,各研究之间报道的疗效具有差异性。AAOS 肩骨关节炎治疗指南既不推荐也不反对对肩骨关节炎患者实施关节镜下手术。

(二) 肩关节置换术

肩关节置换术是治疗严重肩骨关节炎并无禁忌证的标准外科治疗方法,包括半肩关节置换术(仅置换肱骨头)和全肩关节置换术两种。关节活动性的感染及肩袖和三角肌功能完全丧失为手术的绝对禁忌证。对于术式的选择需根据患者关节骨关节炎的严重程度、关节盂的骨量及肩袖功能的完整性综合判断。AAOS 指南及前期研究指出,全肩关节置换术较半肩关节置换术对于患者术后疼痛缓解、功能恢复更具优势。

(三) 肩关节成形术

肩关节成形术主要包括有肱骨头切除术和自体腓骨移植成形术。手术前提是肩袖及肩胛带其他肌肉功能正常。近年来,随着人工关节置换术的成功开展,肩关节成形术手术指征减少,主要用于肱骨头顽固性感染或置换术后失败且大量骨缺损无法进行二次翻修手术的患者,但成形术后肩关节稳定性及活动性恢复较差。关节成形术现已不用于原发性肩骨关节炎患者的治疗。

(四) 肩关节融合术

与肩关节成形术类似,近年来肩关节融合术使用率也明显减少,且不用于治疗原发性肩骨关节炎。肩袖肌三角肌损伤、活动性感染、重建术后失败或肩胛带大量骨缺损的患者是该手术的适应证。

目前,肩骨关节炎的外科治疗中,关节置换术的疗效较其他方法好,但治疗时仍需根据患者的病情、活动能力、社会参与能力及患者期望进行综合化、个体化的治疗。

第四节　研　究　进　展

一、基础研究

目前尚无肩骨关节炎康复相关的基础研究。

二、临床研究

目前尚无肩骨关节炎康复相关的临床研究。

三、临床指南

美国骨科医师学会（American Academy of Orthopaedic Surgeons，AAOS）组织相关专家在循证医学的基础上制定了肩关节骨性关节炎治疗指南。其协作组既不推荐也不反对对肩关节骨关节炎患者实施初期的物理治疗、药物治疗、注射皮质类固醇药物治疗。而注射用透明质酸钠则可作为一项治疗选择，推荐强度为低等。全肩关节置换术治疗肩关节骨关节炎的推荐强度中等，并且专家达成一致共识，全肩关节置换术不应对存在不可修复的肩袖撕裂的肩关节骨关节炎患者实施。

（一）诊断标准

目前尚无统一诊断标准。

（二）相关期刊

目前尚无针对肩骨关节炎的相关期刊。

（三）相关网站

美国骨科医师协会网站：

http://www.aaos.org/home.asp

UpToDate 临床决策数据库：

http://www.uptodate.com/contents/shoulder-osteoarthritis-treatment-beyond-the-basics

（季侨丹　周予婧　阳筱甜）

参 考 文 献

1. Menge TJ. A comprehensive approach to glenohumeral arthritis. South Med J，2014，107（9）：567-573.

2. Menge TJ. Acromioclavicular osteoarthritis：a common cause of shoulder pain. South Med J，2014，107（5）：324-329.

3. Lee LH，Desai A. Reverse polarity shoulder replacement：Current concepts and review of literature. World J Orthop，2014，5（3）：255-261.

4. Dai X. Association of single nucleotide polymorphisms in estrogen receptor alpha gene with susceptibility to knee osteoarthritis：a case-control study in a Chinese Han population. Biomed Res Int，2014：p. 151457.

5. Murray IR. Functional anatomy and biomechanics of shoulder stability in the athlete. Clin Sports Med，2013，32（4）：607-624.

6. Moore KL，Dalley AF，Agur AM. Clinically oriented anatomy. Amsterdam：Lippincott Williams & Wilkins. 2013.

7. MallN A. Degenerative joint disease of the acromioclavicular joint：a review. Am J Sports Med，2013，41（11）：2684-2692.

8. Jean，K. Glenoid or not glenoid component in primary osteoarthritis. Eur J Orthop Surg Traumatol，2013，23（4）：387-393.

9. Jean K. Classifications of glenoid dysplasia，glenoid bone loss and glenoid loosening：a review of the literature. Eur J Orthop Surg Traumatol，2013，23（3）：301-310.

10. Sinusas K. Osteoarthritis：diagnosis and treatment. Am Fam Physician，2012，85（1）：49-56.

11. Killian ML. Recent advances in shoulder research. Arthritis Res Ther，2012，14（3）：214.

12. Singh JA. Surgery for shoulder osteoarthritis：a Cochrane systematic review. J Rheumatol，2011，38（4）：598-605.

13. Denard PJ，Wirth MA，Orfaly RM. Management of glenohumeral arthritis in the young adult. J Bone Joint Surg Am，2011，93（9）：885-892.

14. Singh JA. Surgery for shoulder osteoarthritis. Cochrane Database Syst Rev，2010（10）：p. CD008089.

15. Cael C. Functional anatomy：musculoskeletal anatomy，kinesiology，and palpation for manual therapists. Lippincott：Williams & Wilkins. 2010.

16. Saccomanni B. Inflammation and shoulder pain—a perspective on rotator cuff disease，adhesive capsulitis，and osteoarthritis：conservative treatment. Clin Rheumatol，2009，28（5）：495-500.

17. Burbank KM. Chronic shoulder pain：part Ⅱ. Treatment. Am Fam Physician，2008，77（4）：493-497.

18. Rickert M，Loew M. Hemiarthroplasty or total shoulder replacement in glenohumeral osteoarthritis？ Orthopade，2007，36（11）：1013-1016.

19. Radnay CS. Total shoulder replacement compared with humeral head replacement for the treatment of primary glenohumeral osteoarthritis：a systematic review. J Shoulder Elbow Surg，2007，16（4）：396-402.

20. Moskowitz RW. Osteoarthritis：diagnosis and medical/surgical management. Amsterdam：Lippincott Williams & Wilkins. 2007.

21. Wilcox RB，Arslanian LE，Millett P. Rehabilitation following total shoulder arthroplasty. J Orthop Sports Phys Ther，2005，35（12）：821-836.

22. Pearle AD，Warren RF，Rodeo SA. Basic science of articular cartilage and osteoarthritis. Clin Sports Med，2005，24（1）：1-12.

23. Kapandji A. The Physiology of the Joint：The Upper Limb. Churchill Livingstone，2005.

24. Buttaci CJ. Osteoarthritis of the acromioclavicular joint：a review of anatomy，biomechanics，diagnosis，and treatment. Am J Phys Med Rehabil，2004，83（10）：791-797.

25. Bishop JY，Flatow EL. Management of glenohumeral arthritis：a role for arthroscopy？ Orthop Clin North Am，2003，34（4）：559-566.

26. Kelley MJ，Ramsey ML. Osteoarthritis and traumatic arthritis of the shoulder. J Hand Ther，2000，13（2）：148-162.

27. Sharma L，Kapoor D，Issa S. Epidemiology of osteoarthritis：an update. Current opinion in rheumatology，2006，18（2）：147-156.

28. Poole AR. An introduction to the pathophysiology of osteoarthritis. Front Biosci，1999，4（1）：D662-670.

29. Felson DT. Risk factors for osteoarthritis：understanding joint vulnerability. Clinical orthopaedics and related research，2004，427：S16-S21.

30. McRae R. Clinical orthopaedic examination. Elsevier Health Sciences，2010.

31. Rockwood Jr CA，Matsen Ⅲ FA，Wirth MA，et al. The shoulder. Elsevier Health Sciences，2009.

32. Howell DS，Goldberg VM，Mankin HJ. Osteoarthritis：diagnosis and management. Philadelphia：WB Saunders，1984.

33. Eslamian F. Effects of low-level laser therapy in combination with physiotherapy in the management of rotator cuff tendinitis. Lasers Med Sci，2012，27（5）：951-958.

34. Galace de Freitas D. Pulsed electromagnetic field and exercises in patients with shoulder impingement syndrome：a randomized，double-blind，placebo-controlled clinical trial. Arch Phys Med Rehabil，2014，95（2）：345-352.

35. Izquierdo R. American academy of orthopaedic surgeons clinical practice guideline on：the treatment of

glenohumeral joint osteoarthritis. J Bone Joint Surg Am,2011,93(2):203-205.

36. Parsons IM. Glenohumeral arthritis and its management. Phys Med Rehabil Clin N Am,2004,15(2):447-474.

37. Santamato A. Short-term effects of high-intensity laser therapy versus ultrasound therapy in the treatment of people with subacromial impingement syndrome:a randomized clinical trial. Phys Ther,2009,89(7):643-652.

第五章

髋骨关节炎康复指南

髋骨关节炎是指髋关节软骨变性坏死、髋臼发育不良、髋臼股骨撞击、髋部外伤后或者增龄引起的髋骨关节炎性疾病，是引起老年人髋关节疼痛最常见的病因，流行病学研究表明，成人髋骨关节炎的患病率为 0.7%~25.3%。临床主要表现为臀外侧、腹股沟等部位的疼痛（可放射至膝）、关节肿胀和积液，伴有关节活动受限，特别是髋关节屈曲位内旋活动明显受限。病程渐进性发展，首先表现为髋关节内旋转活动受限，之后髋关节各个方向活动受限，跛行加重，甚至卧床不起。患者的日常生活、社区活动、社会交往以及职业活动均受到不同程度的影响。

髋臼发育不良一般女性多见，其症状与年龄和髋臼发育不良的程度呈正比，出现临床症状的年龄多数在 35~45 岁。早期主要表现为负重或行走后髋关节疼痛，有的发生膝关节内侧放射性疼痛，有的患者误认为膝关节病变。进行髋关节影像学检查时才发现髋关节病变。髋臼发育不良患者的髋臼变浅，头臼包容失衡，髋臼与股骨头负重区应力集中，单位面积内压力增加，长时间的磨损，负重区软骨退变。为了代偿髋臼覆盖面积不足，髋臼缘骨赘增生。骨赘容易造成盂唇磨损，诱发疼痛的姿势是髋膝关节屈曲、外展、外旋位，特别是上轿车时髋关节疼痛明显。早期 MRI 检查有助于鉴别诊断。

髋臼股骨撞击症是导致髋关节骨关节炎的重要原因。该病最早由现代髋关节技术大师 Ganz 命名，好发于运动活跃的中、青年，尤其是男性，对于家庭和社会危害较大。近十年来，这一疾病得到了越来越广泛的重视，诊断率和治疗率都得到了极大的提高。越来越多的研究证实，早期诊断及治疗这一疾病可以延缓髋骨关节炎的发生，改善患者活动状态，节约可能由此付出的社会成本。髋臼股骨撞击症根据其发生原因分为几型，包括凸轮型（CAM）、钳夹型（PINCER）和混合型，绝大部分可以在关节镜下处理，手术综合满意率较高；少部分情况，如髋臼内陷等，需要切开进行手术治疗。

髋骨关节炎分为原发性和继发性两种，原发性髋骨关节炎病因不明，可能为与年龄有关的关节软骨退行性病变；继发性髋骨关节炎由先天畸形或外伤引起,如先天性髋臼发育不良、半脱位、髋臼骨折、股骨颈骨折、股骨头缺血性坏死、髋臼股骨撞击、髋部感染等。

第一节 基本知识

一、局部解剖学

髋关节是人体中最典型的球-窝关节,大量的韧带和肌肉使股骨头能完全地保持在髋臼中。股骨近端的厚的关节软骨、肌肉和网状骨都有助于减弱通过髋部的力量。由于疾病和损伤的原因使这些保护机制失效,则常会导致关节结构的退化。

(一) 股骨头

股骨头位于腹股沟韧带的中下 1/3 处,一般来说,成年人中两个股骨头中心之间的距离为 17.5cm,股骨头的形状近似 2/3 完整的球形结构,在股骨头中心的稍后方有一个明显的凹陷,整个股骨头的表面除了凹陷部分都被关节软骨所覆盖。凹陷部前面的关节软骨在整个范围内是最厚的。

圆韧带走行于髋臼横韧带和股骨头凹陷之间,圆韧带有一管状的滑膜外皮的结缔组织包绕,从而增加了关节的稳定性。圆韧带的血供为闭孔动脉中的一小分支,这个小且易变不定的动脉仅仅能给股骨头提供的少量的血液,而大部分的血供主要来自于通过关节囊的动脉。

(二) 髋臼

髋臼是一个较深,呈半杯状的臼窝,它容纳股骨头。髋臼的骨性部分不完全在臼窝中,其下部为髋臼切迹,髋臼横韧带跨于髋臼切迹之上。髋臼唇是围绕在髋臼周围的环形纤维软骨,此关节唇的横切面为三角形,其基底部沿着髋臼缘与之连接。髋臼唇与髋臼切迹相邻,此唇同时与髋臼横韧带相融合,此关节唇的主要作用为加深髋臼窝和安全地抓住股骨头。髋臼唇可以明显地增加关节的稳定性,创伤性的髋关节脱位常常导致髋臼唇的撕裂。

股骨头仅仅是通过它的马蹄形的月状表面来与髋臼相接触。其表面被关节软骨所覆盖,其最厚的部分位于圆顶的前上部。此处是人行走时受力最大的部位。在行走时,摆动中期髋关节承重约为体重的 13%,站立相时髋关节承重超过体重的 300%。在站立相时,髋关节月状表面增加了髋臼切迹的宽度,因此增加接触面积从而减小了峰值压力。行走时,髋臼所受的压力也传到骶髂关节和耻骨联合关节,这些关节的低活动性可以增加髋关节的压力,从而造成过多的磨损。

髋臼凹是一个位于髋臼深部的一个深凹,它通常不与股骨头相接触且缺乏软骨,但它包括有圆韧带、滑膜、血管。

(三) 髋臼力线

在解剖位,髋臼位于有不同程度向下和向前倾斜的骨盆的外侧,一个发育不良的髋臼不能完全包纳股骨头会导致慢性的脱位和骨关节炎。评测髋臼对股骨头的覆盖的常用方法有:

中 - 边角和髋臼前倾角。

1. 中 - 边角（center-edge angle） 中 - 边角（也称 Wiberg 角）是用来描述在冠状面上髋臼对股骨头的覆盖程度（图 5-1）。中 - 边角有高度可变性，但是一般来说在成人中，X 线片上测量出来此角为 35°~40° 之间。正常的中 - 边角为股骨头提供了很好的保护。如此角较小，则不能很好的包裹股骨头，这样就增加了脱位的风险。

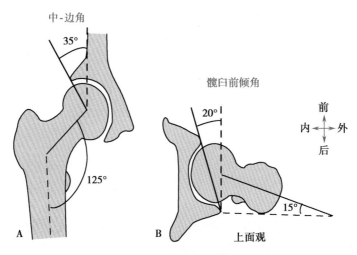

图 5-1 中 - 边角（A）和髋臼前倾角（B）示意图

2. 髋臼前倾角（acetabular anteversion angle） 髋臼前倾角是用来描述在水平面上髋臼对股骨头的包裹程度。正常的髋臼前倾角大约有 20° 左右，部分股骨头的前部暴露在髋臼外（图 5-1），髋关节前面厚厚的囊韧带和髂腰肌肌腱覆盖前部的髋关节，股骨和髋臼的过度前倾则应怀疑有髋关节前脱位，特别是在下肢外旋转时。

二、关节运动学

髋关节的活动度减少是髋关节受损或疾病的早期表现，常常与疼痛、肌无力或骨和关节的创伤相关。当在行走或系鞋带时会出现明显的功能受限。

（一）髋关节的活动度

在人体运动学中常用两个术语来评估髋关节的活动度。"股骨 - 骨盆髋关节运动学"是用相对固定的骨盆来描述股骨的旋转。与此相反，"骨盆 - 股骨髋关节运动学"是用相对固定的股骨来描述骨盆及叠加在其上的躯干的旋转。不论是将股骨或骨盆认为是移动的部分，骨运动学都是从解剖学位置来描述的。关于运动的名称如下：在矢状面的屈和伸，在冠状面的外展和内收，以及在水平面的内、外旋。"水平面的"这一术语是用在人体是以解剖位站立的情况下的。

在确定活动度时以解剖位作为 0° 位或中立位，例如：在矢状面"股骨 - 骨盆式"的屈曲是用股骨前面与 0° 位之间的转角来描述，反向运动时，股骨后面与 0° 之间的转角用来描述伸的程度。"过伸"这个术语不用来描述在正常范围内的髋关节活动。

髋关节活动的每一个移动平面都有各自的转轴，这条在做内、外旋转时所围绕转动的轴叫做"长轴"，长轴也可以称作"垂轴"。此轴从股骨头的中心延伸到膝关节的中心，由于股骨近端的前倾角和股骨干的前凸，长轴的大部分都位于股骨本身的外侧。如果此轴位置过分内置，则提示可能由于肌肉的作用而造成的。

（二）股骨 - 骨盆骨运动学

1. 股骨在矢面的旋转　一般来说，当伴随有膝关节的完全屈曲时，髋关节屈曲可达120°。完成如下蹲和系鞋带等活动时，通常需要髋关节接近全范围的屈曲。如果膝关节伸展时，由于被拉伸的腘绳肌和股薄肌形成的被动张力的牵拉使髋关节的屈曲限制在80°以内。全范围的屈髋可以松动绝大部分的韧带，但会牵拉到关节囊的下部。

髋关节在正常情况下可以伸展超过中立位20°。当髋关节伸展并伴随膝关节完全屈曲时，跨过髋膝的双关节肌——股直肌的被动张力可以限制髋关节的伸展角度。全范围髋关节的伸展可以增加绝大部分关节囊的结缔组织的被动张力，特别是髂股韧带和屈髋肌。

2. 股骨在额状面的旋转　一般来说，髋关节可以外展40°。活动度主要受限于耻骨韧带，内收肌群和腘绳肌。髋关节外展时可以超过中立位25°。除了对侧肢体的干扰外，收肌被动张力、髂胫束、坐股韧带的表层纤维都对全范围的外展有限制作用。

3. 股骨在水平面的旋转　与大部分的活动类似，髋关节在内侧和外侧的旋转显示出很大的个体差异，髋关节可以向内旋转35°，在髋关节处于全范围伸展时，最大的内旋会拉伸外侧旋肌，例如：梨状肌和部分坐骨韧带。在健康的成年人中，大部分人存在内旋但并不影响髋关节的屈曲和伸展。伸展的髋关节外旋时平均可达45°，由于阔筋膜张肌、髂胫束、髂骨韧带的外侧束产生的过分的张力而使髋关节的全范围外旋受限，髋关节屈曲时其主动的外旋活动可减少至30°~35°。

（三）骨盆 - 股骨骨运动学

1. 腰骨盆节律　中轴骨骼的尾侧末端通过骶髂关节与骨盆坚固相连。由于在股骨头上的骨盆旋转而改变了腰部脊柱的构型，这个重要的运动学关系被称为腰骨盆节律。

腰骨盆节律在骨盆有两种相反的运动——股骨式屈髋时的表现。虽然此运动学在矢状面的描述有点局限，但这个概念可以运用于骨盆旋转的各个平面。

骨盆和腰椎在同一方向旋转，这个运动使下肢末端的角位移达到最大化，并且它有助于增强上肢的伸展能力。相反，反向性腰骨盆节律为当骨盆向一个方向转动时腰椎同时向另一方向转动，此种转动重要的结果是当股骨上的骨盆旋转时，腰椎以上的躯干（指身体在第一腰椎以上的部分）还能保持相对稳定。这种类型的节律主要发生在行走、跳舞和其他的有关腰椎以上躯干活动的运动中。在此种运动中腰椎以上的躯干空间位置固定而骨盆能独自旋转。在此种方式中，腰椎的功能为机械性力偶使骨盆和腰椎以上躯干能独立的旋转。因此如果患者为融合的腰椎，没有腰椎的旋转，那么髋关节的骨盆则不能旋转，这种异常情况在行走时非常常见。

骨盆股骨骨运动学，是根据运动的平面来构成的。这些运动学都基于反向性的腰骨盆节律。在这个范围内运动的每幅图中都以健康的成年人为例进行展示。在大部分情况下，大多数的骨盆 - 股骨式旋转都被腰椎的自然活动度所限制，矢状面上骨盆 - 股骨旋转也同样受限。

2. 矢状面骨盆 - 股骨式旋转　骨盆的前倾和后倾髋关节的屈曲能够限制骨盆的弓形前倾。骨盆倾斜为矢状面上骨盆相对与股骨的旋转,倾斜的方向(前方或后方)为髂嵴上一点的旋转方向。与此相关而增加的腰椎前凸抵消了我们所不期望见到的上腰椎干的向前移动。骨盆的前倾是围绕通过两个股骨头之间的内外侧轴的旋转而形成的。当垂直坐位髋关节屈曲 90° 时,正常成人可以通过完全伸展腰椎来获得额外 30° 的骨盆 - 股骨式的髋关节屈曲。骨盆的前倾可以松弛髂股韧带并拉伸关节囊下部。人体在坐位 90° 时,通过骨盆的后倾可使髋关节伸展 10°~20°。骨盆倾斜时腰椎可以是弯曲或平直,髂股韧带和髂腰肌会被轻微拉伸。

3. 额状面上的骨盆 - 股骨式旋转　在额状面和水平面的骨盆 - 股骨式旋转用一个人单腿站立来描述是最为合适的,承重的肢体末端被称作"髋关节支撑"。髋关节支撑的外展是通过提高或提升未支撑侧的髂嵴来完成的。假设上腰椎躯干保持相对稳定,则腰椎必须在骨盆旋转时往相反方向作弯曲运动,腰区的侧凸也有助于髋的外展。

骨盆 - 股骨式髋外展被限制在 30° 以内,主要是因为在腰椎存在侧弯时的自然限制。内收肌群的严重高张力和(或)耻骨韧带的限制都使骨盆 - 股骨式髋关节外展受到影响。如果有明显的内收肌挛缩时,在未支撑的髋关节的髂嵴仍然比支撑侧要低,当行走时则更加明显。支撑侧的髋外展是通过降低未支撑侧的髂嵴来实现的,这个动作使内收髋关节侧的腰区发生轻微侧凹。腰椎活动下降和(或)髂胫束或髋内收肌群长度的明显下降,例如,臀中肌、梨状肌或阔筋膜张肌,都可能导致机体的这一活动受限。

4. 水平面上的骨盆 - 股骨式旋转　在水平面上的骨盆 - 股骨式旋转主要发生在长轴上,当未支撑侧髋关节的髂嵴在水平面上发生向前的旋转时,支撑侧的髋关节则发生内旋转。与此相反,支撑侧的髋关节在外旋转时,未支撑侧髋关节的髂嵴则需在水平面上做向后的旋转运动。如果骨盆在相对稳定的躯干下进行旋转,那么当骨盆旋转时腰椎则必须向相反方向回旋转或扭转。在腰椎上做适度的轴向旋转被认为会限制了支撑侧髋的完全旋转的潜在能力。因此,在健康人中,当在水平面上做骨盆 - 股骨式旋转时,韧带和关节囊并未受到明显的牵拉。

在髋关节活动时,接近球形的股骨头仍然处于局限的髋臼内,陡峭的髋关节壁与髋臼唇紧密的相结来限制关节表面的移动,髋关节的运动学主要以传统的凸 - 凹或凹 - 凸原理为基础。

髋关节在运动时,在关节表面直径的长轴上发生外展和内收运动,而髋关节的屈伸,内、外旋则发生在关节表面的横轴上。屈和伸以转动的形式发生于股骨头和月状的髋臼孟表面,转动轴为穿过股骨头的轴线。

三、病理生理学

关于饮食控制与锻炼对髋 OA 病理生理学所带来的影响,研究结果存在较大差异。这主要是由于观测指标的选取有所不同而导致的。

锻炼能够引起肌肉特性的改变。在一项高质量的研究中,饮食和饮食合并锻炼相比于单独锻炼都引起血浆中白介素 6(IL-6),一种提示 OA 的炎症性细胞因子,更大的改善。力量训练与血清软骨寡聚基质蛋白(cartilage oligomeric matrix protein,COMP)的减少有关。软骨寡聚基质蛋白与细胞增生和细胞凋亡有关,因此是软骨更新的标志物。

另一方面,有研究对肌肉进行了生物活检,显示锻炼可能对 OA 的病理生理产生负性影响,但该研究的证据水平较低。慢性炎症与年龄相关的高级糖化物终产物的累积相关。这些终产物被认为会增加肌肉的硬度并降低肌肉功能。高级糖化物终产物感受器对延长的炎症有提示作用。锻炼对炎症的影响还需进一步研究。

第二节 康复诊断

一、评定

(一) 身体功能评定

1. 生理功能评定　包括感觉功能、运动功能及平衡功能评定。

(1) 感觉功能评定:疼痛是本病最常见的症状,关节疼痛的评定可采用视觉模拟评定法(visual analogue scale, VAS)。具体方法详见第一章第二节感觉功能评定。

(2) 运动功能评定:包括关节活动度、肌力评定,有条件的单位可以采用等速肌力设备进行评定。本病关节活动度与肌力评定具体方法如下:

关节活动度评定方法:测量方法及关节活动范围参考美国骨科学会关节运动委员会(Committee of Joint Motion, American Association of Orthopedic Surgeon)制定的标准。

1) 髋关节屈曲:①被检查者体位:仰卧位 / 侧卧位,躯干无侧弯,髋关节无外展、内收、外旋及内旋运动,避免出现腰椎前屈的代偿运动;②量角器位置:固定臂 - 通过大转子,与躯干腋中线平行;移动臂 - 股骨纵轴;轴心 - 大转子;③参考值:0~125°。

2) 髋关节伸展:①被检查者体位:俯卧位 / 侧卧位,躯干无侧弯,髋关节无外展、内收、外旋及内旋运动,膝关节伸展位,避免出现腰椎伸展的代偿运动;②量角器位置:固定臂 - 通过大转子,与躯干腋中线平行;移动臂 - 股骨纵轴;轴心 - 大转子;③参考值:0~30°。

3) 髋关节外展:①被检查者体位:仰卧位 / 侧卧位,髋关节无屈曲、伸展、外旋及内旋运动,膝关节伸展位,避免出现髋关节外旋的代偿运动;②量角器位置:固定臂 - 两侧髂前上棘连线;移动臂 - 髂前上棘与髌骨中心连线;轴心 - 髂前上棘;③参考值:0~45°。

4) 髋关节内收:①被检查者体位:仰卧位,髋关节无屈曲、伸展、外旋及内旋运动,膝关节伸展位,避免出现髋关节内旋的代偿运动,对侧下肢髋关节呈外展位;②量角器位置:固定臂 - 两侧髂前上棘连线;移动臂 - 髂前上棘与髌骨中心连线;轴心 - 髂前上棘;③参考值:0~30°。

5) 髋关节外旋:①被检查者体位:端坐位 / 仰卧位,髋关节屈曲 90°,无外展、内收;膝关节屈曲 90°,避免出现髋关节外展的代偿运动;②量角器位置:固定臂 - 通过髌骨中心的垂线,与地面垂直;移动臂 - 胫骨纵轴;轴心 - 髌骨中心;③参考值:0~45°。

6) 髋关节内旋:①被检查者体位:端坐位 / 仰卧位,髋关节屈曲 90°,无外展、内收;膝关节屈曲 90°,避免出现髋关节内收的代偿运动;②量角器位置:固定臂 - 通过大转子,与躯干腋中线平行;移动臂 - 股骨纵轴;轴心 - 大转子;③参考值:0~45°。

肌力评定方法:

1) 髋关节屈曲:①肌群,主动肌:腰大肌、髂肌;副动肌:股直肌、缝匠肌、阔筋膜张肌、耻骨肌、短收肌、长收肌、大收肌;②患者体位:坐位(5~3 级)、侧卧位(2 级)、仰卧位(1~0 级);③评级,5 级和 4 级:坐位,双侧小腿沿床缘垂下,患者双手抓住床沿以固定躯干,固定骨盆于后倾位,在膝关节近端加较大或中等阻力,患者屈曲髋关节达全范围。3 级:坐位,在无阻力情况下屈曲髋关节达全范围。2 级:侧卧位,被检下肢置于下方,检查者托住上方的下肢,躯干及下肢均呈伸直位,固定骨盆于后倾位,患者屈曲髋关节达全范围。1 级和 0 级:仰卧位,检查者托起患者一侧下肢,患者试图屈曲髋关节时,在缝匠肌内侧、腹股沟韧带远端能否触及腰大肌收缩。

2) 髋关节伸展:①肌群,主动肌:臀大肌、半腱肌、半膜肌、股二头肌(长头);②患者体位:俯卧位(5~3 级)、侧卧位(2 级)、俯卧位(1~0 级);③评级,5 级和 4 级:俯卧位,固定骨盆,在膝关节近端加较大或中等阻力,患者伸展髋关节达全范围。3 级:俯卧位,在无阻力情况下伸展髋关节达全范围。2 级:侧卧位,被检下肢置于下方,膝关节伸直,检查者托住上方的下肢,另一手固定骨盆,患者伸展髋关节运动达全范围。1 级和 0 级:俯卧位,患者试图伸展髋关节时能否触及肌肉收缩。

3) 髋关节外展:①肌群,主动肌:臀中肌;副动肌:臀小肌、阔肌膜张肌、臀大肌(上部肌束);②患者体位:侧卧位(5~3 级)、仰卧位(2~0 级);③评级,5 级和 4 级:侧卧位,被检髋关节轻度过伸,下方的下肢适度屈曲,固定骨盆;在膝关节近端加较大或中等阻力,患者外展髋关节达全范围。3 级:侧卧位,在无阻力情况下外展髋关节达全范围。2 级:仰卧位,固定骨盆及对侧下肢,患者外展髋关节达全范围。1 级和 0 级:仰卧位,患者试图外展髋关节时能否在髂骨外侧面触及肌肉收缩。

4) 髋关节内收:①肌群,主动肌:大收肌、短收肌、长收肌、耻骨肌、股薄肌;②患者体位:侧卧位(5~3 级)、仰卧位(2~0 级);③评级,5 级和 4 级:侧卧位,被检的下肢置于下方,检查者托起上方的下肢至外展 30°,另一手在被检下肢的膝关节近端加较大或中等阻力,患者内收髋关节达到与上方下肢相接触的范围。3 级:侧卧位,与上述体位相似,在无阻力情况下内收髋关节至双下肢相接触。2 级:仰卧位,对侧下肢髋关节外展 30°,固定骨盆及对侧下肢,患者内收髋关节达全范围。1 级和 0 级:仰卧位,患者试图内收髋关节时能否触及肌肉收缩。

5) 髋关节外旋:①肌群,主动肌:闭孔内肌、闭孔外肌、股方肌、梨状肌、臀大肌;副动肌:缝匠肌、股二头肌(长头);②患者体位:坐位(5~3 级)、仰卧位(2~0 级);③评级,5 级和 4 级:坐位,被检下肢膝下放一毛巾卷,双下肢沿检查台缘垂下,双手扶住检查台缘以固定骨盆。检查者一手于膝关节外上方施加压力以防髋关节外展和屈曲,另一手在踝关节内侧加较大或中等阻力,患者外旋髋关节达全范围。3 级:坐位,在无阻力情况下,患者外旋髋关节达全范围。2 级:仰卧位,下肢呈内旋位,固定骨盆,患者外旋髋关节达全范围。1 级和 0 级:仰卧位,患者在外旋髋关节时能否触及肌肉收缩。

6) 髋关节内旋:①肌群,主动肌:臀小肌、阔筋膜张肌;副动肌:臀中肌、半腱肌、半膜肌;②患者体位:坐位(5~3 级)、仰卧位(2~0 级);③评级,5 级和 4 级:坐位,被检下肢膝下放一毛巾卷,双下肢沿检查台缘垂下,双手扶住检查台缘以固定骨盆。检查者一手在膝关节内上施加压力以防髋关节内收和屈曲,另一手在踝关节外侧加较大或中等阻力,患者内旋髋关节达全范围。3 级:坐位,在无阻力情况下,患者内旋髋关节达全范围。2 级:仰卧位,下肢呈外旋位,固定骨盆,患者内旋髋关节达全范围。1级和0级:仰卧位,患者在内旋髋关节时能否触及肌肉收缩。

(3)平衡功能评定

1)三级平衡功能评定:测试患者在站立位的静态平衡、自动平衡和他动平衡的能力。

2)Berg平衡量表:一种综合性平衡功能检查量表。通过观察患者的多种功能活动,评价其重心转移、静态平衡及动态平衡的能力。最低分为0分,最高分为56分,45分通常作为老年人跌倒风险的临界值,低于45分提示跌倒风险较大。

3)TUG测验(timed up and go,TUG):与平衡功能具有相关性,如完成测验的时间大于14秒,提示老年人在社区生活中跌倒风险较大。

2. 心理功能评定　本病导致的反复、长期的疼痛及相应的功能受限,导致患者产生焦虑、担忧等心理问题。具体评定方法详见第一章第二节心理功能评定。

(二)结构评定

1. 视诊　病变关节有无肿胀、畸形或者手术瘢痕、有无肌肉萎缩以及臀部皮肤皱褶情况。

2. 触诊　病变关节周围有无压痛、骨性膨大或者皮下结节。

3. 关节周径评定　评定病变关节与健侧是否大小一致。具体方法如下:测量髌骨上方10cm处或从髌骨上缘起向大腿中段取6cm、8cm、10cm、12cm处的围度。

4. 影像学表现

(1)X线:关节间隙有无变窄,局部软骨下骨质密度是否增加,边缘骨质有无增生,股骨头是否有囊性变或形态不规则。

(2)CT:关节间隙有无变窄,关节面是否硬化且不规则,关节面下有无大小、深浅不一的假囊肿,髋臼前、后缘骨质是否增生,髋臼基底横韧带、圆韧带周围有无骨化。

(三)活动评定

1. 改良Bathel指数/MBI评定　具体评定方法详见第一章第二节活动评定。

2. 工具性日常生活评定/IADL　评定具体方法详见第一章第二节活动评定。

(四)参与评定

1. 职业评定　评估患者的行走、协调、速度和耐力等对职业的影响,以及患者的工作技能、工作机会、经济状况,雇主的可接受性和社会支持系统等。

2. 社会交往评定　评估患者对社会交往的主动性、交流能力、满意程度。

3. 休闲娱乐评定　评估患者对文娱活动的兴趣、爱好、参与态度和满意程度。

4. 生活质量评定　采用量表SF-36,具体方法详见第一章第二节活动评定。

有条件的单位可以采用Bte技术进行评定。具体方法详见第一章第二节活动评定。

二、诊断

综合上述评定结果,髋骨关节炎患者的康复诊断/功能障碍/临床康复问题表现为以下四个方面:

(一) 身体功能障碍

1. 生理功能障碍　主要表现为髋关节的疼痛、关节活动度受限及肌力下降,站立位和行走中平衡功能受限。

2. 心理功能障碍　主要表现为焦虑、抑郁情绪。

(二) 结构异常

1. 病变关节可出现肿胀、肌肉萎缩。

2. 影像学表现

(1) X 线表现:关节间隙变窄,局部软骨下骨质密度增加,边缘骨质增生,股骨头可发生囊性变或股骨头变形。

(2) CT 表现:关节面硬化且不规则,关节间隙变窄,髋臼前、后缘骨质增生,呈致密的三角形,关节面下出现大小、深浅不一的假囊肿,周围有硬化致密带,髋臼基底横韧带、圆韧带周围可发生骨化。

(三) 活动受限

1. 改良 Bathel 指数　洗澡、如厕、行走以及上下楼梯活动受限。

2. 工具性日常生活评定　家务活动、社区活动、采购以及旅游等活动受限。

(四) 参与受限

1. 职业受限　患者重新参加工作的可能性降低,工作耐力下降,工作适应能力差及兴趣因素减弱。

2. 社会交往受限　患者对社会交往的主动性差、缺乏积极的交流能力、社交满意度降低。

3. 休闲娱乐受限　患者对文娱活动的兴趣、爱好、参与态度和满意程度下降。

4. 生活质量下降　日常活动如跑步、移动桌子、打太极拳、买菜、购物、上下楼梯、步行、洗澡、穿衣等受限;工作受限;心情压抑或忧虑;与家人、朋友、邻居的社会交往受限;身体的疼痛;心情低落,情绪烦躁,疲倦。

第三节　康复治疗

髋骨关节炎的康复治疗方法主要有物理治疗、作业治疗、康复辅具、药物治疗及康复护理。

一、物理治疗

(一) 运动疗法

1. 关节松动训练　具有缓解疼痛、改善病变关节活动范围的作用。每天 1~2 次,每周 5 天,10 天一个疗程,根据病情治疗二至四个疗程。

2. 关节活动训练　有维持与改善病变关节活动范围的作用。每天 1~2 次，每周 5 天，10 天一个疗程，根据病情治疗二至四个疗程。

3. 有氧运动训练　具有维持与改善病变关节活动范围、改善局部与全身血液循环及软骨代谢的作用。可采用功率自行车进行免荷主动等张运动；也可采用游泳、康复体操等训练方式。每天 1 次，每次 30 分钟以上，每周 3~5 次。

4. 关节神经肌肉协调性训练　为了达到患者恢复正常的神经肌肉功能并满足正常功能的需要，可使用等速肌力测试仪测量患者肌力的客观数据。

(二) 电疗法

1. 经皮神经电刺激　能够通过皮肤将特定的低频脉冲电流输入人体以治疗疼痛。频率选择多依患者感到能缓解症状为准，电流强度以引起明显的震颤感而不致痛为宜，具体依患者耐受情况而定。频率 50~100Hz，每次治疗 30~60 分钟，每天 1~2 次，具有缓解急、慢性疼痛的效果。频率 3~10Hz 的高强度电刺激可加强镇痛效果。每周 5 天，10 天一个疗程，根据病情治疗二至四个疗程。

2. 神经肌肉电刺激　促进血液循环、炎症吸收、缓解疼痛；刺激肌肉收缩，引起关节活动，牵拉关节周围软组织，从而维持或增加关节活动度。调制频率 50Hz，每次治疗 20~30 分钟，每天 1~2 次，防止肌肉的废用性萎缩，每周 5 天，10 天一个疗程，根据病情治疗二至四个疗程。

3. 短波透热疗法　短波透热疗法由于传导电流、欧姆损耗与位移电流、介质损耗的机制，可引起明显的温热效应及非热效应(高频电磁振荡效应)，从而起到改善局部血液循环、镇痛、控制炎症、加速组织修复的作用，急性病例剂量宜小（Ⅰ级、Ⅱ级），慢性病例剂量宜大（Ⅲ级、Ⅳ级）。每次治疗 30~60 分钟，每天 1~2 次，每周 5 天，10 天一个疗程，根据病情治疗二至四个疗程。

(三) 声疗法

1. 治疗性超声波疗法　超声波的机械作用可软化组织、增强渗透、提高代谢、促进血液循环、刺激神经系统及细胞功能，作用于机体时组织吸收声能可产生热而具有温热作用。有镇痛，松解组织粘连等作用。在急性疼痛时，应用剂量小于 0.5W/cm^2 的超声治疗 3 分钟，每日 1 次，疗程为 6~8 次；慢性期时，应用剂量为 1.5W/cm^2 的超声治疗 8 分钟，每周 2~3 次，疗程不超过 12 次。

2. 冲击波疗法　基础研究证实，体外冲击波疗法作为一种生物力学刺激，限制相关的炎性因子的产生，可以减轻骨关节炎的疼痛，有软骨保护、改善骨关节运动功能、延缓关节炎进展等作用。电压 12kV，3 次 / 秒，每次冲击 600~4000 次，能量 0.54~1.06MJ/mm^2，1 次 / 周。对于轻度疼痛的患者，治疗 2 次，每次间隔 3 天；对于中度疼痛的患者，治疗 3~4 次，每次间隔 3 天；对于重度疼痛的患者，治疗 5~6 次，每次间隔 3 天。根据患者情况酌情重复治疗 2~4 周。

(四) 光疗法

1. 低能量激光疗法　激光照射可深达骨骼肌和软组织系统，具有改善血液、淋巴循环，增加局部组织的营养代谢,消除炎性介质,缓解肌痉挛的作用。激光被组织吸收后还可以刺激神经末梢,反馈到脑垂体,释放一些具有镇痛效果的介质,从而起到缓解疼痛的作用。功率 50mW,波长 850nm,直径 1mm,1 次 / 天,每周治疗 5 天,10 天一个疗程,根据病情治疗二至四个疗程。

2. 红外线疗法　红外线的生理和治疗作用的基础是温热效应,受照局部组织温度升高既可以改善局部血液循环,促进滑膜炎症的吸收、缓解肌肉痉挛、降低骨内高压、提高氧分压,又可以加快关节软骨的新陈代谢,从而促进软骨修复。照射时距离以患者感到温热为准,每周治疗 5 天,2 次 / 天,20 分钟 / 次,10 天一个疗程,根据病情治疗二至四个疗程。

(五) 磁疗法

脉冲电磁场疗法　具有缓解疼痛,改善关节活动功能。频率 5~50Hz,强度 0.2~3mT,30 分钟 / 次,5 次 / 周,疗程 4~6 周。

(六) 水疗法

包括水浴、药浴等多种方法。通过温度和药物作用而促进血液循环,从而达到缓解疼痛的作用。每周治疗 5 天,2 次 / 天,每次以患者能够忍受、手指泡红为度。10 天一个疗程,根据病情治疗二至四个疗程。

1. 水中运动

(1) 放松运动:在水池中轻柔、有节律的缓慢运动,有利于痉挛的肌肉松弛和缓解疼痛。

(2) 关节活动训练:在髋部肌肉松弛的情况下,可让患者仰浮于水面,在无痛的范围内,鼓励患者做缓慢的髋外展和内收运动,并逐步增大髋关节的活动度。

(3) 被动牵引:如借助漂浮物在水中的浮力,被动牵引髋部挛缩的软组织。

(4) 抗浮力训练:如对抗游泳圈在水中的浮力,进行肌力训练。

(5) 步行再训练:调节水面的高低,可使体重得到不同程度的减轻,可采用双杠内训练,患者练习踏步、站立位平衡训练等。

2. 涡流浴　通过温度和机械刺激,具有改善血液循环、镇痛的作用。治疗时间 5~20 分钟。

二、作业治疗

(一) 治疗性作业治疗

1. 缓解疼痛的作业治疗　通过健康宣教、指导关节保护技术、提供辅助器具及休息位矫形器,帮助患者控制及缓解疼痛,避免关节损伤进一步加剧。棋牌类游戏、绘画、书法、泥塑、音乐等可以转移注意力,减轻疼痛,缓解症状;治疗时间 20~30 分钟,每日 1~2 次,每周 3~5 次,直至疼痛缓解。

2. 改善病变关节活动度的作业治疗　采用悬吊系统进行髋关节屈曲、伸展、内收、外展运动;治疗时间 20~30 分钟,每日 1~2 次,每周 3~5 次。

3. 增加病变关节肌力的作业治疗　功率自行车、脚踩缝纫机、足球等训练;治疗时间 20~30 分钟,每日 1~2 次,每周 3~5 次。

4. 增加病变关节稳定性的作业治疗　工艺、园艺以及治疗性游戏等训练;治疗时间 20~30 分钟,每日 1~2 次,每周 3~5 次。

(二) 功能性作业治疗

1. 改善日常生活活动能力的作业治疗　体位转移训练,使用助行器、手杖支持下的步行和上下楼梯训练;洗澡、出入浴盆、上厕所等日常生活活动能力训练;治疗时间 20~30 分钟,每日 1~2 次,每周 3~5 次。

2. 改善工具性日常生活活动能力的作业治疗　家务活动,如烹饪、洗衣和打扫卫生等训练;社会生活技巧,如购物、使用交通工具等训练;个人健康保健,安全意识,环境设施及工具的使用等训练等;治疗时间 20~30 分钟,每日 1~2 次,每周 3~5 次。

3. 环境改造指导

(1) 公共设施和场所:公共交通工具应用供轮椅使用的起落架;超市和公园等的出入口应设有残疾人通道,斜坡的水平长度与高度比例不应大于 1∶12,两侧扶手的高度在 0.85~0.95m,斜坡的两端要有 1.5m × 1.5m 的平整空间;公共场所内要有电梯,能到达各个楼层等。

(2) 家居环境:

1) 起居室:至少要有 1.5m × 1.5m 的空间供轮椅做各个方向的转动;餐桌高度在可供轮椅进入的前提下不能高于 0.75m;过道的宽度不应少于 1.05m。

2) 卧室:至少要有 1.5m × 1.5m 的空间供轮椅做各个方向的转动;床的高度应与轮椅的座位高度相近,对于非轮椅使用者,应以患者坐在床边,在髋和膝关节保持 90° 时,双脚能平放在地面为宜。

3) 厕所和浴室:至少要有 1.5m × 1.5m 的空间供轮椅做各个方向的转动;最好没有门槛,或者门槛高度小于 0.025m;杂物架、毛巾架和水龙头的高度应在 0.9~1.2m;坐厕较为合适,高度应在 0.45~0.75m,并于一侧或两侧装有扶手;洗手盆的高度应在 0.75m 以下;淋浴处应安装扶手,高度应在 0.75m 以下;扶手材料最好是不锈钢防滑的,水平安装的扶手方便肘关节在屈曲 45° 时推撑或拉,垂直安装的扶手可保持站立位的稳定,"L"形的扶手则两者兼备;向上倾斜的扶手便于坐下时用手牵拉,向下倾斜的扶手便于起立时推撑。

4) 厨房:至少要有 1.5m × 1.5m 的空间供轮椅做各个方向的转动;炉灶的高度应该在 0.76~0.8m;水槽的高度应是 0.8m;厨房案板的高度不应高于 0.75m,宽度不应大于 0.565m;橱柜的高度应在 1.23m 以下。

三、康复工程技术

(一) 矫形器在髋骨关节炎中的应用

坐骨承重矫形器(ischial weight bearing orthosis):其特点是大腿的上部设有类似大腿假肢的接受腔或坐环,使步行中站立的体重通过坐骨传导至矫形器,再传至地面,减轻髋关节的承重。

(二) 康复辅具在骨关节炎中的应用

1. 轮椅　髋骨关节炎患者一般选用标准轮椅,年老、体弱、病情严重者一般选用他人推动轮椅,也可选用电动轮椅。轮椅的使用过程中,患者和治疗师应注意坐姿的维持,减压训练,轮椅与床、椅子、坐便器、浴盆等之间的转移,以及轮椅的操作技术训练。

2. 助行器

(1) 手杖:在手杖支撑下,患者可采用三点步行、两点步行。适用于症状较轻的髋骨关节炎患者,只可分担小于 25% 的体重。

(2) 腋杖:在腋杖支撑下,患者可采用摆至步、摆过步、四点步行、三点步行或者两点步行。适用于单侧下肢无力而不能部分或完全负重、老年性或症状较重的髋骨关节炎患者。

(3) 助行架:包括标准型助行架、轮式助行架、助行椅和助行台。助行架支撑面积大、稳定性好,但较笨重。患者在助行架支撑下,可采用摆至步、四点步或免负荷步态。适用于单侧下肢无力而不能部分或完全负重、老年性髋骨关节炎、全髋关节置换术后患者。

四、药物治疗

参考本书第一章第三节康复治疗 四、药物治疗。

五、康复护理

(一) 疼痛护理

1. 正确的体位　急性期疼痛明显患者卧床休息。平卧位时双腿自然放松、在双膝下放置一个软枕,高度 15cm 左右,以达到屈髋屈膝,减轻疼痛。

2. 夜间疼痛护理　根据病情选择舒适卧位,注意保证患者安全;将红外线灯与电源相通预热;屏风遮挡,注意保暖,暴露治疗部位并轻压局部,找到痛点,垫油布治疗巾保护床单;戴手套将毛巾浸入热水中,挤干,再敷于患处;每分钟更换 1 次毛巾,热敷局部 2~3 分钟,至皮肤发红;将小纱布放于患处,骨痛灵(自制中药制剂)擦剂喷于纱布上,按摩约 3 分钟,将涂药的纱布整理好覆盖于患处;用红外线灯照射局部 15~20 分钟,照射距离为 20~30cm;以痛点为圆心将活血壮骨灸贴于患处 12 小时左右;操作中注意观察局部皮肤变化及生命体征,注意治疗后患者反应,解释用药后注意事项;协助患者卧床休息。

(二) 用药护理

选用 NSAIDs 药物局部和全身用药缓解疼痛,配合软骨保护剂修复软骨损伤;注意服药的方法和时间,观察患者服药后的疗效及不良反应。

(三) 饮食护理

加强营养,以富含钙、磷食物为主,应多进食乳制品、豆制品、以及含钙量多的海产品和绿色蔬菜等,并注意补充维生素 D 的含量。建议患者多进行户外活动,增加日光照射,促进维生素 D 的合成和钙磷吸收。

(四) 心理护理

加强对患者的生活支持,主动关心患者,多沟通,调动患者治疗的积极性和内在潜力,同时在功能锻炼过程中给予充分肯定和鼓励,将心理护理融入在整个康复治疗和护理操作中。

（五）防止跌倒

防止老年人摔倒可有效降低骨折发生；指导患者正确使用手杖、助行架；老年人应穿防滑鞋，上下楼梯时扶扶手、改变体位时动作宜慢；外出时要有人陪同。

（六）康复宣教

1. 控制体重 肥胖患者应减轻体重，减少负重，以减轻关节负担。
2. 康复体操 教会患者在卧位、坐位和站立位下的康复体操，维持和改善关节活动度，增强髋周肌力。功能锻炼的基本原则是循环渐进。每天定期做全身和局部相结合活动，切忌突然做最大范围的活动。
3. 生活习惯 日常生活中，培养患者正确的生活和工作姿势，以减轻畸形的发生；加强教育，普及相关骨关节炎的知识；同时叮嘱患者经常保持关节于功能位置，视病情轻重进行适当的功能锻炼，保持各关节的生理活动度；避免长时间负重体力劳动。

六、外科治疗

（一）手术治疗目的

1. 减轻或消除髋关节疼痛；
2. 防止或矫正髋关节畸形；
3. 防止髋关节破坏进一步加重；
4. 改善髋关节功能。

（二）手术治疗方法

1. 关节镜手术 关节镜技术应用于髋关节疾患的诊断和治疗虽然不像膝关节那样广泛，但是近几年临床应用有逐年增多的趋势。对于髋关节影像学检查显示关节软骨退变不太严重、关节间隙没有变窄、保守治疗无效、人工关节置换尚不成熟的患者，采用关节镜检查，有助于了解关节内结构和软骨退变程度，同时进行关节镜下微创治疗，髋关节骨性关节炎清理以及游离体取出。
2. 截骨术 适用于伴有典型症状，特别是髋关节发育不良的成年髋骨关节炎患者。
3. 人工髋关节置换术 适用于：原发性骨关节炎原则上年龄在 50 岁以上；症状严重影响患者生活质量及活动水平；使用药物及其他非手术治疗措施，疼痛和活动受限不能缓解；全身状况允许手术。

第四节 研究进展

一、基础研究

现在对髋 OA 特异性疾病标记物的研究较少，主要集中在人体测量学方面。由于肥胖通过炎症、关节载荷策略等途径，对髋关节 OA 的病理和发病率的影响，以肢体大小的评定等为代表的人体测量学是 OA 康复中重要的疾病标志。观测指标通常包括体重、体重指数以及腰围等。许多证据表明通过饮食减轻体重和积极进行锻炼能有效地降低髋 OA 患者异常的人体测量参数,比如体重和脂肪重量。尽管饮食控制、锻炼、以及饮食控制合并锻炼均可改善身体成分,但有研究表明饮食控制比单独锻炼在减轻体重、减少脂肪和降低腰围方面更加有效。

二、临床研究

(一) 疼痛

评估髋膝 OA 疼痛的常用量表包括:西安大略麦克马斯特大学骨关节炎指数疼痛亚量表(Western Ontario McMaster Universities Osteoarthritis Index,WOMAC),数字疼痛评分和视觉模拟量表。尽管现在已有许多研究显示锻炼对疼痛的程度具有正性的影响,但这些研究在实验设计方面具有局限。因此,这些研究仅能提供低质量的证据。

其他证据显示被动的治疗方式对缓解疼痛具有益处,比如超声药物透入疗法、超声波、针灸、手法治疗、牵引和经皮电刺激(TENS)。超声药物透入疗法是一项应用超声波以提高药物经皮肤吸收的技术,比如吡罗昔康(piroxicam)。超声药物透入疗法常用剂量为 1.0W/cm^2,1MHz,吡罗昔康凝胶浓度 0.5%,并使用连续型模式。使用超声药物透入疗法的优点有避免口服非甾体类抗炎药的系统副作用并整合了超声波的治疗作用。

在一项研究 118 名髋 OA 患者的随机对照实验,三个实验组的设定依次为:手法治疗合并患者教育,单独的患者教育和对照组。手法治疗强调的是矫正异常的关节运动学及通过刺激关节机械感受器以缓解疼痛,包括触发点松解,应用节段抑制 / 兴奋以牵张肌肉,每周两次为期六周。治疗结束后,手法治疗组疼痛得到明显缓解,并且治疗效果可持续 12 月。其他两组均未取得这样的效果。

(二) 身体功能

大部分研究都有关于身体功能的评估。观测指标可分为以自我报告为基础的评估或以功能表现为基础的评估。

1. 自我报告为基础的身体功能评估　尽管自我报告身体功能的评估会受限于回忆偏倚或不适用于有认知障碍的患者,但从患者的角度看,它仍然是一项十分重要的指标。常用量表包括 WOMAC,髋膝损伤和骨性关节炎结局量表(the knee or hip injury and osteoarthritis outcome scores,KOOS/HOOS)和简明问卷 -36(the short form-36,SF-36)。大量的研究证据表明物理治疗能提高髋 OA 患者的身体功能。常用的物理治疗包括:柔韧性和力量训练,手法治疗,食物疗法合并锻炼。

(1) 以自我报告功能为观察指标的治疗研究:一项纳入了 206 名髋或膝 OA 患者,比较手法治疗、锻炼、手法治疗合并锻炼的随机对照试验研究显示手法治疗组在随访一年后 WOMAC 分值仍有较大改善。另一项样本为 131 名髋 OA 患者的研究也发现了类似的结果。锻炼组与锻炼加手法治疗组在 9 周的治疗结束后 WOMAC 分值的增加是相似的。而且饮食控制加锻炼相较于单独控制饮食或单独锻炼在提高 WOMAC 分值方面更为有效。

（2）以自我报告功能为观察指标的治疗研究：网络教育能促进 OA 患者的自我管理。在一项针对 199 名髋或膝 OA 患者的网络教育研究中显示，经为期 9 周的行为干预治疗结束后，随访 3 月时患者的身体功能在 WOMAC 或 KOOS 分值方面相较于对照组均有 15% 的提高。但在随访 12 月时，治疗效果无差异。

2. 功能表现　功能表现可划分为残损（如：平衡、关节活动度和力量等）和活动受限（如：坐站、上下楼梯、步行）。大部分研究调查了锻炼对残损的影响。这些研究提供较低质量的证据表明单独锻炼可提高平衡、关节活动度和力量。另外，中等质量证据的研究显示被动治疗策略，如牵引和 TENS 等，对改善残损状态是有益处的。

有的研究应用活动能力的变化以评估髋膝 OA 康复治疗的效能。评定的内容包括各种形式的步行，坐站转移和上下楼梯。这些研究提供了中等质量的证据，证据显示锻炼加饮食控制在改善髋 OA 患者的活动能力方面具有较高的效能。被动治疗如 TENS 和热疗等也具有一定的效能。

以功能表现为观察指标的治疗研究发现，患者的平衡和力量在抗阻训练后都可得到改善。锻炼可改善髋 OA 患者上下楼梯、坐站转移和步行能力。一项纳入了 206 名髋 OA 患者的研究发现，相较于一般性照顾，锻炼能更有效地改善患者 40m 步行测试能力。网络教育可增加身体活动的总量，有助于锻炼计划的实施。

（三）心理健康

对髋 OA 患者的心理研究包括：焦虑，个人执行效率和抑郁。中等质量的研究证据显示锻炼可提高患者心理评估结果。一项纳入了 199 名髋或膝 OA 患者，为期 9 周的行为干预研究发现随着身体功能的改善，心理评估结果也有提高。疲劳程度相较于对照组在随访第 3 月和第 12 月时显著减少。医院焦虑抑郁量表（the hospital anxiety and depression scale）中的焦虑亚量表在随访第 3 月和第 12 月时，相比于对照组也有明显改善。个人执行效能，是指一个人有能力去执行在特定条件下所需要完成的活动。研究发现患者个人执行能力在 12 周的运动和家庭锻炼后得到显著改善。但该研究仅为小样本的可行性研究，将来还需更深入的探索锻炼与目标设定对执行过程中处理技巧的影响。

三、临床指南

根据美国风湿病学会 2012 手、髋和膝关节骨性关节炎的非药物和药物治疗推荐（American College of Rheumatology 2012 recommendations for the use of nonpharmacologic and pharmacologic therapies in osteoarthritis of the hand, hip, and knee）。髋 OA 的临床康复指南如下：

（一）非药物治疗

专家委员会强烈推荐，有症状性髋 OA 的患者应该积极参加表 5-1 中所列出的锻炼项目：水疗和地面锻炼均可。具体采取哪种方式需视患者的具体情况和喜好而定。对于体重过重的患者应该积极减轻体重。专家委员会同时也有条件地推荐髋 OA 患者应该：①参加心理干预在内的自我管理项目；②在物理治疗师指导下综合应用热疗，手法治疗和参加锻炼；③如有需要，可使用助行器（表 5-1）。

表 5-1 髋 OA 非药物治疗推荐

髋 OA 患者应该积极参加以下锻炼：	接受心理干预治疗
参加心血管和（或）地面抗阻训练	在指导下使用热疗
参加水中锻炼	如有需要可使用助行器
减轻体重（对于体重过重的患者）	以下项目并不推荐：
髋 OA 患者可有条件地进行以下活动：	参加平衡训练，不管单独或合并力量训练
参加自我管理项目	参加太极锻炼
接受手法治疗合并指导下的治疗性锻炼	接受单独的手法治疗

（二）药物治疗

总体与膝 OA 的类似，除了不推荐使用关节内透明质酸盐，度洛西汀和局部非甾体类抗炎药。因专家委员会在 2008 年 12 月举行会议讨论时，尚缺乏相关方面的研究以支持其使用（表 5-2）。鸦片类镇痛剂仅在髋 OA 症状发作，患者对药物和非药物治疗都没有足够的治疗反应且不愿意或不能够做全关节置换手术时才推荐使用。

表 5-2 髋 OA 初始治疗的药物推荐 *

髋 OA 患者有条件地推荐使用下列药物中的一种：	氨基葡萄糖（glucosamine）
对乙酰氨基酚（acetaminophen）	下列药物不进行推荐：
口服非甾体类抗炎药（oral NSAIDs）	局部非甾体类抗炎药（topical NSAIDs）
曲马朵（tramadol）	关节内透明质酸盐注射（intraarticular hyaluronate injections）
关节内皮质醇注射	
髋 OA 患者有条件地推荐不使用下列药物：	度洛西汀（duloxetine）
硫酸软骨素（chondroitin sulfate）	鸦片类镇痛剂（opioid analgesics）

* 在髋 OA 的药物治疗初始阶段并不强烈推荐

（王谦 杨磊）

参 考 文 献

1. 关骅，张光铂 . 中国骨科康复学 . 北京：人民军医出版社，2011.

2. Guillemin F，Rat A，Mazieres B，et al. Prevalence of symptomatic hip and knee osteoarthritis：a two-phase population-based survey. Osteoarthritis and Cartilage，2011，19（11）：1314-1322.

3. Jordan JM，Helmick CG，Renner JB，et al. Prevalence of hip symptoms and radiographic and symptomatic hip osteoarthritis in African Americans and Caucasians：the Johnston County Osteoarthritis Project. The Journal of rheumatology，2009，36（4）：809-815.

4. Murphy LB，Helmick CG，Schwartz TA，et al. One in four people may develop symptomatic hip osteoarthritis in his or her lifetime. Osteoarthritis and Cartilage，2010，18（11）：1372-1379.

5. Messier S. Effects of intensive diet and exercise on knee joint loads，inflammation，and clinical outcomes among overweight and obese adults with knee osteoarthritis. JAMA，2013，310：1263-1273.

6. Hunt M. Relationships amongst osteoarthritis biomarkers，dynamic knee joint load，and exercise：results from a randomized controlled pilot study. BMC Musculoskelet Disord，2013，14：115.

7. 何成奇. 康复医学. 北京:人民卫生出版社,2010.

8. 王玉龙. 康复评定学. 北京:人民卫生出版社,2000.

9. 窦祖林,方乃权. 作业治疗学. 北京:人民卫生出版社,2008.

10. 李开成,成余强. 成人重度髋关节发育不良继发性骨关节炎的 CT 表现. 中国医学计算机成像杂志, 2010,16(2):139-141.

11. 何成奇. 物理因子治疗技术. 北京:人民卫生出版社,2010.

12. Rozendaal RM,Koes BW,Van Osch GJ,et al. Effect of Glucosamine Sulfate on Hip Osteoarthritis Randomized Trial. Annals of Internal Medicine,2008,148(4):268-277.

13. Zhang W,Moskowitz R,Nuki G,et al. OARSI recommendations for the management of hip and knee osteoarthritis,part I:critical appraisal of existing treatment guidelines and systematic review of current research evidence. Osteoarthritis and Cartilage,2007,15(9):981-1000.

14. Zhang W,Moskowitz R,Nuki G,et al. OARSI recommendations for the management of hip and knee osteoarthritis,Part II:OARSI evidence-based,expert consensus guidelines. Osteoarthritis and cartilage,2008, 16(2):137-162.

15. Zhang W,Nuki G,Moskowitz R,et al. OARSI recommendations for the management of hip and knee osteoarthritis:part III:Changes in evidence following systematic cumulative update of research published through January 2009. Osteoarthritis and Cartilage,2010,18(4):476-499.

16. Maly MR,Robbins SM. Osteoarthritis Year in Review 2014:rehabilitation and outcomes. Osteoarthritis Cartilage,2014,22(12):1958-1988.

17. Christensen P. Comparison of three weight maintenance programs on cardiovascular risk,bone and vitamins in sedentary older adults. Obesity,2013,21:1982-1990.

18. Poulsen E. Patient education with or without manual therapy compared to a control group in patients with osteoarthritis of the hip. A proof-of-principle three-arm parallel group randomized clinical trial. Osteoarthritis Cartilage,2013. 21:1494-1503.

19. Bossen D. Effectiveness of a web-based physical activity intervention in patients with knee and/or hip osteoarthritis:randomized controlled trial. J Med Internet Res,2013,15:257.

20. Abbott J. Manual therapy,exercise therapy,or both,in addition to usual care,for osteoarthritis of the hip or knee:a randomized controlled trial. Osteoarthritis Cartilage,2013,21:525-534.

21. O'Brien DS,Bassett,McNair P. The effect of action and coping plans on exercise adherence in people with lower limb osteoarthritis:a feasibility study. N Z J Physiother,2013,41:49-57.

22. HOCHBERG MC. American College of Rheumatology 2012 Recommendations for the Use of Nonpharmacologic and Pharmacologic Therapies in Osteoarthritis of the Hand,Hip,and Knee. Arthritis Care & Research,2012. 64 (4):465-474.

第六章

膝骨关节炎康复指南

膝骨关节炎(knee osteoarthritis,KOA)是由增龄老化、炎症、感染、创伤或其他因素所引起的,以膝关节软骨变性或破坏、关节边缘骨赘形成为特征的慢性骨关节病,临床表现以膝关节肿胀、疼痛、功能受限和关节畸形为主要特征。目前,根据美国风湿病学会、欧洲抗风湿病联盟、国际骨关节炎研究协会以及中华医学会骨科分会所制定的基于循证医学的临床诊疗指南中,物理因子治疗作为 KOA 非药物治疗方法之一,具有消炎镇痛、改善运动功能等疗效,广泛用于 KOA 的康复临床治疗。

第一节　基本知识

一、功能解剖学

膝关节是体内最大的滑膜关节,由股骨下端、胫骨上端及髌骨共同构成。其中髌骨与股骨共同构成髌股关节;胫骨和股骨共同构成胫骨关节。两者共同完成膝关节的运动。胫股关节内有内外侧半月板,加深了关节窝的深度,在膝关节运动中起主要作用。膝关节结构还包括:关节囊、半月板、前后交叉韧带、外侧副韧带及周围肌腱附着共同维持膝关节稳定性。

(一)膝关节骨的结构

股骨下端的两个膨大分别为内侧髁和外侧髁。股骨的内外侧髁与胫骨的内外侧髁相对形成胫骨关节,胫骨关节内有内外侧半月板。股骨前方关节面相连形成髌面,与髌骨相接。两髁后方形成髁间窝。髌骨是全身最大的籽骨,位于股骨两髁的前侧,在股四头肌肌腱内。髌骨前面粗糙,后面与股骨髌面形成髌骨关节。腓骨不参与形成膝关节,仅腓骨头与胫骨外侧髁形成胫腓关节(图 6-1)。

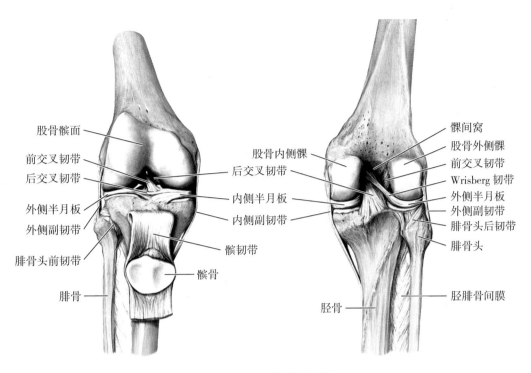

图 6-1 膝关节骨的结构

（二）半月板的结构

半月板是位于股骨内外侧髁与胫骨内外侧髁之间的纤维软骨板。半月板附着于胫骨平台的边缘，周围较厚，中间较薄。内侧半月板较大，类似 C 形。其中前角狭窄，附着于前交叉韧带附着点髁间嵴的前方；后角宽大肥厚，附着于后交叉韧带止点的前方。外侧半月板较小，类似 O 形。前角附着于前交叉韧带止点的外侧方，后角附着于后交叉韧带止点的前方，外缘与肌腱相连。外侧半月板的活动性大于内侧半月板（图 6-2）。

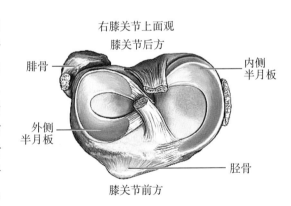

图 6-2 膝关节半月板的结构

（三）膝关节韧带的结构

膝关节的关节囊松弛，主要由关节周围的韧带加固，以维持关节稳定性。韧带主要分为：髌韧带、侧副韧带、交叉韧带、腘斜韧带、板股韧带。髌韧带（patellar ligament）：呈扁平状，具有很高的韧性。起自髌骨下缘和后面下部，止于胫骨粗隆。向上越过髌骨，连于股四头肌肌腱，向下止于胫骨粗隆上部。腓侧副韧带（fibular collateral ligament）：呈条索状坚韧的纤维索，起自股骨外上髁，向下延伸至腓骨头。胫侧副韧带（tibial collateral ligament）：呈宽扁束状,位于膝关节内侧后份。起自股骨内上髁,向下附于胫骨内侧髁及相邻骨体,与关节囊和内侧半月板紧密结合。膝交叉韧带为膝关节最强韧的韧带,主要参与维持膝关节屈伸及旋转运动的稳定性。前交叉韧带(anterior cruciate ligament):起自胫骨髁间隆起的前方内侧,与外侧半月板的前角愈着,斜向后上方附着于股骨外侧髁的内侧。后交叉韧带(posterior cruciate ligament):起自胫骨髁间隆起的后方,分为前束和后束。在胫骨附着部前束居外侧,后束居内侧。向上逐渐增宽呈扇形,在股骨附着部前束居前方,后束居后方(图 6-3)。

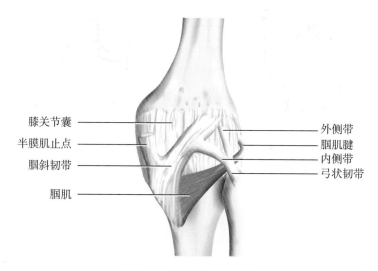

图 6-3 膝关节韧带的结构

(四)膝关节关节囊结构

膝关节周围有许多滑液囊。髌上囊(bursa suprapatellaris):为膝部最大的滑液囊,由膝关节囊的滑膜层突出关节腔外形成,位于髌骨上方,股四头肌肌腱与股骨之间,起着保护肌腱的作用。髌前皮下囊(bursa subcutanea prepatellaris):位于髌骨前方的深层皮下组织,在髌骨下半和髌韧带上半与皮肤之间。髌前皮下囊的存在可使膝前皮肤自由滑动,免受摩擦。髌下深囊(bursa infrapatellaris profunda):位于髌韧带深面与胫骨之间,是恒定的关节囊,不与关节腔相通。腘窝:是膝关节后的一个菱形区域,外侧缘由股二头肌(近端)和跖肌及腓肠肌外侧头(远端)形成,内侧缘由半腱肌和半膜肌(近端)及腓肠肌内侧头(远端)形成。腘窝内的结构主要是膝关节后方血管神经通行(图 6-4)。

二、关节运动

膝关节属于单轴关节,主要沿冠状轴做屈、伸运动。在半屈位时,也可以做小幅度的旋内和旋外运动。膝关节包括三个不同并相互分离的部分,形成复杂的铰(链)接(合)关节,这种排列为有推动力的肌肉提供了支点,允许肢体在特定方向被折叠从而更接近地面。而这种运动的代价就造成了膝关节的不稳定性。膝关节运动中的稳定性主要由关节囊及周围韧带和半月板维持。关节囊附着于关节周缘,囊的前面由股四头肌肌腱形成的髌韧带加强,囊的两侧分别由侧副韧带加强。在关节囊内,股骨内外侧髁与胫骨髁间隆起之间附有强韧

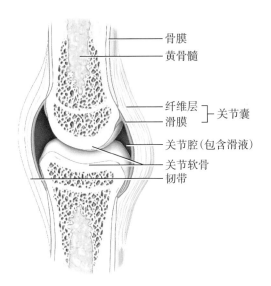

骨膜
黄骨髓
纤维层 ｝关节囊
滑膜
关节腔(包含滑液)
关节软骨
韧带

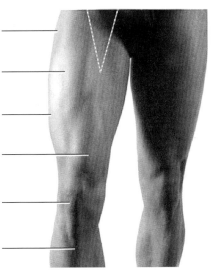

阔筋膜张肌,股前面可见的小的屈曲关节肌

股直肌,屈髋和伸膝关节的原动肌

股外侧肌,股四头肌的一部分,形成股外侧的一个隆起

股内侧肌,股四头肌的一部分,在膝的上内侧形成泪珠样外形

髌骨,被称为膝盖髌骨

髌韧带,连接股四头肌,跨过髌骨并附着于胫骨粗隆

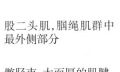

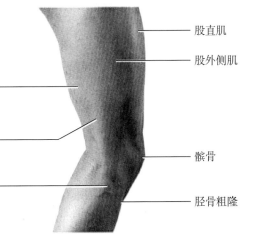

股二头肌,腘绳肌群中最外侧部分

髂胫束,大而厚的肌腱,与阔筋膜张肌有关。附着于胫故前面外侧髁

腓骨头,股二头的止点

股直肌

股外侧肌

髌骨

胫骨粗隆

图 6-4　膝关节关节囊结构与周围肌肉

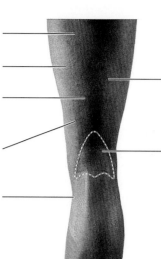

大收肌,股部最大内收肌

半膜肌,腘绳肌群的最内侧部分

半腱肌,股二头肌内侧,是腘绳肌群的一部分

股二头肌

股薄肌,髋的内收肌

腘窝,膝后的一个凹陷,由腘绳肌群和腓肠肌围成

鹅足肌腱,形如三叉"鹅足",是缝匠肌,股薄肌,半腱肌止点

股骨沟,髌骨后关节面位于其内部。髌股关节必须随膝关节的伸和屈而上下滑动

外侧半月板,新月形软骨,可缓冲膝关节震荡并增加关节运动连续性

外侧副韧带,连结股骨外侧髁和腓骨头,可防止膝关节外侧撕裂(内翻畸形)

髌肌腱,连结股四头肌和胫骨,或称作髌韧带,因为其连结髌骨和胫骨

胫腓近侧韧

腓骨

胫骨

后交叉韧带,后连胫骨,前接股骨内侧髁,比前交叉韧带强壮,可防止胫骨向后滑动以及股骨向前滑动

前交叉韧带,前连胫骨,后接股骨外侧髁,可防止胫骨向前滑动和股骨向后滑动

内侧半月板,新月形软骨,可缓冲膝关节震荡,并与内侧副韧带直接相连

内侧副韧带,连结股骨内侧和胫骨髁。可防止膝关节内侧撕裂(外翻畸形)

股骨

髌骨

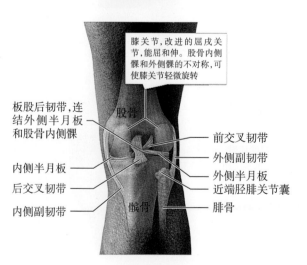

膝关节,改进的屈戌关节,能屈和伸。股骨内侧髁和外侧髁的不对称,可使膝关节轻微旋转

板股后韧带,连结外侧半月板和股骨内侧髁

股骨

前交叉韧带

外侧副韧带

内侧半月板

外侧半月板

后交叉韧带

近端胫腓关节囊

内侧副韧带

髌骨

腓骨

图 6-4(续)

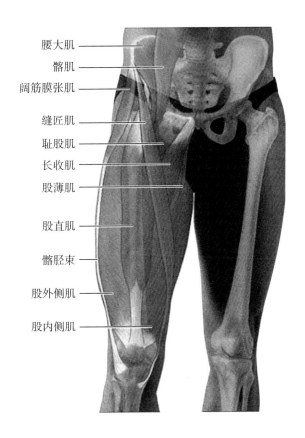

腰大肌

髂肌

阔筋膜张肌

缝匠肌

耻股肌

长收肌

股薄肌

股直肌

髂胫束

股外侧肌

股内侧肌

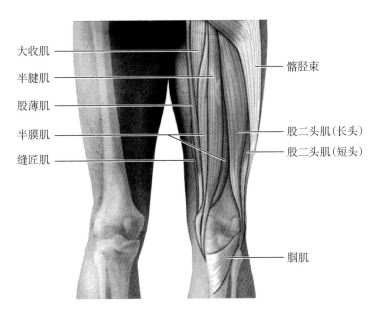

大收肌

半腱肌

股薄肌

半膜肌

缝匠肌

髂胫束

股二头肌(长头)

股二头肌(短头)

腘肌

图 6-4(续)

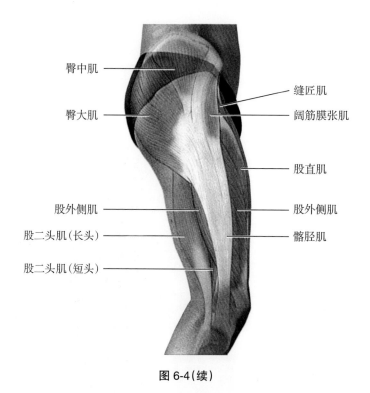

图 6-4（续）

的前、后交叉韧带,连接股骨和胫骨,防止胫骨在前后方向的移位。半月板是位于股骨和胫骨之间的纤维软骨板,它增加了关节窝的深度,并且在剧烈运动和跳跃中起着重要的缓冲作用。当膝关节处于屈曲位置时,半月板可同股骨髁一起对胫骨髁做旋转运动。

膝关节运动的范围。伸直:5°~10°,屈曲:主动屈曲达到120°,伴随膝部屈曲时可达到140°,施加被动外力时可达到160°。旋转:主动旋转60°~70°,伴随联合旋转时仅达到20°。

膝关节运动时参与的肌肉。屈曲:主要为股二头肌、半腱肌、半膜肌,股薄肌、缝匠肌和腘肌辅助运动。足的固定,腓肠肌和趾肌也起主要作用。伸直:主要为股四头肌、阔筋膜张肌。内旋:主要为腘肌、半膜肌、半腱肌,股薄肌、缝匠肌辅助运动。外旋:主要为股二头肌。

三、病理生理学

膝关节骨性关节炎(KOA)是以关节软骨细胞、细胞外基质、软骨下骨等合成与分解代谢失衡,关节软骨损坏及骨质增生为特征的全关节疾病。导致膝 OA 发病的主要生物力学因素有:

（一）膝关节过载

1. 膝关节负重增加,即短期内从事重体力劳动,或长期负荷超过了关节软骨的代偿能力,引起关节软骨的变性,进而导致膝骨关节炎的发病。

2. 体重肥胖者,即体重指数(BMI)为 25~29.9kg/m² 的超重者和 BMI≥30kg/m² 的肥胖者膝 OA 发病率明显增加。也有研究表明关节软骨的磨损程度也与体重指数密切相关。

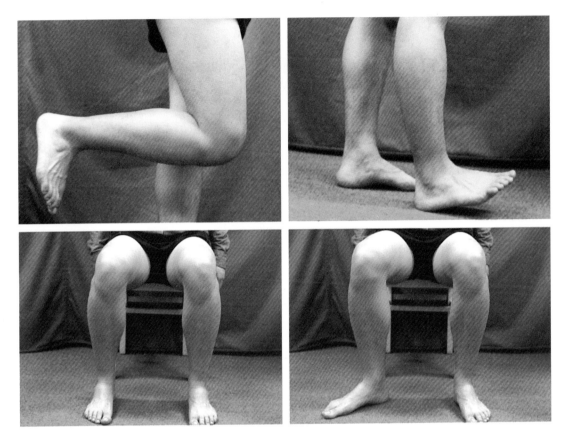

图 6-5 膝关节的关节运动

(二) 膝关节稳定装置的破坏

1. 静态稳定装置 包括骨、关节软骨、半月板、关节囊、韧带及附着于关节周围的肌腱。这些结构的损伤,可以导致关节不稳,在关节运动过程中,会导致关节软骨局部应力过大,超出了关节软骨自身的代偿应变能力,引起关节软骨的损坏,进而诱发膝 OA。

2. 动态性稳定装置 肌肉组织,主要为股四头肌。膝 OA 患者股四头肌肌力降低主要是由于肌纤维的减少所致。股四头肌外侧头和内侧头肌纤维数量的不平衡,导致膝关节内载荷分布不均,引起关节软骨的损坏,进而诱发膝 OA。

(三) 膝关节骨结构的改变

1. 骨密度的影响 有研究表明,较高的骨密度会增加关节间隙变窄的风险。因而较高骨密度人群膝 OA 的发病率是较低骨密度人群 2.3~2.9 倍。而此项研究的结果,尚需排除关节负荷的干扰因素。

2. 软骨下骨的改变 软骨下骨与软骨共同作用,缓冲膝关节的载荷,共同保护膝关节。软骨下骨髓水肿与软骨丢失密切相关。膝关节负荷增加,导致软骨下骨损伤,软骨下骨可以增加骨的重建。当关节承受应力过大,软骨下骨骨重建不完全,导致骨骺端畸形,膝关节的生物力学力线异常,恶性循环导致关节软骨及软骨下骨的改变,加重膝 OA 的表现。软骨下骨的改变是膝关节软骨损伤的早期表现。

(四) 其他影响因素

下肢力线的改变,膝关节先天性内翻、外翻畸形,同样通过膝关节承受应力的不均进而导致关节软骨及软骨下骨的改变,导致膝 OA 的发生。

(五) 感染及炎性改变

膝关节的外伤、感染、全身炎症疾病的影响,会导致关节滑膜的炎性改变。炎症的渗出、吸收不平衡,导致关节的红、肿、热、痛炎性表现。进而导致膝 OA 的发病。

第二节　康复诊断

一、康复评定

(一) 身体功能评定

1. 生理功能评定包括感觉功能、运动功能及平衡功能评定。

(1) 感觉功能评定:感觉功能的评定通常包括浅感觉、深感觉。

1) 浅感觉评定包括如下内容:痛温觉、触觉、压觉。疼痛是本病最常见的症状,所以,重点对关节疼痛进行评定。通常包括疼痛部位、疼痛强度、疼痛特性的评估。疼痛部位的评估:通常采用 45 区体表面积评分法。疼痛强度的评估:①视觉模拟量表法(visual analogue scale,VAS);②口述分级评分法(VRS);③数字评分法(NRS)。

疼痛特性的评定:通常采用简化 McGill 疼痛问卷进行评定。

另外对于疼痛发作的时间特性、持续时间、加重及缓解因素、伴随症状都应进行评定。具体方法详见第一章第二节感觉功能评定。

2) 深感觉(本体感觉)评定:①膝关节的位置觉,即对关节位置的感知能力。②膝关节的运动觉,即对膝关节的运动感力。目前通常采用:膝关节角度重现法,膝关节被动运动感知阈测定法,视觉模拟法进行评定。膝关节的本体感觉功能在维持膝关节功能性稳定上具有十分重要的作用。

(2) 运动功能评定:包括关节活动度、肌力评定,有条件的单位可以采用等速肌力设备进行评定。本病关节活动度与肌力评定具体方法如下(图 6-6)。

关节活动度评定方法:

1) 膝关节伸展:①体位:被检查者取俯卧位。②关节角度尺摆放:固定臂:股骨纵轴。移动臂:腓骨小头与外踝连线。轴心:股骨外侧髁。③运动方式:足跟远离臀部方向的运动。④参考值:0°。

2) 膝关节屈曲:①被检查者体位、关节角度尺摆放同上。②运动方式:矢状面运动。检查者一手固定被检侧大腿,防止膝关节的旋转、屈曲、外展。另一手扶持踝关节上方,完成足跟靠近臀部方向的运动。③参考值范围:0~135°。

肌力评定方法:主要评估膝关节屈曲及伸展肌力。通常采用的方法为:徒手肌力检查

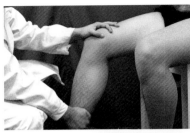
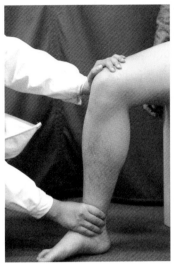
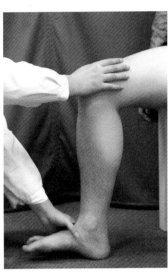
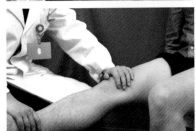

图 6-6　膝关节关节活动评定方法

（manual muscle testing）；等速肌力测试训练仪检测。

1）徒手肌力评估

① 膝关节屈曲

主要动作肌：股二头肌、半腱肌、半膜肌。

辅助肌：缝匠肌、股薄肌、腓肠肌。

运动范围：0~135°

检查方法：

体位：俯卧位（5~3 级、1~0 级），侧卧位（2 级）。

手法：A.5~3 级、1~0 级肌力评估：俯卧位，双下肢伸展，足伸出检查台外，从膝关节屈曲45°开始。检查者一手固定于大腿后方屈膝肌腱的上方，另一手置于踝关节处施加阻力，使被检查者进行膝关节屈曲运动。检查股二头肌时应使小腿外旋；检查半腱肌、半膜肌时应内旋小腿。B.2 级肌力评估：侧卧位，非检查侧肢体位于下方成屈曲位，检查者站在被检查者后面，双手托起被检侧下肢离开台面，令其完成屈曲动作。

② 膝关节伸直

主要动作肌：股四头肌：股直肌、股中间肌、股内侧肌、股外侧肌。

运动范围：135°~0（有过伸展可达 −10°）

检查方法：

体位：坐位（5~3 级），侧卧位（2 级），仰卧位（1~0 级）。

手法：A.5~3 级肌力评定：被检查者坐位，双小腿自然下垂，双手握住检查台边缘以固定躯干，身体稍后倾。检查者一手垫在膝关节下方保持大腿呈水平位，另一手握住其踝关节上方向下施加阻力，嘱被检查者完成伸展膝关节的运动。B.2 级肌力评定：被检查者去侧卧位，非检查侧肢体呈屈膝位于下方，检查者双手托起被检下肢并固定大腿，膝关节伸展，膝关节屈曲 90°。嘱被检查者完成全范围关节活动。C. 1~0 级肌力评估：仰卧位，伸直膝关节，在髌韧带上方可触摸肌腱或股四头肌。有肌肉收缩为 1 级、无肌肉收缩为 0 级。

2）等速运动测定仪评估：等速肌力测定仪可以量化测定肌力。具有较高的客观性、准确性、可重复性及敏感性。它相较于徒手肌力测试的优点体现在：它可进行多个功能动作的肌力测试、多种形式下的肌力测试（等速向心收缩、等速离心收缩、等速持续被动运动、模拟闭运动链运动）、提供多种数据进行分析（力矩、功、功率、爆发力等），也可提供更多的肌肉功能测试。

（3）平衡功能评定：膝 OA 患者平衡功能的评定包括：静态平衡、动态平衡。

1）静态平衡：主要是指自身维持身体处于某种姿势的能力。其检测主要采用力台技术，评定参数主要为：重心移动类型、重心摆动范围、根据偏移距离显示重心位置。

2）动态平衡：主要是评估在运动中能够维持平衡和姿势稳定的能力。反应人体的随意运动控制功能。检测仍采用力台技术，评定参数主要为：稳定极限、调整反应时重心摆动轨迹及长度及身体重心摆动范围等指标。

临床上，除了基于力台技术的重心评估外，还常常使用 Berg 平衡量表进行简易评估。

2. 心理功能评定　本病导致的反复、长期的疼痛及相应的功能受限，常常使患者焦虑与担忧，甚者导致心理疾病。具体评定方法详见第一章第二节心理功能评定。

（二）结构评定

1. 视诊　病变关节有无红肿、畸形或者手术瘢痕。
2. 触诊　病变关节有无皮温升高、关节积液、皮下结节或骨性膨大。
3. 肢体围度的评估及肢体长度的测定　评定病变关节与健侧是否大小一致。具体方法见表 6-1，表 6-2。

表 6-1　肢体围度的评估

测量部位	测量体位	测量点
大腿周径	仰卧位，下肢稍外展，膝伸展	大腿中央部、髌骨上缘及上方 5cm、10cm、15cm、20cm 处
小腿最大周径	同上	小腿最粗的部位
小腿最小周径	同上	内、外踝上方最细的部位

表 6-2　肢体长度的评估

测量部位	测量体位	测量点
大腿长度	仰卧位，双下肢对称伸展	股骨大转子到膝关节外侧关节间隙的距离
小腿长度	同上	膝关节外侧间隙到外踝的距离

4. 影像学表现　膝 OA 患者的影像学检查包括 X 线平片、CT、MRI。X 线平片一般仅能看到骨关节炎的晚期改变，对于骨质增生的显示，尤其髁间嵴的增生变尖的影像学表现，X 线平片优于 MRI。X 线平片成像原理是膝关节骨与软组织的重叠影像，难以准确立体地观察膝关节病变部位细节。MSCT 可以通过薄层扫描及图像后处理功能，对复杂病变准确观察。MRI 对于早期关节软骨改变及半月板、韧带等关节软组织的改变显影优于 X 线平片及 CT。

（1）膝 OA 患者 X 线平片表现：显示股骨内、外髁关节面和胫骨平台关节面致密硬化，关节面不整，关节边缘骨赘形成，胫骨髁间嵴增生变尖，关节间隙狭窄，关节腔内出现游离体。关节周围软组织稍肿胀（图 6-7）。

（2）膝 OA 患者 CT 影像学表现：关节软骨边缘处出现骨赘新生物。软骨下骨髓内骨质增生，滑膜增生。关节内游离体骨质疏松，骨端肥大。软组织肿胀阴影，关节间隙变窄，软骨下骨板硬化、骨赘形成。

（3）膝 OA 患者 MRI 表现：MRI 可明确显示不同级别的软骨改变。对于软骨下骨质的改变，因 MRI 可显示骨髓的充血、水肿、纤维肉芽组织增生等变化，较 X 线平片亦有明显优势。半月板的退变多表现为半月板的变形、破损及消失，其内信号异常表现为片状、类圆形长 T_2 信号。

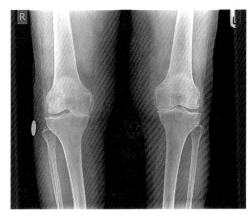

图 6-7　膝骨关节炎的 X 线片

（三）活动评定

1. 改良 Barthel 指数 /MBI 评定　具体评定方法详见第一章第二节活动评定。
2. 工具性日常生活评定 /IADL 评定　具体方法详见第一章第二节活动评定。

（四）参与评定

社会参与评定是膝骨关节炎功能评定的重要一环。由于每个人的个体参与活动方式方法差异性大，目前无统一的评估量表及方法。临床上通常采用描述性评估的方法，做到个体化评估。

1. 职业评定　了解患者目前的职业 / 学习状况，评估病情与功能状态对其工作 / 学习是否有影响及影响程度。
2. 社会交往评定　了解患者常用的社会交往方式及平台，评估患者目前的病情与功能状态对其社会交往是否有影响及影响程度。
3. 休闲娱乐评定　了解患者日常休闲娱乐爱好，再根据患者目前的病情与功能状态评估对其休闲娱乐是否有影响及影响程度。
4. 生活质量评定　采用量表 SF-36，具体方法详见第一章第二节活动评定。

有条件的单位可以采用 BTE 技术进行评定。具体方法详见第一章第二节活动评定。

二、康复诊断

综合上述评定结果，膝骨关节炎患者的康复诊断 / 功能障碍 / 临床康复问题表现为以下四个方面：

（一）身体功能障碍

1. 生理功能障碍　主要表现为膝关节的疼痛、关节活动度受限及肌力下降。
2. 心理功能障碍　主要表现为焦虑、抑郁情绪。

（二）结构异常

表现为：受累关节肿胀、结节形成，可伴有局部的红肿，浮髌试验阳性。X 线检查可见关节软骨破坏,关节间隙变窄,关节边缘唇样骨质增生,关节面有骨质硬化,关节半脱位等。

(三) 活动受限

膝骨关节炎导致患者日常生活受限,日常生活中涉及步行、上下楼梯、穿衣、如厕等,以及需要膝关节参与的活动,如上街购物、食物烹调、家务维持、洗衣等都可能受到影响,以致 ADL 和 IADL 均受限。

(四) 参与局限性

膝骨关节炎患者由于膝功能受到影响,导致患者原有工作／学习不能完成,患者不能正常参与社会交往,不能或不愿进行休闲娱乐活动,其生活质量较健康人群明显下降。

三、病理诊断

主要依据美国风湿学院 2012 年版诊断标准,该标准主要根据患者的症状、体征、影像学表现及实验室检查进行诊断。

1. 近 2 个月一半时间有膝关节疼痛;
2. 膝关节屈伸时,有骨摩擦音;
3. 早晨时,关节僵硬时间≤30 分钟;
4. 男性年龄≥38 岁;女性年龄≥45 岁;
5. 膝关节有骨性膨大;
6. X 线示关节间隙变窄,骨赘形成或膝关节 MRI 可见关节面不平或骨赘;
7. ESR<45mm/h;

满足 1+2+3+6 条,或 1+2+5+6+7 条或 1+5+6+7 条者可诊断为膝 OA。

第三节　康复治疗

膝骨关节炎的康复治疗方法主要有物理治疗、作业治疗、康复辅具、药物治疗及康复护理。

一、物理治疗

(一) 运动疗法

1. 关节松动训练　具有缓解疼痛、改善病变关节活动范围的作用。每天 1~2 次,每周 5 天,10 天一个疗程,根据病情治疗二至四个疗程。

2. 关节活动训练　具有维持与改善病变关节活动范围的作用。每天 1~2 次,每周 5 天,10 天一个疗程,根据病情治疗二至四个疗程。

3. 有氧运动训练　具有维持与改善病变关节活动范围、改善局部与全身血液循环及软骨代谢的作用。可采用功率自行车进行免荷主动等张运动;也可采用游泳、康复体操等训练方式。每天 1~2 次,每次 3~5 组,每组 3~5 个,每个 3~5 秒,每周 3~5 次。

4. 关节神经肌肉协调性训练　为了达到患者恢复正常的神经肌肉功能并满足正常功

能的需要,可使用等速肌力测试仪测量患者肌力的客观数据,再进行针对性训练。

(二) 电疗法

1. 经皮神经电刺激 能够通过皮肤将特定的低频脉冲电流输入人体以治疗疼痛。频率选择多依患者感到能缓解症状为准,电流强度以引起明显的震颤感而不致痛为宜,具体依患者耐受情况而定。每天 1~2 次,每周 5 天,10 天一个疗程,根据病情治疗二至四个疗程。

2. 神经肌肉电刺激 可促进血液循环、炎症吸收、缓解疼痛;刺激肌肉收缩,引起关节活动,牵拉关节周围软组织,从而维持或增加关节活动度,防止肌肉的废用性萎缩。每天 1~2 次,每周 5 天,10 天一个疗程,根据病情治疗二至四个疗程。

3. 短波透热疗法 通过传导电流、欧姆损耗与位移电流、介质损耗的机制,可引起明显的温热效应及非热效应(高频电磁振荡效应),从而起到改善局部血液循环、镇痛、控制炎症、加速组织修复的作用。多用温热量和热量治疗,急性病例剂量宜小(Ⅰ级、Ⅱ级),慢性病例剂量宜大(Ⅲ级、Ⅳ级)。每次治疗 30~60 分钟,每天 1~2 次,每周 5 天,10 天一个疗程,根据病情治疗二至四个疗程。

(三) 声疗法

1. 治疗性超声波疗法 超声波的机械作用可软化组织、增强渗透、提高代谢、促进血液循环、刺激神经系统及细胞功能,作用于机体时组织吸收声能可产生热而具有温热作用。此外还有镇痛,松解组织粘连等作用。在急性疼痛时,应用剂量小于 $0.5W/cm^2$ 的超声治疗 3 分钟,每日 1 次,疗程为 6~8 次;慢性期时,应用剂量为 $1.5W/cm^2$ 的超声治疗 8 分钟,每周 2~3 次,疗程不超过 12 次。

2. 冲击波疗法 基础研究证实,体外冲击波疗法作为一种生物力学刺激,通过抑制相关的炎性因子的产生,可以减轻骨关节炎的疼痛,有软骨保护、改善骨关节运动功能、延缓关节炎进展等作用。电压 12kV,3 次 / 秒,每次冲击 600~4000 次,能量 $0.54~1.06MJ/mm^2$,1 次 / 周。对于轻度疼痛的患者,治疗 2 次,每次间隔 3 天;对于中度疼痛的患者,治疗 3~4 次,每次间隔 3 天;对于重度疼痛的患者,治疗 5~6 次,每次间隔 3 天。根据患者情况酌情重复治疗 2~4 周。

(四) 光疗法

1. 低能量激光疗法 激光照射可深达骨骼肌和软组织系统,具有改善血液、淋巴循环,增加局部组织的营养代谢,消除炎性介质,缓解肌痉挛的作用。激光被组织吸收后还可以刺激神经末梢,反馈到脑垂体,释放一些具有镇痛效果的介质,从而起到缓解疼痛的作用。功率 50mW,波长 850nm,直径 1mm,1 次 / 天,每周治疗 5 天,10 天一个疗程,根据病情治疗二至四个疗程。

2. 红外线疗法 红外线的生理和治疗作用的基础是温热效应,受照局部组织温度升高既可以改善局部血液循环,促进滑膜炎症的吸收、缓解肌肉痉挛、降低骨内高压、提高氧分压,又可以加快关节软骨的新陈代谢,从而促进软骨修复。照射时距离以患者感到温热为准,每周治疗 5 天,2 次 / 天,20 分钟 / 次,10 天一个疗程,根据病情治疗二至四个疗程。

（五）磁疗法

脉冲电磁场疗法具有缓解疼痛，改善关节活动的功能。频率 5~50Hz，强度 0.2~3mT，30 分钟 / 次，5 次 / 周，疗程 4~6 周。

（六）水疗

包括水浴、药浴等多种方法。通过温度和药物作用而促进血液循环，从而达到缓解疼痛的作用。每周治疗 5 天，2 次 / 天，每次以患者能够忍受、手指泡红为度。10 天一个疗程，根据病情治疗二至四个疗程。

1. 水中运动

（1）放松运动：在水池中轻柔、有节律的缓慢运动，有利于痉挛的肌肉松弛和缓解疼痛。

（2）关节活动训练：在肌肉松弛的情况下，可让患者仰浮于水面，在无痛的范围内，鼓励患者做缓慢的膝关节屈伸运动，并逐步增大膝关节的活动度。

（3）被动牵引：如借助漂浮物在水中的浮力，被动牵引膝关节。

（4）抗浮力训练：如对抗游泳圈在水中的浮力，进行肌力训练。

（5）步行再训练：调节水面的高低，可使体重得到不同程度的减轻，可采用双杠内训练，患者练习踏步、站立位平衡训练等。

2. 涡流浴　通过温度和机械刺激，具有改善血液循环、镇痛的作用。治疗时间 5~20 分钟。

二、作业治疗

（一）治疗性作业治疗

1. 缓解疼痛的作业治疗　通过健康宣教、指导关节保护技术、提供辅助器具及休息位矫形器，帮助患者控制及缓解疼痛，避免关节损伤进一步加剧。棋牌类游戏、绘画、书法、泥塑、音乐等可以转移注意力，减轻疼痛，缓解症状；治疗时间 20~30 分钟，每日 1~2 次，每周 3~5 次，直至疼痛缓解。

2. 改善病变关节活动度的作业治疗　采用悬吊系统进行膝关节屈曲、伸展、运动；治疗时间 20~30 分钟，每日 1~2 次，每周 3~5 次。

3. 增加病变关节肌力的作业治疗　功率自行车、脚踩缝纫机、足球等训练；治疗时间 20~30 分钟，每日 1~2 次，每周 3~5 次。

4. 增加病变关节稳定性的作业治疗　工艺、园艺以及治疗性游戏等训练；治疗时间 20~30 分钟，每日 1~2 次，每周 3~5 次。

（二）功能性作业治疗

1. 改善日常生活活动能力的作业治疗　体位转移训练，使用助行器、手杖支持下的步行和上下楼梯训练；洗澡、出入浴盆、上厕所等日常生活活动能力训练；治疗时间 20~30 分钟，每日 1~2 次，每周 3~5 次。

2. 改善工具性日常生活活动能力的作业治疗　家务活动，如烹饪、洗衣和打扫卫生等训练;社会生活技巧,如购物、使用交通工具等训练;个人健康保健,安全意识,环境设施及工具的使用等训练;治疗时间 20~30 分钟,每日 1~2 次,每周 3~5 次。

3. 环境改造指导

(1) 公共设施和场所:公共交通工具应用供轮椅使用的起落架;超市和公园等的出入口应设有残疾人通道,斜坡的水平长度与高度比例不应大于 1∶12,两侧扶手的高度在 0.85~0.95m,斜坡的两端要有 1.5m×1.5m 的平整空间;公共场所内要有电梯,能到达各个楼层等。

(2) 家居环境:

1) 起居室:至少要有 1.5m×1.5m 的空间供轮椅做各个方向的转动;餐桌高度在可供轮椅进入的前提下不能高于 0.75m;过道的宽度不应少于 1.05m。

2) 卧室:至少要有 1.5m×1.5m 的空间供轮椅做各个方向的转动;床的高度应与轮椅的座位高度相近,对于非轮椅使用者,应以患者坐在床边,在膝和膝关节保持 90° 时,双脚能平放在地面为宜。

3) 厕所和浴室:至少要有 1.5m×1.5m 的空间供轮椅做各个方向的转动;最好没有门槛,或者门槛高度小于 0.025m;杂物架、毛巾架和水龙头的高度应在 0.9~1.2m;坐厕较为合适,高度应在 0.45~0.75m,并于一侧或两侧装有扶手;洗手盆的高度应在 0.75m 以下;淋浴处应安装扶手,高度应在 0.75m 以下;扶手材料最好是不锈钢防滑的,水平安装的扶手方便肘关节在屈曲 45° 时推撑或拉,垂直安装的扶手可保持站立位的稳定,“L”形的扶手则两者兼备;向上倾斜的扶手便于坐下时用手牵拉,向下倾斜的扶手便于起立时推撑。

4) 厨房:至少要有 1.5m×1.5m 的空间供轮椅做各个方向的转动;炉灶的高度应该在 0.76~0.8m;水槽的高度应是 0.8m;厨房案板的高度不应高于 0.75m,宽度不应大于 0.565m;橱柜的高度应在 1.23m 以下。

三、康复工程技术

(一) 矫形器在膝骨关节炎中的应用

膝骨关节炎矫形器坐骨承重矫形器(ischial weight bearing orthosis):其特点是大腿的上部设有类似大腿假肢的接受腔或坐环,使步行中站立的体重通过坐骨传导至矫形器,再传至地面,减轻膝关节的承重。

(二) 康复辅具在骨关节炎中的应用

1. 轮椅　膝骨关节炎患者一般选用标准轮椅,年老、体弱、病情严重者一般选用他人推动轮椅,也可选用电动轮椅。轮椅的使用过程中,患者和治疗师应注意坐姿的维持,减压训练,轮椅与床、椅子、坐便器、浴盆等之间的转移,以及轮椅的操作技术训练。

2. 助行器

(1) 手杖:在手杖支撑下,患者可采用三点步行、两点步行。适用于症状较轻的膝骨关节炎患者,只可分担小于 25% 的体重。

(2) 腋杖:在腋杖支撑下,患者可采用摆至步、摆过步、四点步行、三点步行或者两点步行。适用于单侧下肢无力而不能部分或完全负重、老年性或症状较重的膝骨关节炎患者。

(3) 助行架:包括标准型助行架、轮式助行架、助行椅和助行台。助行架支撑面积大、稳定性好,但较笨重。患者在助行架支撑下,可采用摆至步、四点步或免负荷步态。适用于单侧下肢无力而不能部分或完全负重、老年性膝骨关节炎、全膝关节置换术后患者。

四、药物治疗

(一) 控制疼痛症状

1. NSAIDs 药物 局部外用 NSAIDs 的乳胶剂、膏剂、贴剂;对乙酰氨基酚,口服,0.25~0.5 克 / 次,2~4 次 / 天,1 日不宜超过 4g。对胃肠道高风险患者,可考虑使用环加氧酶 2(COX-2)选择性抑制剂,或联合应用 NSAIDs 类药物与具有胃肠道保护作用的质子泵抑制剂或米索前列醇。

2. 透明质酸 适用于中度至重度疼痛;关节腔内注射,在髂前上棘与耻骨联合连线的中点,腹股沟中点下方 1.5cm 股动脉外侧作为膝关节穿刺点垂直刺入。穿刺时应用长 10cm 针头,常规消毒皮肤,刺入关节腔,回抽无血,注入玻璃酸钠 1 支(2mL,20mg),1 次 / 周,连续 5 次为一个疗程,每半年使用 1 个疗程。

3. 皮质类固醇激素 对 NSAIDs 药物治疗 4~6 周无效的严重 OA 或不能耐受 NSAIDs 药物治疗、持续疼痛、炎症明显者,可行关节腔内注射糖皮质激素。但若长期使用,可加剧关节软骨损害,加重症状。因此,不主张随意选用关节腔内注射糖皮质激素,更反对多次反复使用,一般每年最多不超过 3~4 次。关节腔内注射 2% 利多卡因 + 泼尼松龙 25 mg,1 次 / 周,共 3~5 次。

4. 弱阿片类药物 适用于 NSAIDs 治疗无效或不耐受;曲马朵为一种弱阿片类药物,耐受性较好而成瘾性小,平均剂量每日 200~300mg,并观察不良反应。

(二) 软骨保护剂

1. 氨基葡萄糖 氨基葡萄糖可以帮助修复和维护软骨,并能刺激软骨细胞的生长。口服,0.5g/ 次,2 次 / 天,若无明显反应即应考虑在 6 个月内停药。

2. 硫酸软骨素 硫酸软骨素是提取于动物软骨的黏多糖类物质,使软骨变厚并增加关节内的滑液量。口服,1500mg/ 日,连续用药 4~12 周,可明显改善患者疼痛等症状及关节活动能力,停药 2 个月后疗效仍能持续,耐药性好,未发现不良反应。

3. 双瑞醋因 骨性关节炎白细胞介素 -1 的重要抑制剂,口服,50 毫克 / 次,2 次 / 天。

五、康复护理

(一) 疼痛护理

1. 正确的体位 急性期疼痛明显患者应卧床休息。平卧位时双腿自然放松、在双膝下放置一个软枕,高度 15cm 左右,以达到屈膝、减轻疼痛。

2. 夜间疼痛护理 根据病情选择舒适卧位,注意保证患者安全;将红外线灯与电源相通预热;屏风遮挡,注意保暖,暴露治疗部位并轻压局部,找到痛点,垫油布治疗巾保护床单;戴手套将毛巾浸入热水中,挤干,再敷于患处;每分钟更换 1 次毛巾,热敷局部 2~3 分钟,至皮肤发红;将小纱布放于患处,骨痛灵(自制中药制剂)擦剂喷于纱布上,按摩约 3 分钟,将涂药的纱布整理好覆盖于患处;用红外线灯照射局部 15~20 分钟,照射距离为 20~30cm;以痛点为圆心将活血壮骨灸贴于患处 12 小时左右;操作中注意观察局部皮肤变化及生命体征,注意治疗后患者反应,解释用药后注意事项;协助患者卧床休息。

(二) 用药护理

选用 NSAIDs 药物局部和全身用药缓解疼痛,配合软骨保护剂修复软骨损伤;注意服药的方法和时间,观察患者服药后的疗效及不良反应。

(三) 饮食护理

加强营养,以富含钙、磷食物为主,应多进食乳制品、豆制品、以及含钙量多的海产品和绿色蔬菜等,并注意补充维生素 D 的含量。建议患者多进行户外活动,增加日光照射,促进维生素 D 的合成和钙磷吸收。

(四) 心理护理

加强对患者的生活支持,主动关心患者,多沟通,调动患者治疗的积极性和内在潜力,同时在功能锻炼过程中给予充分肯定和鼓励,将心理护理融入在整个康复治疗和护理操作中。

(五) 防止跌倒

防止老年人摔倒可有效降低骨折发生;指导患者正确使用手杖、助行架;老年人应穿防滑鞋,上下楼梯时扶扶手、改变体位时动作宜慢;外出时要有人陪同。

(六) 康复宣教

1. 控制体重　肥胖患者应减轻体重,减少负重,以减轻关节负担。

2. 康复体操　教会患者在卧位、坐位和站立位下的康复体操,维持和改善关节活动度,增强膝周肌力。功能锻炼的基本原则是循环渐进。每天定期做全身和局部相结合活动,切忌突然做最大范围的活动。

3. 生活习惯　日常生活中,培养患者正确的生活和工作姿势,以减轻畸形的发生;加强教育,普及相关骨关节炎的知识;同时嘱患者经常保持关节于功能位置,视病情轻重进行适当的功能锻炼,保持各关节的生理活动度;避免长时间负重体力劳动。

六、外科治疗

(一) 手术治疗目的

1. 减轻或消除膝关节疼痛;

2. 防止或矫正膝关节畸形;

3. 防止膝关节破坏进一步加重;

4. 改善膝关节功能。

（二）手术治疗方法

1. 关节镜手术　关节镜技术应用于膝关节疾患的诊断和治疗非常的广泛。对于膝关节影像学检查显示关节软骨退变不太严重、关节间隙没有变窄、保守治疗无效、人工关节置换尚不成熟的患者，采用关节镜检查，有助于了解关节内结构和软骨退变程度，同时进行关节镜下微创治疗，膝关节骨性关节炎清理以及游离体取出。

2. 截骨术　适用于伴有典型症状，特别是膝关节发育不良的成年膝骨关节炎患者。

3. 人工膝关节置换术　适用于：原发性骨关节炎原则上年龄在 50 岁以上；症状严重影响患者生活质量及活动水平；使用药物及其他非手术治疗措施，疼痛和活动受限不能缓解；全身状况允许手术。

七、膝骨关节炎诊治策略

骨关节炎（osteoarthritis，OA）是以软骨细胞减少和细胞外基质降解为主要病理改变，进而累积滑膜及关节软骨下骨，伴有骨赘形成，导致一系列关节症状和体征的一种常见慢性退行性关节病。主要以侵袭膝关节、髋关节和脊柱等负重较大的关节为主。55 岁以上人群中放射学 OA 的患病率可达 68% 以上，75 岁以上人群中，这一数值约可达 85%。随着世界以及我国社会人口老龄化的加速，OA 已成为患者和医疗工作者更为关注的健康问题。

目前在国际范围内针对 OA 治疗指南众多，每年也都有所修改，甚至带有重大原则性更新。美国风湿病学会（American College of Rheumatology，ACR）和欧洲抗风湿病联盟（European League against Rheumatism，ELAR）已推广专家建议与循证研究支持相结合基础上的膝关节和（或）膝关节 OA 治疗方法。国际骨关节炎研究协会（OARSI）也制定了基于循证医学以及专家共识，以患者为本、可持续更新的膝与膝骨关节炎简明治疗指南。各类指南中除关注药物的安全性和有效性外，还涵盖有部分康复治疗的相关内容与推荐意见，例如 OARSI 推出的膝与膝骨关节炎治疗指南中推荐应用包括 12 种非药物治疗方法，其中对有氧运动、肌肉锻炼、水疗、减轻体重、支具的使用，穿戴护膝和鞋垫、热疗、经皮神经电刺激和针灸的疗效给予综合的评价。中华医学会骨科分会于 2007 年制定《骨关节炎诊治指南修订版》中也提及非药物治疗中康复治疗方法的必要性和重要性。这些指南帮助专职医护人员针对 OA 患者进行应用和专科治疗，并在全世界范围内推广。同时，新的证据和相关系统综述的产生以及方法学的更新为临床指南的发展奠定了基础。

基于《国际功能、残疾与健康分类》的理论架构和分类体系，OA 患者的功能和残疾问题的处理涉及到对 OA 患者身体功能和结构的损伤，活动受限和参与限制性进行必要的康复干预。而实现这一目标，需要通过应用和整合不同的干预方法，提供有利于 OA 患者功能恢复的环境，并通过与环境的相互作用发展和优化 OA 患者的个人能力，使 OA 患者获得并维持最佳的功能状态。康复医学、作业治疗、物理治疗、个性化社会支持以及假肢矫形技术等多学科合作为 OA 患者的康复进程提供了理论性和技术性支持。通过以上方式控制疼痛、维持肌肉力量和关节活动度，提供适当的辅助器具、增加有氧能力、减少疲劳以及促使患者实现自我管理和行为调整，最终改善和提高生活质量。

(一) OA 康复治疗原则与策略

OA 的康复治疗强调三个阶段特异性原则:即预防、恢复和维持。预防性治疗应在患者出现严重功能与残疾问题前实施,目的是减少残疾的严重程度和持续时间;恢复性治疗的目的是促进患者功能的恢复,帮助患者达到良好的功能状态;维持性治疗应在患者已出现严重的功能和残疾问题时实施,目的是增加舒适度和减少并发症。同时,与其他疾病或功能和残疾问题的康复治疗相同,OA 的康复治疗过程也涉及到"康复循环"(rehab-cycle)中的 4 个阶段:即患者的康复需求评估、康复目标设定、康复干预计划的安排、康复干预效果评价。无论是 OA 的"特异性治疗原则"还是"康复循环"均涉及到对患者现有功能状态的辨识与相应康复治疗方法的选择问题。例如,对 OA 患者疼痛问题的认识和管理、疲劳问题的评估和干预方法的选择。因此,针对 OA 不同病理进程中患者出现不同的功能和残疾问题,康复目标的设定和康复干预计划的实施应在不同水平的功能和残疾问题上选择与之匹配的测量工具和康复治疗方法。

(二) OA 临床康复测量工具的选择

结局测量(outcome measurement)的目的是为了充分掌握患者现有功能状态水平,评价医疗卫生服务的效果和质量。同时结局测量也是证据积累和总结所需的重要评价指标。OA 的康复需求评估和康复干预效果评价均涉及测量工具的选择与应用问题。

现阶段,OA 患者的临床结局测量工具较多。各测量工具均建立在不同的理论架构下,由于以往缺乏通用的术语语言和标准的功能和残疾分类,这些结局测量工具所设计的内容结构,测量项目的定义和数量、数据采集的方式和方法、量表和分量表的定义以及反应选择等诸多方面都存在较大差异。对医疗工作者和科研人员而言,选择与患者功能状态相符并能充分反映干预效果的测量工具较为困难。同时,测量工具相互之间无法实现信息的交流和数据间的转换,妨碍了循证医学证据的总结以及基于循证观点的康复干预方法的临床应用。为了应对以上问题和挑战,诸多国际性组织就 OA 结局测量方法的标化和选择达成共识并在世界范围内推广和使用。国际骨关节炎研究协会(OARSI)风湿病学临床研究结局测量工作组(OMERACTG)推荐包括 WOMAC 指数在内的一系列较为常用的 OA 特异性结局测量工具。其中,OMERACTG 强调测量工具应准确并适时反映 OA 的 3 项基本特征:疼痛、僵硬和躯体活动受限。此外,疾病相关生活质量作为临床结局指标之一也倍受关注。在WHO 推出 ICF 的理论架构和标准术语体系下,各测量工具的测量维度和内容再次得到检验。其与 ICF 各类目水平之间的联系和匹配反应测量内容涉及 OA 患者的身体功能和结构损伤、活动受限和参与限制性的不同水平。例如,WOMAC 不仅涵盖了睡眠和疼痛等身体功能,而且涉及了保持一种身体姿势、步行、盥洗自身、如厕、穿衣等日常生活活动和购物、娱乐等参与维度的内容。因此,WOMAC 测量的是某种干预方法对 OA 患者以上各维度的改善效果。

无论是在临床研究的证据积累阶段还是系统综述的证据总结阶段,抑或是临床指南的制订阶段,如实和准确地描述干预效果的收益为临床实践奠定了基础。而在循证医学临床实践中,OA 患者的主诉、需求以及医务工作者对患者功能和残疾问题的评估转化为国际通用的标准语言。有助于对患者功能与残疾状态的综合判断和理解;合理安排基于循证证据和专家意见的康复治疗方法;促进国际间临床科研数据和信息的交流以及循证医学证据的总结。因此,OA 临床结局测量工具的准确选择是实施临床康复治疗和评价康复治疗效果的前提。

第四节 研 究 进 展

一、基础研究

(一) 治疗性超声

低强度脉冲式超声波(low-intensity pulsed ultrasound,LIPUS)近年来广泛用于 KOA 的治疗。细胞实验结果发现,LIPUS 能够促进膝关节软骨细胞的增殖,调节关节软骨细胞外基质的合成,下调炎症因子的表达和分泌。Takeuchi 等研究发现,LIPUS 可促进关节软骨细胞增殖与 PI3K/Akt 信号转导通路有关。Korstjens 等报道,LIPUS 干预能增加正常或病变关节软骨细胞外基质中硫酸盐黏多糖(sGAG)的含量。然而,不同强度超声的干预对细胞外基质的合成影响不同,Vaughan 等研究发现,强度为 $30mW/cm^2$ 及 $100mW/cm^2$ 的 LIPUS 干预对牛软骨细胞 sGAG 的总体合成并无明显促进作用;强度为 200 和 $300mW/cm^2$ 的 LIPUS 因局部产生的热作用导致了关节软骨细胞的死亡。Ito 等报道不同强度的 LIPUS 干预均可下调炎症因子的表达,具有一定的抗炎作用,对 IL-1 诱导的 MMP-13 表达具有明显的抑制作用,且具有强度的依赖性。

动物实验结果表明,LIPUS 具有防止、修复关节软骨的退变以及延缓关节软骨基质降解的作用。Gurkan 等发现,与对照组相比,LIPUS 干预能够防止或减轻 Hartley 天竺鼠 OA 模型的关节软骨退变,使得关节软骨组织切片的表面不规整度及软骨基质染色的丢失明显减少。同时,Naito 等也报道了 LIPUS 作用于大鼠的 OA 模型,通过激活并诱导关节软骨细胞Ⅱ型胶原纤维的表达与合成,对 OA 的关节软骨具有一定的保护作用。Li 等人采用切断兔前交叉韧带的方法建立了 OA 的动物模型,研究发现,LIPUS 可以减轻关节软骨细胞外基质(ECM)的降解,其作用与 LIPUS 干预后关节软骨的丝裂原活化蛋白激酶(MAPKs)信号转导通路中 ERK1/2 及 p38 的表达下调有关,同时,LIPUS 可减少关节软骨中 MMP-13 表达。

(二) 冲击波疗法

CHING-JN WANG 等通过切断兔子膝关节前交叉韧带建立骨关节炎动物模型,分为低能量体外冲击波治疗组、观察组(动物模型)和对照组(未进行手术),治疗 12 周后观察,影像学中观察组有明显改变,关节软骨检验发现观察组明显出现软骨剥蚀、软骨细胞凋亡现象,而治疗组比对照组软骨剥蚀现象更少、软骨细胞活性更高。

(三) 光疗法

Yasushi 等对兔膝骨关节炎模型进行的研究表明,经过 LED 照射治疗后,兔膝关节面的保留较好,关节腔内炎症反应减轻。

（四）低能量激光疗法

Wang 等人研究了低能量激光疗法对于兔进展性骨关节炎模型的关节疼痛、滑膜炎、软骨中合成和分解代谢因子的作用，发现 6 周的低能量激光疗法能够减少分解代谢因子的产生，而 8 周的治疗能够降低股骨内侧髁和外侧髁以及内侧胫骨平台的软骨损害，提示低能量激光疗法通过调节软骨中的合成和分解代谢因子，在该模型中对软骨退化和滑膜炎起到保护性作用。

（五）磁疗法

Li 等建立了兔膝骨关节炎的模型，观察低强度脉冲超声和纳米磁场对兔 MMP-13 表达和丝裂原激活蛋白激酶（MAPK）激活状态的影响，发现脉冲超声和纳米磁场二者都能显著减少 Mankin 得分，抑制 MMP-13 蛋白表达水平，但 MAPK 激活呈现相反的结果，提示二者对于骨关节炎的治疗机制不同。

二、临床研究

基于循证医学证据的 OA 的康复治疗方法可分为 5 类：运动治疗、物理因子治疗、传统中医治疗和辅助器具与矫形器和其他干预方式。以下就运动治疗、物理因子治疗以及辅助器具和矫形器干预方法进行证据总结。

（一）运动治疗方法

1. 有氧运动　所有的 OA 临床指南中，鼓励膝 OA 患者主动进行有氧运动作为推荐使用的干预方法。其循证等级为 I a 级，即有高质量 RCTs 的系统综述证实。临床研究表明，有氧运动和股四头肌肌力锻炼可缓解疼痛、改善自我评价疾病程度。膝 OA 患者坚持实施有氧运动和股四头肌肌力锻炼的治疗方案，主要基于临床经验（证据等级为Ⅳ）。

2. 肌肉力量训练　所有的 OA 临床指南中，均鼓励临床膝 OA 患者有规律地进行有氧运动及在家中进行股四头肌肌力锻炼。

3. 水中运动　以往收录水疗作为 OA 治疗方法的临床指南中均将其作为 I b 级证据推荐使用，循证依据两项高质量的随机对照试验。研究表明，水中运动可缓解膝 OA 的疼痛，改善关节僵硬。更新的循证医学证据有 2 项。2007 年 Bartels E M 等人发表系统综述证实，对膝和（或）膝 OA 患者，水中运动或锻炼有缓解疼痛，提高生活质量的短期效应。而对运动后立即的步行能力以及僵硬无显著性差异。根据此报告，可建议膝 OA 患者作长期的水中运动。2011 年 Batterham S I 等人比较了陆上运动和水中运动对膝或膝 OA 患者身体功能、疼痛、步行功能和动态平衡功能的改善作用，发现两者之间并无显著性差异。建议在患者不能进行陆上运动时，水中运动可起到替代作用。因此，可将水中运动作为改善膝或（和）膝 OA 患者疼痛和提高整体功能状态的康复治疗方法。

（二）物理因子治疗方法

1. 治疗性超声　治疗性超声是一种安全有效的治疗 KOA 的物理因子治疗方法，具有缓解疼痛，改善运动功能的作用。2010 年的两篇系统评价均证实了上述研究结果。Rutjes

等人在 Cochrane 图书馆发表系统评价表明,治疗性超声较安慰剂或短波透热疗法相比,对 KOA 患者疼痛的缓解以及功能的改善更加明显;且治疗性超声的安全性得到认可,无副作用。治疗性超声与 TENS 对 KOA 治疗效果的比较研究发现,两种物理因子治疗均可缓解膝关节疼痛,改善运动功能,且两者之间并无明显差异。

治疗性超声的模式分为脉冲式和连续式,两种模式对 KOA 的治疗效果尚没有统一结论。Tascioglu 等人、Loyola-Sanchez 等人和 Huang 等人的研究支持脉冲式超声治疗;而 Ozgonenel 等人和 Ulus 等人的研究支持连续式超声治疗。然而,Cakir 等研究发现,两种模式的超声治疗对 KOA 患者的疼痛和功能均没有显著改善。

目前,超声治疗联合运动疗法对 KOA 的治疗效果结论不一。Huang 等研究发现,治疗性超声可提高等速运动对 KOA 患者的疗效,增加膝关节的活动度。Ulus 等研究却提示,连续式超声治疗结合运动疗法并没有明显提高运动疗法的作用。另外,研究结果发现,超声治疗辅助药物透入可明显控制 KOA 患者的疼痛症状。与单一超声治疗相比,连续式超声治疗辅助吡罗昔康透入可明显减轻 KOA 患者的疼痛。

以往 5 项收录治疗性超声的 OA 临床指南中仅有 1 项指南推荐对膝 OA 患者使用治疗性超声,其证据来源的循证等级为 I a 级。更新的循证医学证据有 2 项关于治疗性超声对 OA 治疗效果的系统综述。2010 年 Rutjes AW 等人在 cochrane 图书馆发表系统评价表明治疗性超声较安慰剂或短波透热疗法相比,对膝 OA 患者疼痛(VAS)的缓解以及功能问题的改善有益。并且治疗性超声的安全性得到认可,即无副作用的报道。但该系统综述所纳入文献质量较低,并没有给出最终结论。同年 Loyola-Sanchez A 等人通过纳入 6 项研究 378 名患者的系统评价证实治疗性超声可有效缓解膝 OA 患者的疼痛(VAS),而有可能改善其身体功能(LSI)以及步行表现(步速)。虽然该系统综述纳入的样本量较小,但其评价纳入文献质量较为严格,可作为指导临床实践和研究的依据。

2. 低功率激光　目前尚没有 OA 临床指南将低功率激光(low level laser therapy,LLLT)作为 OA 的物理因子治疗推荐使用。2000 年 Brosseau L 等人的研究表明,虽然 LLLT 较安慰剂刺激可改善 OA 患者的疼痛和僵硬、增加关节活动度,但对 OA 的治疗效果因为各研究间异质性较大而没有给出总结和推荐意见。2003 年 Brosseau L 等人再次总结了 LLLT 对 OA 的治疗效果。纳入 5 项研究 112 名 OA 患者的系统综述表明,LLLT 较安慰剂刺激对 OA 患者的疼痛、关节僵硬、关节活动和肌肉力量的改善均无统计学意义。2007 年 Bjordal J M 等人的研究表明,2~4 周的 LLLT 可在短期内缓解膝关节 OA 患者的疼痛(VAS)。因此,针对 LLLT 治疗 OA 的效果问题仍需继续积累高质量的临床研究证据,并注意剂量、时间、作用部位与疗效(短期和远期)的关系。

3. 经皮神经电刺激　绝大多数的 OA 临床指南推荐使用经皮神经电刺激作为治疗膝或髋 OA 的常用物理治疗方法,其证据来源的循证等级为 I a 级。更新的循证医学证据有 1 项关于 TENS 治疗膝 OA 的系统综述。2009 年 Rutjes AW 等人在 cochrane 图书馆上发表的系统综述明确证实 TENS 较安慰刺激和不施予任何刺激可有效缓解膝 OA 患者的疼痛(VAS)。虽然该系统综述纳入文献质量较低并且各研究间存在较大异质性,但并不妨碍证据的总结;作为指南更新的依据和指导临床实践的价值。TENS 的生理学原理可能是,处于同一阶段的痛觉传导神经在接受的刺激达到一定强度后,便会产生抑制作用。尚无报道表明 TENS 有严重的不良反应。因此,TENS 可作为治疗膝关节 OA 的安全有效的常规康复治疗方法。

经皮神经电刺激（transcutaneous electrical nerve stimulation，TENS）是目前绝大多数的KOA临床治疗指南所推荐的物理因子治疗方法。TENS可缓解KOA患者的疼痛、僵硬症状。2009年，Rutjes等人在Cochrane图书馆上发表的系统综述中，明确证实TENS较安慰剂和不施予任何刺激相比，可有效缓解KOA患者的疼痛症状，且无相关的不良反应报道。Vance等人的一项随机对照试验（randomized control trial，RCT）发现，TENS干预对运动所诱发的疼痛具有较好的治疗效果，其作用机制可能与TENS上调患者的疼痛阈值有关。然而，TENS和运动疗法联合应用并没有显著提高KOA患者的运动功能，以及运动依从性。Pietrosimone等人的一项RCT研究结果显示，TENS干预结合股四头肌肌力训练4周后，与单独股四头肌肌力训练组比较，并没有显著增加膝关节的关节活动度，以及提高步行速度。

4. 干扰电　　与其他电刺激相比，干扰电的作用位点更深，1~250Hz的调幅频率成为其止痛的主要频率。Gundog等人和Atamaz等人的RCT研究证明，三周的干扰电治疗，可缓解患者的疼痛，减少15m步行所需时间，改善功能（WOMAC问卷评分）。不同频率的干扰电（40Hz、100Hz和180Hz）对KOA的治疗效果没有明显区别。

5. 电磁场治疗　　目前脉冲电磁场（pulsed electromagnetic field，PEMF）对KOA的临床疗效受到广泛关注。近年来，5篇系统综述总结了PEMF对KOA的治疗效果。2007年，Biordal等人的研究表明，PEMF可在短期内缓解KOA的疼痛症状。2009年，Vavken等人通过纳入9项研究483名KOA患者的系统综述发现，与安慰剂组相比，6周的PEMF治疗对疼痛和膝关节活动度均无显著改善，但可提高患者的日常生活活动和临床功能评分（WOMAC问卷），因此建议将PEMF作为改善KOA患者功能的辅助治疗方法。2012年的系统评价结果与2009年的结果相似。然而，2013年Seo等人纳入14项研究共930名KOA患者，结果发现PEMF干预4周或8周后，其止痛作用明显优于安慰剂组，干预8周后患者功能活动明显提高。同年，在Cochrane图书馆最新更新的系统评价表明，PEMF可明显缓解KOA患者的疼痛，但对患者的功能活动和日常生活质量的影响还不明确。因此，是否将PEMF作为治疗OA的常规康复治疗方法还需进一步高质量的临床研究证实。

PEMF和其他物理因子治疗的协同效应还没有得到临床研究结果的证实。Ozguclu等人的一项RCT研究结果表明，PEMF的介入并没有显著提高常规物理治疗对KOA患者的治疗效果，WOMAC问卷中疼痛、僵硬和功能活动并没有发生显著变化。动物实验结果报道，频率20Hz、强度8mT的PEMF干预2周后，能通过下调caspase-3表达，抑制兔软骨细胞凋亡，从而抑制兔OA关节软骨的退变。

目前尚无OA的临床指南将PEMF作为治疗OA的推荐干预方法。PEMF作为一项治疗骨和骨关节疾病新兴的治疗方式，虽然已经积累了一些基础、临床研究和循证医学证据，但针对PEMF治疗OA的效果目前尚无统一的结论。目前有4项系统综述总结了PEMF治疗膝OA的效果。2007年Biordal JM等人的研究表明，虽然PEMF可在短期内缓解膝关节OA的疼痛，但收益甚微。2009年，Hulme JM等人在cochrane图书馆上发表系统综述表明，虽然PEMF对治疗膝OA有效果，但效应量较低（小于12%）。同年，Vavken P等人通过纳入9项研究483名患者的系统综述表明，6周的PEMF治疗较安慰刺激对膝关节OA疼痛（VAS）和僵硬（ROM）均无显著性差异，但可改善患者的日常生活活动和临床功能评分（WOMAC）。结论建议将PEMF作为改善膝OA患者功能状态的辅助治疗方法。而一项最新的循证证据却表明PEMF较安慰刺激相比，在缓解患者疼痛、僵硬和活动功能方面无显著差异。因此，是否将 PEMF 作为治疗 OA 的常规康复治疗方法还需进一步高质量的基础和临床研究证实。

6. 热/低温疗法　热/冷疗法在半数 OA 临床指南中作为推荐使用的治疗方法,基于 Ⅰa 级证据。热疗和低温疗法均广泛用于膝 OA 患者的临床治疗。热疗可采用电透热疗法、热敷、热水浸泡或蜡浴,低温疗法则多用冰袋冷敷,或用冰按摩。更新的循证医学证据表明,低温疗法较控制组在膝屈曲活动角度、功能改善、力量增加有显著差异。冰敷可减少关节肿胀,热疗法比冰疗法或安慰剂,对减少关节肿胀无显著差异,冰敷比安慰剂无显著减少关节疼痛。短波治疗是以热效应为主的高频电疗,能促进局部血液循环,加速细胞代谢,提高疼痛阈值,减少肌肉痉挛,增加组织延展性。然而,目前尚缺乏充分的研究证据支持短波治疗可改善 KOA 患者的疼痛症状和功能活动。2012 年,Laufer 和 Dar 通过纳入 7 项研究的系统评价结果指出,治疗局部产生微热效应的短波治疗对 KOA 患者的疼痛缓解、肌肉功能改善具有轻微的作用。Teslim 等对不同模式的短波治疗进行研究,结果发现与脉冲模式相比,连续模式的短波治疗 4 周后,能够明显提高治疗局部的皮肤温度、有效缓解疼痛、增加膝关节的活动度。Akyol 等一项 RCT 研究报道了短波治疗并没有显著增加运动疗法对 KOA 的治疗效果。

7. 牵伸　目前尚无 OA 临床指南将牵伸技术作为推荐治疗方法。原因是没有设计严格的随机对照研究和队列研究显示牵伸对膝或膝关节 OA 的疼痛或其他功能问题具有效果。早在 1973 年 McQuillan WM 就膝关节 OA 患者是否采用牵伸技术作为治疗方法进行阐述。认为牵伸技术可缓解 OA 患者的疼痛问题并且改善患者关节活动度。1983 年 Nyfos L 等人和 Marques B 等人分别通过两项临床研究表明,牵伸技术可缓解膝关节 OA 患者的疼痛和僵硬、提高步行能力。但两项研究均因存在较大偏倚和证据的质量较低的问题,不能将其结论作为指导临床应用的直接依据。因此,牵伸(例如对腘绳肌 - 肌腱进行持续不变的牵拉)能否有效改善膝或膝 OA 患者的各项功能、活动以及参与问题还需进一步的研究和探讨。

8. 辅助器具与矫形器　助行器:目前尚没有更新的关于助行器新的证据。OARSI 推出的指南指出助行器械可减轻膝骨关节炎患者疼痛。告知患者如何更好地持手杖、拐杖,以健侧手使用助行器械、助行架或带轮子助行器更适于两侧病患者。证据等级为Ⅳ(专家推荐)。研究来源于健侧手使用手杖对膝 OA 患者膝关节生物力学影响研究,以及更早期的健侧手使用手杖对膝 OA 患者膝关节生物力学影响研究的支持。护膝:目前尚没有更新的关于护膝的证据。OARSI 推出的指南指出轻中度膝关节内外翻不稳的膝 OA 患者采用护膝可有效减轻膝关节疼痛和关节不稳,减少摔倒的概率。侧方楔形鞋垫:已有绝大多数 OA 临床指南中推荐胫骨内侧髁 OA 患者使用侧方楔形鞋垫。OARSI 推荐膝和膝 OA 患者均应听从穿着适当鞋子的建议,膝 OA 患者鞋垫可减轻疼痛并改善步行功能,侧方楔形鞋垫对有症状的胫骨内侧髁 OA 患者可能有益。

三、临床指南与相关期刊

(一) 诊断标准

临床诊断主要依据美国风湿学院 2012 年版的诊断标准,该标准主要根据患者的症状、体征、影像学表现及实验室检查进行诊断。

1. 近 2 个月一半时间有膝关节疼痛;

2. 膝关节屈伸时,有骨摩擦音;

3. 早晨时,关节僵硬时间≤30分钟;

4. 男性年龄≥38岁;女性年龄≥45岁;

5. 膝关节有骨性膨大;

6. X线示关节间隙变窄,骨赘形成或膝关节MRI可见关节面不平或骨赘;

7. ESR<45mm/h;

满足1+2+3+6条,或1+2+5+6+7条或1+5+6+7条者可诊断膝OA。

(二) 相关期刊

Annals of the rheumatic diseases

出版商:BMJ;研究领域:关节炎、风湿性疾病;网址:http://ard.bmj.com/

Nature reviews. Rheumatology

出版商:Nature Pub. Group;研究领域:骨疾病、结缔组织疾病、风湿性疾病;网址:http://www.nature.com/nrrheum

Arthritis and rheumatism

出版商:Wiley-Liss, Inc.;研究领域:关节炎、风湿性疾病;网址:http://onlinelibrary.wiley.com/journal/10.1002/(ISSN)2326-5205

Journal of bone and mineral research：the official journal of the American Society for Bone and Mineral Research

出版商:American Society for Bone and Mineral Research;研究领域:代谢性骨病、骨;网址:http://onlinelibrary.wiley.com/journal/10.1002/(ISSN)2151-4658

Arthritis care & research

出版商:John Wiley & Sons;研究领域:关节炎;网址:http://arthritis-research.com

Arthritis research & therapy

出版商:BioMed Central;研究领域:关节炎;

Osteoarthritis and cartilage / OARS, Osteoarthritis Research Society

出版商:W.B. Saunders For The Osteoarthritis Research Society;研究领域:骨关节炎;网址:http://www.sciencedirect.com/science/journal/10634584

The Journal of rheumatology

出版商:Journal Of Rheumatology Publishing Co;研究领域:关节炎、风湿性疾病。

(三) 相关网站

美国风湿学院:http://www.rheumatology.org/

国际OA研究协会:http://www.oarsi.org/

欧洲抗风湿病联盟:http://www.eular.org/

美国骨科医师学会:http://www.aaos.org/

中华医学会风湿病学分会:http://www.cma.org.cn/

中华医学会骨科学分会:http://www.cma.org.cn/

(何成奇　王朴　陈瑶)

参 考 文 献

1. Abramson SB, Attur M. Developments in the scientific understanding of osteoarthritis. Arthritis Res Ther, 2009, 11 (3): 227.

2. Beaty J, Jacobs JJ, Berry D. Osteoarthritis of the hip. N Engl J Med, 2008, 358 (5): 534-535.

3. Koff RS, Dart RC. Osteoarthritis of the knee. N Engl J Med, 2006, 354 (23): 2508-2509.

4. Rowe CR. Cervial osteoarthritis. N Engl J Med, 1963, 268: 1351-1353.

5. Elders MJ. The increasing impact of arthritis on public health. J Rheumatol Suppl, 2000, 60: 6-8.

6. Swagerty DJ, Hellinger D. Radiographic assessment of osteoarthritis. Am Fam Physician, 2001, 64 (2): 279-286.

7. Zhang W, Moskowitz RW, Nuki G, et al. OARSI recommendations for the management of hip and knee osteoarthritis, Part Ⅱ: OARSI evidence-based, expert consensus guidelines. Osteoarthritis Cartilage, 2008, 16 (2): 137-162.

8. 中华医学会骨科学分会. 骨关节炎诊治指南 (2007 年版). 中华骨科杂志, 2007, 27 (10): 793-796.

9. Hicks JE, Perry MB, Gerber LH. Rehabilitation in the management of patients with osteoarthritis. In: Moskowith RW, et al, editors. Osteoarthritis: Diagnosis and Medical/Surgical Management, 3rd ed. WB Saunders Company, 2001: 413-446.

10. Zhang W, Moskowitz RW, Nuki G, et al. OARSI recommendations for the management of hip and knee osteoarthritis, part I: critical appraisal of existing treatment guidelines and systematic review of current research evidence. Osteoarthritis Cartilage, 2007, 15 (9): 981-1000.

11. Rauch A, Cieza A, Stucki G. How to apply the International Classification of Functioning, Disability and Health (ICF) for rehabilitation management in clinical practice. Eur J Phys Rehabil Med, 2008, 44 (3): 329-342.

12. Bellamy N, Kirwan J, Boers M, et al. Recommendations for a core set of outcome measures for future phase Ⅲ clinical trials in knee, hip, and hand osteoarthritis. Consensus development at OMERACT Ⅲ. J Rheumatol, 1997, 24 (4): 799-802.

13. Ettinger Wh Jr BRMS. A randomized trial comparing aerobic exercise and resistance exercise with a health education program in older adults with knee osteoarthritis. The journal of the American Medical Association, 1997, 277 (1): 25-36.

14. Bennell KL, Hinman RS. A review of the clinical evidence for exercise in osteoarthritis of the hip and knee. Journal of Science and Medicine in Sport, 2011, 14 (1): 4-9.

15. Huang M, Lin Y, Yang R, et al. A comparison of various therapeutic exercises on the functional status of patients with knee osteoarthritis. Seminars in Arthritis and Rheumatism, 2003, 32 (6): 398-406.

16. Kim L Bennell MAHT. The effects of hip muscle strengthening on knee load, pain, and function in people with knee osteoarthritis: a protocol for a randomised, single-blind controlled trial. BMC Musculoskeletal Disorders, 2007, 121 (8).

17. Fransen M, Mcconnell S. Exercise for osteoarthritis of the knee. Cochrane Database Syst Rev, 2008, 4 (4).

18. Cochrane T, Davey RC, Matthes ES. Randomised controlled trial of the cost-effectiveness of water-based therapy for lower limb osteoarthritis. Health Technol Assess, 2005, 9 (31): 1-114.

19. Stener-Victorin E, Kruse-Smidje C, Jung K. Comparison between electro-acupuncture and hydrotherapy, both in combination with patient education and patient education alone, on the symptomatic treatment of osteoarthritis of the hip. Clin J Pain, 2004, 20 (3): 179-185.

20. Bartels EM, Lund H, Hagen KB, et al. Aquatic exercise for the treatment of knee and hip osteoarthritis. Cochrane Database Syst Rev, 2007 (4): D5523.

21. Batterham SI, Heywood S, Keating JL. Systematic review and meta-analysis comparing land and aquatic exercise for people with hip or knee arthritis on function, mobility and other health outcomes. BMC Musculoskelet Disord, 2011, 12: 123.

22. Welch V, Brosseau L, Peterson J, et al. Therapeutic ultrasound for osteoarthritis of the knee. Cochrane Database Syst Rev, 2001 (3): D3132.

23. Rutjes AW, Nuesch E, Sterchi R, et al. Therapeutic ultrasound for osteoarthritis of the knee or hip. Cochrane Database Syst Rev, 2010 (1): D3132.

24. Loyola-Sanchez A, Richardson J, Macintyre NJ. Efficacy of ultrasound therapy for the management of knee osteoarthritis: a systematic review with meta-analysis. Osteoarthritis Cartilage, 2010, 18 (9): 1117-1126.

25. Brosseau L, Welch V, Wells G, et al. Low level laser therapy for osteoarthritis and rheumatoid arthritis: a metaanalysis. J Rheumatol, 2000, 27 (8): 1961-1969.

26. Brosseau L, Welch V, Wells G, et al. Low level laser therapy (Classes I, II and III) for treating osteoarthritis. Cochrane Database Syst Rev, 2003 (2): D2046.

27. Bjordal JM, Johnson MI, Lopes-Martins RA, et al. Short-term efficacy of physical interventions in osteoarthritic knee pain. A systematic review and meta-analysis of randomised placebo-controlled trials. BMC Musculoskelet Disord, 2007, 8: 51.

28. Osiri M, Welch V, Brosseau L, et al. Transcutaneous electrical nerve stimulation for knee osteoarthritis. Cochrane Database Syst Rev, 2000 (4): D2823.

29. Brosseau L. Efficacy of transcutaneous electrical nerve stimulation for osteoarthritis of the lower extremities: a meta-analysis. Phys Ther Rev, 2004; 9: 213-233.

30. Rutjes AW, Nuesch E, Sterchi R, et al. Transcutaneous electrostimulation for osteoarthritis of the knee. Cochrane Database Syst Rev, 2009 (4): D2823.

31. Hulme J, Robinson V, Debie R, et al. Electromagnetic fields for the treatment of osteoarthritis. Cochrane Database Syst Rev, 2009 (1): D3523.

32. Vavken P, Arrich F, Schuhfried O, et al. Effectiveness of pulsed electromagnetic field therapy in the management of osteoarthritis of the knee: a meta-analysis of randomized controlled trials. J Rehabil Med, 2009, 41 (6): 406-411.

33. Cao LY, Jiang MJ, Yang SP, et al. [Pulsed electromagnetic field therapy for the treatment of knee osteoarthritis: a systematic review]. Zhongguo Gu Shang, 2012, 25 (5): 384-388.

34. Mcquillan WM. Conservative management of osteoarthritis of the hip. Ann Clin Res, 1973, 5 (1): 49-59.

35. Nyfos L. Traction therapy of osteoarthrosis of the hip. A controlled study. UgeskrLaeger, 1983, 145 (37): 2837-2840.

36. Aaboe J, Henriksen M, Christensen R, et al. Effect of whole body vibration exercise on muscle strength and proprioception in females with knee osteoarthritis. The Knee, 2009, 16 (4): 256-261.

37. Avelar NU, Sim AO, Tossige-Gomes R, et al. The effect of adding whole-body vibration to squat training on the functional performance and self-report of disease status in elderly patients with knee osteoarthritis: a randomized, controlled clinical study. The Journal of Alternative and Complementary Medicine, 2011, 17 (12): 1149-1155.

38. Sim AO, Avelar NU, Tossige-Gomes R, et al. Functional Performance and Inflammatory Cytokines After Squat Exercises and Whole-Body Vibration in Elderly Individuals With Knee Osteoarthritis. Archives of Physical Medicine and Rehabilitation, 2012.

39. Zhang W, Moskowitz RW, Nuki G, et al. OARSI recommendations for the management of hip and knee osteoarthritis, Part II: OARSI evidence-based, expert consensus guidelines. Osteoarthritis and Cartilage, 2008,

16:137-163.

40. Linde K, Witt CM, Streng A, et al. Cost-effectiveness of acupuncture in patients with headache, low back pain and osteoarthritis of the hip and the knee. Focus Alternative Compl Ther, 2007, 128(3):264-271.

41. Foster NE, Thomas E, Barlas P, et al. Acupuncture as an adjunct to exercise based physiotherapy for osteoarthritis of the knee: randomised controlled trial. BMJ, 2007, 335(7617):436.

42. Witt C, Brinkhaus B, Jena S, et al. Acupuncture in patients with osteoarthritis of the knee: a randomised trial. The Lancet, 2005, 366(9480):136-143.

43. Manheimer E, Cheng K, Linde K, et al. Acupuncture for peripheral joint osteoarthritis. Cochrane Database Syst Rev, 2010, (1):CD001977.

44. Hawker GA, Mian S, Bednis K, et al. Osteoarthritis year 2010 in review non-pharmacologic therapy. Osteoarthritis and Cartilage, 2011, 19:366-374.

45. Bennell KL, Hinman RS, Metcalf BR, et al. Efficacy of physiotherapy management of knee joint osteoarthritis: a randomised, double blind, placebo controlled trial. Annals of the Rheumatic Diseases, 2005, 64(6):906-912.

46. Perlman AI, Ali A, Njike VY, et al. Massage therapy for osteoarthritis of the knee: a randomized dose-finding trial. PloS one, 2012, 7(2):e30248.

47. Matthias Lechner M, IvaSteirer M, BennoBrinkhaus M, et al. Efficacy of Individualized Chinese Herbal Medication in Osteoarthrosis of Hip and Knee: A Double-Blind, Randomized-Controlled Clinical Study. The Journal of Alternative And Complementary Medicine, 2011, 17(6):539-547.

48. Yuelong C, Hongsheng Z, Jian P, et al. Individually integrated traditional chinese medicine approach in the management of knee osteoarthritis: study protocol for a randomized controlled trial. Trials, 2011, 12(1):160.

49. Warsi A, LaValley MP, Wang PS, et al. Arthritis self-management education programs: a meta-analysis of the effect on pain and disability. Arthritis Rheum, 2003, 48:2207-2213.

50. Chodosh J, Morton SC, Mojica W, et al. Meta-analysis: chronic disease self-management programs for older adults. Ann Intern Med, 2005, 143:427-438.

51. Hansson EE, Nsson-Lundgren M, Ronnheden A, et al. Effect of an education programme for patients with osteoarthritis in primary care-a randomized controlled trial. BMC Musculoskeletal Disorders, 2010, 11(1):244.

52. Kao M, Wu M, Tsai M, et al. The effectiveness of a self-management program on quality of life for knee osteoarthritis(OA)patients. Archives of Gerontology and Geriatrics, 2011, 54(2):317-324.

53. Coleman S, Briffa NK, Carroll G, et al. A randomised controlled trial of a self-management education program for osteoarthritis of the knee delivered by health care professionals. Arthritis Research & Therapy, 2012, 14(1).

54. Christensen R, Astrup A, Bliddal H. Weight loss: the treatment of choice for knee osteoarthritis? A randomized trial. Osteoarthritis and Cartilage, 2005, 13(1):20-27.

55. Christensen R, Bartels EM, Astrup A, et al. Effect of weight reduction in obese patients diagnosed with knee osteoarthritis: a systematic review and meta-analysis. Ann Rheum Dis, 2007, 66:433-439.

56. Lievense AM, Bierma-Zeinstra SM, Verhagen AP, et al. Influence of obesity on the development of osteoarthritis of the hip: a systematic review. Rheumatology(Oxford), 2002, 41:1155-1162.

57. Gudbergsen H, Boesen M, Lohmander LS, et al. Weight loss is effective for symptomatic relief in obese subjects with knee osteoarthritis independently of joint damage severity assessed by high-field MRI and radiography. Osteoarthritis and Cartilage, 2012, 20(6):495-502.

第七章

踝骨关节炎康复指南

第一节 基 本 知 识

一、功能解剖学

踝关节是既稳定又灵活的负重关节,是人体与地面接触点的枢纽,人体能够完成站立、行走、下蹲、跑跳等动作,这与踝关节的解剖结构及肌肉的动力作用密切相关。

(一) 关节及关节囊

1. 踝关节　又名距小腿关节或距上关节,由胫骨的下关节面、内踝关节面、腓骨外踝关节面与距骨滑车的上关节面和内、外侧关节面构成,关节面均有透明软骨覆盖。距骨滑车关节面前宽后窄,关节窝比关节头明显的宽大,关节囊前、后壁薄而松弛,关节囊左右两侧坚实紧张,附于关节软骨的周围,内侧与三角韧带纤维相连,并得到加强,外侧为距腓前韧带、距腓后韧带加强,关节腔宽大。踝关节的功能主要为负重,可绕冠状轴做屈(又称跖屈)、伸(又称背伸)运动。关节面上的凹凸关节保证了踝关节的动作局限于屈伸的范围内。踝关节的屈伸动作在行走时极为重要,特别是上下楼梯、登山及跳跃时踝关节均有着重要的作用。

踝关节内踝的位置较外踝高,外踝只将距骨体的外侧遮盖,内侧至少有1.5cm以上的区域未被遮盖。距骨体外侧有 2/3 是关节面,内侧只有 1/3 是关节面。经过内、外踝的韧带、肌腱均在其前后通过,这样的解剖特点有利于踝关节的前后运动。使足背伸的小腿前侧肌群有使足跟着地的趋势,使足跖屈的小腿后侧肌群有使足尖着地的趋势,两者相互协调共同维持踝关节的运动平衡。但由于踝关节周围的肌腱,除跟腱外其止点均位于中跗关节之前,因此当肌肉收缩时,胫、腓骨下端有前脱位的倾向。尤其是站立时身体的重量使这种倾向更加明显,这正是后踝骨折多于前踝骨折的原因之一。

2. 下胫腓关节　由胫骨下端的腓切迹与腓骨下端的内侧面构成。腓切迹位于胫骨下端外侧略靠后,切迹面向后成角约为 30°。腓切迹的深度与下胫腓关节的稳定有直接关系,深度越深该关节越稳定。下胫腓关节内部没有关节软骨,两者靠下胫腓韧带连接,该韧带非常有力,又分为下胫腓前韧带、骨间韧带、下胫腓后韧带和下胫腓横韧带四部分。

下胫腓关节是一个微动的弹性关节,生理状态是可随踝关节的运动而出现相应的运动,运动模式是旋转和平移的复合运动,发生于 X、Y、Z 轴三个方向,这使踝穴既保持紧固又有一定的弹性和适应性,有利于踝关节保持稳定。下胫腓关节还有传递并调节腓骨负重的作用:约 10%~17% 的体重可通过下胫腓关节传至腓骨,并通过腓骨与胫骨的相对运动和位置关系调节腓骨的负荷比例,维持踝关节的力学稳定。

3. 踝关节囊　踝关节囊前侧由胫骨下端前缘至距骨颈,后侧由胫骨下端后缘至距骨后结节。关节囊前后松弛软弱,在前侧有少量纤维,后侧关节囊韧带最薄弱,仅有少量纤维连接于胫骨后面、下胫腓后韧带及距骨后面。关节囊左右两侧坚实紧张,附于关节软骨的周围,内侧与三角韧带纤维相连,并得到加强,外侧为距腓前韧带、距腓后韧带加强。跟腓韧带位于关节囊之外,如同膝关节的侧副韧带一样,使踝关节囊更加坚强。其后部有少量纤维连接胫骨后缘与距骨后突,充填于胫距后韧带及腓距后韧带的间隙内,在下面与前面附于距骨头之后,使距骨颈位于关节囊内。

(二) 踝关节韧带

踝关节的韧带非常丰富,主要有以下几组:

1. 前、后侧韧带　关节囊的前、后部,较薄弱,这样便于踝关节前后的屈伸运动。

2. 内侧韧带　内侧韧带起于内踝下缘,止于舟骨、距骨和跟骨前内侧面,呈“三角形”,该韧带自前向后分为四束,即胫距前韧带、胫舟韧带、胫跟韧带及胫距后韧带。三角韧带的主要作用是限制距骨向外侧移位,当三角韧带完整时距骨向外移位不超过 2mm。三角韧带非常坚固并与踝关节囊紧密相连,当踝关节受到外翻、外旋暴力时常发生内踝骨折而不发生三角韧带的断裂,但其前部纤维可出现撕裂。当三角韧带完全断裂时,X 线显示踝关节处于外翻位,因为此时距骨向外旋转,距骨上关节面与胫骨下关节面之间呈向内开放的角度。

3. 外侧韧带　主要为腓侧副韧带,分为前、中、后三束,由前向后依次为腓距前韧带、跟腓韧带、腓距后韧带。腓距前韧带薄弱,几乎呈水平方向,由外踝前缘内方止于距骨颈的外侧面。在踝关节跖屈位时有限制足内翻活动的作用,而在踝关节中立位时,有对抗距骨向前移位的作用。当该韧带完全断裂时,踝关节前抽屉试验可出现阳性。跟腓韧带为腓骨长、短肌越过,由外踝尖向后下止于跟骨侧面的隆起处,其位于踝关节运动轴线之后,仅在背伸时紧张,在跖屈时则松弛。当踝关节处于中立位时其限制足内翻的作用。该韧带完全断裂被动足内翻时,距骨在踝穴内发生倾斜,可使关节脱位,因此临床补修这条韧带最重要。腓距后韧带起于外踝内侧面的外踝窝,胫距骨后面,止于距骨的维持结节及附近部分,并与长屈肌腱相融合,该韧带有限制踝关节过度背伸的作用。完全断裂时,可使距骨与腓骨分离而无骨折,其间距可达 3cm,但临床中该韧带单独损伤较少见。

在腓侧副韧带中,跟腓韧带最易断裂。当踝关节受到内翻暴力时,跟腓韧带首先断裂,踝关节外侧关节囊也可部分或全部撕裂,暴力继续可使下胫腓出现分离倾向。因此临床上跟腓韧带与下胫腓前韧带的损伤多同时存在。距腓前韧带单独损伤则较少见,跟腓韧带伴距腓前韧带损伤最常见,可引起踝关节不稳、习惯性扭伤及踝关节过度活动等。踝关节脱位、内翻骨折或踝关节内侧发生挤压骨折时,腓侧副韧带可发生断裂。

4. 胫腓韧带 该韧带紧连胫腓骨下端,是维持下胫腓关节乃至踝关节稳定的重要韧带。该韧带非常坚强,由下胫腓前韧带、骨间韧带、下胫腓后韧带和下胫腓横韧带四部分组成。①下胫腓前韧带:是一坚韧的三角形韧带,起于胫骨下端的边缘,向下外附着于外踝的前面及附近粗糙骨面上,止于胫骨及腓骨点的前结节。其纤维与胫骨骨膜融合,并向上至胫骨前面约 2.5cm 处。②骨间韧带:为骨间膜的延长部,由胫骨向腓骨斜行,方向由内上向外下,短而坚实。其作用是使胫腓骨下端紧紧连在一起,以加强腓骨的稳定性,防止距骨脱位。③下胫腓后韧带:与下胫腓前韧带位置相当,是一条强韧的纤维束,其中含有弹性纤维,其纤维斜行,有加深接受距骨窝的作用。下胫腓后韧带的深部由胫骨下关节面的后缘延伸至外踝内侧后部,与内、外踝的关节面合成一腔,以容纳距骨,形成与距骨相接触最深部的韧带。④下胫腓横韧带:是横行于胫骨后面下缘与外踝内侧面的胫腓骨滑膜延长部,其作用主要是防止胫腓骨在距骨面上的向前脱位。

二、关节运动学

(一) 踝关节的运动方向

1. 运动方向 滑车关节 - 跖屈、背屈,背屈活动度20°~30°,跖屈30°~50°(图7-1,图7-2)。

2. 踝关节的运动轴 踝关节的实际转动轴并不水平,横穿距骨体自内上向外下倾斜,基本与内外踝尖连线一致。在冠状面上平均向外倾斜约 10°,水平面上平均向外旋转 6°。由于踝关节轴倾斜,所以踝关节绕此轴即足部背屈和跖屈时,在水平面上足兼有绕小腿纵轴旋转的内收、外展活动,以及在冠状面的足内、外翻踝关节的屈伸运动与距下关节和足的运动是联合的。足背屈时兼有外展、外翻运动——旋前(足外侧缘抬高,内侧缘降低,足尖朝外),足跖屈时兼有内收、内翻活动——旋后(足内侧缘抬高,外侧缘降低,足尖朝内)(图 7-3,图 7-4)。

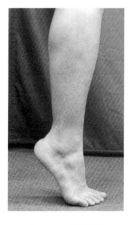 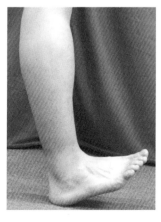 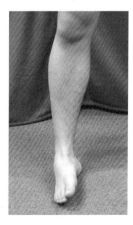 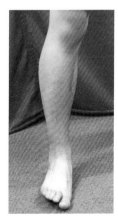

图 7-1 踝跖屈　　　图 7-2 踝背屈　　　图 7-3 踝内翻　　　图 7-4 踝外翻

（二）踝关节运动学特征

1. 踝关节的负荷与平衡　踝关节的负荷与其关节面接触面积的大小有关。静止全足平放站立时踝关节承受的压缩应力相当于体重的 2 倍,步行负重时关节面受到的应力相当于体重的 5 倍左右,此外距骨在踝穴内有无倾斜,也会通过影响关节面接触面积而影响关节所受应力的大小。如果距骨在踝穴内有轻度倾斜,关节面所受到的应力会因为承重面积变小而明显增加。

2. 踝关节的稳定机制　踝关节的稳定性因素包括骨、韧带、肌力及重力等。踝穴结构至关重要:距骨体呈楔形,与踝穴相适应,且宽的一端在前,可有效地阻止距骨后移和向侧方移动。其次,大多数踝关节周围的韧带方向均向下及后行,均有阻止距骨后移加的作用。再者,在踝部韧带及骨有对抗肌力与重力的作用,可以阻止小腿骨的移位。

（1）背屈时的稳定性:背屈时距骨颈上面与胫骨远端关节前唇接触,关节囊后部拉紧,后侧韧带及肌肉紧张,阻止踝进一步的背屈。

（2）跖屈时的稳定性:跖屈时,距骨后结节接触后唇,阻止跖屈过度。前关节囊及侧副韧带前部分亦有阻止作用。

（3）横向稳定性:距骨体嵌入踝穴时副韧带正好位于距骨侧方及下胫腓联合韧带。步行时,踝关节活动伴随腓骨略向近、远侧移位和外踝旋转,以适应踝穴的增宽或缩小,协助维持稳定。

3. 踝关节的生物力学特性　跖屈背伸运动发生在踝关节,足的内外翻则在距下、跗横等关节发生。足内翻 / 外翻时,必伴随有旋前 / 旋后。正常步态时,踝关节的反作用力大于髋关节、膝关节,但因踝关节的负重面积大,经踝关节传导的单位面积上的应力低于髋或膝关节。踝关节在跳跃活动中的起跳和蹬地阶段起主要作用。踝关节力量的强弱直接决定完成动作时支撑整个身体的稳定性,包括决定上位环节作用的效率以及它参加工作的早晚。跑步的蹬伸和缓冲时,踝关节的活动是由小腿三头肌肌腱的弹性形变与复原进行的。它可在腾空之前的制动阶段,通过肌腱的形变而储备能量。足与踝常协同运动,但有别于踝,具有其独特性。作为下肢整体的一个组成部分:足在需要时变成一单独的固体单位,为一刚体,而在需要赤足爬攀时又十分灵活柔顺。行走时即足的活动处于刚体与灵活易弯这二个极端状态之间。足的结构必须适合各种动作需要,其生物力学很复杂。

三、病理生理学

踝骨关节炎最早、最主要的病理改变发生在关节软骨。踝关节关节软骨的厚度平均为 1~1.7mm。首先为关节软骨局部发生软化、糜烂。早期关节软骨变为淡黄色,失去光泽,继发软骨表面粗糙,软骨基质内糖蛋白丢失时局部发生软化,失去弹性。关节活动时发生磨损,软骨可碎裂、剥脱,形成关节内游离体,软骨下骨质外露。研究显示,相对于膝关节而言,踝关节表面软骨张力与强度随着年龄增加的改变相对较少,因而两者之间的骨关节炎的发生率也不相同。软骨特征性病变导致软骨下骨外露。软骨磨损最大的中央部位骨质密度增加,骨小梁增粗,形成“象牙质改变”。外周部位承受应力较小,软骨下骨质萎缩,出现囊样变。由于骨小梁的破坏吸收使囊腔增大,周围发生成骨反应而形成硬化壁。在软骨的边缘或者肌腱附着处,因血管增生,软骨细胞代谢活跃,通过软骨内化骨,在外围软骨骨面出现骨质增生,及骨赘形成。随后骨膜继发性改变,剥脱的软骨片和骨质增生刺激滑膜引起炎症,促进滑膜增生渗出。关节囊发生纤维变性和增厚,限制踝关节各方向活动。关节周围肌肉因疼痛产生保护性痉挛,进一步限制踝关节活动,畸形(屈位畸形或脱位)可出现。而且踝关节关节接触面明显小于髋关节和膝关节,关节面上生物力学平衡失调,形成恶性循环,不断加重病变。

踝骨关节炎同样分为原发性和继发性两类。原发性踝关节骨关节炎相对少见,其发生率约为1%,且与年龄的相关性较小,远低于髋关节和膝关节关节炎9倍以下。继发性骨关节炎主要由创伤引起,患者可有关节骨折史或关节扭伤引起长期外踝不稳史。有文献指出不管何种病因,大多数踝关节OA患者平均胫距对线为内翻。

第二节 康复诊断

一、评定

(一)身体功能评定

1. 生理功能评定 包括感觉功能、运动功能及平衡功能评定。

(1)感觉功能评定:疼痛是本病最常见的症状,所以,重点对关节疼痛进行评定。评定方法采用视觉模拟评定法(visual analogue scale,VAS)。具体方法详见第一章第二节感觉功能评定。

(2)运动功能评定:包括关节活动度、肌力评定,有条件的单位可以采用等速肌力设备进行评定。本病关节活动度与肌力评定具体方法如下。

1)关节活动度评定:

① 踝关节背屈:坐位,踝关节无内、外翻,膝关节屈曲90°以腓骨纵轴与第五跖骨延长线的交点为轴心,腓骨纵轴为固定臂,第五跖骨长轴为移动臂,使足尖从中立位向靠近小腿的方向运动,不得引起膝关节与髋关节的代偿动作,正常参考度数:背屈0~20°。

② 踝关节跖屈:体位与测量方法同背屈,踝关节运动方向为矢状面上完成向足底方向的运动。正常参考度数:跖屈0~50°。

2)肌力评定方法:

① 踝关节跖屈:患者取受试侧单腿站立,膝关节伸展,一指或二指按于检查台。5级:检查者站于受试侧,能足尖着地,然后全脚掌着地,重复20次并无疲劳感觉;4级:仅能完成10~19次,中间无休息,且无明显疲劳感。3级:完成正确动作1~9次,中间无休息,且无明显疲劳感,足跟抬起不能达到最终位者为2⁺级;2级(俯卧位):令检查者将足伸出检查台外,检查者一手放在踝关节下方,一手在足底掌指关节处施加阻力,2⁺级:抗最大阻力完成跖屈收缩,2级为完成全关节活动但不能耐受阻力,2⁻级:完成部分范围收缩;1级:患者取俯卧位,检查者于腓肠肌、比目鱼肌及跟腱处触及收缩;0级:无收缩。

② 踝关节背伸:坐位,患者足跟放检查者大腿上;一手放握小腿后侧,一手在足内侧背部加阻力,指令为足向上向内,足趾不得用力;5级:能对抗最大阻力完成全关节活动;4级:能对抗中等阻力完成全关节活动;3级:能完成全关节活动;2级:完成部分关节范围活动;1

级：小腿前外侧肉及胫骨前肌触及收缩；0 级：无收缩。

（3）平衡功能评定：踝关节的临床研究中多采用 Berg 平衡量表，也可采用人体平衡评估系如 sportcat1000,blodex balance system。

2. 心理功能评定　本病导致的反复，长期的疼痛及相应的功能受限，常常使患者焦虑与担忧，甚者导致心理疾病。具体评定方法详见第一章第二节心理功能评定。

（二）结构评定

1. 视诊　皮肤有无皮色改变、有无瘀斑、瘢痕、窦道、静脉曲张、橡皮样肿胀等；皮下组织有无肿胀，有无骨性膨大；踝部有无挛缩畸形。

2. 触诊　双侧踝关节进行对比触诊皮肤温度、湿度、皮肤弹性、厚度；压痛点的部位、深度、范围、程度和性质等；有无皮下结节、骨性标志有无膨大等异常；邻近关节的肌肉有无发生萎缩；关节有无积液。

3. 关节周径评定　评定病变关节与健侧是否大小一致。具体方法如下：要求两侧关节取相对应的同一水平测量比较，若有肌萎缩或肿胀应选择表现最明显的平面测量，并观察其随时间推移的变化情况。

4. 影像学表现　踝关节骨关节炎的影像学检查，主要是 X 线检查；当疑及软骨损伤 X 线检查难以确诊时方可考虑采用 CT 或 MRI 检查。X 线检查对骨关节炎的诊断十分重要，但必须结合患者临床表现。对于踝骨性关节炎的诊断 X 线平片需拍摄负重前后位、负重侧位片、负重踝穴位、负重背屈位片，因为非负重位 X 线片有时会提供误导性的信息。同时站位片更有助于人体间及人体自身的标准化比较。CT 可以提供更多的信息，其包括关节间隙狭窄、关节面不规则和压缩、骨质硬化和囊性变、以及骨赘等。有研究表明单光子发射计算机断层成像术（SPECT-CT）能更好地评估踝关节骨性关节炎的退变程度及生物力学活动，并且相对于单独使用 CT 对于评估个体间及个体本身的相互比较更具可靠性。而磁共振（MRI）可以更好地评估关节软骨及关节周围的软组织。

在没有明显创伤的情况下，踝关节的骨性关节炎是不常见的。它可以出现于邻近骨骨折后，特别是踝穴破裂时。踝关节退变也可以发生于先天性和外壳手术融合之后。踝关节退变可以出现关节间隙减小、硬化和骨赘，关节囊牵拉可以在距骨的背侧产生距骨喙尖。跟骨骨折后持续的后足痛可能是由于一侧或双侧距下关节的骨关节炎所致。

（三）活动评定

1. 改良 bathel 指数 /MBI 评定　具体评定方法详见第一章第二节活动评定。

2. 工具性日常生活评定 /IADL 评定　具体方法详见第一章第二节活动评定。

（四）参与评定

1. 职业评定　"职业"是个体在社会活动中的重要组成部分。人们通过从事职业中的各项活动，体现其在社会活动中的地位和价值。职业涉及个人、社会、经济 3 个方面。任何一个具体的职业岗位都要求从事这一职业的劳动者具备特定的条件。职业评定一般由作业治疗师完成。职业康复的流程（图 7-5）。

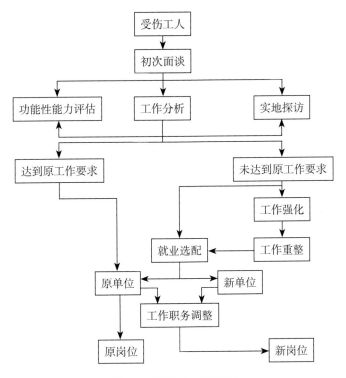

图 7-5　职业康复流程图

在工作能力评估中,有条件的单位可以采用 Bte 技术进行评定。具体方法详见第一章第二节活动评定。

2. 社会交往评定　由于疾病本身所造成的踝功能障碍,以及由此产生的焦虑、抑郁、退缩、恐惧等心理问题,使患者不愿或难以参与社会交往活动。通过面谈的方式了解患者之前的社会交往模式和之后的期望,也可通过 COPM 评定量表进行评定。

3. 休闲娱乐评定　踝骨关节炎患者因疼痛和关节受限,参与日常休闲娱乐活动的积极性下降。通过面谈方式了解患者的之前或者现在的文娱活动形式,也可按照 MOHO 中的兴趣清单了解患者的爱好。此外了解患者对待疾病的态度和期望也有助于后期治疗方案的制订和实施。

4. 生活质量评定　采用量表 SF-36,具体方法详见第一章第二节活动评定。

二、诊　断

综合上述评定结果,踝关节 OA 患者的康复诊断 / 功能障碍 / 临床康复问题表现为以下四个方面:

(一) 身体功能障碍

1. 生理功能障碍

1) 踝关节疼痛:患者常自诉天气变化时疼痛加重,疼痛常于步行后出现,持续数小时或者几天。踝骨关节破坏严重的患者疼痛可出现夜间疼痛,常不能入睡或者痛醒。

2) 患者踝关节活动度降低:可能与关节软骨破坏,关节周围韧带与关节滑囊的挛缩,骨赘形成,关节内碎片等病理改变有关。负重位踝关节 X 光检查能评估关节活动度的变化。

3）肌力下降:与关节本身病理改变以及疼痛有关,影响患者站立与步行。

4）平衡功能下降:患者本体感觉功能下降,踝关节周围肌群肌力下降,患者调节平衡能力下降,老年人常出现跌倒。

2. 心理功能障碍　主要表现为焦虑、抑郁情绪。

（二）结构异常

1. 视诊　踝关节肿胀是踝关节炎的突出体征,同时邻近关节的肌肉会发生萎缩,关节活动范围逐渐受到限制,关节呈屈曲挛缩状态,致使关节畸形更为明显。

2. 影像学表现　病程早期,X 线检查多为阴性。当关节间隙逐渐出现狭窄,表明覆盖关节面的软骨厚度开始变薄。最终,病程后期关节间隙明显狭窄,甚至消失,软骨下骨质表现硬化征象。在承受压力最大的区域内,软骨下骨小梁间出现多发性、大小不一的囊腔变,关节边缘呈锐性骨赘形成。除了上述表现外,还可出现一些继发性 X 线表现,包括关节游离体,关节畸形等。

根据 Giannini 基于 X 线摄像技术将踝关节骨性关节炎分为 4 级。0 级:关节正常,或仅伴有软骨下骨的硬化;Ⅰ 级:骨赘形成,同时不伴有关节间隙变窄;Ⅱ 级:关节间隙变窄,伴或不伴有骨赘形成;Ⅲ 级:绝大多数或全部关节间隙变形、消失。

（三）活动受限

踝关节是人体触地第一大负重关节。Thambyah 等研究人体行走时膝关节负荷约为体重的 3~4 倍,踝关节约为体重的 5.5 倍。跑步时踝关节负荷约为体重的 8 倍,跳高时瞬时负重约为体重的 14~16 倍。Kimizuka 等报告在 500N 负荷下,踝关节负重面积为 $350mm^2$。因此一旦出现踝骨关节炎,患者的日常生活水平及质量都将受到影响。随着病情的发展,其影响患者日常生活活动能力的程度也不相同。主要因疼痛和关节活动度受限以及腓骨肌肌力下降,影响患者步行等日常生活表现。Lee K.T 对韩国民众(82 名骨关节炎患者,3 名类风湿关节炎患者)调查研究中指出,根据疾病的严重程度,其功能受限主要表现为跛行、下蹲困难、日间疼痛,行走困难、下跪困难,以及上下楼梯困难;根据自觉重要性,其功能受限主要表现为日间疼痛、跛行、步行困难、下跪困难、工作困难等。

（四）参与受限

踝骨关节炎的治疗是一个漫长的时间。患者及家属的积极性都会因病程的进展受到影响。早期踝骨关节炎患者的工作、学习受限要少,其社会交往活动甚至不会受到限制。中晚期后,疼痛加重,关节受累明显,且可能出现关节外表现。相对于膝骨关节炎,踝骨关节炎的发生多为创伤后导致,其与职业的相关性相对较少。文献有指出与踝骨关节炎最为相关的职业是芭蕾。对于运动员,尤其是足球运动员可因损伤形成慢性踝骨关节炎,常称"足球踝"。此外驾驶作为社会活动中的重要内容,若患者无法参与其中,社会交往将受到影响,甚至工作出现困难,生活质量随之下降。

第三节　康 复 治 疗

踝关节骨关节炎的康复治疗方法主要有物理治疗、作业治疗、康复辅具、药物治疗及康复护理。

一、物理治疗

(一) 运动疗法

1. 关节松动训练　具有缓解疼痛、改善病变关节活动度、增强踝关节本体感觉的作用。每天 1~2 次,每次 15~20 分钟,每周 5 天,10 天一个疗程,根据病情治疗二至四个疗程。

2. 关节活动训练　具有维持与改善病变关节活动范围的作用。每天 1~2 次,每次 15~20 分钟,每周 5 天,10 天一个疗程,根据病情治疗二至四个疗程。

3. 有氧运动训练　具有维持与改善病变关节活动范围、改善局部与全身血液循环及软骨代谢的作用。每天 1~2 次,根据患者心肺功能制订运动处方。每次 3~5 组,每组 3~5 个,每个 3~5 秒,每周 3~5 次。

(二) 电疗法

1. 神经肌肉电刺激　可用于减轻骨关节炎患者关节疼痛。有研究指出调制波为正弦波,4000Hz,频率 100Hz,电流强度以最大耐受量为宜。每次 15 分钟,每天 1~2 次,每周 5 天,10 天一个疗程,根据病情治疗二至四个疗程。

2. 超声波透热疗法　作用于踝关节的周围组织,扩张局部毛细血管促进血液循环,以促进渗出物的吸收达到消肿、镇痛和促进新陈代谢的作用。工作波长 6m,频率 40~68MHz,功率 200W,电极对置于患部,1 次 / 天,每次治疗 15~20 分钟。每周 5 天,10 天一个疗程,根据病情治疗一至二个疗程。

(三) 声疗法

1. 治疗性聚焦超声　可以促进局部血管扩张,减轻炎症反应,超声空化作用可刺激成纤维细胞增长,增加蛋白质合成,促进软骨代谢与骨组织愈合。根据病变部位深度选择治疗能量,输出波为连续正弦波加脉冲波,输出频率为 0.8M,每次 5 分钟,每天治疗 1 次,每周治疗 5 天,根据病情治疗一至二个疗程。

2. 冲击波疗法　体外冲击波疗法能通过减少炎症介质如一氧化氮释放来达到抑制疼痛的作用,同时可影响 OA 软骨下骨异常重塑或抑制关节软骨细胞凋亡,延缓关节软骨退行性变,从而提高踝关节运动能力。冲击频率 6Hz,治疗能流密度 $0.25mJ/mm^2$。单侧踝关节冲击 2000~3000 次,每周治疗 1~2 次,疗程 4 周。

(四) 光疗法

红外线疗法可改善局部血液循环,促进踝关节炎症的吸收。红外线的温热作用还可降低神经系统兴奋性,缓解肌张力,起到镇痛、解痉的作用。每天 2 次,每次 20 分钟,踝部照射距离 40~50cm,受照局部组织温度随着照射时间升高,每周治疗 5 天,10 天一个疗程,根据病情治疗二至四个疗程。

(五) 水疗法

水疗可以提高肌力、神经肌肉协调性和心血管功能达到康复训练目的,下肢关节在浮力作用下能减少各关节内压力,起到放松的作用。此外,通过水疗压迫下肢静脉和淋巴管以促进踝部肿胀消除,同时配合药浴可增强疗效。在物理治疗师指导下,借助浮圈于水中保持仰卧或站立位,进行踝关节周围肌肉的等长或等张收缩训练。每周治疗 5 天,每天 1~2 次,10 天一个疗程,根据病情治疗二至四个疗程。

二、作业治疗

(一) 治疗性作业治疗

1. 缓解疼痛的作业治疗　对于有骨骼肌肉系统疾病的患者,主要的治疗目标为减轻疼痛,改善肌力,增强关节的稳定性。

(1) 教育:骨关节炎的治疗是一个长期的过程。在此过程中对于患者的教育尤为重要。教育患者保护受累关节,避免过度负荷和牵拉关节周围的肌群很有必要,也是缓解疼痛的重要方面。避免长时间的爬楼梯、爬山,减少受累关节过多的活动,避免在活动中出现关节疼痛。长时间的跪位可以加重踝关节炎患者的症状。虽然踝骨关节炎患者出现疲劳相对少,但是如果踝关节使用过度,也会增加关节的不适。此外教育患者了解疼痛的生理特点,疾病的病因和发展进程,能有效地改善患者的思维反思,分散患者对疾病的注意力和担忧。体重过重也会增加踝关节的受累程度,因而也有必要建议和督促患者减重。基于行为干预的自我管理教育项目也被指出能缓解患者的疼痛,改善其功能。

(2) 认知行为治疗:踝骨关节炎所致的疼痛较漫长。在这过程中,患者的心理状态有所变化。慢性疼痛所引起的焦虑、抑郁较常见。认知行为治疗主要着眼于患者不合理的认知问题上,通过改变患者对己、对人或对事的看法与态度来改变心理问题,以便进一步地提高其生活质量。

(3) 改良鞋和矫形器:见下节。

2. 改善病变关节活动度的作业治疗　骨关节炎主要侵犯踝关节,疾病的发展会影响踝关节的关节活动。早期关节保护,维持关节的活动范围,使肌肉发挥功能,预防肌肉的萎缩,是减少踝骨关节炎发生的有效措施。非急性期,可以提供动态矫形器给患者,帮助其病变关节在矫形器的辅助下改善其关节活动度,并可由治疗师协助患者进行被动关节活动度训练。教导患者不应停止正常的日常活动,尽可能地在关节疼痛范围内完成这些活动,以防止出现废用性肌肉萎缩。此外也可借助平衡板等改善患者踝关节的活动度。

3. 增加病变关节肌力的作业治疗　教育患者在疼痛范围内继续从事日常生活活动,是维持踝关节周围肌肉力量的有效方式。此外研究表示太极能很好地提高老年人踝关节的跖屈和背屈的肌肉力量。作业治疗师需根据患者的情况,分析其功能状态,为其设定作业活动,按照接近全范围关节活动度和尽可能无痛的原则,逐渐增加患者的肌力和耐力,并综合治疗前后的情况,对活动进行升降级。

4. 增加病变关节稳定性的作业治疗　踝关节是高度适配的联动关节,由距骨和踝穴组成。其稳定性由骨组织、韧带、关节囊及横跨关节的肌肉和肌腱组织维持。踝关节功能性不稳定主要表现为本体感觉的缺失。本体感受器是获得本体感觉的重要结构,在维持踝关节稳定,避免踝关节运动损伤中发挥重要作用。踝关节慢性损伤后,踝关节韧带断裂或松弛,韧带中胶原纤维断裂,排列紊乱,本体感受器数量较正常明显减少。不稳定关节周围肌群的力量减弱,也将导致关节的稳定性减低。因此提高踝关节本体感觉,增强周围肌肉力量将可能增加关节稳定性。如利用平衡板或平衡软榻进行训练。

(二)功能性作业治疗

1. 改善日常生活活动能力的作业治疗　日常生活活动训练是指模拟人日常生活环境,为改善或恢复其完成衣、食、住、行、个人卫生等基本的活动而进行的一些针对性训练。对于踝骨关节炎患者,需进行的训练内容包括:

(1)站立:由坐位站起和坐下,以及在站立位时的平衡,包括静态平衡(指保持站立姿势的稳定)和动态平衡(指身体向各个方向活动或四肢活动如原地抬腿的稳定)。

(2)行走:包括室内行走(在地板或者水泥地面上行走)、室外行走(在水泥路、碎石路和泥土路面上行走,上下台阶和楼梯)、借助助行器行走(使用手杖、腋杖、助行器、穿支架、支具或者假肢行走)。

常见生活设备训练器械如模拟厕所、浴室、厨房设备和改造后的穿衣具等。

在模拟活动中指导患者应用省力原则,合理保护关节。省力原则主要包括以下几个方面:提前计划,劳逸结合,改变行为模式,简化工作,分配工作,借助辅具。

保护关节是疗程的重点,主要原则:使用较大和有力的关节、避免关节长时间维持同一个动作、避免关节处于容易变形的位置、留意及正视关节痛楚,以及减少工作时体力消耗,最重要的是,注意工作与休息的平衡。

作业治疗师需根据患者的病情、能力及需要,教导在起居生活中关节的保护方法、简化工作方法,以及如何借助辅助器具,使生活、工作更有效率。治疗师也可将患者的治疗方案融入到集体中。小组治疗一方面不仅能改善患者的躯体功能表现,另一个方面也能提高其活动及社会参与的积极性。同时在患者的康复过程中,治疗师应和家属紧密沟通,指导家属正确地参与到患者的治疗过程中。

2. 改善工具性日常生活活动能力的作业治疗　踝骨关节炎患者,由于步行困难,其参与社会活动如乘坐汽车、开车等也会有所影响,这也是作业治疗师需要训练患者的内容。

常用的交通工具为驾驶助具、改装的车辆、行走助具、自行车助具、供上下车用的升降台,修改后的三轮车等。

3. 环境改造指导　环境改造也是改善患者作业表现的一个方面。环境改造方案需根据患者的家居环境和社会情况联合制订。必要的家访是环境改造的基础。根据对患者的家访报告制订合适的改造方案。标准化的环境评估包括:Westmead Home Safety Assessment(WeHSA)、Housing Enabler、SAFER HOME、Falls Behavioural Scale for the older person(FaB)等。其中 Westmead Home Safety Assessment(WeHSA)主要针对老年人家居跌倒危险进行评估。Housing Enabler 适用于所有人群。SAFER HOME 包括 12 个领域,涉及的方面较全面,也建议采用。通过 Falls Behavioural Scale for the older person(FaB)的评定,能了解老年人出现跌倒的意识状态和行为,以便提出更为安全的行为策略。

通过改善环境,可以预防受累关节承受不必要的应力,同时继续工作。针对踝骨关节炎患者,环境改造方案例如:

(1)地板防滑。

(2)对于下蹲困难者,建议使用坐式马桶,坐便椅。

(3)患者应该坐在舒适的、有扶手的椅子上,必要时可以升高椅子的高度,加强椅背,避免受累关节及周围组织进一步受到牵拉。

(4)将经常使用的物品放在合适的位置,避免下蹲和踮脚。

(5)建议使用合适的鞋和矫形器,如尽量避免穿不防滑拖鞋等。

(6)行走困难者,建议使用拐杖或者轮椅。具体方法因人而异。

(7)如果有可能,将工作、卫生间、厨房搬到楼下,避免经常上下楼梯。

尤其对于老年患者,必要时,在浴室、楼梯旁安放扶手。

三、康复工程技术

下肢矫形器的基本功能是保护肌力不平衡或者受损疼痛的肌肉骨骼段,固定患有疾病的下肢关节,预防畸形,矫正已出现的畸形,代偿麻痹肌肉的功能,部分改善患者的行走步态,减轻患者肢体承重负荷,促进骨折部分的骨痂形成,加快骨折愈合,手术前后准备治疗以及巩固手术效果,改进并促进功能的早期恢复等。

(1)矫形器:对于患有踝骨关节炎的人,可采用固定式下肢矫形器和免荷式下肢矫形器。其中常见为免荷式踝足矫形器,即免荷式 AFO。免荷式 AFO 亦称为髌韧带承重矫形器(PTBAFO),按制造材料分为金属条型与全塑料型;按负荷的程度不同分为全免荷和不全免荷。结构特点:①髌韧带承重,接受腔前倾 10°;②固定式足蹬,双向止动,固定踝铰链于背屈 7°;③金属条髌韧带承重矫形器与足蹬相连的钢板向前延长至跖骨头下方;④不全免荷 AFO 要求患者足跟和鞋底间保留 12cm 的空隙;⑤全免荷 AFO 要求增加马蹬,在鞋底、马蹬之间应保持 2~5cm 的距离,以保证步行中支撑期足尖不会触地。使用上述结构矫形器应适当垫高健肢,训练在步行中不会使足尖蹬地,这样肢体承重可减少 40%~70%。

此外,软式踝足矫形器也可起到保护作用。其适用于足踝韧带受伤,足踝不稳定等患者。可起到减轻踝关节受伤部位压力,加强踝关节和促进损伤的软组织愈合的作用。

(2)矫形鞋:矫形鞋对于踝骨关节炎患者也尤为重要。对踝或者距下关节炎症使用矫形鞋的目的是为了适应畸形,限制关节活动,减少疼痛。

1)高帮鞋:鞋帮软,能调整以适应肿胀的踝部。为了增加鞋帮控制踝关节活动的能力,在帮的两侧加弹性钢条或者塑料条。

2)摇掌鞋底:如果踝关节强硬,行走困难,还可能导致附近肌腱痛,准确的摇掌鞋底可减轻踝足关节僵硬和疼痛。

摇掌的高度:温柔型摇掌:6mm;标准型摇掌:9mm;剧烈型摇掌:12mm;如图 7-6。

3)加跖骨横条:若患者合并有趾痛也

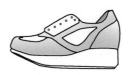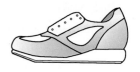

图 7-6　两种摇掌高度的鞋

可使用跗骨横条代替滚横条。

4）SACH 鞋跟：这种鞋跟的后部改用一块楔形塑料海绵或者橡胶海绵。当跟触地时可以吸收地面的反作用力，也可以减少踝关节、距下关节活动。

禁忌证及注意事项见总论。

四、药物治疗

参考膝关节炎。

五、康复护理

（一）循环健康教育

首先根据患者文化程度进行循环健康教育，向患者讲解骨性关节炎的基础知识以及日常注意事项，向患者发放骨性关节炎宣传册，并配合图片，易于患者理解。

（二）心理护理

骨性关节炎患者由于疼痛、行走不便，加之年龄偏大，患者会出现急躁、焦虑情绪，护理人员要根据患者情况给予情志调护，耐心细致地进行心理疏导，给患者以关心和照料，使其树立治疗信心，注意护理操作时的手法轻柔及语言柔和。

（三）饮食护理

骨性关节炎患者在饮食上应该清淡，多食用含高蛋白、高钙、高维生素的食物，少吃含草酸高的食物，如菠菜、番茄、红薯、芹菜等，因草酸能与钙结合形成草酸钙，减少钙的吸收。

（四）日常生活指导

尽量避免身体肥胖，防止加重踝关节的负担；注意走路和劳动的姿势，同时也要经常变换姿势，防止踝关节固定一种姿势而用力过大；进行适当的功能锻炼，以增加踝关节的稳定性，防止下肢的肌肉萎缩。

六、外科治疗

疼痛加重，活动障碍、畸形和关节紊乱导致关节功能严重受损，经保守治疗后考虑手术治疗。手术方式有如下几种：

1. 马赛克手术　适用于早中期踝关节的骨关节炎伴有局灶性关节软骨面破坏的直径小于 2cm 患者。手术方式主要为从距骨侧方非负重关节面切取正常的同样大小软骨面镶嵌在软骨破坏区。

2. 骨赘切除术　适用于伴有有症状的胫骨与距骨的撞击性骨赘的踝骨关节炎。采用前内、外切口入路，或直接骨赘处避开神经血管的切口进入，切除骨赘。

3. 关节软骨面修整术　适用于早中期踝关节的骨关节炎伴有关节软骨面破坏者。多采用前方入路，术中清理碎软骨片及纤维软骨。然后修整软骨面，若软骨面损伤过深而且面积较小时或剥脱性骨软骨炎可以做微骨折治疗（即用 1mm 的钢针或钻头将损伤处钻孔数个至髓腔）以期生长肉芽组织化生成类关节软骨组织。

4. 踝关节清理术　适用于中晚期踝关节的骨关节炎伴有有症状的关节内游离体、有症状的关节纤维化、有症状的骨赘、或小软骨缺损。采用前内、外切口入路进入，用小全方位切刀根据不同的病理变化给予相应的手术，如切除增生肥厚粘连的滑膜、关节内纤维化的组织、摘除游离体、去除骨赘、修整小软骨的缺损等。

5. 人工踝关节置换术　严重的踝关节骨关节炎，疼痛剧烈、难以负重行走，经保守治疗3个月无效可以考虑行人工踝关节置换。该手术方式是目前研究较热门的一种治疗方法。

6. 关节融合固定术　严重的踝关节骨关节炎，若不适用于作踝关节人工置换，可行踝关节融合固定治疗。

第四节　研究进展

近5年来，关于踝关节炎的基础研究与临床研究较少，主要集中于对踝骨关节炎患者步态的观察性研究与假肢矫形技术的应用性研究，暂无突破性进展。

（一）诊断标准

目前国内外暂无公认的踝骨关节炎诊断标准。

（二）相关期刊与相关网站

见膝骨关节炎。

（雏晓甜　卢春兰　何成奇）

参 考 文 献

1. 杨金红,邢更彦.体外冲击波治疗骨关节炎研究进展.中国医学前沿杂志(电子版),2014,06:12-14.

2. 王朴,刘遄,阳筱甜,等.体外冲击波对兔膝骨关节炎软骨保护和软骨下骨重塑的作用与机制研究.四川大学学报(医学版),2014,01:120-125.

3. 何成奇,王朴.骨关节炎与骨质疏松的关系及物理治疗中的热点与争议.四川大学学报(医学版),2014,01:102.

4. 孙增春,何成奇.水疗在运动系统疾病中的应用进展.华西医学,2013,10:1638-1640.

5. 火焱,陈德志,王昭玲,等.低频脉冲电磁场治疗骨关节炎的有效性及安全性观察.中国医药科学,2013,13:9-11.

6. 曹立颖,姜明静,杨声坪,等.膝骨关节炎应用脉冲电磁场治疗的系统评价.中国骨伤,2012,05:384-388.

7. 何成奇.脉冲电磁场对去势大鼠股骨软骨细胞凋亡及 MMP13 表达的影响.中国康复医学会运动疗法分会第十一届全国康复学术大会学术会议,2011.

8. 夏政伟.超短波、脉冲电磁场对兔踝骨关节炎的治疗作用.中南大学,2010.

9. Zhang W,Moskowitz RW,Nuki G,et al.国际骨关节炎研究学会髋与膝骨关节炎治疗指南——第二部分：基于循证和专家共识之治疗指南.国际骨科学杂志,2009,04:208-217.

10. 朱俊杰.治疗骨关节炎和骨质疏松的脉冲电磁场方法；proceedings of the 第四届国际骨质疏松研讨会暨第二届国际骨矿研究会议,中国广西桂林,2004.

11. 吴毅,胡永善,李放,等.骨关节炎的功能评定与康复治疗.中国康复医学杂志,2002,06:41-43.

12. Komarova, Radenko. Laser therapy efficacy in patients with osteoarthrosis deformans of the knee and hip joints. i lechebnoifizicheskoikultury, 1990, 6: 45-46.

13. Basford, Sheffield, Mair, et al. Low-energy helium neon laser treatment of thumb osteoarthritis. Archives of physical medicine and rehabilitation, 1987, 68: 794-797.

14. 陈文钧, 王立勋, 黄煌渊. 膝关节与踝关节的骨关节炎. 国外医学(骨科学分册), 2002, 23(3): 185-186.

15. Agel, Coetzee, Sangeorzan, et al. Functional limitations of patients with end-stage ankle arthrosis. Foot & ankle international, 2005, 26(7): 537-539.

16. Saltzman, Salamon, Blanchard, et al. Epidemiology of ankle arthritis: report of a consecutive series of 639 patients from a tertiary orthopaedic center. The Iowa orthopaedic journal, 2005, 25: 44-46.

17. Valderrabano, Horisberger, Russell, et al. Etiology of Ankle Osteoarthritis. Clinical Orthopaedics and Related Research®, 2008, 467: 1800-1806.

18. Lee, Choi, Lee, et al. Functional disabilities and issues of concern for Asian patients before total ankle arthroplasty. Orthopedics, 2012, 35: 720-725.

19. 王正义. 足踝外科学. 北京: 人民卫生出版社, 2006.

20. 邱贵兴. 中华骨科学. 北京: 人民卫生出版社, 2010.

21. DAVID B(美). 足与踝. 张春礼. 西安: 第四军医大学出版社, 2008.

22. Saltzman CL, el Khoury GY. The hindfoot alignment view. Foot Ankle Int, 1995, 16(9): 572-576.

23. Min W, Sanders R. The use of the mortise view of the ankle to determine hindfoot alignment: technique tip. Foot Ankle Int, 2010, 31(9): 823-827.

24. Hunt MA, Birmingham TB, JenkynTR, et al. Measures of frontal plane lower limb alignment obtained from static radiographs and dynamic gait analysis. Gait Posture, 2008, 27(4): 635-640.

25. Ellis SJ, Deyer T, Williams BR, et al. Assessment of lateral hindfoot pain inacquired flatfoot deformity using weight bearing multiplanar imaging. Foot Ankle Int, 2010, 31(5): 361-371.

26. Pagenstert GI, Barg A, Leumann AG, et al. SPECT-CT imaging in degenerative joint disease of the foot and ankle. J Bone Joint Surg Br 2009, 91(9): 1191-1196.

27. Giannini S, Buda R, Faldini C, et al. The treatment of severe posttraumatic arthritis of the ankle joint. J Bone Joint Surg Am, 2007, 89(Suppl 3): 15-28.

28. 陈文钧. 膝关节与踝关节的骨关节炎. 国外医学(骨科学分册), 2002, 23(3): 185-186.

29. Agel J. Functional limitations of patients with end-stage ankle arthrosis. Foot Ankle Int, 2005, 26(7): 537-539.

30. Saltzman CL. Epidemiology of ankle arthritis: report of a consecutive series of 639 patients from a tertiary orthopaedic center. Iowa Orthop J, 2005, 25: 44-46.

31. Valderrabano V. Etiology of Ankle Osteoarthritis. Clinical Orthopaedics and Related Research®, 2008, 467(7): 1800-1806.

32. Rao S, Riskowski JL, Hannan MT. Musculoskeletal conditions of the foot and ankle: assessments and treatment options. Best Pract Res Clin Rheumatol, 2012, 26(3): 345-368.

33. Janisse DJ, Janisse E. Shoe modification and the use of orthoses in the treatment of foot and ankle pathology. J Am Acad OrthopSurg, 2008, 16(3): 152-158.

34. PB KF. Self-management education programmes for osteoarthritis. Cochrane Database of Systematic Reviews, 2013.

35. 吴在德, 吴肇汉. 外科学. 第7版. 北京: 人民卫生出版社, 2008.

36. 王刚, 王彤. 临床作业治疗学. 北京: 华夏出版社, 2005.

37. 李高峰, 朱图陵. 老年人辅助器具应用. 北京: 北京大学出版社, 2013.

38. 肖晓鸿. 假肢与矫形器技术. 上海: 复旦大学出版社, 2009.

第八章

颈椎骨关节炎康复指南

颈椎骨关节炎是颈椎病的一种,病理生理学呈现骨关节炎性改变,即以颈椎椎体及附属结构退行性改变为特点,临床表现包括颈部、肩部疼痛、发僵、活动痛、及颈椎活动受限。严重者可刺激或者压迫神经根和(或)脊髓、椎动脉、交感神经等,产生相应的神经和血管症状,如上肢麻木、放射痛、肢体力量减弱、眩晕及走路不稳等。但颈椎骨关节炎的症状变异较大,多数患者的临床表现不够典型,通常通过影像学 X 线片和 CT、MRI 可以明确诊断。

流行病学显示,颈椎骨关节炎在中年以上的人群中发病率较高,男性与女性罹患机率几乎相等。国内抽样研究显示:40 岁以上人群颈椎骨关节炎的平均患病率为 48.5%,其中男性患病率为 49.5%,女性患病率为 47.7%。颈椎不同节段,骨关节炎的患病率存在明显差异。一般认为,颈椎以 $C_{4\sim6}$ 节段最先退变,ten Have 等人提出,$C_{4\sim6}$ 的活动度最大,也最易受到损伤而引起骨质增生;在颈椎后仰状态下拍摄的 X 线侧位片可见 C_2 后缘的垂直力线与 C_7 后缘的垂直力线相交于 $C_{4\sim5}$ 间隙,表明此处所受压力和扭曲力最大,颈部前屈时力量更大,故需长期屈颈工作者的 $C_{5\sim6}$ 节段容易最先发生退变。国内有研究认为因退变导致颈段骨赘的发生率随着年龄的增长而增加,男性多见于 C_6 椎体,女性多见于 C_5 椎体。有研究认为疼痛更容易发生在 $C_{6\sim7}$ 节段退变的人群,而 $C_{5\sim6}$ 节段患病率最高,其次为 $C_{4\sim5}$ 和 $C_{6\sim7}$ 节段。

第一节　基　本　知　识

一、功能解剖学

颈椎是位于脊柱最上方的节段,其生理曲度前凸,向上为头部提供支撑并构成颈部的骨架,向下与胸椎相延续。颈椎是脊柱中活动范围最大的部分,此区域为了获得较好的活动性而牺牲了稳定性,导致颈椎很容易受到损伤。一方面因为颈椎活动度大;另一方面由于仅承受重量相对较轻的头部,因而其结构单元较为纤细。颈部是人体最为裸露的部分,较易受到扭转和打击等损伤,发生意外后及针对颈椎的治疗过程中,对其处理都须非常小心。考虑到颈椎在功能上的重要性,了解颈椎的功能解剖非常必要。

(一)颈椎的整体观

颈椎共由 7 块椎骨构成,总体上分为在解剖和功能上均不同的两个节段:上段颈椎包括第 1 颈椎(寰椎)和第 2 颈椎(枢椎),两者相互连接后再向上与枕骨相连;下段颈椎则从枢椎的下面向下延伸至第 1 胸椎(T_1)的上面。除寰椎和枢椎外,其余颈椎的解剖形态均相似。每个颈椎及相应椎间盘都可认为是参与颈椎活动的最小功能单位,由 5 个关节构成,即 2 个关节突关节,2 个钩椎关节和椎间盘。整个颈椎椎管是一个骨纤维性管道,颈椎神经组织占椎管横截面积的比例比腰椎大,考虑到颈椎椎管形状的变异度较大,加之本身允许较大范围的屈伸、侧屈活动和旋转,即便颈椎发生微小的退行性变,也会对临床症状产生较大的影响。

(二)颈椎的解剖结构

第 1 颈椎(寰椎)呈环形,其横径大于前后径。其侧块为椭圆形,通过一个双凹形的上关节面向内上与枕骨的枕骨髁相关节,寰枕关节在运动过程中保持协调一致,连同寰枢关节一起在关节构成了中枢骨骼系统中最为复杂的关节。一个前后方向上呈凸形的下关节面向内下与枢椎的上关节面相关节。寰椎前弓较短,后面齿突凹与枢椎齿突相关节;后弓较长,上方有横行的椎动脉沟。

第 2 颈椎(枢椎)椎体的上表面向上伸出齿突;椎弓根下方为下关节突,与第 3 颈椎的上关节突相关节;横突上有垂直的横突孔供椎动脉通过。

第 3 颈椎与其余 4 个颈椎形态相似,因此可以看作典型颈椎。椎体上方盘状面的两侧界是钩突,钩突向内上的关节面与枢椎下方两侧的关节面相关节,形成所谓的钩椎关节;后方椎弓上各有一对上、下关节突,分别与上位椎骨的下关节突和下位椎骨的上关节突形成关节突关节;横突上方呈凹槽形,近椎体处有椎动脉穿行的圆形横突孔。两侧椎板斜向外下方走行并于中线处会合后形成末端分叉的棘突。

(三)颈椎骨之间的连接

颈椎骨之间的连接主要由 3 种,即椎间盘、椎骨间关节和韧带。

1. 椎间盘　第 1 颈椎(寰椎)与第 2 颈椎(枢椎)之间形成寰枢关节,无椎间盘。从 $C_2 \sim T_1$ 之间共有 6 个椎间盘。每个椎间盘均由纤维软骨环、髓核组成,纤维环的前部厚,后部薄,其上下均由软骨板相连,组成一个封闭的同心圆结构,椎间盘使颈椎保持背屈状态。纤维环外层由窦椎神经所支配,椎间盘退行性变患者的疼痛可能由其引起。此外,椎间盘前方的曲线还允许颈椎进行较大的侧屈和前屈后伸活动。

2. 韧带　颈椎骨之间的韧带较多,包括前纵韧带、后纵韧带、黄韧带、棘上韧带、棘间韧带和横突间韧带,这些韧带具有连接和限制颈椎运动的作用,同时也为肌肉提供附着点。

3. 滑膜关节

（1）关节突关节：由相邻椎骨上下关节突的关节面构成，允许相邻颈椎骨间作少许运动。

（2）寰枕关节：由寰椎侧块的上关节凹与枕骨的枕髁构成。在冠状轴上，允许头部作屈伸运动；在矢状轴上，允许头部作侧屈运动和环转运动。有一系列的韧带对寰枕关节起到稳定性作用。关节的前方和后方是寰枕膜，前方的寰枕膜有前纵韧带加强。后方的寰枕膜取代了寰椎和枕骨间的黄韧带。覆膜作为覆盖在齿突及其韧带上的宽束带，位于椎管内构成后纵韧带的一部分。翼状韧带起始于齿突上端两侧，斜向外侧将齿突固定于枕骨，从而限制其屈曲和旋转（图8-1）。

（3）寰枢关节：包括一对寰枢外侧关节（由寰椎侧块的下关节面与枢椎的上关节面构成）和一个寰枢正中关节（寰椎前弓后面的齿突凹和枢椎的齿突构成），后者允许头部作环转运动。寰枢关节构成了脊柱最灵活的关节，屈伸大约10°，侧屈大约5°，旋转大约50°是这一关节最主要的活动范围。旋转过程中由于关节面的形状此阶段的颈椎长度会减小，枢椎的齿突在旋转过程中起到了轴点的作用。中央的关节被称为枢轴关节，侧方的寰枢关节被称为侧翼关节。寰椎的横韧带是寰枢关节的主要支撑韧带，其将枢椎的齿突固定于寰椎的前弓上。需要注意的是，该关节内的损伤，例如寰枢椎半脱位，以及类风湿关节炎时这些韧带会变得脆弱甚至断裂。在寰椎横韧带跨越齿突时，发出两纵束分别向上固定于枕骨，向下固定于枢椎，这些韧带合称为寰椎十字韧带。

二、关节运动学

（一）寰枢正中关节和寰枢外侧关节的屈伸运动

在前屈过程中，如寰椎侧块在枢椎上关节面上仅作滚动而不伴有滑动，那这两个关节面的接触点将前移，寰枢正中关节的关节间隙上部将增宽；在后伸过程中，如寰椎侧块在枢椎上关节面上仅作滚动而不伴有滑动，那这两个关节面的接触点将后移，寰枢正中关节的关节间隙下部将增宽。

但通过仔细观察正常颈椎侧位片可发现寰椎正中关节间隙并无增宽，是因为寰椎横韧带可使寰椎前弓和齿突保持紧密接触。因此在实际的屈伸过程中，寰椎侧块会对枢椎的上关节面同时做滚动和滑动运动。

（二）寰枢正中关节和寰枢外侧关节的旋转运动

寰枢正中关节属车轴关节。在旋转过程中，如向左旋转时，齿突保持不动而骨韧带环绕齿突的中心轴做逆时针旋转，此时左侧的韧带松弛而右侧的韧带紧张，同时左、右寰枢外侧关节也发生运动：从左向右旋转时，寰椎左侧块前移而右侧块后退；从右向左旋转时相反。

（三）寰枕关节的侧屈和屈伸运动

寰枕关节向左侧屈时，枕骨髁仅在寰椎上进行小幅度的向右滑动，枕骨左侧髁向齿突靠近，但不与其接触；向右侧屈时相反。

前屈时，枕骨髁在寰椎侧块上后退，而枕骨后部远离寰椎后弓，同时伴随着寰枢关节的前屈，因而寰椎、枢椎后弓之间的距离增大，并且寰椎前弓沿齿突前面向下滑移；后伸时，枕骨髁在寰椎侧块上前移,而枕骨后部靠近寰椎后弓,同时伴随着寰枢关节的后伸,因而寰椎、枢椎后弓之间互相靠近,并且寰椎前弓沿齿突前面向上滑移。

(四)寰枕关节的旋转运动

当枕骨髁在寰椎上向左旋转时,可发生右侧枕骨髁在寰椎右侧块上的向前滑动,同时翼状韧带紧张,把右侧枕骨髁牵向左侧。因此,寰枕关节向左旋转的同时伴有枕骨向右侧屈和向左横向移位。

(五)下段颈椎的屈伸运动

后伸时,上位椎体向后倾斜和滑动,椎间隙后方变窄,关节突关节间隙的前方变宽;前屈时,上位椎体向前倾斜和滑动,椎间隙前方变窄,关节突关节间隙的后方变宽。

(六)下段颈椎的侧屈 - 旋转联合运动

第 7 颈椎和第 1 胸椎间的活动可导致第 7 颈椎的侧屈 - 旋转联合运动;而处于侧屈 - 旋转位置的第 6 颈椎和第 7 颈椎间的活动则不仅引起其进一步的侧屈 - 旋转,而且附加有后伸运动,并且这种联合运动从尾侧至头侧越来越明显。

(七)钩椎关节的运动

颈椎的运动除发生在关节突关节和椎间盘外,还发生于钩椎关节之间。屈伸运动过程中,上位椎体做前后滑动时,钩椎关节的两关节面间也相互滑动。侧屈时钩椎关节的关节间隙张开形成角度,并与侧屈角度相等。

(八)颈椎的活动范围

颈椎总的屈伸范围是 0~130°,其中上段颈椎的屈伸范围是 20°~30°,下段颈椎的屈伸范围是 100°~110°;颈椎总的侧屈范围约 0~45°;每一侧的旋转范围约 0~90°(图 8-1~ 图 8-6)。

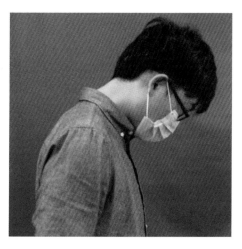 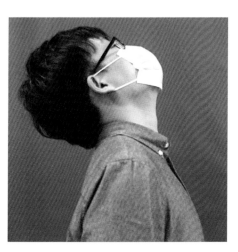

图 8-1　前屈　　　　　　　　图 8-2　后伸

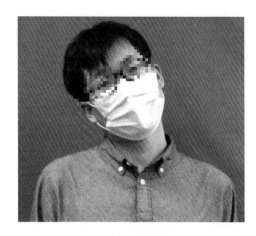

图 8-3　右侧屈

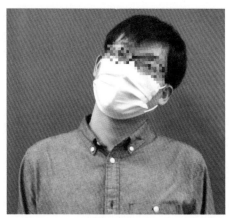

图 8-4　左侧屈

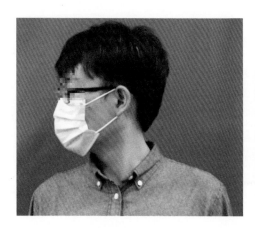

图 8-5　右旋

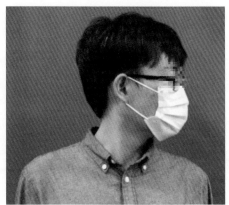

图 8-6　左旋

三、病理生理学

颈椎骨关节炎时,会呈现一系列的病理生理变化,除符合一般骨关节炎的病理生理改变,即滑膜、软骨、韧带、肌腱以及骨骼等的退行性变以外,颈椎骨关节炎还具有一些符合自身结构特点的特殊变化。详细了解这些病理生理变化信息,能正确认识颈椎骨关节炎,了解病情的发生,有助于病情的控制。颈椎骨关节炎的病理生理变化如下:

(一) 创伤因素

人体活动如头颈运动过程中超出了生理活动范围或遇到挥鞭样损伤,可造成关节滑膜炎症,周围软组织肿胀,并逐渐引起软骨和骨质破坏,血肿形成,机化及骨化后骨赘生成,关节间隙逐渐狭窄并丧失生理性解剖结构及生理功能。

(二) 退行性变因素

人体关节的退变是不可避免的过程,在颈椎关节劳损或受创伤后会发生关节囊肥厚、瘢痕生成。关节囊的反复受损,会导致滑液分泌减少,关节软骨因缺乏营养而发生退行性变化,逐渐变薄而粗糙。软骨表面破裂,可延伸至软骨下骨,甚至形成小碎片脱落在关节腔内。而修复作用的结果是导致关节边缘骨赘生成,进而加重关节运动过程中的创伤反应,从而加速关节的退变病理进程。骨赘逐渐增大,连同膨出的纤维环、后纵韧带及创伤反应引起的水肿、纤维瘢痕组织,形成一个凸向椎管的赘生物,如寰枢关节、关节突关节、钩椎关节、椎体上下缘有丰富的滑膜和软骨等组织,较易受累,生成的赘生物对脊神经和脊髓产生压迫,从而引起症状。

　　颈部椎间盘为无血供组织,由于软骨终板营养代谢的改变,可引起髓核、纤维环产生退行性病变:一方面退行性病变可造成髓核后突,穿过破裂的纤维环直接压迫脊髓,造成血流障碍,组织充血、水肿,久压后血管痉挛、纤维变、管壁增厚甚至血栓形成;另一方面髓核脱水使椎间隙高度降低,椎体间滑动,使钩椎关节、后方的关节突、椎体后缘以及黄韧带增生,压迫后方的脊神经根。

第二节　康复诊断

一、评定

(一) 身体功能评定

1. 生理功能评定　包括感觉功能、运动功能及平衡功能评定。

(1) 感觉功能评定:疼痛是本病最常见的症状,所以重点对关节疼痛进行评定。评定方法采用视觉模拟评定法(visual analogue scale, VAS)。具体方法详见第一章第二节感觉功能评定。

(2) 运动功能评定:包括关节活动度、肌力评定,有条件的单位可以采用等速肌力设备进行评定。本病关节活动度与肌力评定具体方法如下。

1) 关节活动度评定:治疗师可使用关节活动度测量器评估颈部关节活动度。如表 8-1 所示。

表 8-1　颈部关节活动度评定方式

内容	评定方式
侧屈	取坐位或立位,在背面进行测量,量角器的轴心固定于 C_7 棘突,固定臂与 C_{5-7} 棘突连线一致,移动臂与枕骨粗隆到 C_7 棘突连线一致
屈伸	取坐位或立位,在侧面进行测量,量角器的轴心固定于肩峰,固定臂在矢状面上与通过肩峰的垂直线一致,移动臂与头顶和耳孔连线一致
旋转	取坐位或仰卧位,在头顶进行测量,量角器的轴心固定于头顶,固定臂与通过头顶的矢状轴一致,移动臂与鼻梁和枕骨粗隆的连线一致

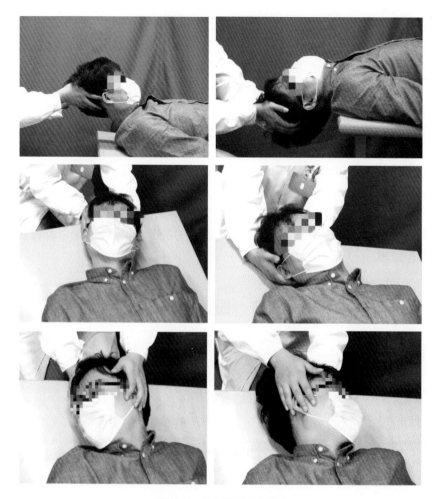

图 8-7　关节活动度检查

2) 肌力评定:采用徒手肌力评定法,如表 8-2 所示。

表 8-2　颈部徒手肌力评定方式

内容	分级	评定方式
前屈	5 级与 4 级	患者仰卧位,肩部放松。评定人员固定其胸廓上部,在前额部施加阻力,嘱其完成颈椎屈曲运动,若能对抗充分阻力完成颈椎屈曲全关节活动范围运动者为 5 级,仅能对抗一定阻力,完成以上动作者为 4 级
	3 级	患者仰卧位,评定人员固定患者肩部,无外加阻力,能对抗重力完成全范围屈颈动作者为 3 级
	2 级	患者侧卧位,评定人员托住患者头部,使头的纵轴与脊柱平行,可完成颈椎屈曲全关节活动范围运动者为 2 级
	1 级与 0 级	患者仰卧位,尝试前屈颈部时,仅能触及胸锁乳突肌收缩者为 1 级,无收缩者为 0 级
后伸	5 级与 4 级	患者俯卧位,双上肢置于体侧,评定人员一手固定患者背部,一手在枕部施加阻力,嘱其完成颈椎后伸运动。能对抗充分阻力完成颈椎后伸全关节活动范围运动者为 5 级,仅能对抗一定阻力,完成以上运动者为 4 级

内容	分级	评定方式
	3级	患者俯卧位,评定人员固定患者肩部,无外加阻力,能克服重力的影响,完成颈后伸全关节活动范围运动为3级
	2级	患者侧卧位,评定人员托住患者头部,使头的纵轴与脊柱平行,可完成颈椎后伸全关节活动范围运动者为2级
	1级与0级	患者俯卧位,尝试后伸颈部时,可触及第7颈椎与枕骨间的肌群收缩者为1级,无收缩者为0级
旋转	5级与4级	患者仰卧位,固定患者胸廓上部,嘱其头转向一侧。能对抗施于头部的充分阻力,完成颈椎旋转全关节活动范围运动者为5级;仅能对抗一定阻力,完成以上动作者为4级
	3级	患者侧卧位,评定人员一手固定患者肩部,另一手托住其头部,使头的纵轴与脊柱平行,嘱患者转头。能对抗重力完成全范围颈椎旋转动作者为3级
	2级	患者仰卧位,固定患者肩部,嘱其完成向左,再向右的转头,能完成全范围转头动作者为2级
	1级与0级	患者仰卧位,尝试转头时,仅能触及胸锁乳突肌收缩者为1级,无收缩者为0级
侧屈	5级与4级	患者侧卧位,评定人员一手固定患者肩部,一手在头侧部施加阻力,嘱其完成颈椎侧屈运动,能对抗充分阻力完成颈椎侧屈全关节活动范围运动者为5级,仅能对抗一定阻力,完成以上动作者为4级
	3级	体位与固定方法同前,无外加阻力,患者能克服重力影响,完成颈椎全关节活动范围侧屈运动者为3级
	2级	患者仰卧位,评定人员固定患者肩部,能完成全范围颈椎侧屈运动者为2级
	1级与0级	患者仰卧位,尝试侧屈颈部时,仅能触及肌肉收缩者为1级,无收缩者为0级

(3) 平衡功能评定:采用Berg平衡量表评定。Berg平衡量表共包括14个评估项目,在对患者进行评价时,要求评估者给予示范和说明。当记录患者得分时,应以每个项目完成情况的最低分为原则进行记录。评估时仅需要一个助手、一块秒表、一根软尺、一个台阶和两把高度适中的椅子即可完成,应用非常简便。但是,具体到对每个动作评分时,则需要依据比较细致的评分标准进行,所以要求评估者能熟练掌握方可保证评定结果的准确性。

2. 心理功能评定　本病导致的反复、长期的疼痛及相应的功能受限,常常使患者焦虑与担忧,甚者导致心理疾病。具体评定方法详见第一章第二节心理功能评定。

(二) 结构评定

1. 视诊　从外部观察病变关节处多无肿胀或畸形。部分患者可能有颈椎生理曲度变直、反弓,颈前屈,或者颈椎偏斜、旋转。

2. 触诊　病变关节多无骨性膨大或者皮下结节,但受累部位肌肉较正常紧张;椎旁或棘突、棘间、棘上压痛,压痛位置一般与受累节段相一致;颈椎活动范围即进行前屈、后伸、侧屈及旋转活动的检查,活动有疼痛或活动受限,神经根受压时颈部活动受限比较明显,而椎动脉受压时在某一方向活动时可出现眩晕。

3. 影像学表现

（1）X 线检查：正位片可见钩椎关节及椎间隙增宽或变窄；侧位片可见颈椎生理曲度和椎间隙改变，椎体前后缘、寰枢关节、关节突关节、钩椎关节等处骨赘生成，椎间孔变小等改变，然而 X 线片所见的颈椎上述改变通常很不特异，必须结合临床症状考虑。

（2）CT 或 MRI 检查：可以较为准确地判断椎体和椎管矢状径的大小，椎体骨质增生的部位和大小，椎间关节的退变程度，横突孔大小等，以及上述各结构与神经根和脊髓的关系等。

（三）活动评定

1. 改良 Barthel 指数 /MBI 评定　具体评定方法详见第一章第二节活动评定。
2. 工具性日常生活评定 /IADL 评定　具体方法详见第一章第二节活动评定。

（四）参与评定

1. 职业评定　收集患者的个人资料及病历，了解患者患病前的工作 / 学习状况、对体能、智能及工作 / 学习行为的要求，通过各种方法评估患者的活动能力、力量、感觉、感知、心肺功能等后，能够评估患者在工作 / 学习上的行为表现、工作意向，判断患者的实际工作 / 学习行为能力，以便制订有针对性的职业训练方案。

2. 社会交往评定　由于疾病本身所造成的颈部功能障碍所造成的困难，以及由此产生的焦虑、抑郁、退缩、恐惧等心理问题，使患者不愿或难以参与社会交往活动。

3. 休闲娱乐评定　由于疾病本身所造成的颈部功能障碍所造成的困难，患者可能对生活丧失兴趣和信心，不愿或难以参与到休闲娱乐活动中。

4. 生活质量评定　采用 SF-36 量表，具体方法详见第一章第二节活动评定。有条件的单位可以采用 BTE 技术进行评定，具体方法详见第一章第二节活动评定。

二、诊断

综合上述评定结果，颈椎 OA 患者的康复诊断 / 功能障碍 / 临床康复问题表现为以下四个方面：

（一）身体功能障碍

1. 生理功能障碍　主要表现为颈椎局部及受累区域的疼痛、颈椎关节活动度受限、颈肌力下降、眩晕平衡功能障碍及步态异常等。

2. 心理功能障碍　主要表现为由颈椎 OA 引起的疼痛、关节活动度受限、肌力下降等生理功能障碍反复发作影响工作、学习及生活导致的焦虑、抑郁等心理功能障碍。

（二）结构异常

主要表现为：视诊多无异常。X 线正位片可见钩椎关节及椎间隙增宽或变窄；侧位片可见颈椎生理曲度改变，椎体前后缘、寰枢关节、关节突关节、钩椎关节等处骨赘生成，椎间孔变小等改变；CT 或 MRI 检查可见椎体和椎管矢状径改变，椎体不同部位骨质增生、骨赘生成，椎间关节的退变，横突孔大小改变，以及神经根和脊髓不同程度受压等。

(三) 活动受限

主要表现为与生理功能障碍(颈部疼痛、颈椎关节活动度受限、颈部及上肢等部位肌力下降、眩晕及步行不稳等)相关的基础性日常生活活动受限,如洗澡、修饰、穿衣等活动受限;以及与上述生理功能障碍相关的工具性日常生活活动受限,如家务维持、洗衣服、外出活动等活动受限,以致 ADL 和 IADL 都会受限。

(四) 参与受限

主要表现为由颈椎 OA 引起的疼痛、运动功能障碍、平衡功能障碍和心理功能障碍等导致的患者工作 / 学习(如伏案工作等)受限、社会交往(如工作人际关系、家庭人际关系、邻里人际关系和社区人际关系等)受限、休闲娱乐(如棋牌、球类运动和跳舞等)受限以及生活质量下降。

第三节 康复治疗

颈椎骨关节炎的康复治疗方法主要有物理治疗、作业治疗、康复辅具、药物治疗及康复护理。

一、物理治疗

(一) 运动疗法

1. 关节松动训练 通过活动关节促进关节液的流动,增加对软骨的营养和修复,防止软骨萎缩,缓解疼痛,同时可以防止因关节活动减少而引起关节退变,减少组织纤维增生,保持和增加关节周围软组织的伸展性,从而改善关节的活动范围。另外,关节松动训练可以刺激关节周围的感受器,提高关节本体感受器的敏感度,促进深感觉的恢复。其基本方法有:分离牵引、旋转摆动、侧屈摆动、后伸摆动、垂直按压棘突、垂直按压横突、垂直松动椎间关节等。每天 1~2 次,每周 5 天,10 天一个疗程,根据病情治疗二至四个疗程。

2. 关节活动训练 被动活动技术:患者仰卧位,下肢伸展。治疗师双手固定头部两侧,依次做颈的基本动作为前屈 - 后伸、侧屈、左右旋转活动。作用:增强肢体本体感觉、刺激屈伸反射、放松痉挛肌肉、促发主动运动,同时牵张挛缩或粘连得肌腱和韧带,维持或恢复关节活动范围;主动活动技术:患者坐位,分别做颈的基本动作为前屈 - 后伸、侧屈、左右旋转活动。作用:改善和恢复肌肉功能、关节功能和神经协调功能等。每天 1~2 次,每周 5 天,10 天一个疗程,根据病情治疗二至四个疗程。

3. 有氧运动训练 有氧运动训练具有维持与改善颈椎关节活动范围、改善局部与全身血液循环及软骨代谢的作用。每天 1~2 次,每次 30 分钟以上,每周 3~5 次。

4. 关节神经肌肉协调性训练

(1) 牵引技术:牵引时间以连续牵引 20 分钟,间歇牵引 20~30 分钟为宜,每天 1 次,10~15 天为一疗程。方法:常用枕颌布带牵引法,取坐位牵引,根据不同的牵引目的和要求,调整牵引角度,使颈椎处于中立位、前屈位或后伸位牵引。椅子高度以患者坐位双脚平放地面为宜。用枕颌套拖住下颌和枕部,枕颌套的松紧度调节以患者舒适为准。牵引治疗的效果与牵引力的方向(角度)、重量和牵引时间密切相关。

(2) 牵引角度:选择牵引角度的关键是将牵引的最大应力更好地集中在病变部位。一般按病变部位而定,如病变主要在上颈段($C_{1~4}$),牵引角度宜采用 0~10° 小角度前屈位或中立位牵引,如病变主要在下颈段($C_{5~7}$),牵引角度应稍前倾,可在 15°~30° 之间。

(3) 牵引重量:牵引重量约相当于正常成年人体重的 10%,年老体弱者为体重的 5%,首次牵引从 3~6 kg 开始,椎动脉型 5kg 开始或体重的 1/15 开始。颈椎牵引适用于各种类型的颈椎病,尤其是神经根型。而对椎动脉型和年老病程长者疗效有时不肯定甚至有加重症状的可能性,而脊髓型则一般不主张进行牵引。牵引过程如有不适或症状加重者应立即停止牵引,查找原因并调整、更改治疗方案。

(二) 电疗法

1. 经皮神经电刺激　镇痛作用,同时还可以改善血液循环、兴奋神经肌肉、促进神经肌肉功能恢复等。采用的设备一般为袖珍型电池供电的仪器。有单通道和双通道输出两种,还有一种大型 TENS 仪器,有 4~8 个以上通道输出。医院多使用 TENS 仪器,可分为三种治疗方式:常规 TENS(conventional TENS)、针刺样 TENS(acupuncture like TENS)、短暂强刺激 TENS(brief intense TENS)。其中最常用的是常规方式,其脉冲频率为 75~100Hz,脉冲宽度 <0.2ms。治疗时间每天 30~60 分钟至 36~48 小时不等。TENS 通过兴奋 A 类纤维,减弱甚至抑制 A 和 C 传入引起背角神经元的反应,从而产生镇痛作用。频率选择多依患者感到能缓解症状为准,电流强度以引起明显的震颤感而不致痛为宜,具体依患者耐受情况而定。每天 1~2 次,每周 5 天,10 天一个疗程,根据病情治疗二至四个疗程。

2. 短波透热疗法　改善组织血液循环,加强组织营养,促进水肿和炎性浸润消散吸收,还可降低神经的兴奋性,从而有镇静、止痛的作用。短波疗法一般每次治疗 10~20 分钟,治疗急性伤病时采用无热量,时间为 5~10 分钟,每日 1~2 次,7~10 次为 1 疗程。治疗亚急性伤病是采用微热量,时间为 10~20 分钟,每日 1 次,10~20 次为一疗程。根据病情治疗二至四个疗程。患者取卧位或坐位,不必裸露治疗部位。通常采用频率为 13.56MHz、波长为 22.12m 或频率为 27.12MHz,波长为 11.06m 的电流,功率为 250~300W 的短波治疗仪。

(三) 声疗法

治疗性超声波疗法　超声波对细胞的微细按摩作用可以改变组织细胞的体积、减轻肿胀、改变膜的通透性、促进代谢物质的交换、改变细胞的功能、提高组织细胞的再生能力。同时,超声波产生的温热效应可以使组织局部血液循环加快,新陈代谢加速,细胞缺血、缺氧状态得以改善,肌张力下降,疼痛减轻或缓解,结缔组织延展性改善。并且,超声可使药物解聚,提高药物的弥散作用和组织渗透性,使药物易于通过皮肤进入体内。超声波治疗机由高频振荡发生器和输出声头两部分组成,常用频率有 0.8MHz、1MHz、3.2MHz;声头直径有 1cm、2cm、3cm 等多种。常用治疗强度一般小于 $3W/cm^2$,可分为 3 种剂量:$0.1~1W/cm^2$ 为小剂量;$1~2W/cm^2$ 为中等剂量;$2~3 W/cm^2$ 为大剂量。多采用低、中等剂量。治疗脊髓型颈椎骨关节炎将声头与颈部皮肤密切接触,沿椎间隙与椎旁移动,强度用 $0.8~1W/cm^2$,可用氢化可的松霜做接触剂,每日 1 次,每次 8 分钟,15~20 次一疗程。根据病情治疗二至四个疗程。治疗神经根型颈椎骨关节炎频率同上,声头沿颈两侧与两岗上窝移动,强度 0.8~1.5W/cm^2,每次 8~12 分钟,15~20 次一疗程。根据病情治疗二至四个疗程。另外,还可将超声治疗和其他物理因子或化学治疗技术相结合,共同作用于机体以治疗疾病。如超声电导靶向透皮给药治疗,采用超声电导仪凝胶贴片,透入药物选择 2% 利多卡因注射液,将贴片先固定在仪器的治疗发射头内,取配制好的利多卡因注射液 1ml 分别加入到两个耦合凝胶片上,再将贴片连同治疗发射头一起固定到患者颈前。用于治疗椎动脉型和交感神经型颈椎病。治疗参数选择强度 4W/cm^2,频率 3MHz,治疗时间 30 分钟,每天 1 次,10 天为一疗程。根据病情治疗二至四个疗程。

(四) 光疗法

1. 低能量激光疗法　低能量激光可以刺激机体的防御免疫系统,提高局部抗感染能力,有明显的消炎作用。同时,可以改善血液循环,加速代谢产物和致痛物质的排除,达到镇痛效果。常用的激光器为 He-Ne 激光器、半导体激光器,输出功率一般小于 50mW,有时可达数百毫瓦。He-Ne 激光器应用广泛,治疗时,患者取合适体位,暴露治疗部位,照射距离一般为 30cm、50cm、100cm,光束应与被照射部位呈垂直照射,使光束准确照射在病变部位或经穴上。每个治疗部位照射 3~5 分钟,每次总照射时间 20~30 分钟,每日 1 次,10~15 次为一疗程,根据病情治疗二至四个疗程。

2. 红外线疗法　可以促进局部血液循环,增强组织的营养代谢,加快局部渗出物吸收,从而促进肿胀的消退。降低骨骼肌张力和胃肠道平滑肌,从而缓解肌肉痉挛。另外还可降低感觉神经兴奋性,提高痛阈,而有镇痛作用。各型红外线治疗仪均可,患者取适当体位,暴露治疗部位,将灯头移至照射部位的上方或侧方,使灯头中心垂直对准病变部位。距离治疗部位视灯的功率而定,功率在 500W 以上,灯距应在 50~60cm;功率在 250~300W,灯距在 30~40W;功率在 200W 以下,灯距约 20cm。一般照射温度不应超过 45℃,每次照射时间为 20~30 分钟,每日 1~2 次,15~20 次为一疗程。根据病情治疗二至四个疗程。用于软组织型颈椎骨关节炎或配合颈椎牵引治疗(颈椎牵引前先做红外线治疗)。

(五) 磁疗法

脉冲电磁场疗法具有促进血液循环,增强局部抗感染能力,消炎消肿的作用。可促进致痛物质的水解和转化,达到止痛效果。抑制中枢神经,缓解肌肉痉挛,从而达到镇静作用。脉冲频率为 40~100 次 / 分,磁场强度为 0.15~0.8T。每次治疗时间 20~30 分钟,每日 1 次,10 天一个疗程,根据病情治疗二至四个疗程。

(六) 水疗法

训练原则应循序渐进,训练强度相应减轻,水中靶心率 = 陆地上靶心率 –(12~15),年轻者按 12 计,年长者按 15 计。根据患者个体情况灵活掌握。在减轻重力的情况下增强颈部周围肌肉力量,同时使人体产生血管扩张、促进血液循环、降低 / 提高神经兴奋性及机械压力、静水压力效应,从而达到减轻疼痛、缓解痉挛、舒缓情绪、增强肌力等治疗作用。具体方法参照陆上运动疗法,包括水中步行、平衡和协调训练、肌力训练、耐力训练、关节活动度训练、水中医疗体操、有氧训练等。颈椎 OA 可以应用水中运动疗法,一般每次 10~15 分钟,训练次数最少 1~2 次 / 周,最多可达 6 次 / 周,6 次一个疗程,根据病情治疗二至四个疗程。

(七) 温热疗法

石蜡疗法 作用扩张局部血管,加速血液循环,起到消炎镇痛的效果。多采用蜡块或者刷蜡的方式,内衬一层毛巾或塑料后贴敷于患处,温度 42℃左右,每次治疗时间 20~30 分钟,每天 1 次,20 次为一疗程,根据病情治疗二至四个疗程。

二、作业治疗

(一) 治疗性作业疗法

1. 缓解疼痛的作业治疗 通过健康宣教帮助患者控制及缓解疼痛,避免损伤进一步加剧。可通过棋牌类游戏、绘画、书法、泥塑、音乐等转移注意力,减轻疼痛,缓解症状,也可在热疗下进行作业以缓解疼痛。

2. 改善病变关节活动度的作业治疗 如篮球、乒乓球、舞蹈、通过特殊传感器控制的电子游戏等。

3. 增加病变关节肌力的作业治疗 如木工、金工、投篮、舞蹈、通过特殊传感器控制的电子游戏等提高肌力。

4. 增加病变关节稳定性的作业治疗。

(二) 功能性作业治疗

1. 改善日常生活活动能力的作业治疗 保持颈部正确的姿势。坐姿:选择高度适中,能支撑背部的椅子,工作台与座椅高度适中,保持眼睛处于水平状态,避免颈部前倾。避免长时间低头工作,以免过度劳累对颈部造成压力。站姿:站立时头部保持水平位置,下颚内收,使颈部稳定及肌肉松弛。卧姿:睡眠时枕高以 12~15cm 为宜,宽度最好宽及肩下,置于颈后而不是头后,使颈部保持轻度后仰过伸姿势。侧卧时枕头与肩宽等高,保持颈椎中立位。理想的睡眠体位应该使头部保持自然仰伸位,胸部及腰部保持曲度,双髋及双膝略呈屈曲状,可使全身肌肉、韧带及关节获得最大幅度的放松和休息。进行日常生活活动时应尽量保持颈部挺直,且做家务劳动的时间不宜过长。任何工作都不应当长时间固定于某一姿势,至少每 2 小时能全身活动 5 分钟。长期伏案工作者,每隔 1~2 小时有目的地让头部向左右转动数次,转动时应轻柔缓慢,以达到该方向最大运动范围为准。或行夹肩运动,双肩慢慢紧缩 3~5 分钟,而后双肩向上坚持 3~5 分钟,重复 6~8 次。也可利用两张办公室桌面,双足腾空,头往后仰,坚持 5 秒,重复 3~5 次。

2. 改善工具性日常生活活动能力的作业治疗 环境改造指导。枕头形状以中间低、两端高为佳,可利用中间凹陷来维持颈椎的生理曲度,同时对头颈部可起到相对制动与固定作用。枕头高度以 12~15cm 为宜,枕芯要求细碎、柔软、富有弹性,填充物以荞麦皮、绿豆皮为佳。床铺的选择:选择透气性好,有利于保持颈椎、腰椎正常生理曲度的床铺,首选硬板床。尽量减少伏案工作,调整桌椅高度,保持工作时视线水平以减少颈部压力。

三、康复工程技术

颈椎骨关节炎矫形器通常采用聚乙烯氨泡沫材料制作,围领支撑面与颈部接触十分吻合,但强度有限。当泡沫围领因强度等原因达不到治疗需要时,可采用低温热塑材料塑造,分为带有颌托和不带颌托的。有颌托的矫形器接触面较大,上缘支撑颌下及枕部,下缘包覆到胸廓的上部,不仅限制头颈部的屈、伸活动,而且还限制头颈部的旋转运动。无颌托的矫形器接触面相对减少,能限制头颈部的屈、伸活动,也可做头颈部的旋转运动。

四、药物治疗

参考本书第一章第三节康复治疗 四、药物治疗。

五、康复护理

针对颈椎骨关节的疾患特征,常用的护理方法有以下几点:

(一) 疼痛的护理

为患者营造舒适的环境,夜间睡眠时应注意颈部保暖,选择高度适宜的枕头,保持良好睡姿。按需应用非药物性止痛措施,如松弛术、分散注意力等,遵医嘱给予药物及相关康复治疗措施。此外,应特别注意,在疾病急性期应嘱患者多卧床休息,避免疼痛部位受压,协助患者取舒适的体位,尽可能保持至关节功能位,必要时给予颈托等支持固定。

(二) 康复宣教

积极进行康复宣教,使患者了解运动对维持关节功能的必要性,尤其在疾病恢复期,应鼓励患者进行适度适当的活动,进行有规律的功能锻炼,后期还应鼓励患者生活自理,进行日常生活活动锻炼。在此过程中,康复医师,治疗师,护理人员等应根据病情进展,适度调整活动项目及强度,不仅要控制在耐受量以内,还应尽可能达到最优疗效。

(三) 心理护理

多与患者进行有益的沟通,鼓励患者说出自身感受,缓解焦虑等负面情绪。教会患者及家属减轻焦虑的措施,如音乐疗法、放松训练等。此外,还应定期观察患者的精神状态,防止发生自伤或是意外受伤等。

六、外科治疗

绝大多数颈椎骨关节炎所致的颈椎病可选择非手术治疗,当发展成为以下几种情况,可考虑手术治疗:个别症状顽固,久治无效的颈型颈椎病;非手术治疗有效,但症状仍反复发作者,以及经系统非手术治疗久治无效的神经根型颈椎病;临床表现,X线所见及神经学定位一致,有进行性肌萎缩及剧痛的神经根型颈椎病;脊髓型颈椎病;有颈性眩晕或猝倒症状,经非手术治疗无效或疗效不巩固而反复发作,且经椎动脉造影证实的椎动脉型颈椎病。

常用手术方法有:前路颈椎稳定术,适用于非手术治疗无效的颈型颈椎病及以椎间盘和椎体后缘骨赘增生压迫为主要表现的脊髓型脊椎病;后路颈椎减压术,适宜于伴有颈椎管原发性或继发性椎管狭窄的脊髓型颈椎病(半椎板切除、单开门或双开门);前路颈椎减压、植骨融合及钢板内固定术,适宜于椎间盘突出、椎体骨赘增生压迫脊髓的脊髓型颈椎病、节段不稳的椎动脉型颈椎病。

第四节 研 究 进 展

一、基础研究

截至目前,尚缺乏康复治疗应用于颈椎骨关节炎的相关基础研究。

二、临床研究

近年来,康复治疗应用于颈椎骨关节炎的相关临床研究,主要集中在了以下几个方面:

(一) 低能量激光疗法

低能量激光疗法(low level laser therapy,LLLT)是应用受激辐射放大的,亮度高、定向性强、相干性好的单一波长光——激光(light amplification by stimulated emission of radiation, Laser)中的低能量部分治疗疾患的一种物理干预方法。LLLT 通过影响细胞表面电荷和代谢发挥疗效,而非热效应。研究表明,它能够增加酶的活性、细胞耗氧量、ATP 的产量以及核酸和蛋白质的合成。此外,还有促进前列环素、5- 羟色胺代谢生成及延长不应期的作用。

探讨其治疗颈椎骨关节炎疗效最具代表性的研究是由 Ozdemir 等组织开展的一项随机对照试验。在该研究中,研究者将 60 名年龄在 20~65 岁之间的颈椎骨关节炎患者随机分配到 LLLT 组(50mW,830nm)和对照组(与 LLLT 组对应的假干预组),并于干预前后分别测量并分析了两组患者的疼痛及相关功能情况(椎旁肌肉痉挛程度、颈椎前凸减小情况及颈部活动受限情况等)。结果发现,低能量激光组患者所有指标的改善情况均有统计学意义,而对照组患者接受干预后的改善情况均无统计学意义。故而,研究者认为,LLLT 在缓解颈椎骨关节炎患者疼痛及重塑功能方面的疗效是值得肯定的。这一研究也是迄今为止唯一专注于探讨 LLLT 治疗颈椎骨关节炎疗效的随机对照试验,具有重要的临床指导意义。

然而,总体而言,评价 LLLT 治疗颈椎骨关节炎疗效的高质量研究仍然有限,大多存在纳入人群临床异质性大等缺陷,包括以这些研究为基础的系统评价,这也为后续的探索提示了需要改进的方向。

(二) 脉冲电磁场疗法

脉冲电磁场(pulsed electromagnetic fields,PEMFs)的临床适用性广,与其相关的研究也展开地较为深入。其中,应用于颈椎骨关节炎的高质量临床研究主要有两项。

首先是由 Trock 等在美国展开的一项多中心临床试验。他们将 81 名颈椎骨关节炎患者随机分配到 PEMFs 组(18 次,每次 30 分钟)和对照组(与 PEMFs 对应的假干预组)。结果发现,与基线相比,治疗结束时和结束后 1 个月,PEMFs 组患者在主动活动痛、被动活动痛、关节压痛、患者整体改善评分和医生的整体改善情况评分均有较大改善,差异具有统计学意义;而组间比较也发现,PEMFs 在缓解疼痛方面的作用更为持久。故而研究者得出结论,PEMFs 能有效改善颈椎骨关节炎患者的疼痛症状。随后在土耳其也开展了相似的临床试验,与前项研究不同的是,他们应用的是床垫式磁场发生器,且仅纳入颈椎骨关节炎患者。通过安慰剂对照,他们发现,接受每次 30 分钟,每天两次,持续 3 周的干预后,治疗组的疼痛、关节活动度及功能情况均有显著改善,两组比较差异具有统计学意义。两项研究虽然在干预细节方面有所差异,但结果均证实了 PEMFs 治疗颈椎骨关节炎的有效性。

(三) 其他康复干预方法

其他康复干预手段中,与手法治疗相关的研究较多,但其研究对象的纳入标准均为颈部疼痛,而非颈椎骨关节炎,特异性不高。所以,专注于颈椎骨关节炎的研究领域还有待进一步拓展。

三、临床指南

(一) 诊断标准

1. 美国风湿病学会诊断标准　美国风湿病学会(American College of Rheumatology,ACR)尚未提出诊断颈椎骨关节炎的明确标准。

2. 中国风湿病学会诊断标准　中华医学会风湿病学分会尚未对颈椎骨关节炎提出具体诊断标准,但其制定的最新版《骨关节炎诊断及治疗指南》中描述了颈椎骨关节炎的特异性临床表现:颈椎受累比较常见,可有椎体和后突关节的增生和骨赘,引起局部的疼痛和僵硬感,压迫局部血管和神经时可出现相应的放射痛和神经症状。以及颈椎受累压迫椎 - 基底动脉可引起脑供血不足的症状。

3. 中华医学会骨科专委会诊断标准　中华医学会骨科学分会仅提出了膝关节和髋关节骨关节炎的诊断标准,尚未对颈椎骨关节炎的诊断定出细化的标准。

(二) 相关期刊

与 COA 相关的国外权威期刊主要有:*SPINE*、*EUR SPINE J*、*SPINE J*、*JOINT BONE SPINE*、*RHEUMATOL INT*、*OSTEOARTHR CARTILAGE*、*ARTHRITIS RES*、*ARTHRIT CARE RES*、*ARTHRITIS RES THER*、*ARTHRITIS & RHEUMATOLOGY*。

与 COA 相关的国内权威期刊主要有:《中华骨科杂志》《中华风湿病学杂志》《中华物理医学与康复杂志》《中国组织工程研究与临床康复》《中国骨与关节损伤杂志》《中国骨与关节杂志》《骨与关节损伤杂志》《颈腰痛杂志》。

(三) 相关网站

与颈椎骨关节炎相关的主要权威网站有:
美国风湿病学会:http://www.rheumatology.org/
国际骨关节炎研究协会:http://www.oarsi.org/
欧洲抗风湿病联盟:http://www.eular.org/

中华医学会:http://www.cma.org.cn/

美国脊髓损伤协会:http://www.asia-spinalinjury.org/

(四) 临床路径

目前,尚无与颈椎骨关节炎的相关临床路径发表。

(郑 瑜 付新宇 刘慧芳)

参 考 文 献

1. 李宁华,薛庆云,张毅,等.中国6城市中老年人群X射线颈椎骨关节炎流行病学分析.中国组织工程研究与临床康复,2009,13(7):1383-1386.

2. 汪华侨.功能解剖学.第2版.北京:人民卫生出版社,2013.

3. 黄晓琳.人体运动学.第2版.北京:人民卫生出版社,2013.

4. 肖海鹏.临床病理生理学.北京:人民卫生出版社,2009.

5. 何成奇.康复医学.北京:人民卫生出版社,2010.

6. 黄晓琳.康复医学.第5版.北京:人民卫生出版社,2013.

7. 何成奇.康复医学.北京:人民卫生出版社,2010.

8. 燕铁斌.物理治疗学.北京:人民卫生出版社,2008.

9. 窦祖林.作业治疗学.北京:人民卫生出版社,2008.

10. 熊恩富.骨科康复学.北京:人民卫生出版社,2008.

11. 尤黎明,吴瑛.内科护理学.第4版.北京:人民卫生出版社,2006.

12. 曹伟新,李乐之.外科护理学.北京:人民卫生出版社,2005.

13. 石风英.康复护理学.北京:人民卫生出版社,2006.

14. 何爱咏,王万春,吕国华.骨科治疗方法选择与并发症防治.北京:人民军医出版社,2003.

15. Baxter G,Bell A,Allen J,et al. Low Level Laser Therapy:Current Clinical Practice in Northern Ireland. Physiotherapy,1991,77(3):171-178.

16. Kubasova T,Kovacs L,Somosy Z,et al. Biological Effect of He-Ne Laser:Investigations on Functional and Micromorphological Alterations of Cell Membranes,in Vitro. Lasers Surg Med,1984,4(4):381-388.

17. Low-Power Lasers in Medicine. A Report by the Australian Health Technology Advisory Committee(Ahtac) June 1994. Aust J Sci Med Sport,1994,26(3-4):73-76.

18. Yu W,Naim JO,McGowan M,et al. Photomodulation of Oxidative Metabolism and Electron Chain Enzymes in Rat Liver Mitochondria. Photochemistry and photobiology,1997,66(6):866-871.

19. Vacca R,Marra E,Quagliariello E,et al. Activation of Mitochondrial DNA Replication by He-Ne Laser Irradiation. Biochemical and biophysical research communications,1993,195(2):704-709.

20. Konstantinović L,Antonić M,Mihajlović M,et al. Use of Low Dose Lasers in Physiatry. Vojnosanitetskipregled. Military-medical and pharmaceutical review,1989,46(6):441.

21. Walker J. Relief from Chronic Pain by Low Power Laser Irradiation. Neuroscience letters,1983,43(2):339-344.

22. Snyder-Mackler L,Bork CE. Effect of Helium-Neon Laser Irradiation on Peripheral Sensory Nerve Latency. Physical Therapy,1988,68(2):223-225.

23. Ozdemir F,Birtane M,Kokino S. The Clinical Efficacy of Low-Power Laser Therapy on Pain and Function in Cervical Osteoarthritis. Clin Rheumatol,2001,20(3):181-184.

24. Gur A,Sarac AJ,Cevik R,et al. Efficacy of 904 Nm Gallium Arsenide Low Level Laser Therapy in the

Management of Chronic Myofascial Pain in the Neck：A Double-Blind and Randomize-Controlled Trial. Lasers Surg Med,2004,35(3)：229-235.

25. Dundar U,Evcik D,Samli F,et al. The Effect of Gallium Arsenide Aluminum Laser Therapy in the Management of Cervical Myofascial Pain Syndrome：A Double Blind,Placebo-Controlled Study. Clin Rheumatol,2007,26(6)：930-934.

26. Gross AR,Dziengo S,Boers O,et al. Low Level Laser Therapy(Lllt)for Neck Pain：A Systematic Review and Meta-Regression. Open Orthop J,2013,7：396-419.

27. Chow RT,Barnsley L. Systematic Review of the Literature of Low-Level Laser Therapy(Lllt)in the Management of Neck Pain. Lasers Surg Med,2005,37(1)：46-52.

28. Bjordal JM,Couppe C,Chow RT,et al. A Systematic Review of Low Level Laser Therapy with Location-Specific Doses for Pain from Chronic Joint Disorders. Aust J Physiother,2003,49(2)：107-116.

29. Gross AR,Goldsmith C,Hoving JL,et al. Conservative Management of Mechanical Neck Disorders：A Systematic Review. J Rheumatol,2007,34(5)：1083-1102.

30. Shi HF,Xiong J,Chen YX,et al. Early Application of Pulsed Electromagnetic Field in the Treatment of Postoperative Delayed Union of Long-Bone Fractures：A Prospective Randomized Controlled Study. BMC Musculoskelet Disord,2013,14：35.

31. Nelson FR,Zvirbulis R,Pilla AA. Non-Invasive Electromagnetic Field Therapy Produces Rapid and Substantial Pain Reduction in Early Knee Osteoarthritis：A Randomized Double-Blind Pilot Study. Rheumatol Int,2013,33(8)：2169-2173.

32. Liu HF,Yang L,He HC,et al. Pulsed Electromagnetic Fields on Postmenopausal Osteoporosis in Southwest China：A Randomized,Active-Controlled Clinical Trial. Bioelectromagnetics,2013,34(4)：323-332.

33. Martiny K,Lunde M,Bech P. Transcranial Low Voltage Pulsed Electromagnetic Fields in Patients with Treatment-Resistant Depression. Biol Psychiatry,2010,68(2)：163-169.

34. Heden P,Pilla AA. Effects of Pulsed Electromagnetic Fields on Postoperative Pain：A Double-Blind Randomized Pilot Study in Breast Augmentation Patients. Aesthetic Plast Surg,2008,32(4)：660-666.

35. Weintraub MI,Cole SP. A Randomized Controlled Trial of the Effects of a Combination of Static and Dynamic Magnetic Fields on Carpal Tunnel Syndrome. Pain Med,2008,9(5)：493-504.

36. Trock DH,Bollet AJ,Markoll R. The Effect of Pulsed Electromagnetic Fields in the Treatment of Osteoarthritis of the Knee and Cervical Spine. Report of Randomized,Double Blind,Placebo Controlled Trials. J Rheumatol,1994,21(10)：1903-1911.

37. Sutbeyaz ST,Sezer N,Koseoglu BF. The Effect of Pulsed Electromagnetic Fields in the Treatment of Cervical Osteoarthritis：A Randomized,Double-Blind,Sham-Controlled Trial. Rheumatol Int,2006,26(4)：320-324.

38. Miller J,Gross A,D'Sylva J,et al. Manual Therapy and Exercise for Neck Pain：A Systematic Review. Man Ther,2010,15(4)：334-354.

39. Gross A,Miller J,D'Sylva J,et al. Manipulation or Mobilisation for Neck Pain：A Cochrane Review. Man Ther,2010,15(4)：315-333.

40. D'Sylva J,Miller J,Gross A,et al. Manual Therapy with or without Physical Medicine Modalities for Neck Pain：A Systematic Review. Man Ther,2010,15(5)：415-433.

41. Ernst E. Chiropractic Spinal Manipulation for Neck Pain：A Systematic Review. J Pain,2003,4(8)：417-421.

42. 中华医学会风湿病学分会.骨关节炎诊断及治疗指南.中华风湿病学杂志,2010,14(6)：416-419.

43. 中华医学会骨科学分会.骨关节炎诊治指南(2007年版).中华骨科杂志,2007,27(10)：793-796.

44. ten Have HA,Eulderink F. Degenerative changes in the cervical spine and their relationship to its mobility. J Pathol. 1980,132(2)：133-159.

45. Zhao DL. Shanghai：Shanghai Scientific and Technical Publishers. 1994:148.

46. 孟庆兰,刘丰春.颈段椎体骨赘发生率及其年龄分布的相关性研究.中国康复理论与实践,2005,11(6): 487-488.

47. Gore DR. Roentgenographic findings in the cervical spine in asymptomatic persons：a ten-year follow-up. Spine (Phila Pa 1976),2001,26(22)：2463-2466.

第九章

腰椎骨关节炎康复指南

腰椎骨关节炎(lumbar osteoarthritis，LOA)是脊柱腰段的退变性骨关节病，以椎间盘退变、骨赘形成和关节突关节软骨破坏、软骨下骨硬化为主要病理改变。临床上腰椎骨关节炎患者表现为腰背痛、晨起时或静止后存在较短时间的关节僵硬。查体可有脊柱腰段压痛，腰背部肌肉萎缩，疾病晚期可发现脊柱畸形。腰椎骨关节炎患者的主要功能障碍表现为腰部疼痛，腰椎主动和被动关节活动范围的减小，躯干屈、伸肌力减退，平衡能力降低，以及焦虑、抑郁情绪。

因为疼痛和关节僵硬等症状，腰椎骨关节炎患者的日常生活活动、工作娱乐活动和社会交往受到较大的影响。腰椎骨关节炎发病率高，在中老年人群中常见，是导致中老年人腰痛的常见原因。中国六城市40岁以上人群腰椎骨关节炎总患病率为29.4%，而影像学确诊腰椎骨性关节炎的总患病率为46%。研究发现，腰椎骨关节炎的发病与年龄、吸烟、肥胖、关节过度使用、运动缺乏及遗传等因素相关。随着肥胖人群增多和社会老龄化，腰椎骨关节炎患者增多，给家庭和社会带来较大的照料和经济负担。

第一节 基 本 知 识

一、功能解剖学

(一) 腰椎椎骨的特点

因腰椎承受重力较大，腰椎椎体粗壮，其横断面呈肾形;椎孔大，呈三角形;椎弓发达，上下关节突粗大，关节面几乎呈矢状位;棘突宽且粗，板状，水平伸向后方;横突伸向两侧。

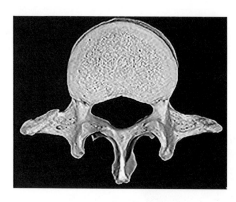

图 9-1 腰椎椎骨上面观

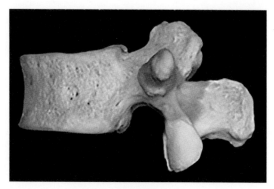

图 9-2 腰椎椎骨侧面观

（二）腰椎椎骨间的连接

5 块腰椎借骨连接形成脊柱腰段，上承托脊柱胸段，下接骶骨。各腰椎椎骨之间，由椎间盘、韧带和关节相连。包括直接连接和滑膜关节。

1. 直接连接　相邻各椎体之间借椎间盘直接相连，椎骨间借前纵韧带、后纵韧带、黄韧带、棘上韧带、棘间韧带、横突间韧带相连并限制脊柱腰段的运动。

2. 滑膜关节　上、下关节突构成关节突关节，腰椎关节突关节的关节囊结实紧张，关节面又呈矢状位，因而脊柱腰段活动范围受到一定的限制。

（三）腰部肌肉层次、血管和神经

1. 肌肉　脊柱腰段周围的肌肉分浅层和深层肌。浅层肌有背阔肌、腹外斜肌后部、下后锯肌、腹内斜肌后部。深层肌有竖脊肌、腹横肌后部、横突棘肌、横突间肌和棘间肌。

2. 动脉　腰部由腰动脉和肋下动脉等供血。

3. 静脉　腰部的静脉经腰静脉汇入下腔静脉。腰区的深静脉可通过椎静脉丛，广泛与椎管内外的深部静脉相交通。

4. 神经　腰神经后支分出后向后行，经骨纤维孔至横突间肌内侧缘分为后内侧支和后外侧支。腰神经后内侧支在下位椎骨上关节突根部的外侧斜向后下，经骨纤维管到椎弓板后面转向下行，分布至背深肌和脊柱的关节突关节。第 1~3 腰神经的后外侧支，从骶棘肌外侧缘穿胸腰筋膜浅出分布于腰臀部。腰神经后外侧支在出骨纤维孔、横突背面、穿骶棘肌、出胸腰筋膜和入臀等部位容易受到损伤和牵拉，可产生局部或牵涉性的腰腿痛。

二、关节运动学

（一）脊柱腰段的运动结构

脊柱前部的相邻椎体和其间的椎间盘，以及脊柱后部两侧的关节突关节构成了腰段脊柱的基本运动结构。

1. 椎体　椎骨承力的主要结构，腰椎椎体的横断面自上而下逐渐增大，以适应逐渐增大的负荷。

2. 椎间盘 髓核被纤维环密闭在内,其内产生的液体静压力能均匀分布到椎体甚至整个脊柱。椎间盘退变后,椎间隙变窄,这个节段的运动减少,仅能在关节突关节间进行,椎体间出现不稳定,可能发生滑脱,而相邻腰椎节段承受更大的弯曲应力和形变,造成损伤。

3. 关节突关节 腰椎的关节突关节面的方向几乎呈矢状位,可做屈伸、侧屈,而旋转极少。

4. 脊柱周围的肌和韧带 脊柱前后的屈伸肌和两侧的侧屈肌维持一定的平衡,腹直肌收缩屈曲脊柱时,深层的竖脊肌同时一定程度收缩。脊柱深层短肌协调各脊柱节段的运动。椎骨间有长短不一的韧带连接,维持肌肉静力位置,防止各方向的过度运动,起到稳定作用。

(二) 脊柱腰段的运动

脊柱腰段存在生理性前凸,与骶骨后凸相连,下方有骨盆固定,承担脊柱最大的负荷。相邻腰椎椎骨之间的活动度较小,但整个脊柱腰段可以做各个方向的运动,包括矢状面上的屈伸运动,冠状面上的左右侧屈,以及水平面上的左右旋转。其中,脊柱腰段的屈伸运动范围在颈、胸、腰段中最大,并可做少量的侧屈和旋转。

1. 屈曲运动 上位椎体向前偏斜,致使椎间盘前部变扁而后部稍微增厚,形成基底在后方的楔形状,髓核因此后移,紧绷纤维环的后部纤维。同时,下关节突相对下位椎体的上关节突上滑,使关节突关节的韧带及黄韧带、棘间韧带、后纵韧带均高度紧张,限制屈曲的范围(图 9-3)。

2. 伸展运动 上位椎体向后偏斜,致使椎间盘后部变扁而前部增厚,形成基底在前的楔形状,髓核前移,纤维环前部和前纵韧带收到较大拉伸力而限制过伸,同时,后纵韧带较为松弛,后关节突交锁,棘突尖相互接近、靠紧。椎弓的骨性结构同前纵韧带一起限制伸展运动(图 9-4)。

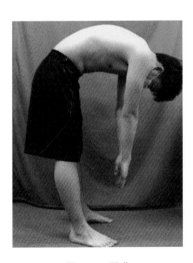 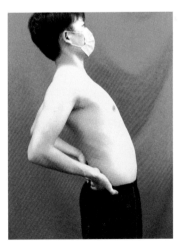

图 9-3 屈曲 图 9-4 伸展

3. 侧屈运动 上位椎体向侧方倾斜,椎间盘形成基底在凸侧的楔形状。凸侧横突间韧带受牵拉而进展,凹侧松弛。凸侧的关节突关节的关节囊也受到牵拉。

4. 旋转运动 上关节突的关节面向后内方呈凹形,与下关节突的关节面形成一个圆弧,两侧关节突关节的关节面位于一个圆心接近棘突的圆柱体表面上。当上位椎骨在下位椎骨上旋转时,两椎骨可彼此滑动。但由于韧带、关节囊的限制,脊柱腰段双侧旋转范围很

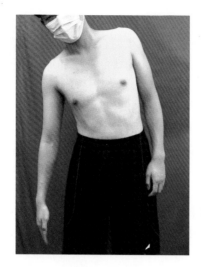 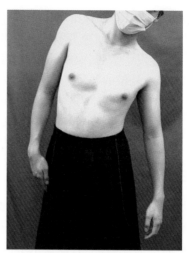

图 9-5 右侧屈　　　　　　　　　图 9-6 左侧屈

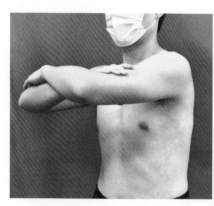 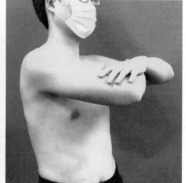

图 9-7 旋转

小,研究者发现单一腰椎的双侧旋转范围仅 2°,脊柱腰段共 10°。

三、病理生理学

(一)椎间盘退变

研究者认为,腰椎间盘的退变是腰椎骨关节炎的始动因素。影像学资料表明腰椎关节突关节的骨关节炎改变可发生在腰椎间盘退变之后。腰段脊柱正常运动的生物力学是椎间盘和关节突关节之间均匀的应力分布,共同承担负荷。有研究利用正常脊柱节段的生物力学模型,证实了脊柱屈伸运动时关节突关节可以承受多至总体 33% 的负荷。而在严重椎间隙变窄的情况下,关节突关节将承受多至总负荷的 70%。腰椎椎间盘的退变致椎间隙变窄,韧带松弛,使腰椎稳定性降低,加速了关节突关节的退变。骨关节炎的动物造模已经印证了关节失稳是骨关节炎发生的重要因素。当腰椎间盘退变发展至纤维环破裂,髓核突出,可引发腰椎间盘突出症,患者出现下肢根性神经痛。

(二) 关节突关节的软骨破坏,软骨下骨硬化

腰椎失稳导致关节突关节的应力失衡。研究证实了持续过大的压力负荷会对软骨造成损伤。过度的压缩负荷可引起软骨下骨的微骨折,软骨下骨进行修复重建而硬化,导致缓冲作用降低,关节面受力均匀性变差,软骨的应力更加局限,最终导致软骨破坏,关节突关节骨关节炎发生。

(三) 骨赘形成

骨赘形成是一种生理性反应性增生。失稳的腰椎终板上覆盖的透明软骨受到应力刺激而增生,最终软骨内化骨形成椎体骨赘。而关节突的关节囊附着在其关节软骨的边缘,腰椎失稳后,其关节软骨受到拉伸应力也形成骨赘。腰椎失稳包括脊柱椎体、关节突关节、脊柱韧带和肌肉受力和排列的改变。椎间盘结构中,外层的纤维环较坚固,紧密附着在终板上,使脊柱在运动中成为一个整体。

(四) 腰椎骨关节炎与疼痛

疼痛是腰椎骨关节炎最突出的临床症状。腰椎关节突关节的不稳导致关节囊过度牵拉和损伤,可激活关节囊内的机械感受器,引起慢性疼痛。腰椎关节突关节承受过度的负荷,关节软骨不同程度剥脱,致使软骨下骨裸露,神经纤维受到机械刺激而产生疼痛反射。因此患者可发生腰后伸时疼痛症状加重,前屈时减轻。同时,关节突关节软骨损伤、软骨下骨硬化和关节边缘反应性增生伴随一系列炎性反应。炎症过程中释放 5-HT、PGE、IL-1、IL-6 等化学介质,使小关节的疼痛感觉纤维在较低应力下即可兴奋,并可持续维持。这可能也是引发慢性腰痛的重要因素。腰椎关节突关节炎症发展至形成滑膜囊肿,或关节突关节处骨赘形成,向椎管或侧隐窝压迫硬膜囊或神经根,引发腰痛和下肢放射性疼痛,不易与腰椎椎间盘突出症鉴别。腰椎骨关节炎可能伴有椎间盘突出、椎管狭窄、腰椎滑脱、脊柱侧弯等疾病,进一步加重疼痛,但腰痛产生的机制也更复杂。

(五) 腰椎骨关节炎与肌肉

脊柱腰段周围肌肉对脊柱的作用有两点,一是控制脊柱运动和稳定脊柱;二是感知脊柱的空间位置给予本体感觉反馈。随着年龄上涨,肌容积减少,这两项功能受到损害,脊柱运动控制变差,导致脊柱关节突关节骨关节炎的发生。作为证据,有研究发现慢性腰背痛患者同时存在脊柱本体感觉和肌肉纤维横截面积的减少。

第二节　康　复　诊　断

一、评定

(一) 身体功能评定

1. 生理功能评定　包括感觉功能、运动功能及平衡功能评定。
(1) 感觉功能评定:疼痛是本病最常见的症状,所以重点对腰椎骨关节疼痛进行评定。

评定方法采用视觉模拟评定法（visual analogue scale, VAS）。具体方法详见第一章第二节感觉功能评定。

（2）运动功能评定：包括关节活动度、肌力评定，有条件的单位可以采用等速肌力设备进行评定。本病关节活动度与肌力评定具体方法如下（表 9-1，表 9-2），其中脊柱腰段的关节活动度通常与脊柱胸段合并测量，肌力评定可采用徒手肌力测定（manual muscle testing, MMT）分别检查躯干屈、伸肌群。

表 9-1 关节活动度测定方法

关节活动	测量体位	测量方法
胸腰段脊柱前屈	直立位	① 评估患者向前弯腰后中指指尖触及下肢的部位； ② 测量患者向前弯腰后中指指尖和地面的距离； ③ 测量患者弯腰前后第 7 颈椎到第 5 腰椎的脊柱长度
胸腰段脊柱后伸	直立位或俯卧位	患者在固定骨盆的同时向后伸展脊柱。测量时，以第 5 腰椎棘突为轴心，量角器的固定臂与人体长轴平行，移动臂对准第 7 颈椎棘突（正常值 0~30°）
胸腰段脊柱侧屈	直立位	① 测量侧屈时屈侧中指指尖与膝关节的距离； ② 测量时，轴心置于第 5 腰椎，量角器的固定臂与地面垂直，移动臂对准第 7 颈椎棘突（正常值 0~40°）
胸腰段脊柱旋转	直立位或仰卧位	患者在固定骨盆的同时旋转上躯干。测量时，以头顶中心为轴，量角器的固定臂与冠状轴平行，移动臂对准肩峰（正常值 0°~45°）

表 9-2 肌力评定方法

目标肌群	徒手肌力测试分级（徒手肌力测试最早由 Lovett 提出，要求受试者在特定的体位下，分别在减重力、抗重力和抗阻力的条件下完成标准动作，测试者通过触摸肌腹、观察肌肉运动情况和关节活动范围以及克服阻力能力，以确定肌力的大小）
躯干屈	5 级 仰卧，髋、膝屈，双手抱头能坐起 4 级 体位同上，双上肢向前平举能坐起 3 级 体位同上，能抬起头和肩胛部 2 级 体位同上，能抬起头部 1 级 体位同上，仅能触及上腹部肌肉收缩
躯干伸	5 级 俯卧，胸部以上超出床缘外，固定下肢，抬起上身时能抗较大阻力 4 级 体位同上，能抗中等阻力 3 级 体位同上，能抬起上身但不能抗阻 2 级 俯卧位下能做头后仰动作 1 级 体位同上，仅能触及背肌收缩

当肌力高于 3 级时可应用专门的仪器进行肌力评定，具体评定方法详见第一章第二节肌力评定。

（3）平衡功能评定：腰椎骨关节炎的评定方法目前分为观察法、量表法和平衡仪测定法 3 类。其中，观察法包括观察患者在静止状态和运动状态下分别能否保持平衡；量表法常用

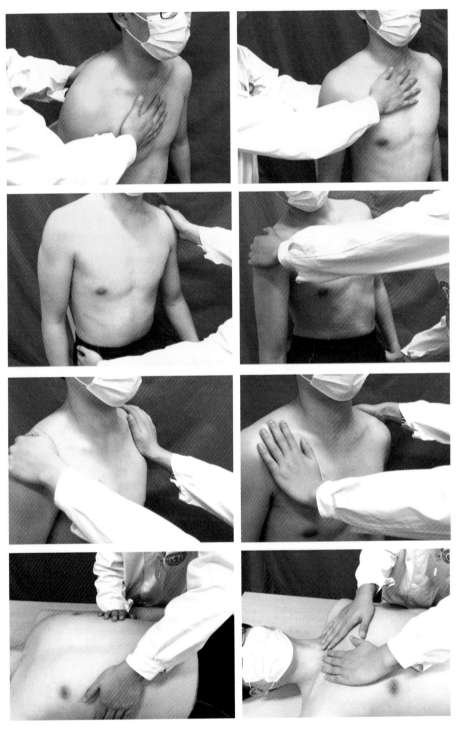

图 9-8　抵抗运动

到的信、效度较好的量表有 Berg 平衡量表、MAS 平衡功能评测等;平衡仪测定是一种定量、客观评定静态或动态平衡能力的测试方法,仪器采用高精度压力感受器和电子计算机技术,评定躯体感受、视觉、前庭功能对于平衡和姿势控制的作用与影响,以数据和图的形式显示结果,可评定平衡功能障碍的部位和程度,评价康复治疗的效果。

2. 心理功能评定　本病导致的反复、长期的疼痛及相应的功能受限,常常使患者焦虑与担忧,甚者导致心理疾病。具体评定方法详见第一章第二节心理功能评定。

(二) 结构评定

1. 视诊　双侧髂棘是否在同一水平,脊柱腰段表面皮肤有无红肿、手术瘢痕,脊柱两侧肌肉有无萎缩,脊柱腰段生理曲度是否正常(有无侧弯、后凸)。

2. 触诊　腰段脊柱棘突、棘间及脊柱两侧有无压痛、叩痛。

3. 影像学表现　主要包括 X 线检查、CT 检查和 MRI 检查的影像学表现。

(1) X 线检查:覆有透明软骨的椎体终板边缘有骨赘形成,主要在椎体的前侧缘。骨赘可呈唇样或鸟嘴样,有的甚至在两椎体间形成骨桥。关节突关节处的 X 线表现为关节间隙变窄、边缘骨赘形成和软骨下骨的硬化,少见囊性变。

(2) CT 检查:CT 检查关节突关节较平片和 MRI 优越,可更好地显示腰椎关节突关节的关节间隙改变、骨赘形成、关节软骨下骨硬化、囊性变等。关节突关节滑膜囊肿显示为关节间隙的前侧的圆形占位,囊内密度不均匀。

(3) MRI 检查:可显示椎间盘的退变。同 CT 检查,可显示关节突关节的关节间隙变窄,关节面低信号带增宽,骨赘鸟嘴样突起,以及滑膜囊肿对硬膜囊或神经根的压迫。

(三) 活动评定

1. 改良 bathel 指数 /MBI 评定　具体评定方法详见第一章第二节活动评定。

2. 工具性日常生活评定 /IADL 评定　具体方法详见第一章第二节活动评定。

(四) 参与评定

1. 职业评定　描述患者目前的病情与功能状态对其工作 / 学习是否有影响。

2. 社会交往评定　描述患者目前的病情与功能状态对其社会交往是否有影响。

3. 休闲娱乐评定　描述患者目前的病情与功能状态对其休闲娱乐是否有影响。

4. 生活质量评定　采用量表 SF-36,具体方法详见第一章第二节活动评定。

有条件的单位可以采用 Bte 技术进行评定。具体方法详见第一章第二节活动评定。

二、诊 断

综合上述评定结果,腰椎 OA 患者的康复诊断,功能障碍及临床康复问题表现为以下四个方面:

(一) 身体功能障碍

1. 生理功能障碍　主要表现为腰背部疼痛、关节活动度受限、肌力下降和平衡能力降低。

2. 心理功能障碍　主要表现为焦虑、抑郁情绪。

（二）结构异常

表现为：视诊可能见腰段脊柱两侧肌肉萎缩，严重时存在脊柱畸形；影像学检查见关节突关节间隙变窄、边缘骨赘形成和软骨下骨的硬化，椎间盘退变，椎骨骨赘形成。

（三）活动受限

腰椎骨关节炎患者的腰背痛和腰椎活动障碍均限制患者在日常生活和工具性日常生活中的表现。

（四）参与受限

腰椎骨关节炎患者的工作 / 学习、社会交往、休闲娱乐均受限，生活质量受到较大影响。

第三节　康复治疗

腰椎骨关节炎的康复治疗方法主要有物理治疗、作业治疗、康复辅具、药物治疗及康复护理。

一、物理治疗

（一）运动疗法

1. 关节松动训练　通过活动关节促进关节液的流动，增加对软骨的营养和修复，防止软骨萎缩，缓解疼痛，同时可以防止因关节活动减少而引起关节退变，减少组织纤维增生，保持和增加关节周围软组织的伸展性，从而改善关节的活动范围。另外，关节松动训练可以刺激关节周围的感受器，提高关节本体感受器的敏感度，促进深感觉的恢复。

主要为腰椎关节松动技术，主要手法分为垂直按压棘突、侧方推棘突、垂直按压横突及旋转摆动。垂直及侧方按压棘突改善腰椎屈、伸活动；垂直按压横突增加腰椎侧屈及旋转活动范围；旋转摆动增加腰椎旋转活动范围。每天或隔 1~2 天治疗一次，每次治疗的总时间在 15~20 分钟，每周 3~5 次，10 天一个疗程，根据病情治疗二至四个疗程。

2. 关节活动训练　腰区关节活动技术包括被动活动技术和主动活动技术，被动或者主动的前屈后伸、左右侧屈和左右旋转，具有维持与改善腰椎活动范围的作用。每天 1~2 次，每次 15~20 分钟，每周 5 天，10 天一个疗程，根据病情治疗二至四个疗程。

3. 核心肌力训练　有助于增强腰部肌肉力量，增加关节稳定性和腰椎整体稳定性。核心力量是指附着于脊柱、骨盆、髋关节等骨骼上并在运动或静止状态中起到保持身体基本姿势、维持姿势稳定与平衡的核心肌肉之间协调配合、共同作用而产生的合力。核心肌群的训练遵循抗阻训练和超量恢复的基本原则，对于核心肌群的肌肉进行训练。方法包括等长训练、等张训练和等速训练。其中等长训练采用 TENS 原则，每次等长收缩持续 10 秒，休息 10 秒，重复 10 次收缩为一组训练，每次训练做 10 组，每天 1~2 次，每周 5 次，10 天一个疗程，根据病情治疗二至四个疗程。

4. 有氧运动训练　具有维持与改善腰椎关节活动范围、改善局部与全身血液循环及软骨代谢的作用。有研究表明,有氧运动在预防骨关节炎的发展和症状控制方面,可以减轻疼痛、改善功能和抑郁情况、促进关节健康,并可能在一定程度上减慢关节炎的进程。有氧训练的运动特点是负荷轻、有节律感、持续时间长,常用的训练方法有步行、慢跑、健身跑、长距离游泳、骑自行车、打太极拳、跳绳 / 韵律操等。系统评价指出尽管作为推荐,有氧健身目前仍缺少随机对照研究,运动的具体内容包括频率、总持续时间和每次运动时间等都无明确规范,总体来看,有氧运动、太极和混合运动优于水中运动。每天 1~2 次,每次 30 分钟以上,每周 3~5 次。

(二) 电疗法

1. 经皮神经电刺激　治疗频率 75~100 Hz,作用:缓解急慢性疼痛,用于短期止痛;1~4Hz,作用:改善周围血液循环,用于慢性止痛。具体见表 9-3。

表 9-3　经皮神经电刺激

方式	强度	脉冲频率	脉冲宽度	适应证
常规	舒适的麻颤感	75~100Hz	<0.2ms	急慢性疼痛;短期止痛
针刺样	运动阈上,一般为感觉阈的 2~4 倍	1~4Hz	0.2~0.3ms	急、慢性疼痛;周围循环障碍;长期止痛
短暂强刺激	肌肉强直或痉挛样收缩	150Hz	>0.3ms	用于小手术、致痛性操作过程中加强镇痛效果

频率选择多依患者感到能缓解症状为准,电流强度以引起明显的震颤感而不致痛为宜,具体依患者耐受情况而定。每天 1~2 次,每周 5 天,10 天一个疗程,根据病情治疗二至四个疗程。

2. 神经肌肉电刺激　促进血液循环、炎症吸收、缓解疼痛;刺激肌肉收缩,引起关节活动,牵拉关节周围软组织,从而维持或增加关节活动度。治疗频率 30~100Hz,作用:治疗废用性肌萎缩;增加和维持腰椎 ROM;促进肌肉再学习和易化作用。每天 1~2 次,每周 5 天,10 天一个疗程,根据病情治疗二至四个疗程。

3. 短波透热疗法　具有改善局部血液循环的作用,对神经系统的作用,对单核 - 吞噬细胞系统及免疫功能的作用以及促进新陈代谢。短波透热疗法由于传导电流、欧姆损耗与位移电流、介质损耗的机制,可引起明显的温热效应及非热效应(高频电磁振荡效应),从而起到改善局部血液循环、镇痛、控制炎症、加速组织修复的作用。急性炎症期采用连续超短波无热量(Ⅰ级)时间按 5~10 分钟;慢性期每次治疗 10~15 分钟,每日或隔日 1 次,10~20 次为一个疗程,根据病情治疗二到四个疗程。

(三) 声疗法

1. 治疗性超声波疗法　治疗作用为:机械作用改善组织营养、镇痛;温热作用使局部升温、改善血液循环、促进新陈代谢和空化作用改善局部内环境稳态。常用治疗频率为 800~1000kHz,剂量 0.5~2.5W/cm^2,速度 2~3cm/s,治疗时间:5~10 分钟,每天 1 次,每周治疗 5 天,10 天一个疗程,根据病情治疗二至四个疗程。

2. 冲击波疗法　在腰椎 OA 的应用较少,作用:刺激血管再生,改善局部血液循环;骨结构的改良与重建;治疗慢性软组织疼痛。3 次 / 周,根据患者情况酌情重复治疗 2~4 周。

(四) 光疗法

1. 低能量激光疗法作用:消炎镇痛,促进组织修复,调节神经及免疫功能。氦 - 氖激光器照射距离为 30~100cm,光束应与被照射部位呈垂直照射,每个治疗部位照射 5~10 分钟。每日照射 1 次。二氧化碳激光器照射距离,一般为 150~200cm,每次治疗 10~15 分钟,每日 1 次,7~12 次为 1 个疗程,根据病情治疗二至四个疗程。

2. 红外线疗法 作用:消炎镇痛,缓解腰部周围肌肉痉挛。注意治疗时防止身体接触灯头引起烫伤,如多次照射后皮肤局部出现网状红斑,应停止照射。治疗频率为每次照射 15~30 分钟,每日 1~2 次,15~20 次为一个疗程,根据病情治疗二至四个疗程。

(五) 磁疗法

脉冲电磁场疗法:治疗频率:1000Hz 以下,每天一次,每次 20~30 分钟,15~20 次为一疗程。作用:消炎、镇痛、镇静、改善关节软骨代谢,调节内分泌和神经系统功能。

(六) 水疗法

训练原则应循序渐进,训练强度相应减轻,水中靶心率 = 陆地上靶心率 -(12~15),年轻者按 12 计,年长者按 15 计。根据患者个体情况灵活掌握。在减轻重力的情况下增强腰部周围肌肉力量,同时使人体产生血管扩张、促进血液循环、降低 / 提高神经兴奋性及机械压力、静水压力效应,从而达到减轻疼痛、缓解痉挛、舒缓情绪、增强肌力等治疗作用。具体方法参照陆上运动疗法,包括水中步行、平衡和协调训练、肌力训练、耐力训练、关节活动度训练、水中医疗体操、有氧训练等。腰椎 OA 可以应用水中运动疗法,一般每次 10~15 分钟,训练次数最少 1~2 次 / 周,最多可达 6 次 / 周,6 次一个疗程,根据病情治疗二至四个疗程。

(七) 温热疗法

石蜡疗法 作用扩张局部血管,加速血液循环,起到消炎镇痛的效果。多采用蜡块或者刷蜡的方式,内衬一层毛巾或塑料后贴敷于患处,温度 42℃左右,每次治疗时间 20~30 分钟,每天 1 次,20 次为一疗程,根据病情治疗二至四个疗程。

二、作业治疗

目前针对腰椎 OA 的作业治疗研究较少,骨关节炎临床指南中推荐的个人教育可视作作业治疗的一种方式。

(一) 治疗性作业疗法

1. 缓解疼痛的作业治疗 通过健康宣教帮助患者控制及缓解疼痛,避免损伤进一步加剧。可通过棋牌类游戏、绘画、书法、泥塑、音乐等转移注意力,减轻疼痛,缓解症状,也可在热疗下进行作业以缓解疼痛。

2. 改善病变关节活动度的作业治疗 如篮球、乒乓球、舞蹈、通过特殊传感器控制的电子游戏等。

3. 增加病变关节肌力的作业治疗　如木工、金工、投篮、舞蹈、通过特殊传感器控制的电子游戏等提高肌力。

4. 增加病变关节稳定性的作业治疗。

（二）功能性作业治疗

1. 改善日常生活活动能力的作业治疗　保持腰部正确的姿势：睡姿及卧具，卧姿：理想的睡眠体位应该使头部保持自然仰伸位，胸部及腰部保持曲度，双髋及双膝略呈屈曲状，可使全身肌肉、韧带及关节获得最大幅度的放松和休息。侧卧时，双手交于体前，屈曲身体，双腿之间夹一枕头；仰卧时，枕头垫在膝盖后方，让腿稍稍抬高。坐姿及坐具：腰背部保持平直，头颅、背部、腰部三者一线，膝高于髋，座椅硬度适当，有靠背，靠背高度适中，能支撑背部。工作台与座椅高度适中，保持眼睛处于水平状态，避免腰部屈曲，骨盆前倾。站姿：站立时躯干保持直立位置，减少腰部屈曲和旋转。减少穿高跟鞋的频率和时间。高跟鞋会将人体重心向前方推移，骨盆前倾，臀部上翘，使腰椎过度前屈，加速腰椎关节压迫与背后肌肉长度缩短及下腹部肌肉松弛。进行日常生活活动时应尽量保持腰部挺直，且做家务劳动的时间不宜过长。任何工作都不应当长时间固定于某一姿势，至少每 2 小时能全身活动 5 分钟。长期伏案工作者，每隔 1~2 小时有目的地起身伸展腰背部，牵拉背部肌肉，小范围旋转腰部，转动时应轻柔缓慢（注：有腰椎不稳或其他情况患者应避免做腰椎旋转运动）。穿鞋穿袜时可使用辅助器具（穿袜器／鞋拔等），减少弯腰动作。

2. 改善工具性日常生活活动能力的作业治疗　环境改造指导。床铺的选择：选择透气性好，有利于保持颈椎、腰椎正常生理曲度的床铺，首选硬板床。尽量减少伏案工作，调整桌椅高度，保持工作时躯干直立姿势以减少腰部压力。搬运重物时，需屈膝蹲下，下肢出力，尽量使物体靠近身体，缓缓站起，保持腰背部直立，不可以扭转腰部，也不能弯腰拾物，并尽可能将物品贴近躯干，以此减少椎体间承受的压力；起身时应保持腰背部直立，物体贴近躯干，动作缓慢起身，切忌弯腰取物。扛物体时，身子微向前屈曲，双膝略屈曲，使重力线落在正常范围内。

三、康复工程技术

矫形器在骨关节炎中的应用：腰椎 OA 矫形器主要为腰围，分为软式和硬式，材质多用帆布或者皮革，内衬钢片，种类包括药物腰围、弹性腰围、红外线腰围、磁疗腰围等。规格要求一般其上缘须达肋下缘，下缘至臀裂。腰围后侧不宜过分前凸，以平坦或略向前凸为好。不要使用过窄的腰围，以免腰椎过度前凸，也不要使用过短的腰围，以免腹部过紧。作用为制动：主要限制腰椎前屈和侧屈和减轻腰椎的负荷，适合于 OA 急性期患者佩戴，当病情减轻症状好转时应取下腰围，以免产生依赖、造成腰背肌废用性萎缩。

四、药物治疗

参考本书第一章第三节康复治疗 四、药物治疗。

五、康复护理

1. 生活护理　对于长期卧床的腰椎骨性关节炎患者，由于病情较长，生活起居受影响，因此应协助患者采取舒适的体位,做好各项生活护理。给予卧软垫床,定时协助翻身、拍背、多饮水,预防压疮等并发症的发生。同时对患者进行健康教育,并根据病情指导患者在床上进行功能锻炼,如屈膝、直腿抬高、股四头肌收缩、扩胸运动等,以利于病情的康复。嘱患者注意保暖,避免活动时间过长。

2. 心理护理　腰椎骨性关节炎患者因疼痛、下肢活动障碍等而影响生活工作,需卧床休息,患者常出现心情浮躁焦虑,担心预后,因此应做好心理护理。关心、体贴患者,尽快减轻病痛,消除患者的顾虑,取得信任,建立良好的护患关系,使病人保持良好的心理状态积极配合治疗。

六、外科治疗

保守治疗无效的患者,可进行关节突关节腔内注射皮质内固醇、去神经术和手术治疗。

X线引导下关节腔内注射:目前的应用存在较大争议,各国际指南中的推荐亦有矛盾之处。

去神经术:包括低温冷冻、射频消融、等离子消融和射波刀。

手术治疗:包括非融合术、小关节囊切除、支撑性手术、小关节置换术。

融合术:多应用于神经根管狭窄患者。

第四节　研究进展

一、基础研究

(一) 电疗法

研究进展多集中在对疼痛控制的可能机制方面。在神经性疼痛的术后小鼠模型,早期应用经皮神经电刺激,可以减轻脊髓胶质细胞的机械和热痛觉,其减轻炎性疼痛的机制可能是抑制脊髓 ERK1/2-COX-2 通路的激活。

(二) 治疗性超声波疗法

腰椎 OA 的超声治疗动物实验进展相对较少,最近一项文献综述表明,高强度治疗性超声有可能促进靶向药物输送和释放,深处软骨修复软组织损伤,改变身体组织结构(包括软骨和骨),可能为将来治疗骨关节炎提供新的线索。

(三) 冲击波疗法

在对兔腰椎终板的研究中,随着体外冲击波剂量的变化,MRI 显示大剂量亦不会造成软组织损伤,组织病理学上观察到剂量 21kV 时终板出现局部水肿、成纤维细胞活动和新生血管。

(四) 低能量激光疗法

一项动物实验表明,低能量激光作用于慢性背根神经节压迫大鼠,能提高神经再生和改善大鼠走动行为。其可能的机制是抑制了炎症反应和诱导产生神经修复基因。在狗的实验中,低能量激光联合手术相比于单独手术更快恢复步行,改良 Frankel 评分显著改善。目前低能量激光疗法的研究在非特异性急性腰痛和椎间盘源性的研究较多,专门研究腰椎 OA 的文献较少。

(五) 脉冲电磁场疗法

豚鼠实验表明,75 Hz 的脉冲电磁场治疗比 37 Hz 更加改善软骨组织评分、软骨下骨厚度及骨小梁数目等指标。

二、临床研究

(一) 运动疗法

运动疗法对于加强腰椎周围肌肉力量及腰椎稳定性的作用目前有较多研究。有研究报道核心肌力训练对于消防员的腰椎多裂肌厚度增加无临床效果。对 42 名腰椎失稳患者进行 10 周核心稳定性训练后,相比于伸展运动和热敷的常规治疗更好的减缓疼痛和降低深层腹肌的活动。

(二) 电疗法

2014 年第 14 期《社区医学杂志》发表一篇常规低频经皮神经电刺激联合运动疗法治疗腰痛(low back pain)的临床疗效,在药物 + 低频 TENS 治疗的常规治疗基础上加上运动疗法,可以明显改善 LBP 患者的疼痛以及功能,VAS 评分、腰椎 JOA 评分显著改善。

(三) 冲击波疗法

在 62 例患有单侧慢性关节突关节炎的患者中,比较冲击波疗法与关节腔内注射和内侧分支射频神经切断术的治疗效果,显示冲击波在减轻日常生活限制方面具有更好的远期疗效,且几乎无副作用。

(四) 低能量激光疗法

临床研究多关注于急慢性腰痛的治疗上,一项研究表明,纤维环的退变和破坏可导致椎间盘源性腰痛,进而导致持续的炎症和基质的破坏以及纤维环疼痛感受器的致敏作用。激光经皮照射可发挥温热效应和降低椎间盘内压力、炎症物质的浓度和疼痛感受器的数量。2010 年一项系统评价指出无高质量证据支持低能量激光治疗腰痛。

(五) 脉冲电磁场疗法

对人体软骨细胞体外培养后,进行脉冲电磁场照射,观察到可以增强软骨组织的合成代谢,提高蛋白多糖的合成,抑制 IL-1 β 的分解代谢活动,可为骨关节炎软骨组织提供保护作用。

(六) 水疗法

有试验显示,水中运动疗法与陆上运动疗法在改善慢性腰痛患者腰椎活动度和降低机体障碍方面作用相当。在对强直性脊柱炎的患者进行 32~33℃,每周 5 次共 4 周的水中运动治疗后在减轻疼痛和提高生活质量方面,水中运动比陆上运动效果更显著。两项研究显示,不同水疗设备和身体浸入深度对于核心肌群的收缩无显著影响,但背阔肌在剑突水平的肌肉收缩活动高于锁骨水平。对于椎间盘切除术后患者进行的试验中,水中后退训练和渐进性抗阻训练在增强腰部后伸肌力的作用相当。

三、临床指南

(一) 诊断标准

1. 美国风湿病学会诊断标准　腰椎第 3、4 椎体为多发部位,可有椎体和关节突关节的增生和骨赘,引起局部的疼痛和僵硬感,压迫局部神经和血管时可出现相应的放射痛和神经症状。骨质增生导致椎管狭窄时可出现间歇性跛行和马尾综合征,小关节关节腔封闭可明确疼痛来源和确诊。

2. 中国风湿病学会诊断标准　未提出明确标准,根据患者症状、体征、X 线表现及实验室检查确诊。

3. 中华医学会骨科专委会诊断标准　未提出明确标准,根据患者症状、体征、X 线表现及实验室检查确诊。

(二) 相关期刊

国内:中华物理医学与康复杂志,中国康复医学杂志,中华风湿病学杂志,骨关节炎与软骨

国外:Spine

(三) 相关网站

美国风湿病学会网站:http://www.rheumatology.org/
中华医学会风湿病学分会官方网站:http://www.craweb.org/

(刘遄 周圆)

参 考 文 献

1. 陈百成. 骨关节炎. 第 2 版. 北京:人民卫生出版社,2014.

2. Gellhorn AC,Katz JN,Suri P.Osteoarthritis of the spine: the facet joints. Nat Rev Rheumatol,2013,9(4):216-224.

3. 李宁华,薛庆云,张毅,等. 中国六城市中老年人群腰椎骨关节炎患病危险因素地区调查:6128 名资料分析. 中国组织工程研究与临床康复,2007,(47):9508-9512.

4. 李宁华,张耀南,张毅,等. 中国六城市中老年人群 X 射线腰椎骨关节炎流行病学分析. 中国临床康复,2006,(40):12-14.

5. Eubanks JD. Prevalence of lumbar facet arthrosis and its relationship to age,sex,and race:an anatomic study of cadaveric specimens. Spine(Phila Pa 1976),2007,32(19):2058-2062.

6. Kalichman L. Facet joint osteoarthritis and low back pain in the community-based population. Spine(Phila Pa

1976),2008,33(23):2560-2565.

7. Suri P. Physical activity and associations with computed tomography-detected lumbar zygapophyseal joint osteoarthritis. Spine J,2015,15(1): 42-49.

8. 羊慧君 . 实地解剖学 . 第 2 版 . 北京：人民卫生出版社,2003.

9. 汪华侨 . 功能解剖学 . 第 2 版 . 北京：人民卫生出版社,2013.

10. Donald A. Neumann. Kinesiology of the Musculoskeletal System：Foundations for Rehabilitation. Second edition. New York：Mosby,2009.

11. Varlotta GP. The lumbar facet joint: a review of current knowledge: part 1: anatomy,biomechanics,and grading. Skeletal Radiol,2011,40(1): 13-23.

12. Suri P. Does lumbar spinal degeneration begin with the anterior structures? A study of the observed epidemiology in a community-based population. BMC Musculoskelet Disord,2011,12: 202.

13. Fujiwara A. The relationship between facet joint osteoarthritis and disc degeneration of the lumbar spine: an MRI study. Eur Spine J,1999,8(5): 396-401.

14. Goode AP. Low back pain and lumbar spine osteoarthritis: how are they related? Curr Rheumatol Rep,2013,15(2): 305.

15. Tischer T. Detailed pathological changes of human lumbar facet joints L1-L5 in elderly individuals. Eur Spine J,2006,15(3): 308-315.

16. Boviatsis EJ. Spinal synovial cysts: pathogenesis,diagnosis and surgical treatment in a series of seven cases and literature review. Eur Spine J,2008,17(6): 831-837.

17. 王玉龙 . 康复评定学 . 第 2 版 . 北京：人民卫生出版社,2013.

第十章

平衡评定技术临床应用

第一节　概　述

　　平衡（balance，equilibrium）是指在不同的环境和情况下维持身体姿势稳定的能力。平衡是人体保持体位、完成各项日常生活活动，尤其是步行的基本保证。当各种原因导致维持稳定的感觉、神经系统及运动器官受到损伤时，平衡功能就出现障碍。

　　人在活动中都需要始终保持人体姿态的稳定。人体姿态的稳定性是人体平衡状态的保持，实质上是对姿态的控制。姿态控制是一项非常复杂的神经 - 肌肉活动过程，是由中枢神经系统对来自本体觉、前庭觉、视觉等感觉系统的有关头、体运动、位置的信息的整合，并对效应器官（肌肉等）进行精确控制才能实现的。单纯只靠来自一种感觉系统的信息，或者某些肌肉是不能调整姿态和保持姿态平衡的。而这些系统受病理和身体状态的制约，其中任何一个系统受损都会造成不同的、特定的不稳定性。所以，要对平衡评定有一个深刻的理解，这对临床已经具有或潜在的平衡障碍的诊断和治疗都有非常重要的意义。

一、定义

　　平衡是指身体重心（center of gravity，COG）偏离稳定位置时，机体通过自发的、无意识的或反射性的活动来恢复重心稳定的能力。

　　质心（center of mass，COM）：是质量中心的简称，从物理学意义上讲，是指物质系统质量集中的一个假象点。从人体生物动力学讲，是整个身体的质量在三维坐标系中的等价点。人体任何一部分，无论是大还是小都有质心。身体所有部分的质量权重平均构成身体在三维空间中的质心。

　　重心：从物理学意义上讲，一个物体各部分受到重力作用集中的一点，叫作物体的重心；从人体姿态讲，是人体质心在地面上的垂直投射，或者说，重心是各种力和力矩之和为零处的一个虚构点。重心与质心有着密切的关系，重心是重力的作用点,质心是物体(或有多个物体组成的体统)质量分布的中心。两者在质量均衡的条件下可以等同,几乎在同一个位置上。所以,经常把重心和质心两个词互用。人体在静态时,质心和重心的位置基本一样,但当人体进行活动时两者的位置并不相等。

人体在不同姿态下其质心,或说重心位置不同,所以要保持不同的姿态稳定,就要使重心位置处于该姿态下要求的位置上,这是控制身体平衡的要点,即随着姿态的变化要控制重心的变化。

支撑面(base of support):是指人体在各种体位下(卧、坐、站立、行走)所依靠的接触面。人体站立时的支撑面为两足及两足之间的面积。当身体的质心/重心落在支撑面内,人体就保持平衡;当质心/重心落在支撑面以外时,人体就失去平衡。支撑面的大小与人体平衡的维持能力密切相关。支撑面大,体位稳定性好,较易维持平衡;支撑面小,身体质心提高,就需较强的平衡能力来维持体位的稳定。为保持双脚站立稳定,人体重心必须垂直于支撑面上,为此既要对抗重力造成的不稳定影响,又要主动移动人体重心。

稳定限度(limits of stability,LOS):身体能主动向各方向倾斜达到的范围称为姿态稳定限度,是人体重心在二维平面上从中心位向各方向摆动的最大角度值。人体重心在支撑面上的高度和双脚的大小影响稳定限度。

二、平衡分类及其维持机制

(一) 平衡分类

人体平衡可以分为静态平衡和动态平衡两大类,其中动态平衡又包括自动态平衡和他动态平衡。

1. 静态平衡 又称一级平衡,指人体在卧、坐、站立位,不受任何外力作用和自身躯体与头不动,而人体重心处于平衡的状态。例如坐位及站立位、睁眼和闭眼平衡。

2. 自动态平衡 又称二级平衡,指人体在无外力作用下从一种姿势调整到另外一种姿势的过程,在整个过程中保持重心处于平衡状态。例如行走过程的平衡。

3. 他动态平衡 又称三级平衡,指人体受外力作用,或自身躯体或头在做不同空间轴向的活动,迅速调整重心和姿势,使人体重心不断处于相对平衡的状态。例如在行驶的公共汽车中行走。

(二) 平衡的维持机制

一般认为,人体姿态稳定平衡系统由三部分组成:感觉统合、运动协调或控制和中枢适应。

1. 感觉统合 由视觉、前庭觉和本体觉三类感觉系统接受和输入有关空间感觉信息,经各级中枢依据各感觉系统的生理特性、内在空间姿态表象和适应外界环境任务的需要,进行选择、比较、感觉权重,综合形成体位和体态的空间知觉,即中枢神经系统对空间感觉输入的整合。

(1) 视觉系统:接受外界光照和自身运动或环境运动的视觉空间信息,反映相对于周围环境的头位置和运动,提供垂直线方向、慢运动和相对于视觉环境的头静态倾斜信息。在视觉环境稳定,而支撑面不坚实、不平整和不稳定时对姿态控制和平衡稳定性贡献最佳。如果去除或阻断视觉输入,如闭眼或戴眼罩,姿态控制能力较睁眼时显著下降。即视觉障碍者或者老年人平衡能力下降的原因之一。

(2) 本体觉系统:接受身体,尤其是双脚与支撑面接触的地面反作用力信息,以及肢体和身体各部位之间的关系位置信息。当姿态稳定和平衡受干扰时反应最快最敏感,当支撑面坚实、平整、稳定时对姿态平衡的贡献最佳。而当足底皮肤和下肢本体感觉输入受限或消失时,人体失去感受支撑面情况的能力,平衡立刻受到影响,闭目站立时出现倾斜、摇晃、甚至摔倒。

(3) 前庭觉系统:接受角加速度、线加速度惯性力和重力的作用,输入头和眼受这些力作用或自身绕垂直、横向、纵向三轴运动产生的空间信息,提供重力方向和绕三个轴的旋转、翻转和滚动信息。在能获得有躯体觉和视觉输入的信息时,前庭觉在保持重心位置的作用很小。但当获取的躯体觉和视觉信息错误或被阻断时,前庭觉在保持平衡上起关键作用。

2. 运动协调或控制 姿态控制的前提是感觉控制,即感觉统合,之后进行运动控制。运动控制的核心是根据感觉统合形成协调的自身运动,使重心调整到原来的范围或重新建立新的平衡。当平衡发生变化时,机体通过三种基本运动策略来应变,包括踝关节策略、髋关节策略和跨步策略。

(1) 踝关节策略:在支撑面坚实和身体重心在稳定极限范围内时,踝关节策略最有效。表现为,为保持双脚稳定在原位,身体重心绕踝关节做前后摆动。

(2) 髋关节策略:当身体重心处于稳定极限范围边界,或支撑面狭窄或不稳定时,髋关节策略最为有效。表现为,身体绕髋关节前后摆动,同时踝关节向反方向调节的运动。

(3) 跨步策略:当外界干扰使身体重心超过稳定极限时,采用这种策略防止摔倒。表现为,向前跨步、向后倒退、侧向移步等。

3. 中枢适应 姿势控制中的感觉构建通过选择、比较、综合来自三类感觉系统的信息输入,整合成体位和体态的空间感知觉,并成为运动控制的信息源;而运动控制依据感觉构建,通过对肌肉活动形式和运动策略等选择形成身体运动等,都需要通过身体的平衡控制中枢机制来实施。即,多级平衡觉神经中枢将三种感觉信息统合,迅速判断人体重心的准确位置和支撑面情况,并形成运动方案,使人体保持平衡。

三、平衡评定的目的与适应证

(一) 评定目的

1. 明确有无平衡障碍。
2. 了解平衡障碍的类型和程度。
3. 协助了解引起平衡障碍的原因。
4. 协助康复计划的制订、实施和治疗效果的评估。
5. 研制平衡障碍评定与训练的新量表、新方法和新设备。

(二) 适应证

任何引起平衡功能障碍的疾患都应进行平衡功能评定。
1. 骨关节疾患与损伤 包括骨折及骨关节病、关节置换、截肢、影响姿势与控制的颈、肩、腰背部损伤、各种运动损伤、肌肉疾患及周围神经损伤等。

2. 中枢神经系统疾患与损伤 包括脑外伤、脑血管意外、脊髓损伤、多发性硬化、小脑疾患、帕金森病、脑瘫、脑肿瘤等。

3. 耳鼻喉科疾患 包括各种眩晕症等。

4. 其他 包括老年人跌倒风险的预防,运动员、飞行员及宇航员的平衡功能检测。

第二节 评定方法

一、平衡评定方法

包括主观评定和客观评定两个方面。其中主观评定以观察和量表为主,客观评定需要借助设备如平衡测试仪评定等进行评定。

(一) 观察法

观察坐、站和行走等过程中的平衡状态。应用简便,可以对具有平衡障碍的患者进行粗略的筛选,具有一定的敏感性和判断价值。常用方法如下。

1. 在静止状态下受试者能否保持平衡 例如 Romberg 试验(受检者取直立位,闭眼,双脚并拢,双手抱在胸前或下垂两侧,受检者闭眼后晃动或摔倒即为阳性);单脚站立(single leg standing)/ 前后脚并立(tandem standing);菲斯特 -4 测试(FICIST-4);软垫及拱顶试验(foam & dome test)等。

2. 在运动状态下受试者能否保持平衡 例如福田精踏步试验,在不同条件下行走(包括足跟着地走、足尖着地走、直线走、走标记物等);交替抬腿测试(坐位、站位);前倾够物测试(functional reach)/ 多方向够物测试(multi-directional reach);四方格走步测试(four square step test)等。

(二) 量表法

属于主观评定后的记录方法,评定简单,应用方便,不需要专门的设备,目前临床仍普遍使用。信度和效度较好的量表主要有 Berg 平衡量表(Berg balance scale,BBS),限时站起行走测试(timed up and go,TUG),Brunel 平衡量表(Brunel balance assessment,BBA)以及 Tinetti 行动能力评估(performance-oriented assessment of mobility)等。平衡信心度或跌倒恐惧度的平衡量表主要有特异性活动平衡信心量表(activities-specific balance confidence-ABC)、Tinetti 跌倒效能评估量表(falls efficacy scale-FES)等。

(三) 平衡仪测试法

平衡测试仪,是近年来国际上发展较快的一种能够定量评定平衡能力的测试方法,通过测量不同状态下各种平衡指标的变化并整合分析平衡功能的一种平衡设备,能够评定人体静态平衡能力和动态平衡能力,其中包括 EquiTest 动态平台家族,balance performance monitor(BPM)、balance quest,balance master,synapsys 平台,BIODEX 动态平台系统等。平衡测试仪主要由高精度的压力传感器(受力平台)、显示器、电子计算机及应用软件构成。其中受力平台可以记录到身体的摇摆情况并将记录到的信号转化成数据输入计算机,计算机在专业软件的支持下,实时描记压力中心在平板上的投影与时间的关系曲线,以数据及图像的形式显示出来。其结果可以保存,不仅可以定量评定平衡功能,还可以明确平衡功能损害的程度和类型,有助于制订治疗和康复计划,客观评价治疗和康复效果。同时,平衡测试仪本身也可以用作平衡训练,针对平衡检测德尔结果实施个体化治疗,因此,临床应用范围更加广泛。平衡仪包括静态平衡仪和动态平衡仪两类。

二、临床常用平衡量表评定方法

(一) Berg 平衡量表

由 Katherine Berg 于 1989 年首先报道,包括由坐到站、独立走、床椅转移、拾物、转身、单足站立等 14 个测试项目,测试一般可在 20 分钟内完成。

1. 评定指导　测评者按照以下说明示范每个项目和(或)给予受试者以指导。如果某个项目测试双侧或测试 1 次不成功需要再次测试,则计分时记录此项目的最低得分。

在大多数项目中,受试者在要求的位置上需保持一定时间。如果不能达到所要求的时间或距离,或受试者的活动需要监护,或受试者需要外界支持或测评者的帮助,则按照评定标准给予相应分数。受试者要意识到完成每项任务时必须保持平衡,至于用哪条腿站立或前伸多远则取决于受试者。如果测评者对评定标准不明确则影响评定结果。

2. 测评工具　秒表或带有秒针的手表一块,直尺或带有 5cm、12cm、25cm 刻度的测量尺一把。测试所需的凳子要高度适中,在进行第 12 项任务时要用到一个台阶或一只高度与台阶相当的小凳子。

3. 评分标准

(1) 由坐到站

1) 受试者体位:受试者坐于治疗床上。

2) 测试命令:请站起来,尽量不要用手帮助。

4 分:不用手帮助即能够站起且能够保持稳定。

3 分:用手帮助能够站起来。

2 分:用手帮助经过几次努力后能够站起来或保持稳定。

1 分:需要较小的帮助能够站起来或保持稳定。

0 分:需要中度或较大的帮助才能够站起来。

(2) 独立站立

1) 受试者体位:站立位。

2) 测试命令:请尽量站稳。

4 分:能够安全站立 2 分钟。

3 分:能够在监护下安全站立 2 分钟。

2 分:能够独立站立 30 秒。

1 分:经过几次努力能够独立站立。

0 分:没有帮助不能站立 30 秒。

如果受试者能够独立站立 2 分钟,则第 3 项独立坐得满分,继续进行第 4 项评定。

（3）独立坐

1）受试者体位：坐在椅子上，双足平放在地上、背部要离开椅背。

2）测试命令：请将上肢交叉抱在胸前并尽量坐稳。

4分：能够安全坐2分钟。

3分：能够在监护下坐2分钟。

2分：能够坐30秒。

1分：能够坐10秒。

0分：没有支撑则不能坐10秒。

（4）由站到坐

1）受试者体位：站立位。

2）测试命令：请坐下，尽量不要用手帮助。

4分：用手稍微帮助即能够安全的坐下。

3分：需要用手帮助来控制身体重心下移。

2分：需要用双腿后侧抵住椅子来控制身体重心下移。

1分：能够独立坐在椅子上但不能控制身体重心下移。

0分：需要帮助才能坐下。

（5）床 - 椅转移

先在治疗床旁边准备一把有扶手和一把无扶手的椅子。

1）受试者体位：受试者坐于治疗床上，双足平放于地面。

2）测试命令：请坐到有扶手的椅子上，再坐回床上；再坐到无扶手的椅子上，再坐回床上。

4分：用手稍微帮助即能够安全转移。

3分：必须用手帮助才能够安全转移。

2分：需要监护或语言提示才能完成转移。

1分：需要一个人帮助才能完成转移。

0分：需要两个人帮助或监护才能完成转移。

（6）闭眼站立

1）受试者体位：站立位。

2）测试命令：请闭上眼睛，尽量站稳。

4分：能够安全站立10秒。

3分：能够在监护下站立10秒。

2分：能够站立3秒。

1分：闭眼时不能站立但睁眼站立时能够保持稳定。

0分：需要帮助以避免摔倒。

（7）双足并拢站立

1）受试者体位：站立位。

2）测试命令：请将双脚并拢并且尽量站稳。

4分：能够独立的将双脚并拢并独立站立1分钟。

3分：能够独立的将双脚并拢并在监护下站立1分钟。

2分:能够独立的将双脚并拢但不能站立 30 秒。

1分:需要帮助才能将双脚并拢但双脚并拢后能够站立 15 秒。

0分:需要帮助才能将双脚并拢且双脚并拢后不能站立 15 秒。

(8) 站立位上肢前伸

进行此项测试时,要先将一个皮尺横向固定在墙壁上,受试者上肢前伸时,测量手指起始位和终末位对应于皮尺上的刻度,两者之差为患者上肢前伸的距离。如果可能的话,为避免躯干旋转,受试者要两臂同时前伸。

1) 受试者体位:站立位。

2) 测试命令:将手臂抬高 90°,伸直手指并尽量向前伸,请注意双脚不要移动。

4分:能够前伸大于 25cm 的距离。

3分:能够前伸大于 12cm 的距离。

2分:能够前伸大于 5cm 的距离。

1分:能够前伸但需要监护。

0分:当试图前伸时失去平衡或需要外界支持。

(9) 站立位从地上拾物

1) 受试者体位:站立位。

2) 测试命令:请把你双脚前面的拖鞋捡起来。

4分:能够安全而轻易的捡起拖鞋。

3分:能够在监护下捡起拖鞋。

2分:不能捡起但能够到达距离拖鞋 2~5cm 的位置且独立保持平衡。

1分:不能捡起且当试图努力时需要监护。

0分:不能尝试此项活动或需要帮助以避免失去平衡或跌倒。

(10) 转身向后看

评定者可以站在受试者身后,手拿一个受试者可以看到的物体以鼓励其更好的转身。

1) 受试者体位:站立位。

2) 测试命令:双脚不要动,先向左侧转身向后看;然后再向右侧转身向后看。

4分:能够从两侧向后看且重心转移良好。

3分:只能从一侧向后看,另一侧重心转移较差。

2分:只能向侧方转身但能够保持平衡。

1分:当转身时需要监护。

0分:需要帮助以避免失去平衡或跌倒。

(11) 转身一周

1) 受试者体位:站立位。

2) 测试命令:请转一圈,暂停;然后在另一个方向转一圈。

4分:能在两个方向只用 4 秒或更短的时间安全的转一圈。

3分:只能在一个方向用 4 秒或更短的时间安全的转一圈。

2分:能够安全的转一圈,但用时超过 4 秒。

1分:转身时需要密切监护或语言提示。

0分:转身时需要帮助。

（12）双足交替踏台阶

先在受试者前面放一个台阶或一只高度与台阶相当的小凳子。

1）受试者体位：站立位。

2）测试命令：请将左、右脚交替放到台阶／凳子上，直到每只脚都踏过 4 次台阶／凳子。

4 分：能够独立而安全的站立且在 20 秒内完成 8 个动作。

3 分：能够独立站立，但完成 8 个动作的时间超过 20 秒。

2 分：在监护下不需要帮助能够完成 4 个动作。

1 分：需要较小帮助能够完成 2 个或 2 个以上的动作。

0 分：需要帮助以避免跌倒或不能尝试此项活动。

（13）双足前后站立

要得到 3 分，则步长要超过另一个脚的长度且双脚支撑的宽度应接近受试者正常的宽度。

1）受试者体位：站立位。

2）测试命令：(示范给受试者)将一只脚放在另一只脚的正前方并尽量站稳。如果不行，就将一只脚放在另一只前面尽量远的地方，这样前脚后跟就在后脚足趾之前。

4 分：能够独立的将一只脚放在另一只脚的正前方且保持 30 秒。

3 分：能够独立的将一只脚放在另一只脚的前方且保持 30 秒。

2 分：能够独立的将一只脚向前迈一小步且能够保持 30 秒。

1 分：需要帮助才能向前迈步但能保持 15 秒。

0 分：当迈步或站立时失去平衡。

（14）单腿站立

1）受试者体位：站立位。

2）测试命令：请单腿站立尽可能长的时间。

4 分：能够独立抬起一条腿且保持 10 秒以上。

3 分：能够独立抬起一条腿且保持 5~10 秒。

2 分：能够独立抬起一条腿且保持 3~5 秒。

1 分：经过努力能够抬起一条腿，保持时间不足 3 秒但能够保持站立平衡。

0 分：不能够尝试此项活动或需要帮助以避免跌倒。

4. 评分结果

共 14 个项目，每个项目最低分为 0 分，最高分为 4 分，总分 56 分。根据评分结果可分为三组。

0~20 分：平衡能力差，只能坐轮椅。

21~40 分：平衡能力可，能辅助步行。

41~56 分：平衡能力好，能独立行走。

<40 分：预示有跌倒的危险。

（二）限时站起行走测试

由 Podsiadlo D 和 Richardson S 于 1991 年首先报道，测试内容包括起立坐下及行走，不仅可以观察被测试者的平衡功能，也可以观察步态、活动能力，因此，可作为一种简便的方法用于老年人群基本活动能力的测试。

1. 测试方法 被测试者坐在一把带扶手的座椅上(椅子高度46cm,扶手高度56cm),起立,行走三米,转身,回到座椅旁,坐下。测试者记录下整个过程的时间,用秒表来计算。被测试者可以使用他们自己常用的助行器(无,拐杖,助步车)。不能借助外力。开始时,被测试者背靠座椅,手放在扶手上,手里拿着助行器。当听到"走"的口令后,被测试者站起,用正常的速度走三米的直线,然后转身,走回到椅子旁,坐下。被测试者可以在正式测试前练习一次。测试者需要用秒表或带有秒针的手表来计时。

2. 测试口令 当测试者说"走"时,需要被测试者起立,走在指定线条上,然后返回,坐回到椅子上。用被测试者自己舒服的速度走完全程;不限制检测时间;如果需要,被测试者可以停下来休息,但不能坐下。

3. 其他方式 可以让被测试者用最快的速度走完全程来测试他能走多快。也可以让他左转或者右转来测试不同的结果。

4. 测评工具 秒表或带有秒针的手表一块,带扶手的座椅(椅子高度46cm,扶手高度56cm)一把。测试所需的道路(3m)要平坦,长度宽度要适中。

5. 评定标准

<10秒:正常;

<20秒:良好,能独立走,行动不需拐杖;

<30秒:有问题,不能独自走出去,需要拐杖。

检测结果,需要的时间等于或超过14秒,提示发生摔倒的危险可能性高。非常虚弱、行走不便的老年人可能需要2分钟以上的时间。

(三) Tinnetti 行动能力评估

由 Tinnetti ME 学者于1986年首次报道,物理治疗师 Bulletin 于1993年对评分细则进行描述,是一组以任务为导向的测验,来测试老年人的行动能力以及平衡能力。分为平衡和行走两部分测试共16个项目,一组三分制的标准,从0到2;0代表最高级别的行动障碍,2代表最高级别的行动自由。测试一般可在20分钟内完成。

测评工具:无扶手的硬座椅一把,秒表或带有秒针的手表一块,五米的走道。

1. 平衡测试

(1) 坐姿平衡

1) 被测试者体位:被测试者坐在一把无扶手的硬座椅上。

2) 测试命令:请尽量坐稳。

3) 评分标准

0分:倒向、滑向一侧。

1分:稳定、安全。

(2) 起立

1) 被测试者体位:被测试者坐在一把无扶手的硬座椅上。

2) 测试命令:请站起来。

3) 评分标准

0分:不借助外力无法起立。

1分:需要用上肢来辅助。

2分:不用上肢辅助。

(3) 试图起立

1) 被测试者体位:被测试者坐在一把无扶手的硬座椅上。

2) 测试命令:请站起来。

3) 评分标准

0分:不借助外力无法起立。

1分:可以,尝试＞1次。

2分:可以,1次尝试。

(4) 立即的站立平衡(最初的五秒)

1) 被测试者体位:站立位。

2) 测试命令:请尽量站稳。

3) 评分标准

0分:不稳定(摇摆,脚移动,身体晃动)。

1分:稳定,但需要借助助行器。

2分:稳定,不需要借助助行器。

(5) 站立平衡

1) 被测试者体位:站立位。

2) 测试命令:请尽量站稳。

3) 评分标准

0分:不稳定。

1分:稳定但是宽站姿:脚之间大于10cm并且需要助行器。

2分:稳定宽站姿,无助行器。

(6) 轻推

1) 被测试者体位:站立位。

2) 测试命令:请将双脚并拢并尽量站稳。测试者用手掌轻轻在被测试者胸前推三次。

3) 评分标准

0分:开始倒下。

1分:晃动,倾斜,抓住测试者。

2分:稳定,无晃动。

(7) 闭眼站立

1) 被测试者体位:双脚并拢站立位。

2) 测试命令:请闭上眼睛并尽量站稳。

3) 评分标准

0分:不稳定。

1分:稳定。

(8) 自转360°

1) 被测试者体位:站立位。

2) 测试命令:请原地转一圈。

3）评分标准

0分：步伐不连贯。

1分：步伐连贯。

0分：不稳定（晃动、蹒跚）。

1分：稳定。

（9）由站立到坐

1）被测试者体位：站立位。

2）测试命令：请坐下。

3）评分标准

0分：不安全（找不准距离，倒在椅子上）。

1分：需要用手或者不连贯。

2分：安全、连贯。

2. 行走测试　被测试者站在测试者身旁，一起走过过道，一开始用正常的速度，返回时用快速并且安全的速度走回来。被测试者可用惯用的助行器。

（1）起始步伐（听到指令开始的瞬间）

1）被测试者体位：站立位。

2）测试命令：请开始行走。

3）评分标准

0分：犹豫、多次的尝试去迈步。

1分：不犹豫。

（2）步长与步高

1）被测试者体位：站立位。

2）测试命令：请尽量走稳。

3）评分标准

A. 右摆腿

0分：迈步时没有越过左支撑脚。

1分：迈过左支撑脚。

0分：迈步时右脚没有完全抬起。

1分：右脚完全抬起。

B. 左摆腿

0分：迈步时没有越过右支撑脚。

1分：迈过右支撑脚。

0分：迈步时左脚没有完全抬起。

1分：左脚完全抬起。

（3）步伐对称性

1）被测试者体位：站立位。

2）测试命令：请尽量走稳。

3）评分标准

0分：左右步长不对称。

1分:左右步长对称。

（4）步伐连续性

1）被测试者体位:站立位。

2）测试命令:请尽量走稳。

3）评分标准

0分:每步之间不连续,有停顿。

1分:无停顿,步伐连续。

（5）路径

1）被测试者体位:站立位。

2）测试命令:请尽量走稳。

3）评分标准

0分:明显地偏离。

1分:轻度偏离或用助行器。

2分:保持直线不用助行器。

（6）躯干

1）被测试者体位:站立位。

2）测试命令:请尽量走稳。

3）评分标准

0分:明显的摇摆或用助行器。

1分:无摇摆但走路时弯曲背部或膝盖,展开手臂。

2分:笔直,无摇摆,无助行器。

（7）走路姿势

1）被测试者体位:站立位。

2）测试命令:请尽量走稳。

3）评分标准

0分:走路时脚跟分开很大。

1分:走路时脚跟几乎碰在一起。

3. 评分结果

平衡方面的得分总计16分,行走得分总计12,总评估分数28分。

25~28分:低摔倒风险;

19~24分:中摔倒风险;

<19分:高摔倒风险。

（四）Brunel 平衡量表

BBA 是近几年才被国内引进并翻译,作为专门评估脑卒中患者平衡功能的量表,能够客观准确评估患者的平衡功能水平,具有良好的测量者间信度、重测信度和同质性信度。针对性高,可行性强,可用于中国人群和中文语境中脑卒中患者平衡功能评估和进一步的科学研究。

评估指标:BBA 共三大领域,包括 12 个条目。三大领域由易到难分别为坐位平衡、站位平衡、行走功能,各有 3、3、6 个条目,如坐位平衡这一领域包括坐位计时、独坐举臂、独坐取物 3 个条目。每个条目给予三次通过机会。根据受试者的完成情况记分,每通过 1 个条目计 1 分。不通过计 0 分,满分 12 分(表 10-1)。

表 10-1　Brunel 平衡量表

	条目	动作要领	评估标准	分数
1	坐位计时	坐位,无他人帮助,无后背支持,上肢可扶支撑台	维持平衡时间≥30 秒	
2	独坐举臂	坐位,无他人帮助,无后背支持,健臂全范围上举、放下	15 秒内完成次数≥3 次	
3	独坐取物	坐位,无后背支持,平举健臂,伸手向前取物	取物距离≥7cm	
4	站立计时	站立位,无他人帮助,上肢可扶支撑台	维持平衡时间≥30 秒	
5	站立举臂	站立位,无他人帮助,无后背支持,健臂全范围上举、放下	15 秒内完成次数≥3 次	
6	站立取物	站立位,无上肢或他人帮助,平举健臂,伸手向前取物	取物距离≥5cm	
7	跨步站立	站立位,无上肢或他人帮助,健足前跨,使健足足跟超过患足足尖水平	维持平衡时间≥30 秒	
8	辅助步行	无他人帮助,仅在助行器辅助下步行 5m	完成时间≤1 分钟	
9	跨步重心转移	站立位,无上肢或他人帮助,患足前跨,使其足跟位于健足足尖前,重心在患腿和健腿间充分转移	15 秒内完成次数≥3 次	
10	无辅助步行	无助行器或他人辅助,独立步行 5m	完成时间≤1 分钟	
11	轻踏台阶	站立位,无上肢或他人帮助,患腿负重,健足踏上、踏下 10cm 台阶	15 秒内完成次数≥2 次	
12	上下台阶	站立位,无上肢或他人帮助,健足踏上 10cm 台阶,患足跟上,然后健足踏下台阶,患足收回	15 秒内完成次数≥1 次	

注:1. 条目由易到难递进,从患者能力可达到的某条目开始评估,当其不能通过某条目时,评估结束。2. 每条目有 3 次通过机会,每一条目通过得一分,不通过得 0 分,总分 12 分

(五) Tinetti 跌倒效能评估量表

由 Tinetti 于 1990 年提出,用于测评老年人进行日常活动时对跌倒的自我功效和对不发生跌倒的自信程度。包括 10 个问题,每题 1~10 分,总分 100 分。FES 以室内活动为测评内容,最适合于家居和运动能力低下的老人,是目前应用较广泛的量表之一。

修订版跌倒功效量表(modified falls efficacy scale,MFES),从 FES 基础上修订而来,包括 14 项条目,另增加了 4 个户外活动条目。用于测定老年人完成指定活动内容时不失去平衡的信心,每个条目分 11 个等级,得分 0 分(一点信心都没有)~10 分(信心十足)。也是目前应

用较为广泛的量表之一。

（六）特异性活动平衡信心量表

Powell 制定，应用于活动功能较高的老年人平衡信心的评定。要求受试者用目测类比评分，给自己在行使基本日常活动时的平衡信心打分，共包括 16 个条目，测试结果 0 分（完全没有信心）~100 分（信心十足）。与 FES 比较，ABC 测试的是更大范围的活动，可配合平衡测定量表使用来评价受试者活动能力的高低（表 10-2）。

表 10-2　特异性活动平衡信心量表

没有信心										完全有信心
0 %	10	20	30	40	50	60	70	80	90	100 %
当您从事时,您能够保证不会失去平衡或变得不稳定的自信程度是多少?										%
1	绕着住宅走									
2	上、下楼梯									
3	弯腰从鞋柜前拾起拖鞋									
4	从与眼同高的架子上取一瓶小罐头									
5	踮脚尖够取位于头上方的物品									
6	站在椅子上够取位于上方的物品									
7	扫地									
8	走出住宅到停车位上的轿车前									
9	上、下轿车									
10	步行穿过停车场去购物中心									
11	上、下坡道									
12	走进拥挤且行人快速穿梭的购物中心									
13	在购物中心内行走时被他人无意碰撞									
14	抓住扶手上、下自动扶梯									
15	手提包裹无法抓住扶手时上、下自动扶梯									
16	在室外结冰的人行道路上行走									

注：如果受试者目前尚不能完成问题里的活动，请受试者体会和想象当他（她）必须去做（该项活动）时不会失去平衡或变得不稳定的自信程度

三、平衡仪测试评定

（一）静态平衡测试

采用高精度的压力传感器，将人体重心前后和左右晃动的移动距离、变化速率、变化节律和变化方向实时记录并以数据输出，并经专用程序计算为重心参数，给出测试者平衡能力的评价。下面以美国 Natus（NeuroCom）公司生产的长条形静态平台（balance master system）

为例介绍静态平衡仪检测方法。

1. 临床平衡感觉相互作用测试改良法（modified clinical test of sensory interaction on balance，mCTSIB） 检测内容包括坚实地面睁眼站立、坚实地面闭眼站立、不稳地面（泡沫垫）睁眼站立和不稳地面（泡沫垫）闭眼站立四种。实质上是 Romberg 试验，采用重心变化指标和应用静态力平台实施。检测目的为，在"消除"视觉或减弱本体感觉作用时的重心稳定性。

2. 稳定极限测试（limits of stability，LOS） 是量化人尽力移动其重心距离的能力，即可以使其身体向一定方向倾斜而不失去平衡、不跨步和不用任何扶持的能力，测试人体各方向移动重心的限度。是人体姿态平衡和老年人摔倒预测的关键检测方法。

3. 其他测试 包括重心移动节律控制测试、由坐站起、单脚站立、徒步走、脚尖对脚跟走等测试。

（二）动态平台测试

人体平衡的保持和控制不仅要在静态的本体觉和视觉环境中进行，而且要在日常生活和职业活动中动态变化的本体觉和视觉下保持姿态的稳定。通过不断改变本体觉和视觉环境的动态平台，能够准确的观察人体动态姿态平衡的特征和变化，已被临床广泛使用。下面继续以美国 Natus（NeuroCom）公司生产的 Smart EquiTest 动态平衡仪为例介绍动态平台测试方法。

1. 感觉统合试验（sensory organization test，SOT） 检测受检者有效利用本体觉、视觉和前庭觉输入信息进行姿态控制以保持姿态稳定的能力和识别姿态不稳或障碍由哪一种感觉系统所致。试验设置六种三类感觉相互作用测试，六种状态分别为：状态 1，力平台和视频不动，睁眼站立；状态 2，力平台和视频不动，闭眼站立；状态 3，力平台不动而视频随动，睁眼站立；状态 4，力平台随动而视频不动，睁眼站立；状态 5，力平台随动而视频不动，闭眼站立；状态 6，力平台和视频都随动，睁眼站立。

根据六种状态的检查结果可分为多种感觉功能异常类型。例如状态 5 和 6 异常或只状态 5 异常属前庭功能障碍型，表明患者难以利用前庭觉信息保持稳定；状态 4、5 和 6 异常属视觉前庭功能障碍型，表明患者难以利用正确的视觉和前庭觉，或难以单独利用前庭觉信息保持稳定；状态 2、3、5 和 6 异常属本体觉/前庭觉功能障碍型，表明患者难以利用足部支撑面信息和前庭觉信息，或难以单独利用前庭觉信息保持稳定等。

该测试可用于临床眩晕、平衡障碍患者，老年跌到风险预防，中枢神经系统损伤患者以及康复训练计划制订和效果检测等。

2. 运动控制测试（motor control test，MCT） 评定自动运动系统在受到预料不到的外界干扰后快速恢复正常姿态的能力，即力平台突然向前或向后移动，由此引发自动的姿态反应。

3. 适应性试验（adaptation test，ADT） 检测受检者在支撑面不规则地或突然发生改变时保持最少摆动的能力和适应不同地面环境保持姿态稳定的能力。

目前，国内学者对 KOA 患者的平衡功能检测，尤其是应用动态平衡仪进行检测的报道较少。

第三节 骨关节炎的临床应用

根据世界卫生组织的统计，50 岁以上的人中，骨关节炎的发病率为 50%；55 岁以上的人群中，发病率骤升为 80%，其中膝骨关节炎的发生率最高，达 78.5%。膝骨关节炎可使膝关节出现不同程度的关节僵硬、疼痛与不稳定，导致相应功能（尤其是平衡功能）减退，甚至丧失。相关研究表明，28%~35% 的 65 岁以上的老年人以及 42%~49% 的 75 岁以上的老年人具有至少跌倒一次的风险，而老年人由膝骨关节炎引起的疼痛、肌力下降等而发生的跌倒占躯体性跌倒的 75%；另有研究表明，膝骨关节炎患者因疼痛而导致肌梭内本体感受器数目减少及感觉敏感性减退、姿势摇摆频率增加，从而加大膝骨关节炎患者的跌倒风险。我国郭燕梅等学者通过对 32 例老年膝骨关节炎患者的平衡功能及相关因素进行分析后得出膝骨关节炎患者随着年龄增长和反应性下降，会因本体感觉受损、下肢肌力下降伴运动控制协调能力降低而表现出下肢关节活动能力下降，从而出现静态姿势稳定性降低和重心转移能力下降，且病程越长者发生跌倒的可能性越大。除此之外，膝关节疼痛和僵硬程度越重者其重心转移能力越差，而重心转移能力的明显下降会对其身体功能和生活质量产生负面影响。

以上可以知道，平衡功能评定与骨关节炎患者的生活质量有着密不可分的关系。然而目前国内对于骨关节炎患者，尤其是膝骨关节炎患者的平衡功能的研究，特别是临床上对该类患者的平衡功能评定及治疗严重滞后，有些医院甚至完全没有进行该项测试，至今未总结出完整的骨关节炎患者平衡功能特征、评定方法以及治疗措施。骨关节炎患者的平衡功能评定及治疗还需要经过大量的临床应用使其得到发展和完善。

（戈岩蕾）

参 考 文 献

1. 王玉龙 . 康复功能评定学 . 第 2 版 . 北京：人民卫生出版社，2013.
2. 燕铁斌 . 物理治疗学 . 北京：人民卫生出版社，2010.
3. 于立身 . 前庭功能检查技术 . 西安：第四军医大学出版社，2013.
4. 卓大宏 . 中国康复医学 . 北京：华夏出版社，2003.
5. 中华医学会骨科学分会 . 骨关节炎诊治指南（2007 版）.
6. Berg KO，Wood Dauphinee S，Williams J T，et a1.Measuring balance in the elderly preliminary development of an instrument. Physiother Can，1989，41：304-311.
7. Podsiadlo D，Richardson S. The timed "up and go"：a test of basic functional mobility for frail elderly persons. JAGS，1991，39：142-148.
8. Tinetti ME. Performance-oriented assessment of mobility problems in elderly patients. JAGS，1986，34：119-126.
9. Herdman. Strategies for balance rehabilitation fall risk and treatment. ANNALS NEW YORK ACADEMY OF SCIENCES，394-412.
10. Hassan BS，Mockett S，Doherty M.Static postural sway，proprioception，and maximal voluntary quadriceps contraction inpatients with knee osteoarthritis and normal control subjects.Ann Rheum Dis，2001，60（6）：612-618.
11. 郭燕梅 . 老年膝骨关节炎患者的平衡功能及相关因素分析 . 中国人民解放军军医进修学院，2010.

第十一章

步态分析技术临床应用

第一节　概　　述

一、定义

步行(walking)是人类区别于其他动物的关键特征之一,是转移活动中的重要部分,人类的社会活动也离不开步行。步行需要全身肌肉的参与,包括人体质心的转移,骨盆倾斜旋转以及髋、膝、踝关节的伸屈和内外旋展等,使人体位移的复杂的随意运动。正常的步行不需要思考,它是双下肢不停的重复相同动作的过程,但是步行的控制很复杂,包括中枢命令,身体平衡和协调控制,涉及足、踝、膝、髋、躯干、颈、肩、臂的肌肉和关节的协同运动。

步态(gait)是指人在行走过程中的姿态。正常的步态会因为职业、年龄、性别等有所差异,疾病则会导致异常的步态。由于很多因素造成步行困难或者步行障碍,影响了患者的日常生活、工作和学习,所以步行能力的改善也是患者迫切需要解决的能力之一。

步态分析(gait analysis)是利用力学的概念、处理手段和已掌握的人体解剖、生理学知识对人体行走的功能进行对比分析的一种生物力学研究方法。其通过定性或者定量分析,对人类的步行进行系统的研究,以揭示异常步态和影响因素为目的,对治疗提供依据和评价疗效,成为改善患者步行能力必不可少的手段。骨科医师大卫·萨遮兰德(David Sutherland)被尊称为现代步态分析的先驱,他曾说过:"步态分析改变了对行走步态的了解,也改变了对病理步态治疗的思维"。

二、相关参数

(一) 步行周期

步行周期(gait cycle)是指一侧肢体从足跟着地开始至该侧足跟再次着地

所经历的时间过程。根据下肢步行时下肢在空间的位置不同被分为支撑相和摆动相。美国加利福尼亚州RLA（Rancho Los Amigos,California,American）国家康复中心将步行周期划分8个时相,其中支撑相有5个时相,摆动相有3个时相。

1. 支撑相（stance phase） 指足与地面接触以及承受重力的时间,占步行周期的60%。支撑相分为双支撑相和单支撑相:每个步行周期中包括2个双支撑相,指双足与地面接触的时间,出现在一侧肢体处于足跟着地或承重期,对侧肢体处于减重或足跟离地期,各占步行周期的10%,双支撑相的时间与行走的速度呈反比,步速越快,双支撑相的时间越短,当步行变为奔跑时,双支撑相即消失;单支撑相指单足支撑期,支撑相的大部分时间为单支撑相,占步行周期的40%。

(1) 首次着地（initial contact,IC）:支撑相的开始阶段,也是步行周期的起始点,是足跟接触地面的瞬间,但是不同的病理步态中,首次着地的方式各异,比如前脚掌着地、足跟与前脚掌同时着地或者足底外侧缘着地。

(2) 承重反应期（loading response）:首次着地后重心由足跟转移至全足的过程,对侧足跟离地至足趾离地时,占步行周期的0~15%。

(3) 支撑中期（mid stance）:支撑足全部着地,对侧肢体出去摆动相,为单腿支撑期,大约出现在步行周期的15%~40%时间段,此阶段主要是维持膝关节的稳定性,为下肢向前运动做好准备。

(4) 支撑末期（terminal stance）:支撑足蹬离地面的阶段,也被称为蹬离期,起始于支撑足足跟离地,结束于足趾离地,正常步行大约出现在步行周期的40%~50%时间段,此阶段身体的重心转移至对侧肢体,步速缓慢时可以没有蹬离,只是足趾离开地面。

(5) 摆动前期（preswing）:指支撑侧足趾离地至对侧足跟着地的阶段,为第二个双支撑相,大约在步行周期的50%~60%时间段。

2. 摆动相（swing phase） 指足离开地面向前摆动至再次着地的阶段,大约占步行周期的40%。

(1) 摆动初期（initial swing）:支撑足刚离开地面的阶段,该侧髋关节屈曲带动膝关节达到最大屈曲角度,大约在步行周期的60%~70%时间段,此阶段的主要目的是完成足廓清动作,即足底顺利离开地面的过程。

(2) 摆动中期（mid swing）:为迈步的中间阶段,足廓清仍是主要目的,膝关节由最大屈曲角度摆动至小腿与地面垂直的阶段,大约在步行周期的70%~85%时间段。

(3) 摆动末期（terminal swing）:迈步相即将结束,与地面垂直的小腿向前摆动至该侧足跟着地的过程,此阶段主要动作是小腿向前运动减速为着地做准备,大约出现在步行周期的85%~100%时间段。

(二) 跨步参数

跨步参数包括步长、跨步长、步宽和步角。其他步态参数还有步频、步速等。

1. 步长（step length） 从一侧足跟着地处至另一足跟着地处之间的线性距离,步长与身高有关,身材越高,步长越大。正常人大约有50~80cm。

2. 跨步长（stride length） 同一腿足跟着地处到再次足跟着地处之间的线性距离。正常人跨步长是步长的两倍,约为100~160cm。

3. 步宽(step width) 在行走中左、右两足之间的宽度。通常以足跟重点为测量参考点，正常人为 5~10cm。

4. 步角(foot angle) 足跟中点到第二趾之间连线与行进之间的夹角，一般为 6.75°。

第二节 评定方法

临床上的步态检查方法分为定性分析法和定量分析法。目测法是临床上应用最普遍的定性分析，因为评定方法简单和对硬件的要求低而受到广泛运用。但是目测法是医生和治疗师在了解患者的病史和体格检查的基础上结合自己的临床经验来判断步态是否异常，并找出问题所在。定量分析是借助仪器或设备对步态进行客观定量分析的方法。

一、定性分析法

(一) 目测法

医务人员通过肉眼观察患者的行走过程，然后根据其所得印象或按照一定的观察项目逐项评价的结果得出步态分析的结论。目测分析是目前临床步态分析最常用的方法，因其评定方法快速简单和对硬件设施的要求不高而被广泛运用。

1. 目测分析技巧 因其信息资料的收集很大程度上需要一定的技巧，一般需要遵循以下的技巧。

(1) 由远端到近端：在步态评定中，观察的顺序由远端到近端，即观察从脚趾、足掌、足跟、踝关节、小腿、膝关节、大腿、髋关节、骨盆、躯干的顺序进行。正、后、双侧的多维观察：步态的观察需要多维度进行。不同的方向所观察的步态特征有所差异，冠状面(正面)利于观察骨盆是否倾斜，踝关节和膝关节的内、外翻以及髋关节的内收、外展等，矢状面(侧面)有利于观察脊柱、髋、膝和踝关节的屈伸运动情况，为了全面的搜集信息需要进行多维度的观察。

(2) 不同环境观察：在不同的环境下，人会呈现出不同出步行姿势。这是人正常应对生活中多变环境的一种能力。在不同的环境下，人的步行姿势也会有所不同，这是人应对多变环境的一种能力。在不同的环境下进行步态分析，可以更好的获知步态是否异常。

(3) 不同的步行速度：不同的步行速度下，可以帮助检查者获得更多的信息，使得许多较为隐蔽的问题在一定的步行速度下更好的暴露出来，这对于全面的进行步态评定非常重要。

2. 临床观察要点

(1) 步行周期：主要观察各时相是否合理，左右是否对称，行进是否稳定和流畅，步行节律是否匀称，速率是否合理；

(2) 关节的运动：主要观察各时相中，各个关节和肢体，包括足、踝、膝、髋、骨盆、躯干、上肢、头的运动情况。

(3) 观察要点：详见表 11-1。

表 11-1　临床观察要点

步态内容	观察要点		
步行周期	时相是否对称	左右是否对称	行进时是否稳定和流畅
步行节律	节奏是否匀称	速率是否合理	时相是否流畅
肩、臂	塌陷或抬高	前后退缩	肩活动过度或不足
躯干	前屈或侧屈	扭转	摆动过度或不足
骨盆	前后倾斜	左右抬高	旋转或扭转
膝关节	摆动相是否屈曲	支撑相是否伸直	关节是否稳定
踝关节	摆动相是否可背屈或跖屈	是否足下垂、足内翻或外翻	关节是否稳定
足	是否为足跟着地	是否为足趾离地	关节是否稳定
足接触面	是否全部着地	两足间距是否合理	关节是否稳定

(二) 行走能力评定

临床上常用的行走能力评定量表有多种,Holden 功能行走分级和 Tinetti 步态量表可以用于骨关节炎患者的步态评估,它们是相对精细、半定量的评定手段,通过对患者的步行能力分级可以大致了解其步行能力。

1. Holden 功能行走分级　Holden 等人于 1986 年发表功能性步行分级(functional ambulation classification,FAC),适用于所有疾病的患者,通过分析可以了解患者是否可以步行以及确定是哪一种行走形式。FAC 共 6 个等级,分为 0~5 级,级别越高,行走能力即越好。详见表 11-2。

表 11-2　Holden 功能行走分级

级别	表现
0 级:无功能	患者不能走,需要轮椅或 2 人协助才能走
I 级:需大量持续性帮助	需使用双拐或需要 1 个人连续不断地搀扶才能行走及保持平衡
II 级:需少量帮助	能行走但平衡不佳,不安全,需 1 人在旁给予持续或间断地接触身体的帮助或需要使用膝 - 踝 - 足矫形器(KAFO)、踝 - 足矫形器(AFO)、单拐、手杖等,以保持平衡和保证安全
III 级:需监护或言语指导	能行走,但不正常或不安全,需 1 人监护或用言语指导,但不接触身体
IV 级:平地上独立	在平地上能独立行走,但在上下斜坡、不平的地面上行走或上下楼梯时仍有困难,需他人帮助或监护
V 级:完全独立	在任何地方都能独立行走

2. Tinetti 步态量表　Tinetti 量表发表于 1986 年,是 Tinetti 任务导向的活动评定(Tinetti performance oriented mobility assessment,POMA)中的一部分,满分 12 分,分数越高,提示步态越好,适用于老年患者。详见表 11-3。

表 11-3　Tinetti 步态量表

	评定项目	2分	1分	0分
1	步行启动(发出口令"走"后立即启动)		没有犹豫	犹豫或多次尝试迈步
2	步幅(右足)		右足迈步超过左足	右足迈步未超过左足
	步幅(左足)		左足迈步超过右足	左足迈步未超过右足
	足廓清动作(右足)		右足能完成足廓清	右足不能完成足廓清
	足廓清动作(左足)		左足能完成足廓清	左足不能完成足廓清
3	步幅对称性		左右步幅相等	左右步幅不相等
4	步伐连贯性		前后步之间节奏连贯	前后步之间节奏不连贯或停顿
5	行走路线	独立走直线	轻度或中度偏斜,或使用助行器	明显的倾斜
6	躯干	无摇摆,无膝关节或腰背屈曲,无上肢外展,不使用助行器	无摇摆,但膝关节或腰背屈曲,或行走时上肢向外展	明显摇摆或使用助行器
7	站立相(从后方观察)		一脚向前迈过另一只脚时几乎触及对方	一脚向前迈过另一只脚时双脚分开,互不接触

二、定量分析法

步态的定量分析是通过机械或专门的设备获得的客观数据对步态进行分析的方法。所用的设备或器械可以非常简单,如秒表、卷尺、量角器等测量工具以及能留下足印的设备;也可以较为复杂,如电子角度计、肌电图、录像高速摄影、甚至三维步态分析等设备,通过获得运动学参数、动力学参数、肌电活动参数和能量参数分析步态特征。

步态定量分析所用参数包括以下几类:①时间 - 空间参数:步速、步长、步宽、跨步长、步频、步角、步态周期时间、支撑相时间、摆动相时间等;②运动学参数:通过肢体在运动中的位置、角度、速度和加速度等进行分析,以获得步行中的运动特点和推测运动中的力学变化,对步态的异常程度、原因进行分析。基本参数包括步行中髋、膝、踝关节的运动规律,骨盆位置的变化规律和身体重心位置,常用的如关节角度曲线;③动力学参数:是对步行作用力和反作用力的强度、方向和时间的研究方法。常用的参数包括力矩(伸展力矩、屈曲力矩和支持力矩)、地面反作用力、前后剪力、侧向分力,并可绘成曲线;④肌电活动参数:动态肌电图用于检测步行时的肌肉活动与步行的关系,目前多采用表面肌电图记录下肢各肌肉的电活动;⑤能量参数:包括能量代谢参数和机械能参数,受试者采用便携式氧分析方式,在步行时同步采集呼出的气体,进行耗氧量分析,再与步行距离相除。氧价越低,说明步行运动的能量消耗越省。虽然氧价不能直接客观的描述步态的外观特点,但是自然步态最节约能量,任何步态的优劣和步行训练的金标准就是能耗,这可以通过氧价的测量来体现。

步态分析系统分为二维和三维步态分析系统。二维步态分析系统在早期的临床步态分析中使用较为普遍,其分析技术相对简单,测试时间较短,价格也相对低廉,它假定人体步行时髋、膝、踝关节的运动均在同一平面进行,得到的参数能反应步态的基本特征,因此所需的仪器设备较少,采集和处理数据较为容易。

(一) 足印法

足印法是传统的测定方法,即在受试者的足底涂上墨汁,然后在铺上白纸的地面(一般为 4~6m)行走。测试者用秒表记录步行时间和通过测量受试者走过白纸留下的足迹测得时空参数,即时间和距离参数。可以进行时 - 空参数的测量:在受试者足底涂上墨汁,嘱其在 4~6m 铺有白纸的走道上行走,用秒表记录步行的时间,通过足迹记录空间参数。时间参数和空间参数是临床上常用的客观指标,能够反映行走能力的变化。

(二) 三维步态分析法

现代实验室采用数字化的三维步态分析系统,利用生物力学的概念、处理手段,借助现代计算机技术和图形图像技术,使得步行的过程得以三维重现,并对三维重现的步行信息中的图像、力学等数据进行整理分析的一整套技术和方法。三维步态分析系统由以下部分组成:①一般配备 2~8 台摄相机,带有红外线发射源,固定于实验室不同位置;②反光标记点:小球状,粘贴在关节部位,利于定位采集步行中运动参数的信息并做出分析;③测力台:由踏板、传感器和底座三部分组成,踏板和底座之间由安置于四角的传感器支撑,当受试者的脚踏过有测力台的地面走过,通过传感器可以得到三个方向的力值数据:垂直力(Z 轴方向的 Fz)、横向力(Y 轴方向的 Fy)和前后向力(X 轴方向的 Fx)。当三维步态分析系统采集受试者完整的步态,通过测力台可以得到的数据包括三维力 Fx、Fy、Fz,力矩 Mx、My、Mz 和功率。④表面肌电图(surface electromyography,sEMG):将 sEMG 与三维步态分析结合使用,电极固定在待检肌肉的表面,能够动态观察步行过程中的肌肉的电生理变化,作为临床检查、评价、治疗的仪器,sEMG 不需刺入皮肤就能获得肌肉活动有意义的信息,不仅能在静止状态测定肌肉活动,而且能在运动中持续观察肌肉活动的变化,所以又被称为动态肌电图,能对测试者的运动功能进行有意义的诊断,sEMG 因无创伤、安全,广泛应用于临床诊断和研究。在对患者进行三维步态数据的采集之前,将表面肌电图的电极片贴于患者下肢的主要肌群处,对其采集步态数据的同时能得到其肌电信号,可以观察到患者在步行过程中下肢主要肌群的电生理活动,有助于步态分析的功能性评定。

在三维步态分析的参数中,主要包括运动学参数和动力学参数。运动学参数是指运动的形态、速度和方向等参数,不包括引起运动的力的参数。动力学参数分析是对步行的作用力,反作用力强度、方向及时间等因素的研究。以现有的技术和设备,还不能直接测量肌肉收缩产生的使关节屈伸旋转活动的内力,但可以测量人体行走时地面与足底之间的作用力,即地面反作用力。如果知道肢体节段和地面应力矢量的空间关系,就可以计算出相对于某一关节的外力力矩。主要涉及的是力、力矩、质量和加速度,但是不包括物体参与的位置或者方向。就像三维步态分析中用的测力台能测得足在行走中向下的力,但是不知肌肉、韧带和骨骼产生的关节内力或力矩应该与外力或外力力矩平衡。进一步还可以计算关节运动时的功率、功、能量的产生或消耗。充分的定量描述对一个行为例如行走来说,运动学参数和动力学参数都是必要的。

第三节 临床应用

骨关节炎是中老年人的常见病,以关节软骨变性为特征,影响数个关节,尤其是人体的负重关节如髋关节和膝关节,其次为踝关节、脊柱和手,其临床主要症状是疼痛,随着病情的进展继而出现关节肿胀、僵硬、不稳、骨变形和肌肉萎缩,这也是引发代偿动作,导致力矩增大、软骨损害和步态异常的重要原因。足底压力各个阶段时间分布地面反作用力的测定,对骨关节炎患者的康复评定有重要的意义:如对疼痛的评定,由于疼痛是一种主观感受,受许多因素的影响,使以疼痛计分的量表难以令人信服,步态指标可以提供一种客观的参考。疼痛时,足跟不敢着地,后蹬无力,支撑阶段不能很好的缓冲,地面反作用力曲线出现异常;治疗后,若治疗有效果,疼痛减轻,其指标如地面反作用力曲线则有所改变,因此步态分析对疼痛治疗具有重要的指导意义。

有效的步态是能够在支撑相保持稳定,在摆动相能够完成足廓清,另外,合适的步长和最少的能量消耗也是基本要求,最基础的步态异常被分为2类:

1. 支撑相障碍 下肢的活动在支撑相期时属于闭链运动,任何一个部位的异常均将引起步态分异常。①躯干不稳:一般是髋、膝和踝关节的异常所导致的代偿性改变;②下肢肢体不稳:引起髋、膝、踝关节不稳是由关节疾病或肌力异常所致;③支撑面异常:踝关节或足的病变所致。

2. 摆动相异常 下肢的活动在摆动相时期属于开链运动,各个关节有各自姿势的变化,一侧运动姿势的改变会引起对侧肢体的代偿性改变。①肢体廓清障碍、垂足、膝僵硬、髋关节屈曲受限、髋关节内收受限。②肢体行进障碍、膝僵硬、髋关节屈曲受限或对侧髋关节后伸受限、髋关节内收受限。

一、髋骨关节炎的临床应用

髋骨关节炎的主要症状是关节僵硬和疼痛,其主要原因是关节的退行性变、软组织的僵硬和关节结构的改变,会导致髋关节的关节活动度减少和步态的异常。当一侧肢体出现疼痛时,就会出现疼痛步态,其特点是健侧的支撑期长于患侧,尽量减轻患侧的负重,步幅缩短,步速变慢。除此之外,单侧髋关节疼痛的患者,其躯干向患侧弯曲,患肢在负重时候躯干稍微倾斜,同侧肩下降,患肢处于屈曲、外旋位,尽量避免足跟击地。这种代偿性的策略会显著的减少患侧髋关节的负重,但是会增加对侧膝关节的负荷,另外,躯干向患侧弯曲会导致髋外展肌萎缩。之前有研究发现髋骨关节炎患者的步态变量与正常人有差别,且有统计学意义,但是这些研究均没有进一步将这些差别进行定量的区别。Laroche 等更进一步的研究了髋骨关节炎患者的运动学特点,他们通过三维步态分析对髋骨关节炎患者步态轨迹的运动学参数进行严重程度的定量分级,其定量的特点为髋骨关节炎的诊断提供了有效的证据。Andre' Schmidt 和同事利用三维步态分析结合表面肌电图对单侧髋骨关节炎进行了研究,其研究目地是为了测试单侧髋骨关节炎患者下肢肌肉的活动是否存在患侧与健侧的差异。其测试选择的肌肉包括胫前肌、腓肠肌、股外侧肌、半腱肌、阔筋膜张肌、臀中肌,结果显示髋骨关节炎患者的下肢近端和远端肌肉活动模式和正常人群有所差异,患侧的阔筋膜张肌的活动在肌群中占主导作用,能够起到在站立相时稳定髋关节的作用,健侧因为胫前肌和腓肠肌作用在步行时产生的地面反作用力更大,其他肌群的活动则无明显差异。步态分析作为一种客观的功能评估工具,让研究者和临床工作者能够更好的理解髋骨关节炎患者的生物力学改变。

二、膝骨关节炎的临床应用

在各种类型的膝关节炎中,骨性关节炎是与生物力学因素关系最密切的一种。力、力矩和冲量等力学参数的高低影响着膝骨关节炎的疾病进程,这些参数在患者的功能评定和康复疗效评价中具有重要的意义,步态分析已经成为膝骨关节炎研究领域一种重要的方法学。在步态周期中,处于闭链运动的支撑相支撑整个体重,其运动的协调比开链运动的摆动相重要,正常的地面垂直反力具有一定的规律,其改变情况可以反应膝关节的肌力和运动协调性的变化。膝骨关节患者的疼痛步态和髋骨关节炎患者的疼痛步态有差别,除了患侧的支撑期时间短于健侧,步幅缩短以外,膝骨关节患者因为疼痛和关节僵硬在步行过程中膝关节屈曲受限,以足趾着地的方式行走。客观的步态分析对膝骨关节炎的功能性诊断也有很大的帮助。以前对膝骨关节炎严重程度的划分是通过膝关节的影像学资料结合患者自己对其疼痛的主述。但是患者的主述主观性太强,影像学也不能对膝骨关节炎的患者进行功能性的分级。后来,有研究者通过步态分析的时空参数对膝骨关节炎患者进行简单的功能严重程度分级。但是他们的研究缺点是样本量太小,可靠性不大。Elbaz等通过三维步态分析收集 2911 名膝关节炎患者的时空参数进行分级,然后用量表 SF-36 和 WOMAC 做了临床验证,然后与影像学分级、疼痛、功能等做了相关性研究,最后将膝骨关节炎分为 4 级。三维步态分析这种定量评估手段出现,有利于膝骨关节炎的诊断和治疗的精细化管理。

三、踝骨关节炎的临床应用

踝关节炎好发于中年人,主要由外伤导致,常常影响身体的活动功能。与健康测试者比较,踝关节炎患者的步行速度大概在 0.75~1.10m/s 左右。对于踝骨关节炎的治疗,有高要求的患者一般选择手术的治疗方式,术后患者的疼痛和功能均有改善,但是没有研究从生物力学的角度证明。Corina 等通过三维步态分析结合表面肌电图,研究踝骨关节患者术后的生物力学特点。不仅采集足的运动学数据,还同时采集了受试者的腓肠肌、比目鱼肌和胫前肌的肌电数据,证明了此类患者术后足部的生物力学的改变,即使手术导致行走模式的改变,但是减轻了患者的疼痛和提高了其生活质量,为手术方案的制订和术后的疗效提供切实可行的依据。

四、脊柱骨关节炎的临床应用

躯干在四肢的活动中均有参与,是四肢活动的枢纽,躯干活动的异常会影响四肢的运动,但是躯干在步行中的功能状态常常被忽略。四肢是通过肩胛带和骨盆与脊柱相连接,在行走的过程中为了配合步行,骨盆和肩会向相反的方向旋转。如果脊柱发生病变,肩和骨盆的活动会受到相应的影响,步态也会随之发生改变。现在对于脊柱骨关节炎的客观的定量的步态分析还未有研究出现,这也体现了步态分析往往会忽视躯干的运动,所以这方面还有很大的研究空间。在未来的临床中,步态分析作为一种非介入性的临床评估手段将会成为骨关节炎重要的功能评估工具。

(杨静怡)

参 考 文 献

1. 卓大宏. 中国康复医学. 第 2 版. 北京:华夏出版社,2003.

2. Ornetti P. Gait analysis as a quantifiable outcome measure in hip or knee osteoarthritis:a systematic review. Joint Bone Spine,2010,77:421-425.

3. Watelain E. Pelvic and lower limb compensatory actions of subjects in early stage of hip osteoarthritis,Arch. Phys. Med. Rehabil,2001,82:1705-1711.

4. Eitzen I. Sagittal plane gait characteristics in hip osteoarthritis patients with mild to moderate symptoms compared to healthy controls:across sectional study,BMC Musculoskeletn Disord,2012,13:258.

5. Foucher K. Sagittal plane hip motion reversals during walking are associated with disease severity and poorer function in subjects with hip osteoarthritis.J Biomech,2012,45:1360-1365.

6. Laroche D,Tolambiya A,Morisset C,et al. A classification study of kinematic gait trajectories in hip osteoarthritis. Computers in biology and medicine,2014,55:42-48.

7. Schmidt A,Stief F,Lenarz K,et al. Unilateral hip osteoarthritis:Its effects on preoperative lower limb muscle activation and intramuscular coordination patterns. Gait & Posture,2016,45:187-192.

8. Chang A,Hurwitz D,Dunlop D,et al. The relationship between toe-out angle during gait and progression of medial tibiofemoral osteoarthritis. Ann Rheum Dis,2007,66(10):1271-1275.

9. Stauffer RN,Chao EY,Gyory AN. Biomechanical gait analysis of the diseased knee joint. Clin Orthop Relat Res,1977,126:246-255.

10. Altman R,Alarcon G,Appelrouth D,et al. The American College of Rheumatology criteria for the classification and reporting of osteoarthritis of the hip. Arthritis Rheum,1991,34(5):505-514.

11. Debi R,Mor A,Segal G,et al. Correlation between single limb support phase and self-evaluation questionnaires in knee osteoarthritis populations. DisabilRehabil,2011,33(13-14):1103-1109.

12. Elbaz A,Mor A,Segal O,et al. Can single limb support objectively assess the functional severity of knee osteoarthritis? Knee,2012,19(1):32-35.

13. Elbaz A,Mor A,Segal G,et al. Novel classification of knee osteoarthritis severity based on spatiotemporal gait analysis. Osteoarthritis and Cartilage,2014,22(3):457-463.

14. Valderrabano V,Horisberger M,Russell I,et al. Etiology of ankle osteoarthritis. Clin Orthop Relat Res,2009,467:1800-1806.

15. JWPFECSCea Brodsky,Polo FE,Coleman SC,et al. Changes in Gait Following the Scandinavian Total Ankle Replacement. The Journal of bone and joint surgery American volume,2011,93:1890-1896.

16. Houdijk H,Doets HC,van Middelkoop M,et al. Joint stiffness of the ankle during walking after successful mobile-bearing total ankle replacement. Gait & posture,2008,27:115-119.

17. MLJTMR Aea Khazzam,Long JT,Marks RM,et al. Preoperative gait characterization of patients with ankle arthrosis. Gait & posture,2006,24:85-93.

18. Nuesch C,Valderrabano V,Huber C,et al. Gait patterns of asymmetric ankle osteoarthritis patients. Clinical Biomechanics,2012,27(6):613-618.

19. Nigg BM,von Tscharner V,Stefanyshyn DJ,et al. Gait analysis in ankle osteoarthritis and total ankle replacement. Clinical biomechanics(Bristol,Avon),2007,22:894-904.

20. Dyrby C, Chou LB, Andriacchi TP, et al. Functional evaluation of the Scandinavian Total Ankle Replacement. Foot & Ankle international / American Orthopaedic Foot and Ankle Society [and] Swiss Foot and Ankle Society, 2004, 25: 377-381.

21. Nüesch C, Valderrabano V, Huber C, et al. Effects of supramalleolar osteotomies for ankle osteoarthritis on foot kinematics and lower leg muscle activation during walking. Clinical Biomechanics, 2014, 29 (3): 257-264.

第十二章

肌内效贴技术在骨关节炎中的应用

第一节 概　　述

一、定义

肌内效贴技术(kinesiology taping technique,KT)属软组织贴扎技术的一种,最早由日本的整脊治疗师加濑建造博士(Dr. KensoKase)所创用,其命名来自于"运动机能学(kinesiology)"的前缀,日语音译为片假名"キネシオ",转换成日文汉字为"筋内效","筋"在日文汉字中既有"筋膜"又有"肌肉"的指代意义。但因"肌内效贴"这个名称稍显拗口,也易让人产生其与"肌肉"的过度联想,在国内"肌内效贴"甚或被非专业人士误认、误写成"肌肉效贴",鉴于此,也有专业人士称之为"弹性运动贴"(elastic kinesiology taping)、"运动机能贴"等。

该技术主要是指,将不同形状的弹性贴布(水波纹贴或指纹贴等)贴于体表以保护肌肉骨骼系统、促进运动功能的一种非侵入性治疗技术,临床主要用来改善血液、淋巴回流,消肿、止痛,改善感觉输入,调节肌肉、筋膜及促进软组织功能活动等。

二、分类

肌内效贴技术所采用贴布的材质及力学特性有独特之处,其在外部拉力下可有超过自身长度约40%~60%的弹性应力,材质接近人体皮肤厚度,有透气性及防水性,本身不含任何药物成分,具低过敏性,贴扎后可耐受多日。该技术在干预软组织及稳定关节的同时又不妨碍身体正常活动,这些均不同于传统白贴(white athlete taping)等以固定、保护为主要功能的其他软组织贴扎技术。

肌内效贴技术的理论体系也有别于传统贴扎技术,在长期临床贴扎实践中形成一些专有名词和术语,如:①"锚"指贴扎起端,为最先贴扎端、固定端;②"尾"指固定端贴妥后,远离固定端向外延伸的一端,或称尾端;③"延展方向"指:"锚"固定后,尾端继续延展贴扎的方向;④"回缩方向"指贴布尾端向"锚"弹性回缩的方向,肌内效贴在贴扎完毕后,持续有"尾"朝向"锚"的方向的收缩力,贴扎后回缩方向也因"锚"、"尾"的不同而各异,通常为沿肌肉关节力线的相同或相反方向。但在加濑建造博士早期专著里,并无"锚"、"尾"及"贴扎方向"的概念,是我国台湾地区、欧美等地的专业人士在实际应用中,使这一实用技术得到了丰富与发展。

对贴布施以不同的拉力后贴布具有不同的回缩力特征(而不同的回缩特征具有不同的临床应用)。如:①不施加任何外加拉力或仅施加小于10%的拉力(淋巴贴布0~10%,肌肉贴布7%~10%);②中度拉力指对贴布施加10%~30%的拉力(筋膜矫正10%~20%,软组织支持20%~30%,瘢痕塑形30%);③极限拉力指对贴布施加超过30%的拉力(可用于关节矫正,但此时不如用"白贴")。但不同品牌的贴布其回缩力特性可能有所不同。

临床应用上贴布可有I形、Y形、X形及爪形(fan strip,又称扇形)等各种裁剪方法,以适合机体不同区域肌肉关节的形状。各形状贴布也有不同的使用经验,如裁剪成爪形的贴布经贴扎后,覆盖面广,多用于"促进感觉输入",而其形状类似于人手,且取其持续、自然的由远端向近端的回缩力,又被治疗者用于淋巴引流、消除肿胀等。具体贴布形状分类及可能的效用如下。

(一)I形

贴布不裁剪,或在脐眼等特殊解剖位置处镂空,依需求决定宽度及"锚"的位置。可给软组织明确的促进动作指令,促进肌肉运动及支持软组织;可针对关节活动面,或拉伤的软组织进行不同程度的固定(对其施加超出其弹性极限的拉力时,其可当"白贴"使用,仅有固定、筋膜引导的作用)(图12-1)。

(二)Y形

留一定大小贴布为"锚",将剩余尾部对称裁剪成2尾,最终贴布呈"Y"形。可促进或放松较次要或较小的肌群。可针对特殊形状的肌肉(如放松腓肠肌时)或包绕特殊解剖结构时使用(图12-2)。

(三)X形

将中央部为"锚",两端各对称裁剪2尾,最终贴布呈"X"形。可促进"锚"所在位置的血液循环及新陈代谢,达到止痛的效果,也就是所谓的"痛点提高贴布"(图12-3)。

(四)爪形

留一定大小贴布为锚,将剩余尾部对称裁剪成多尾,呈多爪形。爪形贴布尽量包覆组织液滞留的肢体或血液淤积的区域,可用于消除肿胀,促进淋巴液、血液循环;增加感知觉的输入(图12-4)。

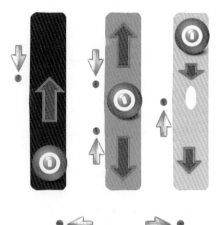

图 12-1 I形贴布

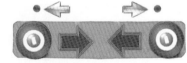

⊙表示"锚",即贴扎起始点;⬇示贴扎延展方向;◤示贴扎完毕后贴布回缩方向,即尾端向"锚"回缩的方向,以下同

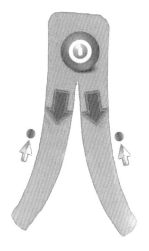

图 12-2 Y 形贴布

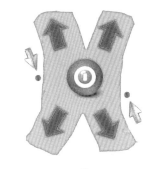

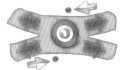

图 12-3 X 形贴布

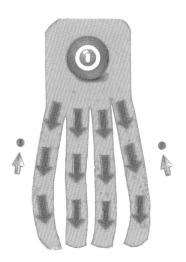

图 12-4 爪形贴布

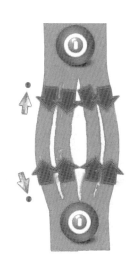

图 12-5 灯笼形贴布

(五)O 形(灯笼形)

贴布两端不裁剪,中段裁剪为两分支或多分支,也就是两个 Y 形或散状形合体。该贴布两端均为固定端,故稳定效果良好(临床经验:大的关节多用两个"Y"形贴布实现),灯笼形贴布还兼具爪形贴布的特性(图 12-5)。

以上贴布若有重叠多层贴扎,一般是裁剪得越多贴在越里层(如从里到外:爪形→X形→Y 形→I 形),但临床上也有操作者在应用 X 形贴布做痛点提高时,将其贴在最里层。值得注意的是,在同一解剖部位,不应贴扎层次过多,以免给予软组织的"指令"太杂甚至相互矛盾,或隔离的太厚,影响疗效。

三、进展

近年来,肌内效贴在竞技体育界、运动医学界及康复医学界应用较多,其贴扎方法较以前更丰富、理论体系也更趋完整,欧洲该项技术还有针对物理治疗师的 K-taping 专门学院。适应证已广泛延伸到神经康复、妇科康复及儿科康复等领域,但用其治疗运动系统的损伤、功能障碍,促进运动功能以达到良好的运动效率仍是长期以来主要关注点之一。

肌内效贴技术理论体系较为完整,应用简单、方便,疗效也得到一定程度的验证。有研究表明,其可提高健康人群、骨科及运动损伤患者肌力及关节活动能力,引起有益的肌电生理参数改变,改善本体感觉,缓解损伤后肿胀、疼痛不适等。在骨关节炎的康复应用方面,肌内效贴技术不直接针对骨关节炎的关节软骨及关节边缘软骨下骨板退行性病变本身,但针对骨关节炎症状和体征有较好的对症处理效果,而且一次有效的贴扎,还兼顾了关节生物力学、运动解剖学的分析,并体现了康复治疗师、康复医师的整体治疗理念,提高了康复治疗效果。相对而言,肌内效贴治疗膝骨性关节炎的临床研究较为深入,国内外有数项随机对照试验证实了其改善肿胀、疼痛,改善膝周肌肉力量及综合功能评分的效果,对脊柱骨性关节炎(颈、腰椎退行性病变)也有相关研究。

在作用机制研究方面,总体而言研究不多,可能的起效机制解释包括:"淋巴贴扎"能增加皮肤与肌肉之间的间隙,促进淋巴及血液循环,减少引致疼痛的刺激物质。"肌肉贴扎"可依贴布回缩方向的不同,或放松软组织以减轻肌肉的张力或缓解疲劳,或支持软组织,增加肌力,稳定关节功能等。近些年很多康复专业人士还运用贴布的粘性、弹性及方向性,将贴布作为一种感觉输入的手段,把治疗师对患者的口令和手法"贴"到患者身上,"将治疗师的手带回家",获得增加感知觉的输入,改善"身体图示"的效果,尤其是由熟悉解剖及运动生物力学的使用者进行针对性贴扎,可改善运动模式,加强运动控制能力。

针对现有临床及基础研究存在的一些不足,目前已有部分临床科研单位采用较具前景的电感知阈等检查,对贴扎后局部血流、软组织形态改变的超声定量检查,及损伤介质、组织学特征的相应动物组化实验等以更好的了解疗效机制。就肌内效贴技术的科研设计而言,Chang HY 等人的两次研究中假贴扎分别体现了肌内效贴方向、材质的不同,结果显示出疗效差异,对后续该技术的临床应用与研究思路方面有一定的参考价值。

第二节 膝骨关节炎中的应用

一、概述

膝骨关节炎临床常表现为局部疼痛、肿胀、僵硬及关节功能活动受限等。患者的疼痛、活动受限还与膝关节周围肌肉力量薄弱有关,其屈膝和(或)伸膝肌力的下降可引起膝周韧带、肌腱等组织的强度下降,造成膝关节稳定性降低,膝关节的失稳又引起胫骨关节面及髌骨关节面的应力分布异常,导致 OA 的发生与发展,OA 产生的疼痛迫使患者减少膝关节运动,缺乏足够的运动又造成肌力的下降,这就使膝骨关节炎的发生发展进入了恶性循环。

肌内效贴技术早期介入,可缓解急性期或慢性关节炎急性发作期的肿胀、疼痛,在慢性期或急性期配合相应贴扎可促进膝周肌肉力量平衡。当使用不加任何拉力的贴扎或在膝周感觉受体丰富部位贴扎时可对局部进行持续触觉输入,也可能对减轻局部痛感有利,同时一定程度上改善本体感觉输入。

二、应用

(一) 贴扎目的

减轻患者局部疼痛、消除肿胀、促进膝周肌肉平衡。

(二) 贴扎策略

以膝关节内侧间室骨性关节炎为例。

1. 减轻局部疼痛

（1）痛点提高贴法：采用 X 形贴布，自然拉力，配合后续爪形贴布。

（2）贴扎摆位：患者舒适坐位，自然屈膝。

（3）具体方法：X 形贴布中间为"锚"固定于膝部痛点，贴布 4 尾向各端延展（图 12-6）。

2. 消除肿胀

（1）淋巴引流贴法：采用爪形贴布，自然拉力。

（2）贴扎摆位：同上。

（3）具体方法：爪形贴布共两条，"锚"分

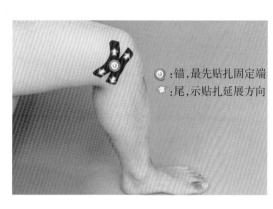

◉:锚,最先贴扎固定端
☝:尾,示贴扎延展方向

图 12-6　膝关节 X 形贴扎

别从膝关节内侧肿胀处近端股分别发出多尾如双手交叉状，延展包覆于局部肿胀处（图 12-7）。

其他可参考的淋巴引流贴法：爪形贴布共两条，"锚"均固定于腘窝，一条向外侧纵行贴扎，另一条向内侧纵行贴扎，覆盖于膝前并尽量包覆局部肿胀处。

3. 促进膝周肌肉平衡

（1）调节肌肉、筋膜功能贴法：采用 Y 形贴布促进股四头肌（自然拉力），或辅以 Y 形贴布放松腘绳肌（自然拉力）、膝周筋膜引导贴扎。

（2）贴扎摆位：同上，在 Y 形贴布两尾贴至远端时，可将膝关节最大屈曲。

（3）具体方法：Y 形贴布的"锚"固定于股骨干中上段，于髌骨上缘分出两尾，包绕髌骨两侧汇合于胫骨粗隆上方，贴法及最终效果图见图 12-8。

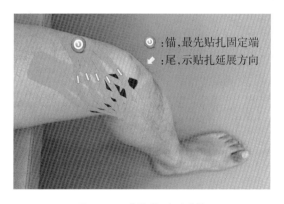

◉:锚,最先贴扎固定端
☝:尾,示贴扎延展方向

图 12-7　膝关节爪形贴扎

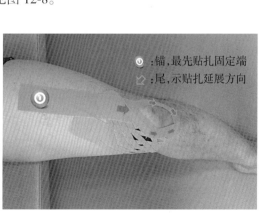

◉:锚,最先贴扎固定端
☝:尾,示贴扎延展方向

图 12-8　膝关节 Y 形贴扎及最终效果图

针对疾病的贴扎方法并非唯一,可结合相应生物力学、运动解剖学分析实际,采取符合贴扎基本原则的方式进行相应处理。

第三节 足骨关节炎中的应用

一、概述

第一趾关节是足骨性关节炎病变常见部位,穿紧足鞋和反复外伤是其主要病因。症状多表现为局部疼痛、骨性肥大和蹈外翻。其治疗要根据其不同时期来选择适合的方法,一般早期可采取肌内效贴配合理疗、手法等对症治疗,如配戴蹈外翻矫正器、手法矫正等,晚期伴重度外翻则需手术治疗。另外,应对患者鞋具穿戴、活动方式等方面进行健康宣教。

肌内贴技术在早期应用可纠正力线,改善感觉输入,改善局部循环,缓解肿痛不适及放松肌肉等。

二、应用

(一) 贴扎目的

纠正力线,改善感觉输入;或改善循环、减轻患者局部肿痛,放松肌肉。

(二) 贴扎策略

1. 贴扎方法一 以纠正力线,改善感觉输入为主。

(1) 矫正贴法:采用 I 形贴布,中度拉力。

(2) 贴扎摆位:患者舒适体位,踝中立。

(3) 具体方法:第一条 I 形贴布,中间"镂空",将贴布对半裁剪(宽度为 2.5cm 左右),"锚"固定于足跟内侧缘,"尾"沿足内侧下缘延展至蹈趾侧面,"镂空"处正对其第一跖骨头突出最明显位置(图 12-9)。

第二条 I 型贴布,"锚"固定于足背,"尾"沿足内侧下缘延展至蹈趾根部。贴法及最终效果图见图 12-10。

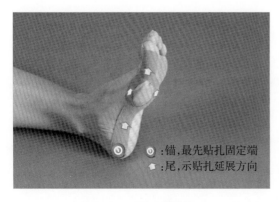

⊙:锚,最先贴扎固定端
◆:尾,示贴扎延展方向

图 12-9 足部 I 形贴扎一

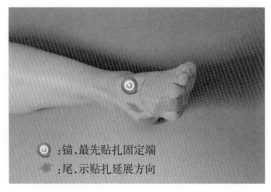

⊙:锚,最先贴扎固定端
◆:尾,示贴扎延展方向

图 12-10 足部 I 形贴扎二

2. 贴扎方法二 以促进局部循环、改善局部肿痛,放松肌肉为主。

(1) 淋巴引流贴法:采用灯笼形贴布,自然拉力;放松肌肉贴法:Y形贴布,自然拉力。

(2) 贴扎摆位:同上。

(3) 具体方法:第一条灯笼形贴布,两端分别固定于踇趾背面与跖面,中间包覆踇趾(图12-11)。

第二条Y形贴布,"锚"固定于踇趾内侧缘,两尾沿足内侧下缘延展至足跟。贴法及最终效果图见图12-12。

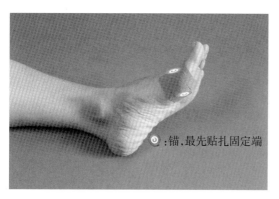

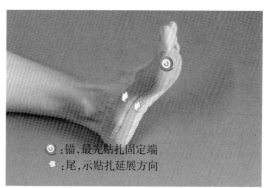

图 12-11 足部灯笼形贴扎

图 12-12 足部 Y 形贴扎

第四节 脊柱骨关节炎中的应用

一、概述

颈、腰椎椎体及骨突关节等脊柱各部位的骨关节炎常引起局部疼痛、僵硬,活动障碍,是在年龄增长的基础上,过度活动或长期的劳损导致在中老年人群中非常普遍。对颈、腰椎骨关节炎病变的处理首先要纠正生活中和劳动中的不良姿势,避免长时间的低头伏案工作、弯腰负重、久坐等,其他临床症状进行对症治疗,在症状缓解后进行局部和全身肌肉训练等。

脊柱骨关节炎患者颈腰部疼痛、姿势不良、肌肉紧张和(或)肌肉无力可能并存,肌内效贴技术治疗须以对因、对症的个性化治疗为主。如用其促进颈、腰背部肌群、增加感觉输入,缓解肌肉紧张、疼痛等不适,改善局部循环,引导肌肉、筋膜并矫正姿势,促进核心稳定等。该技术针对颈、腰椎的其他类型疾患(如落枕、筋膜炎、椎间盘源性疾病等)的处理策略也有共通的地方。

二、应用

(一) 贴扎目的

减轻患者局部疼痛、放松肌肉、纠正姿势(以颈部肌肉紧张、姿势不良为例)。

(二) 贴扎策略

1. 减轻局部疼痛

(1) 采用痛点提高贴法:X 形贴布,自然拉力,配合后续爪形贴布。

(2) 贴扎摆位:舒适坐位。

(3) 具体方法:X 形贴布中间为"锚"固定于颈部痛点,贴布 4 尾向各端延展(图 12-13)。

2. 放松肌肉

(1) 半棘肌、斜方肌放松:Y 形贴布,自然拉力(7%~10% 拉力)。

(2) 贴扎摆位:半棘肌放松时,下颌内收,颈屈曲;斜方肌放松时头向贴扎对侧侧屈。

(3) 具体方法:半棘肌放松采用 Y 形贴布,"锚"固定于发际下方,两尾沿脊柱两侧分别延展至上胸椎两侧(图 12-14)。

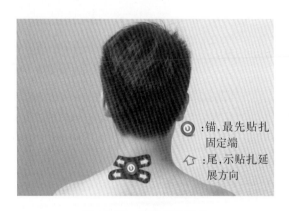

图 12-13　颈部 X 形贴扎

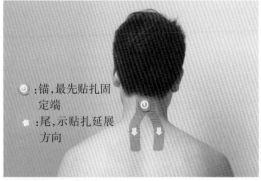

图 12-14　颈部 Y 形贴扎一

斜方肌放松采用 Y 形贴布,"锚"固定于肩峰,两尾分别延展于枕骨隆突及后背部(图 12-15)。

3. 矫正姿势

(1) 矫正贴法:I 形贴布,中度拉力。

(2) 贴扎摆位:双手抱胸、颈部屈曲,弓背坐姿。

(3) 具体方法:两条 I 形贴布,均以贴布中间为"锚"。一条贴布的"锚"固定于两侧肩胛冈连线中点位置,两尾分别延展至两侧肩胛冈。另一条贴布以两侧肩胛下角连线中点为"锚",两尾分别延展至两侧肩胛下角。

若结合腰背部的矫正贴法以达到最佳效果,可将"锚"固定于胸腰椎交界处(T_{12}/L_1 棘突间)或位置更低,两"尾"沿脊柱两侧向上分别延展至颈胸椎交界处(C_7/T_1 棘突间)两侧。

贴法及最终效果图见图 12-16。

腰椎骨性关节炎治疗原则以增加感觉输入、引导肌肉并矫正姿势、促进核心稳定为主,如结合上述腰背部的矫正贴法(图 12-16)、竖脊肌及腹内外斜肌的促进贴法等。

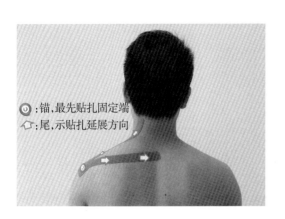

图 12-15　颈部 Y 形贴扎二

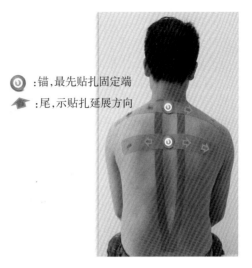

图 12-16　颈腰部贴扎最终效果图

第五节　肩骨关节炎中的应用

一、概述

肩骨关节炎常因肩关节退行性改变,肩峰下、盂肱关节间隙减小,导致软组织受压产生相应疼痛、活动不利等症状。尤以肩关节间隙的肩峰下间隙的宽度(AHD)较为重要,肩峰前外侧、肱骨大结节、肩锁关节增生肥大以及其他可能导致 AHD 间距减小的原因,均可造成肩峰下结构的挤压与撞击。

肌内效贴技术可用于消除患者肿胀及缓解疼痛,恢复或维持一定范围的肩关节活动度和肌肉力量,增加肩关节的动态稳定,对局部进行持续触觉输入,也可能对减轻局部不适有利。临床实践中,在缓解此类疾患接受体外冲击波治疗后的短期不适感也有较好的疗效,可考虑配合应用。

二、应用

(一) 贴扎目的

减轻患者局部疼痛、放松冈上肌、稳定肩关节及改善局部循环。

(二) 贴扎策略

1. 减轻局部疼痛
(1) 采用痛点提高贴法:X 形贴布,自然拉力。
(2) 贴扎摆位:站立或舒适坐位,患肩自然下垂,内旋位,屈肘 90°,前臂旋前,用健手托住患手。

（3）具体方法：X形贴布中间为"锚"固定于肩部疼痛点，尾向两端延展（图12-17）。

2. 放松肌肉

（1）冈上肌放松：I形贴布，自然拉力（7%~10%拉力）。

（2）贴扎摆位：同上。

（3）具体方法：I形贴布"锚"固定于肱骨大结节上部，尾沿冈上肌延展止于肩胛骨冈上窝（图12-18）。

3. 稳定肩关节、改善局部循环

（1）采用灯笼形贴布，中度拉力。

（2）贴扎摆位：同上。

（3）具体方法：第一条灯笼形贴布中部（裁剪成四条的部分）沿上臂纵轴固定包覆盂肱关节，两端分别固定于锁骨中段和三角肌粗隆下方；另一条灯笼形贴布与第一条贴布垂直方向，中部（裁剪成两条的部分）包覆肩峰周围，两端分别固定于胸背部。贴法及最终效果图见图12-19。

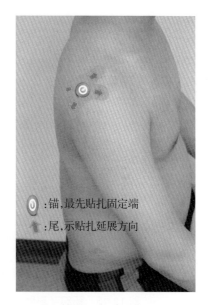

⊙：锚，最先贴扎固定端

↑：尾，示贴扎延展方向

图 12-17　肩部 X 形贴扎

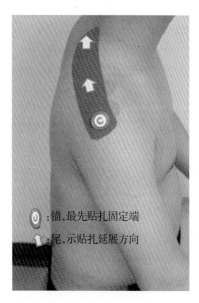

⊙：锚，最先贴扎固定端

↑：尾，示贴扎延展方向

图 12-18　肩部 I 形贴扎

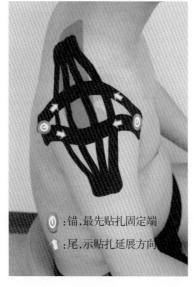

⊙：锚，最先贴扎固定端

↑：尾，示贴扎延展方向

图 12-19　肩部灯笼形贴扎及最终效果图

（余 波　陈文华）

参 考 文 献

1. 加濑建造．肌内效贴布法（运动篇）．台北：中华健康生活与运动会，1995.

2. Birgit KumbrinkK Taping：An Illustrated Guide.2nd ed.Berlin：Springer，2014.

3. 陈文华．软组织贴扎技术临床应用精要．上海：上海浦江教育出版社，2012.

4. 郑悦承.软组织贴扎技术.台北:合记图书出版社,2007.

5. Anandkumar S,Sudarshan S,Nagpal P.Efficacy of kinesio taping on isokinetic quadriceps torque in knee osteoarthritis:a double blinded randomized controlled study.Physiother Theory Pract,2014,30(6):375-83.

6. Chang HY,Chou KY,Lin JJ,et al. Immediate effect of forearm Kinesio taping on maximal grip strength and force sense in healthy collegiate athletes. Phys Ther in Sport,2010,11(4):122-127.

7. Chang HY,Wang CH,Chou KY,et al.Could forearm Kinesio taping Improve strength,force sense,and pain in baseball pitchers with medial epicondylitis? Clin J Sport Med,2012,22(4):327-333.

8. 余波,陈文华,王人卫,等.肌内效贴改善运动功能的临床研究现状与思考.中国运动医学杂志,2014,33(3):275-280.

9. 余波,冯能,祁奇,等.肌内效贴短期缓解膝关节骨性关节炎症状的疗效研究.中国康复医学杂志,2012,27(1):56-58.

第十三章

关节置换术在骨关节炎中的应用

全关节置换术(total joint replacement, TJR)是指采用金属、高分子聚乙烯、陶瓷等材料,根据人体关节的形态、构造及功能制成人工关节假体,通过外科技术植入人体内,代替患病关节功能,达到缓解疼痛、矫正畸形、改善关节活动度等目的,从而提高患者生活质量。其治疗效果已经得到广大患者的认同,并迅速推广,全世界尤其是中国,接受关节置换人数每年都在不断增长。目前能够开展包括髋、膝、踝、肩、肘、腕和手指关节等关节置换术。

晚期骨关节炎患者持续中重度疼痛,关节活动受限,严重影响工作及生活质量,药物等保守治疗效果不佳,X线照片显示关节间隙明显狭窄(bone on bone)等情况时往往需要接受关节置换术。关节置换术历经一个多世纪的发展,已经成为治疗关节疾病的标准手术之一,在广大关节外科医生和材料工程技术人员的共同努力下,在新材料的研发应用、假体设计、外科操作技术、并存疾病的处理及并发症控制、功能康复、术后随访、卫生经济学成本效益控制等方面做了大量卓有成效的工作,使关节置换取得了长足的进展。但是一些问题如磨损颗粒引起的骨溶解导致假体松动、脱位、感染等问题尚不能完全避免;同时随着初次置换数量的不断增加,每年因各种原因导致假体固定失败需要翻修的数量也在不断增加,对关节外科医生来说是一个挑战。

第一节 概 述

一、关节置换术的手术指征

骨关节炎导致软骨严重磨损,关节结构发生改变,通过改变生活方式、药物治疗、康复治疗、有创治疗等疼痛缓解不明显,常常影响患者生活及工作;X线照片显示关节间隙明显狭窄等情况时就需要进行关节置换术。通过植入人工关节假体,替代原有的已失去功能关节,达到缓解疼痛,矫正畸形,改善关节活动度,提高生活质量目的。如果合并关节屈曲、内外翻等畸形时,只有通过手术才能矫正畸形。关节置换术性价比非常高，一般来说，人工关节的设计寿命为 50~100 年，使用寿命 80% 可达 20 年以上。

二、关节置换术的手术时机

关节置换术是择期手术，手术时机的把握是确保患者安全和手术效果的先决条件之一，具体包括。

1. 患者全身情况　包括精神、饮食和各重要脏器功能处于最佳状态，心、肺、肝、肾脏等重要脏器功能能够满足麻醉及手术要求。

2. 体内无潜在感染病灶。

3. 皮肤及黏膜没有破损，关节部位在手术前 1~3 个月不能行穿刺、针灸及小针刀等有创治疗。

4. 关节周围主要肌肉的肌力要求在 3 级及以上，双手握力大于或等于 3 级，便于术后扶助行器行走。

三、关节置换术患者的安全性评价

安全性评价是保证良好疗效的根本前提条件，对于关节置换术尤其重要，接受该手术的患者年龄大、并存疾病多、身体功能退化，对手术打击耐受程度下降，导致手术风险增大，加强患者安全性评价不容置疑。安全性评价内容广泛，往往需要与内科医生和麻醉科医生一起对患者进行评价，基本原则包括：

(一) 骨关节炎的严重程度评估

骨关节炎患者存在中重度疼痛，关节活动受限，关节畸形，X 线显示关节间隙明显狭窄，经过其他治疗无效，影响患者生活及工作时才考虑关节置换术。同时要求患者精神状况良好、意识清楚、能合作，具有一定的自理能力、记忆能力尚可。因此，病变关节 X 线照片对 OA 病情判断尤其重要，一般不需要 CT 和 MRI 检查，只有诊断不清或者需要鉴别诊断时才考虑 CT 和 MRI 检查。

(二) 并存疾病的评估

关节置换术的目标人群为中老年患者，常合并有多种并存疾病，既往重点关注手术技巧和并发症，常常忽视对并存疾病的研究，对术前并存疾病进行分析和评估，可以增加围术期安全性。主要预评内容包括：心血管系统、呼吸系统、肾脏功能、肝脏功能、内分泌系统、血液系统、肢体血管条件、风湿免疫系统、营养状况、神经和精神状态评估及实验室评估等。

通过对患者术前并存疾病的严重程度进行评估，制订关节置换术围术期安全性等级，从而更合理科学选择手术时机，最大限度保障患者安全。围术期安全性等级包括：

1. Ⅰ级　无并存疾病、一般情况较好；

2. Ⅱ级　有并存疾病(高血压、糖尿病等)但控制良好继续用药，术前不需要特殊检查和处理；

3. Ⅲ级　有并存疾病(COPD、冠心病、心律紊乱等)、贫血、血红蛋白 10g 以上，白蛋

白 <35g,肝肾功能损害代偿期、高血压、糖尿病等,经过 1 周处理可以手术;

4. Ⅳ级　心功Ⅲ级,心肌缺血达 10%~20%,肺功损害重,中度贫血,血红蛋白 10g 以下、低蛋白血症,肝肾功能损害失代偿期等疾病,需要 1~2 个月的处理,应暂缓手术;

5. Ⅴ级　两个以上重要脏器功能严重损害;心功能Ⅲ级以上、血气分析氧分压 60 以下,电解质紊乱、肺功重度损害,难以手术。

手术安全性包括:

1. 安全手术　无并存疾病或并存疾病控制状态;

2. 延期手术　合并有多项并存疾病;或并存疾病症状较重、需要进行内科或他科处理;

3. 禁忌手术　合并有严重并存疾病,经治疗后症状无明显缓解,围术期可能加重或恶化。

四、关节置换术的功能康复

关节置换术是功能重建手术,获得一个无痛、稳定及功能良好的关节是手术的治疗目标,也是患者及医护人员的愿望。选择合适的患者、精良的手术技术、高品质的关节假体、积极的功能康复是保证手术取得满意效果的必要条件。因此,手术结束并不意味着治疗的终结,积极的功能康复是确保关节置换术取得良好效果的重要因素。它要求关节外科医生与康复科医生及康复治疗师开展多学科交叉合作,以患者为中心,围绕治疗目标开展协作。关节置换术病房应该配备指导关节功能康复的专业治疗师,便于指导患者术前功能锻炼和术后功能康复,术后患者病情稳定后转到康复中心进一步实施功能康复。

(一)术前功能锻炼

术前功能锻炼的核心是关节周围主要肌肉的肌力训练,尽可能使其达到 3 级及以上肌力,便于术后尽早下地行走和带动关节活动度锻炼。髋关节主要练习臀中肌,膝关节主要练习股四头肌,肩关节主要练习三角肌,肘关节主要练习肱二头肌和肱三头肌肌力。

(二)术后功能康复

关节置换术后,功能康复的主要核心内容包括关节活动度的锻炼及关节周围肌力训练。一个关节的活动范围由关节活动度和支配关节活动的肌力决定,鼓励患者主动锻炼,对关节活动度达不到标准的患者,需要被动锻炼,必要时在麻醉下手法松解。各关节术后康复措施见具体章节。

五、关节置换术患者的随访及效果评价

不同于一般的内植物手术,人工关节植入人体后行使关节运动和负重等功能,人工关节的材料、设计、患者的职业和使用习惯、医生的手术技巧等都影响其长期疗效,因此关节置换术后的长期随访显得尤为重要。Murray 等研究显示,与经常性得到随访的患者相比较,髋关节置换术后失访患者无论是主观满意度,还是关节疼痛缓解和关节活动度,以及影像学表现都明显地比对照组差。通过常规随访对关节的功能状态进行系统评估,对于疗效的分析和术后康复指导具有非常重要的意义,随访也便于尽早发现问题从而避免由这些问题引发的更复杂和昂贵的处理,例如聚乙烯的磨损、骨溶解和假体松动等等。

（一）随访时限和临床随访方法

1. 随访时限　一般来讲，关节置换术后，患者术后3周、6周、3月、6月、12月回医院进行随访，术后12月以后每年回医院随访一次，每一次随访包括患者主诉、体格检查、X线照片、关节功能评分以及指导患者功能康复等内容。

2. 临床随访方法　由于绝大多数接受人工关节置换手术的患者年龄较大，行动不便，加上中国幅员宽广，一些地区交通和信息不方便；关节置换术后患者关节疼痛缓解和关节活动度比术前明显好转，他们认为没有必要到医院去随访，往往人工关节出现问题才又到医院随访复查；由于没有转诊和预约制度，大医院挂号非常困难，X线照片等待时间长；医疗保险覆盖人群少，门诊不能报销等因素制约了我国关节置换术后患者的随访，导致门诊随访率低。同我国一样，如何提高有效随访率，也是世界各国正在探索的课题，例如除了门诊随访外，还可以借助书信、微信、短信和互联网进行随访和失访患者的定位。

（1）门诊随访：门诊随访不但能够指导患者功能康复和进行关节功能评估，还可以通过X线照片等检查，了解假体位置和聚乙烯磨损以及假体周围骨密度改变情况，从而比较全面地评估关节功能情况，为进一步的临床治疗提供依据。因此，门诊随访应成为关节置换患者的主要随访方法，术后一定时间要求所有患者必须回医院随访复查。要提高门诊随访率和随访质量应该通过以下方面多做工作。

重视宣传教育。通过门诊、术前谈话和术后住院期间与患者和家属接触机会进行宣传教育，让患者和家属明白术后定期随访是关节置换术后必须做到的，通过随访有助于改进关节功能，尽早发现潜在问题，延长人工关节的寿命，从而使患者以主动积极的态度对待临床随访。

改进临床路径。在患者出院证上注明随访时间和地点，通过专科随访门诊进行随访，随访门诊设置导医，对于随访患者不要求提前挂号，缩短随访患者等待X线照片检查时间等从而减少患者来医院随访复查的顾虑，提高随访率。

制订严格的随访计划和随访内容。参考国外有关标准，制订关节置换术后患者随访计划和随访内容，形成比较详细和可操作性的随访量表，包括关节功能的评定和关节正侧位X线照片。为了使随访资料完整、有效，应将每位患者的随访资料录入计算机系统，建立医院人工关节登记档案，条件成熟时我国应该建立全国人工关节登记系统。

（2）书信和互联网进行随访：书信和互联网随访是门诊随访的重要补充。书信和互联网随访的优点是经济、方便和客观。患者可以在当地通过填写随访量表，包括关节功能评分表，将其邮寄或发电子邮件给随访医生，完成临床随访。随着数码相机和网络的普及，患者在当地医院拍摄的X线照片经过数码相机处理后也可以通过互联网传回随访医生，医生根据患者填写的表格和当地医院拍摄的X线照片进行关节功能评价，粗略地了解患者关节置换术后的功能康复情况。对于那些由于种种原因不能回医院进行随访的患者，定期的书信和互联网随访是提高随访率的一种重要方式，也是加强与患者沟通和保持练习的一个重要渠道。书信和互联网随访评定的准确性与填表人的文化水平有很大关系，如果填表人不能正确理解项目的内容，结论就不可靠。因此，设计合理和通俗易懂的随访量表有助于提高书信和互联网随访的准确性。

（二）数字化管理在随访中的应用

关节置换术后随访工作是一个长期和连续性的工作,过程较为复杂,涉及病史采集和手术记录、患者临床关节功能的评定和影像学资料的读取。如何对这些浩繁、复杂的数据进行分类整理,以便于存储和检索,使其成为有用的医学信息一直困扰着我们。

计算机技术的发展,为我们提供了对关节置换术后随访数据进行数字化管理的条件。一般而言,关节置换术后随访系统包括病历手术模块、关节功能模块和影像学资料模块。病历手术模块包括病史和临床体格检查记录,以及手术记录和术中照相;关节功能模块包括关节功能评分和关节功能检查照相及录像资料等;影像学资料模块包括各个阶段的影像学资料。不同模块之间应该互动和兼容,方便数据录入、整理和检索。

目前几乎所有发达国家都建立了人工关节登记系统,便于比较不同假体、不同患者以及不同手术医生的治疗结果,其中最为著名的是瑞典国家髋关节登记系统(the Swedish national hip arthroplasty register),该系统始于1979年,其宗旨是致力于改善髋关节置换术后的疗效,目前有80家医院向该登记系统提供数据,每年大约有12 000例髋关节置换术后患者的资料进入该系统,该登记系统共计有二十多万接受髋关节置换患者的资料。登记系统日常管理由瑞典Sahlgrenska大学医院骨科负责,病例报告或信息反馈可通过专门站点(www.jru.orthop.gu.se)高效进行。瑞典国家髋关节登记系统在假体评价、减少关节翻修以及假体效价比较等方面收到了非常显著的效果。登录网址:www.efort.org/e/05/01-50-02.asp可了解相关情况。

（三）效果评价

1. 患者主观评价　关节置换术后患者对治疗效果的主观评价包括:疼痛缓解程度,畸形矫正程度,对日常生活影响的改善程度,患者满意度等。

2. 全身健康状况评分　接受人工髋、膝关节置换的患者常常是多关节受累,同时伴有一些合并症,合并症对关节活动度等功能情况都有影响,有时候甚至是决定患者和医生是否接受手术的关键因素。在对患者手术前后进行评价时忽略患者整体状态,只是孤立地评估手术关节的功能情况,就可能影响对结果的分析和判断。

用于全身健康状况评分最常见的是SF-36/SF-12评分。SF-36/SF-12的英语名称为the medical outcomes study short form 36/12(SF-36/SF-12),此评分系统用于对患者包括心理状态的全身情况进行评价。它是一种患者自我评价系统,患者自我评价后回答问题,可以用于邮寄及电话等问卷调查,不但可以节约人力,而且避免了来自于调查者的偏倚。

SF-36问卷设计复杂、问题较多,部分患者感到迷惑,使用起来并不是很方便。在SF-36评分基础上进行修正而形成的SF-12评分,相对简单,患者易于回答,更能够保证结果的准确性,现在越来越多的医生倾向于使用SF-12。

SF-12设计的问题涉及患者生理、精神、心理状态对其工作、日常生活及社会活动的影响,将患者作为一个整体纳入社会中,评价疾病和手术等治疗因素对其生理和心理的影响。在问题设计方面,既有影响程度的范畴,又有影响持续时间的概念,不但评价患者目前身体健康状态,又考虑到较早时间的情况。从生理和心理两方面进行比较,评价结果灵敏性高,重复性好,是由患者自己评价,避免了来自于调查者的偏倚,因此SF-12是一个较理想的用于人工髋、膝关节置换患者全身状态的评价系统。唯一不方便之处是必须进行网上注册,而且每次都必须登陆 SF-12 主页才能完成结果分析。

使用 SF-36 和 SF-12 需要向版权拥有者购买版权,如果用于临床和教学,可以从网上免费注册,获得使用许可。网址是:www.sf-36/sf-12.com。

3. WOMAC 骨关节炎评分 WOMAC(The western ontario and McMaster University osteoarthritis index,WOMAC),它是一个自我评价系统,用于骨关节炎患者自己评价髋、膝关节的功能状态。该评分有效、可靠、灵敏、简单,常常在 5 分钟内即能完成,国际上越来越多骨科和康复科医生选择使用 WOMAC 评分。WOMAC 评分从疼痛、关节僵硬程度和身体功能 3 大方面进行自我评价,其中关于疼痛 5 个问题,关节僵硬程度 2 个问题,生理功能 17 个问题,共有24 个问题,每一问题分没有、轻度、中度、严重和极其严重 5 个选项,选择从没有至极其严重分别计算 4~0 分,每一级别相差 1 分,总分为 96 分,将评分除以 96 乘以 100 得到最终评分,其范围为 0(最差)~100(最好),报告结果使用最终评分。登录网址:www.womac.org 可了解其详细情况。

Soderman 等研究表明,WOMAC 和 Harris 髋关节评分一样有效、可靠。其最大的优点在于患者自己对髋、膝功能进行评价,避免了由不同调查者评价引起的差异,同时也便于对患者进行信件和电话等随访,尤其适合我国很多术后不愿意再回到医院复诊的患者。但是WOMAC 评分缺少了关节活动度这一项目,另外,它只针对骨关节炎患者,并不能覆盖所有接受人工关节置换者。使用 WOMAC 骨关节炎指数需要向版权拥有者购买版权,如果用于临床和教学,可以从网上免费注册,获得使用许可。

相比较而言,无论是国际上还是国内,Harris 髋关节评分比 WOMAC 评分要应用得广泛,国内骨科医生对 Harris 髋关节评分更熟悉,所以对人工髋关节置换患者,首先还是选择Harris 髋关节评分,容易掌握和便于国内外交流,WOMAC 评分可以作为 Harris 髋关节评分的补充。

4. 各关节功能量表

(1) Harris 髋关节评分:自从 1969 年 Harris 髋关节评分(Harris hip score)发表后,以其为代表的百分制评分法越来越流行,它迅速被全世界广大骨科医生所接受,从而成为最常用的髋关节功能评分。Harris 髋关节评分最大分值100分,分为 4 大项目:疼痛(44 分)、功能(47 分)、畸形程度(4 分)和活动度(5 分)。从分数分配比例上可以看出,Harris 评分重视疼痛和关节功能的变化,而关节活动的权重很小,一方面它符合人工关节置换手术的目的:消除疼痛、改善功能和矫正畸形;另一方面,避免了关节活动度的测量结果因测量者不同而差异较大影响准确性,权重过大会使评分结果重复性差,从而较好地克服了由调查者带来的偏移。实践中一般采用疼痛、功能和关节活动的总分进行比较,也可以将疼痛评分单独列出,分别对疼痛评分和总分进行比较。

Harris 髋关节评分对髋关节功能评定敏感、重复性好,国际上和国内大部分骨科医生都在使用这一评分系统。但是 Harris 评分的记分算法复杂,尤其是关节活动度的计算。

(2) HSS 膝关节评分:特种外科医院膝关节评分(the hospital for special surgery knee rating score,HSS score)简称 HSS 膝关节评分,最大分值为 100 分,分为 6 个不同项目:疼痛(30 分),功能(22 分),关节活动度(22 分),肌肉力量(10 分),膝关节屈曲畸形(10 分)和稳定性(10 分)。减分项目为助行工具、伸膝缺失和内外翻畸形,助行工具最多减 3 分,伸膝缺失最多减5分,每5°内外翻畸形减1分。总分>85为优,70~84分为好,60~69分为一般,<60分为差。

(3) AKS评分:1989年发表的美国膝关节学会临床评价系统,简称美国膝关节学会评分(American knee society score,AKS score)。AKS评分分为膝关节评分和功能评分两部分,每一部分总分为100分,关节评分反映关节本身状态,而功能评分反映患者行走和上楼梯的能力。

AKS关节评分部分包括疼痛(50分)、活动度(25分)和稳定性(25分),减分项目为屈曲挛缩、伸膝缺失和对线;功能评分部分是对行走(50分)和上下楼能力(50分)进行评估,减分项目为使用手杖或拐杖。AKS评分准确、容易使用,而且重点考察患者膝关节功能。AKS功能评分具有很好的重复性,然而相比较而言,关节评分重复性稍差一些。与HSS膝关节功能评分一样,AKS评分没有考虑患者服用止痛药对疼痛的影响,同时没有考虑到诱发疼痛的方式。与HSS膝关节功能评分不同,AKS评分没有建议将不同分值定义为"优"、"好"、"一般"和"差"。

(4) 国际上针对肩、肘和踝关节置换术效果评价也制定了相应的评分系统,例如:美国肩肘协会肩关节评分(society of the American shoulder and elbow surgery rating scale),美国特种外科医院(HSS)肘关节评分,Mayo肘关节功能评分表等。

5. 影像学评价 关节置换术影像学评价非常重要,术后出院前的影像学评价主要包括关节假体的初始位置,下肢长度和力线的判断,假体与骨的固定程度及假体初始稳定性等;术后定期影像学主要用于监测假体位置、假体稳定性、假体有无松动、假体周围有无感染、有无骨溶解等,为及时干预和翻修提供预警,避免大量骨丢失所致的翻修困难。

六、关节置换术常见并发症预防及处理

关节置换术的并发症包括患者原有并存疾病的加重、术中及术后各系统新的疾病或功能异常、手术和人工关节导致的并发症等。关节置换术局部和全身并发症的发生率在2%~5%左右,仔细的术前准备、合适的麻醉方式和仔细规范的手术操作,将有助于预防围手术期和术后并发症的发生。如果能够及时发现和诊断并发症,采取及时有效的治疗,关节置换术的并发症往往会取得较好的治疗结果。

常见的并发症包括:切口愈合不良、感染、关节脱位、下肢深静脉血栓形成和肺栓塞、神经血管损伤、假体周围骨折、异位骨化等,本文仅就关节置换术在功能康复过程中常见并发症进行叙述,其他可以参见相关专业书籍。

(一) 切口愈合不良

关节部位多次手术使患者容易发生切口愈合不良,应沿原切口入路,并切除原切口瘢痕组织,不要在平行原切口旁重新做切口,容易造成局部皮肤血供不足发生坏死。在膝关节手术时,应避免外侧皮瓣,这一区域血管间侧支循环较差。

(二) 感染

感染是关节置换术后灾难性的并发症,是关节置换术后假体失败、翻修的主要原因之一,不仅严重损害关节功能甚至威胁患者的肢体或生命安全。随着关节置换技术的技术进

步和手术室设施的改善,感染的发生率已大大降低。初次关节置换术感染发生率 0.4%~1%,翻修术发生率为 3.5% 左右。

关节置换术后疼痛不缓解,或者是疼痛消失及缓解后又出现疼痛及疼痛加重均需要排除感染可能。关节置换术后感染疼痛往往较剧烈,夜间痛和活动性疼痛,常伴有关节部位肿胀和软组织压痛。发热并不多见(5% 左右)。部分患者可有切口渗液或皮肤窦道。

诊断关节置换术后感染的主要手段包括:关节疼痛、关节部位肿胀、软组织压痛及活动受限、血沉加快、C 反应蛋白升高、关节液细菌培养、X 线检查可发现假体周围存在骨破坏、同位素骨显像(ECT)核素浓集等等。接受关节置换术患者出现关节部位疼痛情况时,一定要叮嘱患者到手术医生门诊就诊,排除感染。

关节置换术后感染以手术治疗为主,非手术治疗仅适用于不能耐受手术者。早期感染假体未松动者,可采用关节镜或开放手术扩创、抗感染和关节腔冲洗引流,同时更换不直接与宿主骨接触固定的关节部件如股骨头、髋、膝、肩、肘、踝关节内衬。能否成功治疗感染与发生感染时间、致病菌类型密切相关。时间较久的感染或晚期感染,可选择一期或二期翻修手术。一期翻修手术是将感染病症清除及翻修手术同期完成;二期翻修手术包括先进行感染病症清除和植入抗菌药物骨水泥临时假体,术后抗感染治疗至少 8~12 周,如果感染治愈则实施翻修手术。

(三) 早期不稳和脱位

早期不稳是指关节置换术后 3 个月内出现关节脱位。初次全髋关节置换术后脱位发生率在 1%~4% 之间,翻修术后脱位发生率在 5%~30% 不等。随着全髋关节置换手术操作技术的不断完善成熟、微创技术的应用、修复关键解剖结构、大直径股骨头的应用、增加股骨柄偏心距以及加强术后康复,反复脱位造成全髋关节置换术后翻修,已位列所有引起翻修原因的第三位。

关节置换术后脱位的原因主要包括:假体位置不良、假体撞击、肢体长度恢复不好、关节周围肌肉无力和软组织张力不足(例如臀中肌无力导致髋关节脱位,股四头肌无力导致膝关节脱位)、手术部位关节多次手术史。另外一个重要原因是患者术后依从性差、康复锻炼不规范,将关节置于危险的和易于脱位的位置,脱位复位后不能坚持关节制动以利于关节囊瘢痕修复,髋关节置换术后脱位最常见的原因就是患者常常将髋关节置于屈曲、内收和内旋位。因此对髋关节置换术后患者进行功能指导时,要教会患者避免将肢体放置在危险位置,尤其是术后 3 月以内。

关节置换术后脱位患者,常常出现剧烈疼痛、关节弹性固定及活动障碍、肢体短缩及畸形、X 线检查关节假体位置异常。关节置换术后发生脱位,首先应该在麻醉下采取闭合复位,关节置于安全位置制动至少 6~8 周,同时结合物理治疗和职业教育治疗,避免发生再脱位。如果关节内有软组织嵌入或反复脱位,则需要手术治疗,通常需要调整关节假体位置。反复脱位患者,则需要重新安放限制性关节假体。

(四) 下肢深静脉血栓形成及肺栓塞

接受关节置换术患者年龄偏大,手术时间较长,存在静脉瘀滞、血管内膜损伤及血液高凝状态,是下肢深静脉血栓形成的高危人群。关节置换术后下肢深静脉血栓形成(deep vein thrombosis,DVT)发生率,国外报道为45%~54%,国内报道为40%~53.8%。近端深静脉血栓是肺栓塞栓子的主要来源,肺栓塞是关节置换术后患者再次入院最常见的原因,也是关节置换术后早期患者死亡的主要原因。常常导致医疗纠纷。

DVT通常发生在术后1~15天,高峰期多在术后1~3天。位于腘静脉或胫静脉以上者称为近端深静脉血栓,胫静脉以下的小腿腓肠肌静脉称为远端深静脉血栓。深静脉血栓形成后,大部分患者症状轻微甚至无明显临床症状,少数患者出现疼痛、腓肠肌或大腿肌肉的压痛,单侧小腿水肿、低热、脉搏加快。但这些症状常被手术后的外伤型反应性伤口疼痛所掩盖,极易漏诊。

临床检查可出现Homans征阳性,即将患者踝关节急剧背屈,腓肠肌和比目鱼肌迅速拉长,可以激发血栓引起的炎症性疼痛,主要检查深静脉。仅仅依据病史和查体对深静脉血栓形成作出诊断十分不可靠,临床漏诊率达50%~90%,准确率不足50%。还需要借助多普勒超声、静脉造影、核素静脉造影等帮助诊断。

除了术中操作轻柔,减少关节脱位和复位次数,避免拉钩压迫血管,避免电刀和骨水泥灼伤血管,还要从以下方面进行预防。

1. 一般预防　关节置换术前教会患者进行股四头肌等长收缩、足踝背伸和跖屈,术后麻醉清醒后即开始上述动作,以促进静脉回流、避免静脉瘀滞,从而减少下肢深静脉血栓形成。术后积极的功能康复包括早期关节伸屈活动,扶拐下地负重行走也是促进静脉回流的重要手段。目前绝大多数患者,在髋、膝和踝关节置换术后第一天都可以扶拐下地负重行走,大大减少了DVT发生。

2. 机械性预防　包括穿有压力阶梯的长腿弹力袜、下肢静脉泵等措施,促进小腿深静脉回流,避免静脉血流淤滞。

3. 药物预防　包括华法林、低分子肝素、X因子阻断剂、干扰血小板活性和凝血因子的产生等药物。法华林,术前晚5mg,术后每日2.5mg,10~14天,需要每周监测INR比例,控制在2~2.5。目前应用最广泛的是低分子肝素和X因子阻断剂。低分子肝素抗Xa和抗凝血酶Ⅲa作用是普通肝素2倍,半衰期4小时,不干扰血小板的功能和血管的通透性,不需监测APTT、PT,术前12小时或术后12~24小时用常规剂量,术后4~6小时予以常规剂量的一半,次日增加至常规剂量,使用至术后7~14天。X因子阻断剂是一种新型的预防DVT发生药物,无个体差异,不需监测APTT、PT,术后12小时左右给药,根据患者情况可使用至术后14~35天。

下肢深静脉血栓形成治疗包括:①一般性处理:包括抬高患肢、卧床休息10天左右,尽量减少活动以免栓子脱落造成肺栓塞。急性期予以镇静、止痛,应用交感神经组织要以解除血管痉挛、改善肢体血运为目的。②抗凝治疗:是治疗深静脉血栓形成最重要的治疗措施,虽然抗凝治疗不能溶解已经形成的血栓,但可以通过延长凝血时间来预防血栓的延长和复发,利于促进血栓的自体消落。抗凝治疗主要使用低分子肝素,根据患者的体重确定剂量,每日用药两次,持续10~14天,后根据病情调整剂量和疗程。③溶栓治疗:常用溶栓药有链激酶和尿激酶。二者都是纤维蛋白溶解系统的激活剂,使纤维蛋白原转变成为纤维蛋白酶,后者具溶栓作用。

第二节 膝关节置换术在膝骨关节炎中的应用

一、定义

(一) 膝关节骨关节炎

膝骨关节炎,是指由于膝关节软骨变性、磨损和关节边缘骨赘增生引起的一种慢性骨关节疾患,常常表现为关节疼痛、僵硬及肿胀。本病多发生于中老年人,也可发生于青年人;常常双侧发病,也可单侧发病。X 线主要表现:关节软骨下骨硬化或者囊性变,关节间隙变窄,以及关节边缘骨赘形成(图 13-1)。手术主要发现:关节软骨表面毛糙不光滑,软骨缺损,软骨下骨暴露硬化呈象牙骨改变,关节边缘骨赘形成,部分患者出现滑膜水肿和增生。

显示内侧胫骨关节间隙变窄,股骨髁及胫骨平台软骨下骨硬化,关节边缘骨赘增生,呈晚期骨关节炎改变(K-L 分级 4 级)

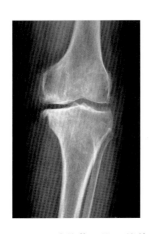

图 13-1 膝关节正位 X 线片

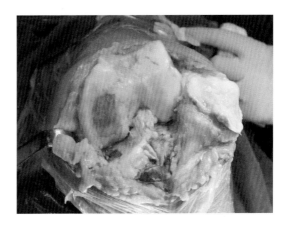

图 13-2 膝关节大体图

显示股骨髁、胫骨平台及股骨滑车关节软骨磨损,软骨下骨硬化,关节边缘骨赘增生,呈晚期骨关节炎改变。

(二) 膝关节置换术

膝关节置换术是一种人工关节置换外科手术,是指切除机体已无法自行修复的关节面,用人工关节部件替代损坏的关节,恢复膝关节功能的一种治疗方法。以期达到缓解关节疼痛,矫正关节畸形,恢复下肢力线,改善关节活动度,提高生活质量的目的。在欧美发达国家,膝关节置换术已是最常见的手术之一,最近几年在我国呈现快速发展趋势。

(三) 膝关节置换术手术指征

膝骨关节炎导致关节软骨磨损及骨结构发生改变后,通过改变生活方式、理疗、药物治疗及康复治疗疼痛缓解不明显,常常影响患者生活及工作,尤其是合并膝关节屈曲、内外翻等畸形时,保守治疗往往效果不佳就需要进行膝关节置换手术,达到缓解疼痛,矫正畸形,改善关节活动度,提高生活质量的目的。人工膝关节,是人们为挽救已失去功能的关节而设计的一种人工器官,其性价比非常高,一般来说,人工膝关节的设计寿命为 50~100 年,使用寿命 80% 可达 20 年以上。

(四) 膝关节置换术基本方法

1. 切除关节内病变的滑膜和部分髌下脂肪垫和髌上囊脂肪组织,切除破坏的关节软骨及软骨下骨,完成股骨远端骨、胫骨近端及髌骨内侧面截骨,达到适应安装人工膝关节假体的几何形状。

2. 选择合适型号的人工膝关节假体,安装胫骨部件、股骨部件、髌骨部件,用骨水泥

3. 安装内衬,复位,关闭术口,手术结束。

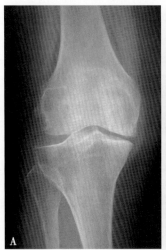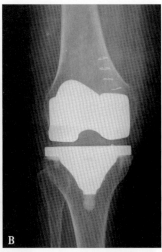

图 13-3　右膝骨关节炎膝关节置换术前后正位 X 线片

A. 术前;B. 术后

(五) 全膝关节置换术禁忌证

1. 膝关节周围肌肉瘫痪,或神经性疾病导致的肌无力。

2. 急性或慢性感染性疾病、活动性结核感染、出血性疾病。

3. 严重骨质疏松、关节不稳、严重肌力减退、纤维性或骨性融合并不是手术绝对禁忌证。

4. 接受膝关节置换术患者双手握力小于 3 级,术后不能扶助行器行走。

5. 膝关节已长时间融合于功能位,没有疼痛和畸形等症状是否行全膝关节置换术存在争议。

二、分类

(一) 手术方式

根据患者关节损害部位及严重程度,可以采取全膝关节置换术、膝关节单髁置换术、膝

髌股关节置换术及膝关节翻修术等。

1. 全膝关节置换术　全膝关节置换术要置换股骨和胫骨侧关节面,主要适用于包括内外侧胫股关节及髌股关节间室在内的至少两个间室严重病变患者,一般由置换的股骨金属面和聚乙烯内衬构成摩擦界面,髌骨关节面是否置换都包含在全膝关节置换术范畴,目前对是否置换髌骨关节面存在争议。

2. 膝关节单髁置换术　膝关节单髁置换术包括单纯置换股骨内侧髁和内侧胫骨平台,或者仅仅置换股骨外侧髁和外侧胫骨平台,适用于膝关节内侧胫股间室或外侧胫股间室损害明显,而其他两个间室无明显损害患者。膝关节内侧单髁置换术要比外侧单髁置换术普遍。

膝关节单髁置换治疗膝关节单间室关节炎已有 30 多年的历史,早期由于失败率较高而弃用。其优点在于保留膝骨关节正常结构和活动状态,术后康复时间短。近年来随着微创技术的应用,以及手术操作技术的成熟、假体设计和手术器械的改进,膝关节单髁置换近年来逐渐增多。因为单髁置换提高假体生存率和手术创伤小,对关节结构破坏小。从目前 10年左右临床报道结果来看,单髁置换可以有效地缓解疼痛、改善关节功能和持久的假体生存率。Radke 报道其对照研究结果显示,单髁置换的短期临床效果要优于全膝置换。但长期生存率和临床效果较全膝置换尚需进一步观察。假体失败翻修不会造成过多的骨缺损,而且翻修全膝表面置换术后不会增加 TKA 的失败率。

单髁置换的手术适应证包括非类风湿性关节炎且不伴随严重畸形的膝关节单间室退变,年轻、活动量相对较大的单间室膝关节疾病。

3. 膝髌股关节置换术　髌股关节置换术置换股骨滑车和髌骨关节面,适用于膝关节髌股关节面损害明显,而内外胫股间室无明显损害患者。其远期效果值得商议。

(二) 固定方式

膝关节置换中假体绝大多数采用骨水泥固定。在美国,非骨水泥固定型膝关节置换只占全部膝关节置换数量的 17%。瑞典关节置换登记系统最近公布的数据显示,非骨水泥固定型全膝关节置换数量在过去的十余年明显减少,减少的原因被认为是采用骨水泥固定技术时,骨水泥可以加入抗菌药物。而近年来,随着膝关节假体表面改性和羟基磷灰石喷涂利于新骨长入形成微交锁等新技术及新材料应用,非水泥型膝关节假体再次引起人们的兴趣。

使用螺钉加强固定非骨水泥胫骨假体,常引起骨溶解和假体松动,导致非骨水泥假体固定早期失败,因此在非骨水泥膝关节假体固定中应避免应用螺钉固定,以降低发生骨溶解、假体松动几率。年轻及骨质条件较好的患者可选用非骨水泥固定。

(三) 假体

膝关节假体主要包括:全膝关节假体、单髁关节假体和铰链式膝关节假体等。全膝关节假体是临床中应用最多的一种,假体部件包括股骨、胫骨假体和耐磨的高分子聚乙烯垫片三部分组成,多使用骨水泥分别固定在股骨和胫骨上,可分为保留或不保留交叉韧带类型,利用膝关节周围的肌肉韧带等软组织进行覆盖和连接,完成功能。膝关节假体的金属部件成分为钴铬钼合金和钛合金,非金属部分为聚乙烯。

三、膝关节置换术注意事项及功能康复

(一) 原则

1. 术前指导患者进行股四头肌收缩锻炼,股四头肌最好达到 3 级及以上肌力再实施膝关节置换术,便于术后患者尽早下地行走和进行关节伸屈锻炼,减少卧床并发症。

2. 术后进行股四头肌等长收缩、足踝背伸和跖屈,麻醉清醒后即开始上述动作以促进静脉回流,避免静脉瘀滞,从而减少下肢深静脉血栓形成。术后积极的功能康复包括早期关节伸屈活动,扶拐下地负重行走也是促进静脉回流的重要手段。目前绝大多数患者,在手术当天麻醉清晰后可以下地站立及扶拐下地负重行走。

3. 功能康复以主动锻炼为主,包括伸膝和屈膝功能锻炼,每小时 20 次,每次持续 20 秒。下地行走避免跛行步态,逐渐增加行走距离,下床 2 小时活动后应床上练习膝关节屈伸功能锻炼,适当抬高下肢,减少小腿体位性水肿。个别患者术前膝关节僵硬,术后需要借助 CPM 辅助被动锻炼膝关节活动度。

4. 锻炼应该从小量开始逐渐递增,根据锻炼后及次日的反应(全身状态、疲劳程度、膝关节局部肿胀和疼痛等)增减运动量,配合局部冷敷、理疗、使用非甾体类消炎镇痛药物缓解局部肿胀和疼痛。增加膝关节活动度和增加肌力的锻炼相结合,应继续维持长期的锻炼。

5. 膝关节置换术是人体疼痛程度最重的手术之一,术后良好的疼痛控制是保证功能康复的前提条件,需要超前镇痛、多模式镇痛和个体化镇痛。

(二) 具体康复措施

1. 切口观察及保护 膝关节置换术后康复锻炼应注意保护伤口,避免污染,如伤口暴露应马上消毒更换敷料。手术当天切口持续冰敷,第一天后间断 TDP 灯照射以减少关节部位手术创伤反应引起的肿胀及疼痛。功能锻炼后应观察切口疼痛和肿胀情况,如果出现异常情况需要请手术医生协助处理。

2. 功能康复具体措施

(1) 手术当天:麻醉清醒后即开始股四头肌等长收缩,足踝背伸和跖屈,促进静脉回流,避免静脉瘀滞,从而减少下肢深静脉血栓形成。目前绝大多数患者在手术当天麻醉清晰后可以下地站立及扶拐下地负重行走。注意观察肢体血循环及感觉和运动功能。

(2) 术后第 1~3 天:患者已经去除引流管及尿管,可以比较自如的进行床上和下地功能锻炼。白天足跟垫高及夜间带膝关节伸直支具,使膝关节处于伸直位以防日后膝关节屈曲挛缩,一般应持续使用 6~8 周。应将小腿略垫高,以促进下肢血液回流,预防深静脉血栓形成。

1) 主动功能康复:①主动练习抬腿、股四头肌等长收缩,卧位屈曲膝关节以及床旁主动屈曲膝关节,每个动作持续 10~20 秒,每小时每个动作

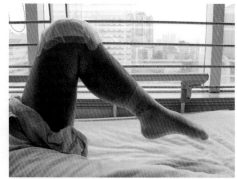

图 13-4 膝关节置换术主动屈曲膝关节锻炼

20 次左右;②足用力做踝背伸(上勾)和踝趾屈下踩的动作,以及健膝屈曲,患膝充分伸直做伸膝(压床)动作,每 2 小时 1 组,每组 20~30 次,每次持续 7~14 秒;③下地扶助行器行走,要求抬腿和屈髋及屈膝,患肢完全负重行走,减少下肢重力性肿胀。

2) 被动功能康复:①被动屈曲膝关节,保持屈髋超过 90° 松弛股四头肌腱,扶住小腿别动屈曲膝关节,主要针对主动屈曲功能不能超过 90° 的患者;②借助 CPM 辅助被动锻炼膝关节活动度,活动范围从 30° 开始逐渐增加,主要适用于术前膝关节僵直患者。

3) 功能康复目标:①膝关节主动或者被动屈曲超过 90°,术前无明显屈曲畸形患者主动伸直接近 0;②能较好的扶助行器负重行走;③膝关节和小腿无明显肿胀;④患肢大腿、小腿肌肉能够协调用力做出肌肉舒缩动作。

(3) 术后第 4~7 天:继续执行术后第 1~3 天功能康复内容,大部分患者可以达到出院标准,即主动屈膝超过 100°,主动伸直接近 0,能较好的扶助行器负重行走,膝关节和小腿无明显肿胀,能适应坐凳和站立状态。

(4) 术后第 8~14 天:回家或到康复中心继续功能康复,达到或接近膝关节主动或被动屈膝 110°;能主动有力地屈伸膝关节,可自己穿鞋袜;完全自主负重行走。

(5) 术后第 15~30 天:完成术后第一次门诊随访,评价疼痛程度和功能情况,切口拆线。可开始扶栏杆做下蹲练习,蹲下后坚持 5~7 秒,每天 3~4 组,每组 20~30 次,逐渐增加下蹲程度。同时每日扶双拐行走练习,每天练习 4 次,每次 20~30 分钟。

(6) 术后第 1~3 月:完成术后第 2~3 次门诊随访,评价功能恢复情况。继续练习平路行走(使用拐杖或者不使用)、屈膝坐位起立、上下楼梯,每天各做 3 组,每组动作 30 次左右,活动时间约 15 分钟,并可在康复师指导下行器械练习,如水中行走练习,跑步机上行走练习,静态自行车练习,负重伸膝练习等,锻炼后应行肌肉按摩放松练习,持续 5~10 分钟。所有练习以不过度疲劳为度,既不能怕疼又需避免暴力,任何时候出现剧烈疼痛或异常响声均应立即停止练习,并及时到医院拍片复查。

术后 3 月要达到膝关节屈伸活动自如,并且有一定的力量和柔韧性,正常行走,可不需辅助自主上、下楼梯,达到或者接近正常生活。

(7) 术后第 3~12 月:患者达到或者接近正常生活,从事户外活动如旅游或体力工作,以及家务劳动。重返工作岗位。

第三节 髋关节置换术在髋骨关节炎中的应用

髋关节置换术是一种人工关节置换外科手术,是指切除机体已无法自行修复的关节面,用人工关节部件替代损坏的关节,恢复髋关节功能的一种治疗方法。以期达到缓解关节疼痛,矫正关节畸形,恢复下肢长度,改善关节活动度,提高生活质量的目的。在欧美发达国家,髋关节置换术已是最常见的手术之一,最近几年在我国呈现快速发展趋势。

一、髋关节置换术手术适应证

髋骨关节炎导致关节软骨磨损及骨结构发生改变后,通过改变生活方式、理疗、药物治疗及康复治疗疼痛缓解不明显,常常影响患者生活及工作,保守治疗效果不佳就需要进行髋关节置换手术。达到缓解疼痛、矫正畸形、改善关节活动度、提高生活质量的目的。

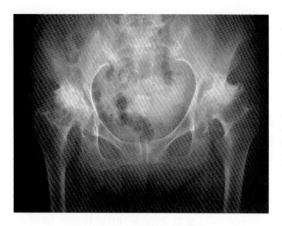

图 13-5　骨盆正位 X 线片

双髋发育不良,右髋关节间隙狭窄,软骨下骨硬化,髋臼内侧壁骨赘增生,呈晚期骨关节炎改变

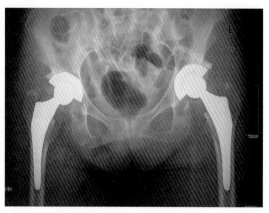

图 13-6 骨盆正位 X 线片,右髋关节置换术后(与图 13-5 为同一患者)

二、髋关节置换术禁忌证

1. 髋关节周围肌肉瘫痪,或神经性疾病导致的肌无力。

2. 急性或慢性感染性疾病、活动性结核感染、出血性疾病。

三、手术方式

骨关节炎患者由于髋臼及股骨头软骨磨损,应进行全髋关节置换术,置换部件包括髋臼和股骨头,由人工关节髋臼内衬及股骨头构成摩擦界面。目前人工关节假体固定方式有骨水泥固定和非骨水泥固定(生物固定)两种。

(一) 骨水泥(PMMA)固定

骨水泥是一种化学聚合制剂,其单体是甲基丙烯酸甲酯,聚合后成为聚甲基丙烯酸甲酯高分子聚合物,其弹性模量界于松质骨与金属之间,有助于人工关节骨内部分的稳定性。骨水泥固定是指将关节假体通过骨水泥与宿主骨进行固定,但骨水泥并不是黏合剂,它对假体的固定作用是通过大块充填和微观的机械绞锁实现,其显著的特点是假体可以获得即刻的固定。

成功的骨水泥固定取决于骨水泥应用技术,骨水泥的应用技术已从 20 世纪 70 年代的第一代发展到现在的第三代,它是根据股骨柄假体的骨水泥固定技术发展中的技术含量划分的。第一代骨水泥技术,又称指压法。将骨水泥调至面团期时,术者用手指将骨水泥塞入骨髓腔和髋臼窝黏合假体。此方法在骨小梁中可能存在许多气泡和间隙,假体上的骨水泥覆盖厚薄不均,时有中断,因而失败率很高;第二代骨水泥技术,即骨水泥枪的使用。在注入骨水泥之前,股骨髓腔远端放置髓腔塞以形成封闭的近端腔隙,注入骨水泥时,该腔隙压力增高,利于骨水泥进入松质骨间隙,假体周围骨水泥均匀分布,提高了成功率;第三代骨水泥技术在第二代技术的基础上,采用股骨假体柄中位技术、骨水泥真空搅拌技术等,以保证骨水泥均匀分布。

(二) 非骨水泥固定(生物固定)

从理论上讲就是让骨组织长入假体表面微孔内。早年骨水泥固定的人工关节置换术有较高的松动率以及骨水泥固定技术还不够完善。70 年代末 80 年代初,采用生物固定型全髋关节置换技术开始受到广泛重视,相继出现了各种非骨水泥固定型假体,并广泛应用于临床,成为近三十年来研究和应用的一个重要方向。生物学固定经历两个阶段:初始固定和继发固定阶段。初始固定是机械性的,依赖于假体的外形,髓腔严格依照假体柄的周径和长度进行磨扩,必须将对假体无坚强固定能力的骨松质磨锉殆尽,使假体与髓腔紧密相配后起固定作用。长柄假体可以在三个点上获得与髓腔的良好接触,达到满意的初始固定。继发固定阶段是在假体与髓腔紧密相配的基础上,骨骼借助其骨小梁生长骨化的生物固有特性,与假体间紧密结合。

四、髋关节置换术后注意事项与功能康复

(一) 原则

1. 术前指导患者进行臀中肌收缩锻炼,最好达到 3 级及以上时肌力再实施髋关节置换术,便于术后患者尽早下地行走和稳定髋关节,减少卧床并发症。

2. 术后麻醉清醒后即开始上述动作,以促进静脉回流、避免静脉瘀滞,从而减少下肢深静脉血栓形成。术后积极的功能康复包括早期关节伸屈活动,扶拐下地负重行走也是促进静脉回流的重要手段。多数患者在髋关节置换术后第一天都可以扶拐下地负重行走,大大减少了 DVT 发生。

3. 功能康复以主动锻炼为主。髋外展及屈曲功能锻炼,每小时 20 次,每次持续 20 秒。下地行走避免跛行步态,逐渐增加行走距离,下床 2 小时活动后应床上练习髋关节屈伸功能锻炼,适当抬高下肢,减少小腿体位性水肿。

4. 大腿下面垫枕头保持髋关节屈曲 15° 体位,增加髋关节舒适度,促进静脉回流。术后3 月内两腿间放置梯形枕保持髋关节外展位,减少髋关节脱位风险。

5. 术后康复遵循个体化、渐进性、全面性三大原则。术后避免过度屈曲髋关节和交叉腿,尤其避免屈曲、内收及内旋的复合动作,减少髋关节脱位风险。患者日常生活以躺、站或行走为主。坐的时间每次不应超过 30 分钟,每天可坐 4~5 次,但应避免坐过低椅子、沙发。避免蹲着上厕所,应使用坐便器;卧床时尽量采取平卧位,侧卧时双膝间夹枕翻至健侧卧位。穿脱鞋袜可请别人帮助或使用鞋拔子,应选择不系鞋带的松紧鞋、宽松裤。尽量使用双拐,只有在疼痛和跛行完全消失后,才鼓励患者扶单拐行走,锻炼应适当,注意避免劳累、剧烈活动,尤其应注意预防感冒。

(二) 具体康复措施

1. 切口观察及保护 手术当天切口持续冰敷,第一天后间断 TDP 灯照射以减少关节部位手术创伤反应引起的肿胀及疼痛。功能锻炼后应观察切口疼痛和肿胀情况,如果出现异常情况需要请手术医生协助处理。

2. 功能康复具体措施

(1) 手术当天:麻醉清醒后即开始股四头肌等长收缩、足踝背伸和跖屈,可使用足底静脉泵促进静脉回流,避免静脉瘀滞,从而减少下肢深静脉血栓形成。大多数患者麻醉清醒后可下地站立及扶拐下地负重行走。注意观察肢体血循环及感觉和运动功能,鼓励患者进行深呼吸、咳嗽,以预防肺部感染。足尖向上,防止髋关节内收、内旋。适当服用镇静止痛药,或使用自控镇痛泵,以减少疼痛刺激,保证患者休息。

(2) 术后第 1~3 天:患者已经去除引流管及尿管,可以比较自如的进行床上和下地功能锻炼。

1) 主动功能康复:①主动练习髋关节屈曲、外展及抬腿等动作,每个动作持续 10~20 秒,每小时每个动作 20 次左右;②足用力做踝背伸(上勾)和(踝趾屈)下踩的动作,每 2 小时 1 组,每组 20~30 次,每次持续 10~20 秒;③下地扶助行器行走,要求抬腿和屈髋及屈膝,患肢完全负重行走,减少下肢重力性肿胀。对于关节假体初始稳定性较差及截骨患者需要保护的患者采取部分负重。

2) 被动功能康复:被动屈曲髋关节,保持屈膝超过 90°,扶住大腿被动屈曲髋关节,主要针对主动屈曲功能不能超过 90° 的患者。

3) 功能康复目标:①髋关节主动或者被动屈曲超过 90°,术前无明显屈曲畸形患者主动伸直接近 0;②能较好的扶助行器负重行走;③下肢无明显肿胀;④患肢大腿、小腿肌肉能够协调用力做出肌肉舒缩动作。

(3) 术后第 4~7 天:继续执行术后第 1~3 天功能康复内容,大部分患者可以达到出院标准,即主动屈髋超过 100°,主动伸直接近 0,能较好的扶助行器负重行走,下肢无明显肿胀,能适应坐凳和站立状态。值得注意的是,如果使用直径 28mm 及以下股骨头,髋关节屈曲不易超过 90°,如果使用直径 32mm 及以上股骨头,髋关节屈曲可以超过 120°。患者需要满足屈髋超过 90°~100°,髋外展大于 30°,才能达到出院标准。

(4) 术后第 8~14 天:回家或到康复中心继续功能康复,达到或接近髋关节关节主动或被动屈膝 110°,能主动有力地屈伸髋关节,完全自主负重行走。

(5) 术后第 15~30 天:完成术后第一次门诊随访,评价疼痛程度和功能情况,切口拆线。同时每日扶双拐行走练习,每天练习 4 次,每次 20~30 分钟。

(6) 术后第 1~3 月:完成术后第 2~3 次门诊随访,评价功能恢复情况。继续练习平路行走(扶单拐或者双拐)及上下楼梯,每天各做 3 组,每组动作 30 次左右,活动时间约 15 分钟,并可在康复师指导下行器械练习,如练习水中行走。所有练习以不过度疲劳为度,既不能怕疼又需避免暴力,任何时候出现剧烈疼痛或异常响声均应立即停止练习,并及时到医院拍片复查。要达到膝关节屈伸活动自如,并且有一定的力量和柔韧性;正常行走,可不需辅助自主上、下楼梯;达到或者接近正常生活。

术后 3 月要求到医院随访,教会患者下蹲、患肢膝关节跪地拾物,以及屈髋外展外旋、穿鞋和剪趾甲。

(7) 术后第 3~12 月:完成术后第 4~5 次门诊随访。患者达到或者接近正常生活,从事户外活动如旅游或体力工作,以及家务劳动。重返工作岗位。

第四节 关节置换术在肩、肘和踝骨关节炎中的应用

一方面,肩、肘、踝等关节骨关节炎发病率比髋膝关节低,另一方面,肩、肘、踝骨关节炎患者接受关节置换术的比例小,尤其是肩和肘等上肢关节由于不承担负重功能,对生活及工作的影响相对较小,因此肩、肘、踝等关节骨关节炎患者接受关节置换术的绝对数量要少得多。

一、手术适应证

由于晚期骨关节炎导致肩、肘、踝等关节面破坏,患者持续中重度疼痛、关节活动受限,严重影响工作及生活质量,药物等保守治疗效果不佳,X 线照片显示关节间隙明显狭窄(bone on bone)等情况时具备关节置换术手术指征。

二、手术禁忌证

1. 急性或慢性感染性疾病、活动性结核感染、出血性疾病。
2. 皮肤黏膜破损,尤其是关节部位近期 1~3 月内进行过关节穿刺、针灸等侵入性操作。
3. 关节周围肌肉瘫痪,或神经性疾病导致的肌无力。主要包括三角肌及肩袖、伸肘和屈肘肌、踝关节周围肌肉等。
4. 肩关节极度不稳及踝关节侧副韧带完全断裂,导致踝关节明显失稳,是肩和踝关节置换禁忌。
5. 同侧肩关节强直及不伴疼痛的肘关节畸形是肘关节置换术禁忌。
6. 神经系统疾病引起小腿远端或足部感觉缺失,畸形过大,无法手法矫正是踝关节置换术禁忌。
7. 严重骨质疏松或银屑病性关节性关节炎,踝关节置换应慎重。

三、术后注意事项及康复

(一) 一般注意事项

1. 肩、肘、踝关节置换术后要静脉应用抗菌药物。
2. 引流管视引流量于术后 24~72 小时内拔除。
3. 观察肢体血循环、感觉和运动功能。
4. 观察切口肿胀、渗液。

(二) 肩关节置换术功能康复

功能康复计划根据患者三角肌、肩袖功能结构是否完好来制订。若肩关节周围肌肉结构完好或具有恢复功能的能力,康复的目的是最大限度地恢复肩关节的功能和活动度;反之,因康复锻炼的效果较为有限,目的在于获得有限的肩关节活动度,功能康复分 3 个阶段。

1. 局部热疗及被动活动 术后第 1 天腕指关节的主动活动及肌肉等长收缩练习,如握、松拳训练。肘关节应避免主动伸屈。术后第 3 天指导患者进行辅助性的被动伸屈肘关节及患肩外旋活动。术后 4~5 天仰卧位进行辅助性肩关节被动上举运动,可使肩关节获得早期活动范围,但不影响修复的三角肌和肩胛下肌。

术后 1~3 周,辅助性肩关节被动悬摆运动,方法如下:患者弯腰,双手握短棒,由健侧带动患侧肩关节来回悬摆,在掌握了辅助性过伸练习和悬摆练习后,在健侧上肢带动下,开始肩关节辅助性被动内旋这一重要的功能锻炼。在开始力量恢复练习之前,肩关节被动上举、内旋和外旋练习应逐渐达到最大限度。

2. 主动活动 以主动-辅助性的活动练习为主。一旦肩周组织连续性修复后,就应逐渐增加,变被动-辅助性活动为主动-辅助性活动。应当注意,为了保护肩胛下肌,术后 6 周内应避免肩关节的主动内旋活动,例如应避免双手撑起身体这类引起肩胛下肌强力性收缩的活动。

3. 肌肉牵拉及抗阻力练习,以恢复三角肌前部及外旋肌的功能最为重要 术后 8~10 周开始无限制的肩关节活动练习,去除悬吊绷带或其他制动器械,患者应小心不得参加身体接触的运动或力量性训练。康复锻炼方法以患者感到舒适、不引起疼痛为标准。所有的锻炼方式每天重复 5 次,每次 10 分钟。康复计划完成后,肩关节的活动通常可恢复到正常肩关节活动的 2/3 左右。

(三) 肘关节置换术功能康复

肘关节置换术后,康复锻炼的目的是促进组织的愈合、恢复活动和肌力、预防挛缩和不稳。术后即刻就可开始康复锻炼,如果能很好地控制愈合期的炎症反应,康复就会更迅速,康复期大致分为四期。

1. 第一期 术后应麻醉清醒后开始上肢抬高、冷敷、镇痛药物治疗,以避免过度不适,干扰进一步康复治疗。可使用后托制动,术后制动的时间不应超过 3 周。鼓励早期肩关节、腕关节和手指的主动活动。活动范围应限制在手术所决定的安全范围内,从而避免出现疼痛和假体承受过高应力。

2. 第二期 加强肘关节主动活动,重点是练习完全伸直。施加的应力应保持恒定,持续并随活动度改善而逐渐增加。如果活动度恢复不理想,应考虑使用支具,特别是伸直活动,应密切随访支具治疗过程。

3. 第三期 继续练习活动度,肌力锻炼应进展到低阻抗等张锻炼,可使用重量较轻的负带或弹力带提供低阻抗以避免出现疼痛。肌力锻炼以增加重复次数为主,而不是增加阻抗,绝对不能使用较重的负荷。

4. 第四期 3 个月后,肘关节活动范围应基本达到功能范围,康复治疗应集中在解决屈曲或伸直受限的问题上,如果因伸直受限影响日常活动,可将静态支具治疗延长至 9 个月,并特别建议患者在夜间佩戴支具。

恢复工作的时间取决于患者所从事工作的种类,但必须使患者明确应避免举重物。一般的原则是,建议患者手术后不要重复举超过 1kg 的重物或单次不能超过 5kg,超过以上限制过度使用上肢将有导致肘关节出现早期松动、聚乙烯磨损或不稳的风险。

(四)踝关节置换术功能康复

1. 早期功能康复 踝关节置换术后 3 个月内的康复治疗,称为早期功能康复。

(1) 对症处理:服用福善美、钙尔奇、依膦等剂,使骨钙流失减少,并提高骨钙水平。也可以应用脱水消肿类药物。

(2) 功能康复

1) 未使用石膏制动患者:术后第 1 天即开始患侧踝关节的主动背伸、跖屈踝关节活动;足背伸与伸趾运动;足跖屈与屈趾运动;前足内、外翻活动。术后第 3~4 周,除上述运动外,还增加足底部分着地的足外翻运动和足伸趾运动;着地伸跖趾关节运动和足内翻运动;若患者康复训练顺利可增加扶双拐或持辅行器前足着地的部分负重运动。当使用助行器 6~7 周后,宜练习扶单拐行走或持辅行器防护下,站立、交替步行及下蹲 - 站立交替运动。

2) 石膏制动患者:术后第 2 周开始练习肌肉等长收缩,但禁忌踝关节运动。第 3~4 周,练习石膏型内的踝关节背伸、跖屈、内翻、外翻运动。可以从事扶双拐患足完全不负重的生活自理活动,不能被动运动。一般 4~6 周去除石膏,改由可背伸、跖屈的外固定支具制动直至骨愈合为止。此期应加强足背伸、跖屈运动。

2. 后期功能康复 术后 3 个月以上的功能康复称为后期功能康复。主要涉及行走,踝关节伸、屈活动程度,或因肌力不均衡,引起患足的异常弯曲畸形。主要康复手段是以手法被动活动踝关节,配合物理疗法,解除肌腱粘连和扩大伸、屈活动程度。

功能锻炼引起的踝部疼痛,可服用非甾体类止痛药物,一般经 2~3 周疼痛应该消失,如果疼痛持续 1~2 个月,应摄 X 线片检查距下关节及跗骨间关节是否存在骨关节炎。

(周宗科)

参 考 文 献

1. Bach CM,Nogler M,Steingruber IE,et al. Scoring systems in total knee arthroplasty. Clin Orthop,2002,399:184-196.

2. Digas G,Thanner J,Nivbrant B,et al. Increase in early polyethylene wear after sterilization with ethylene oxide:radiostereometric analyses of 201 total hips. Acta Orthop Scand,2003,74:531-541.

3. Freeman MAR,Plante~Bordeneuve P. Early migration and late aseptic failure of proximal femoral prostheses. J Bone Joint Surg(Br),1994,76:432-438.

4. Hirakawa K,Mitsugi N,Koshino T,et al. Effect of acetabular cup position and orientation in cemented total hip arthroplasty. Clin Orthop,2001,388:135-142.

5. Karrholm J,Brandsson S,Freeman MA. Tibiofemoral movement 4:changes of axial tibial rotation caused by forced rotation at the weight-bearing knee studied by RSA. J Bone Joint Surg(Br),2000,82:1201-1203.

6. Karrholm J,Borssen B,Lowenhielm G,et al. Does early micromotion of femoral stem prostheses matter? 4-7 year stereoradiographic follow-up of 84 cemented prostheses. J Bone Joint Surg(Br),1994,76:912-917.

7. Katzer A,Loehr JF. Early loosening of hip replacements:causes,course and diagnosis. J OrthopaedTraumatol,2003,3:105-116.

8. King PJ,Malin AS,Scott RD.et al. The fate of patients not returning for follow~up five years after total knee

arthroplasty. J Bone Joint Surg(Am),2004,86:897-901.

9. Li MG,Nilsson KG. The effect of preoperative bone quality on the fixation of the tibial component in total knee arthroplasty. J Arthroplasty,2000,15(6):744-753.

10. Mangione CM,Goldman L,Orav EJ,et al. Health-related quality of life after elective surgery:measurement of longitudinal changes. J Gen Intern Med,1997,12:686-697.

11. Malchau H,Karrholm J,Wang YX,et al. Accuracy of migration analysis in hip arthroplasty. Digitized and conventional radiography,compared to radiostereometry in 51 patients. Acta Orthop Scand,1995,66:418-424.

12. Nilsson KG,Karrholm J. RSA in the assessment of aseptic loosening. J Bone Joint Surg(Br),1996,78:1-3.

13. Nivbrant B,Karrholm J. Migration and wear of hydroxyapatite~coated press~fit cups in revision hip arthroplasty:a radiostereometric study. J Arthroplasty,1997,12:904-912.

14. Nivbrant B,Karrholm J,Soderlund P. Increased migration of the SHP prosthesis:radiostereometric comparison with the Lubinus SP2 design in 40 cases. Acta Orthop Scand,1999,70:569-577.

15. Onsten I,Carlsson A,Besjakov J. Wear in uncemented porous and cemented polyethylene sockets. J Bone Joint Surg(Br),1998,80:345-350.

16. Soderman P. On the validity of the results from the Swedish National Total Hip Arthroplasty register. Acta Orthop Scand,2000,71(Suppl.):1-33.

17. Teloken MA,Bissett G,Hozack WJ,et al. Ten to fifteen-year follow-up after total hip arthroplasty with a tapered cobalt-chromium femoral component(tri-lock)inserted without cement. J Bone Joint Surg(Am),2002,84:2140-2144.

18. Uvehammer J. Knee joint kinematics,fixation and function related to joint area design in total knee arthroplasty. Acta Orthop Scand,2001,72(Suppl):1-52.

19. 杨述华,邱贵兴.关节置换外科学.北京:清华大学出版社,2005. 806-833.

20. 王亦璁.骨与关节损伤.第4版.北京:人民卫生出版社,2007. 733-734.

21. Unver B,Kalkan S,Yuksel E,et al. Reliability of the 50-foot walk test and 30-sec chair stand test in total knee arthroplasty. Acta Ortop Bras,2015,23(4):184-187.

22. Baulig C,Grams M,Röhrig B,et al. Clinical outcome and cost effectiveness of inpatient rehabilitation after total hip and knee arthroplasty. A multi-centre cohort benchmarking study between nine rehabilitation departments in Rhineland-Palatinate(Western Germany). Eur J Phys Rehabil Med,2015,51(6):803-813.

23. Mehta SP,Perruccio AV,Palaganas M,et al. Do women have poorer outcomes following total knee replacement?Osteoarthritis Cartilage. 2015,23(9):1476-1482.

24. Schache MB,McClelland JA,Webster KE. Reliability of measuring hip abductor strength following total knee arthroplasty using a hand-held dynamometer.Disabil Rehabil,2015,20:1-4.

25. Ayers DC,Greene M,Snyder B,et al. Radiostereometric analysis study of tantalum compared with titanium acetabular cups and highly cross-linked compared with conventional liners in young patients undergoing total hip replacement.J Bone Joint Surg(Am),2015,97(8):627-634.

26. Mandzuk LL,McMillan DE,Bohm ER. A longitudinal study of quality of life and functional status in total hip and total knee replacement patients.Int J Orthop Trauma Nurs,2015,19(2):102-113.

27. Wright T,Easley T,Bennett J,et al. Shoulder arthroplasty and its effect on strain in the subscapularis muscle. Clin Biomech(Bristol,Avon),2015,30(4):373-376.

28. Amusat N,Beaupre L,Jhangri GS,et al. Diabetes that impacts on routine activities predicts slower recovery after total knee arthroplasty:an observational study.J Physiother,2014,60(4):217-223.

29. Morris BJ,Haigler RE,O'Connor DP,et al. Outcomes of staged bilateral reverse shoulder arthroplasties for rotator cuff tear arthropathy.J Shoulder Elbow Surg,2015,24(3):474-481.

30. Nakahara H,Okazaki K,Mizu-Uchi H,et al. Correlations between patient satisfaction and ability to perform

daily activities after total knee arthroplasty：why aren't patients satisfied?J Orthop Sci，2015，20（1）：87-92.

31. Umpierres CS，Ribeiro TA，Marchisio ÂE，et al. Rehabilitation following total hip arthroplasty evaluation over short follow-up time：randomized clinical trial.J Rehabil Res Dev，2014，51（10）：1567-1578.

32. Khan SK，Malviya A，Muller SD，et al. Reduced short-term complications and mortality following Enhanced Recovery primary hip and knee arthroplasty：results from 6，000 consecutive procedures.Acta Orthop，2014，85（1）：26-31.

第十四章

关节镜技术在骨关节炎中的应用

第一节 概 述

21 世纪医学最大的进步和主流,就是微创外科学的发展和新技术的应用。而关节镜技术的迅猛进步正是现代微创外科形成和发展的重要标志,同时也在骨科运动医学中有非常重要不可缺少的地位(图 14-1)。

一、定义

关节镜技术是内窥镜技术的一个分支,主要是在关节镜图像显示下行关节内及关节外损伤和疾病的准确诊断和治疗的一门外科技术。具有像肉眼直观的而又被放大的图像诊断清晰效果,诊断范围广,准确性高,同时在关节镜图像显示下可直达病损部位,进行关节内外的病损的切除、修复、重建等复杂的手术治疗,效果明确、创伤小、恢复快。

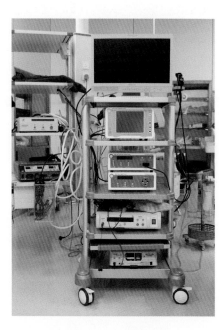

图 14-1 关节镜设备

二、关节镜的分类

(一) 镜子的特征:直径特征

1. 按镜子的大小分为(图 14-2):

大关节镜(普通关节镜):直径 4mm

↓

视角 115°

↓

小关节镜:直径 1.9mm 和 2.7mm

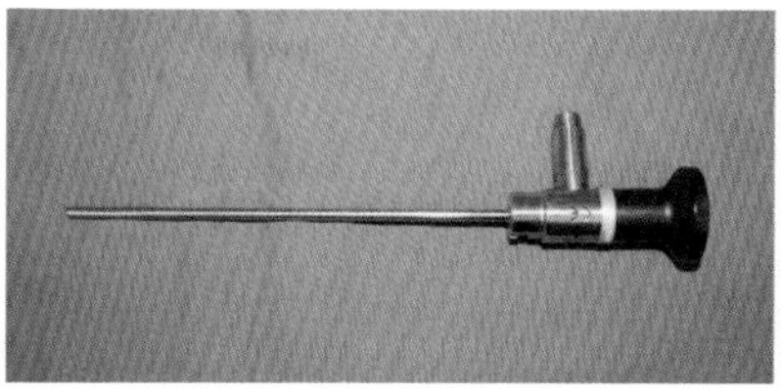

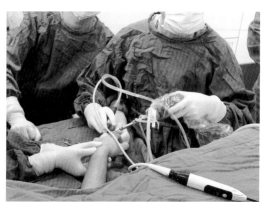

图 14-2 关节镜

↓

视角 75°

2. 按镜子的视向角特征分为 0 镜、30°镜、70°镜

(二)按解剖部位分类

1. 上肢关节镜 肩关节镜(图 14-3)、肘关节镜、腕关节镜、指间关节镜(图 14-4)。

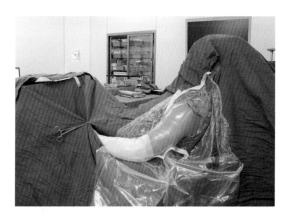

图 14-3 肩关节镜

图 14-4 指间关节镜

2. 下肢关节镜 髋关节镜(图 14-5)、膝关节镜(图 14-6)、足踝关节镜(图 14-7)。

3. 其他 关节外关节镜、颞颌关节镜等。

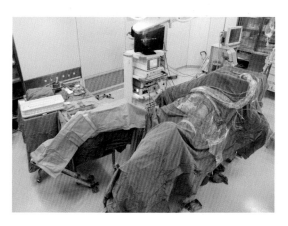

图 14-5 髋关节镜

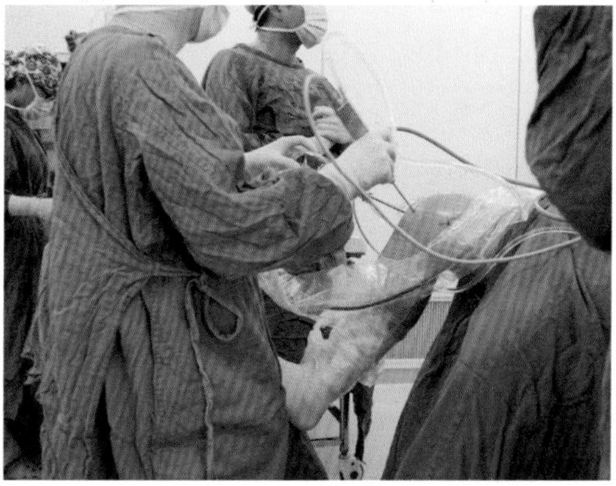

图 14-6 膝关节镜

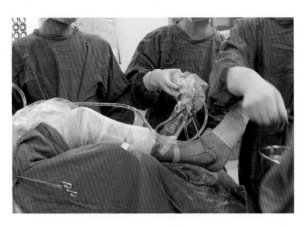

图 14-7 踝关节镜

（三）按用途分类

1. 诊断性关节镜（图 14-8）。
2. 诊治一体化关节镜（图 14-9）。

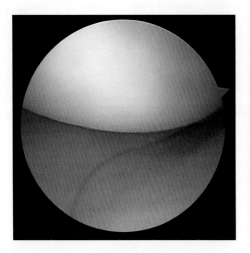

图 14-8 正常膝关节软骨和半月板

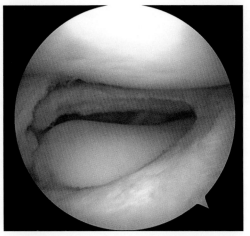

图 14-9 半月板损伤修整成型

（四）按手术治疗范围分类

1. 切除性手术（图 14-10）。
2. 修复性手术（图 14-11）。
3. 重建性手术（图 14-12）。
4. 翻修性手术（图 14-13）。
5. 移植性手术等。

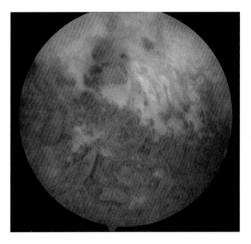

图 14-10　绒毛结节性滑膜炎切除

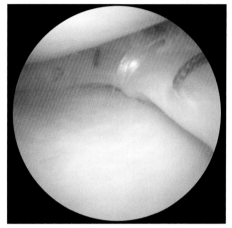

图 14-11　缝合修复损伤半月板

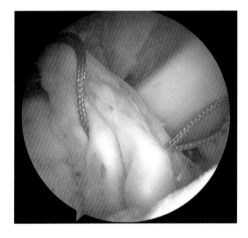

图 14-12　膝关节前交叉韧带重建术

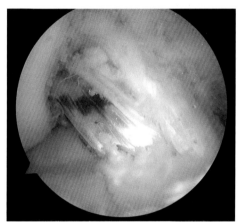

图 14-13　膝关节前交叉韧带翻修术

三、进展

中国关节镜技术的临床应用已有 30 多年历史,它不仅应用于膝关节,更广泛应用于其他关节和关节外应用。

20 世纪 70 年代末,中国内地引进了关节镜设备和技术,开创了关节镜下的微创诊断和初级手术治疗。1981 年,在《中国骨科杂志》上首次发表了"膝关节镜检查在膝关节损伤诊断中的应用价值"论文,引起骨科界的关注。1983 年,北京、上海、辽宁等省市联合举办了"膝关节镜新技术讲座",有 24 个省市 130 余位医师参加。老一辈骨科专家钱不凡、孙材江、董天祥等于 1984 年 10 月 17~20 日在湖南省长沙市组织召开了第 1 届全国关节镜外科学术会议。1987 年在上海举行了第 2 届全国关节镜外科学术会议。会议内容除了膝关节镜手术外,还有文章介绍了肩、肘、腕、髋等关节的关节镜手术指征和方法等。

20 世纪 80 年代末、90 年代初,在与骨科学术交流同步发展的关节镜外科领域,国内外学术交流日益增多。首先是我国内地与香港、台湾地区的交流加强,内地学者纷纷赴日本、欧美国家及我国港台地区进修、学习,提高了关节镜技术水平;参加国际组织的大型学术会议,从而培养了一批能掌握关节镜先进理论、临床实践和手术技术的专业骨干医师,并且以他们为核心,使中国关节镜外科在20世纪90年代进入一个新的台阶。1991年在上海召开了第3届全国关节镜外科学术会议,同时成立了中华医学会骨科学会关节镜外科学组,由钱不凡教授任学组组长。学组的成立是中国关节镜外科发展的里程碑。在骨科学会和关节镜学组的组织和领导下,1993年(北京)、1995年(郑州)及1998年(上海)相继召开了第4~6届全国关节镜学术会议。据报道,至20世纪90年代初,全国有数百家医院已完成关节镜下手术4000余例。主要开展膝关节镜手术,除常规检查诊断外,开始实施半月板切除、修整和缝合手术,并且少数医院开展肩、腕、踝等关节镜手术。1998年第6届全国关节镜外科学术会议上共有151篇文章交流,无论质量、数量以及涉及范围均较前有所提高。会议邀请美、德、日等国外专家讲座交流,我国香港陈启明教授作了关于双通道重建前交叉韧带专题讲座。提出"半月板全切除术绝不能再使用","开放式半月板切除术可以进入博物馆了",主张半月板修复、缝合手术。此外,对交叉韧带重建手术、软骨移植等方面进行了重点介绍和讨论。在关节创伤方面,特别是对于关节镜监视关节骨折的处理和肩关节镜手术等进行了热烈的讨论。20世纪90年代是我国关节镜外科发展的重要阶段。

进入21世纪,我国关节镜手术模式逐渐向修复和重建转变,拓展手术适应证,更重视围手术期护理和康复训练,努力提高国产关节镜设备和器械的质量,强调新概念和新技术在关节镜外科的应用。上海、北京相继建立了关节镜培训基地,组织国内外专家专题讲课;专科医师在培训进修过程中重点学习关节镜手术技术,加强模具操作训练,参加各类关节镜手术实践,组织临床病例讨论,掌握主要理论和技术,成为全国各地关节镜外科继续教育学习班,更有助于普及提高学术水平。

近10多年来,随着关节镜外科理论和手术水平的提高,国内学者编写了一系列相关专著(表14-1)。全面地总结了国内外成功经验,介绍镜下手术的先进理论和新技术,有助于专业医师的提高,也是关节镜专业医师和骨科医师的学习教材。

表14-1 近年来出版的运动医学专著

主编	书名	出版日期	出版社
吴海山	膝关节镜外科	1997	上海科学技术文献出版社
孙材江、滕学仁	关节镜学	1999	湖南科学技术出版社
倪磊	膝关节镜彩色图谱	2001	科学出版社
侯筱魁	关节镜手术学	2003	上海科学技术出版社
刘玉杰	关节镜手术彩色图谱	2003	人民军医出版社
敖英芳	膝关节镜外科学	2004	北京大学出版社
刘玉杰	实用关节镜手术学	2005	人民军医出版社
裴福兴	髌股关节疾病的诊断与治疗	2006	人民卫生出版社
赵金忠	膝关节重建外科学	2007	河南科学技术出版社
李海鹏	实用髋关节镜学	2007	人民卫生出版社
王志刚(译)	实用足踝关节镜学	2008	人民卫生出版社

续表

主编	书名	出版日期	出版社
王洪(译)	实用肩关节镜学	2009	人民卫生出版社
邱贵兴(译)	运动医学 - 骨科核心知识	2009	人民卫生出版社
裴国献(译)	肩肘膝运动医学手术技巧	2011	人民军医出版社
冯华	关节镜疑难病例精粹	2011	北京大学医学出版社
冯华	实用骨科运动损伤临床诊断(第2版)	2012	人民军医出版社
刘玉杰	关节镜技术创新与临床应用	2012	人民军医出版社
敖英芳	关节镜外科学	2012	北京大学医学出版社
王岩(译)	坎贝尔骨科手术学(第12版)(第5卷):运动医学及关节镜	2013	人民军医出版社
冯华,安贞焕	半月板损伤修复与重建	2013	人民军医出版社
刘玉杰	膝关节韧带损伤修复与重建(第2版)	2014	人民卫生出版社
冯华,张辉	髌股关节不稳定:临床评估与治疗	2014	人民军医出版社

近40年来,关节镜外科在中国经历了启蒙、传播、普及和发展阶段,通过几代人的努力,形成了一种由骨科和运动医学医师组成的关节镜专业队伍,在各省、地区以上医院普遍开展了关节镜下手术,手术范围日益扩展,修复、重建、翻修、移植等难度较高的手术得以展开,专业学术活动水平不断提高。今后还会进一步努力,并加强国际学术交流和合作,促使中国关节镜外科得到进一步发展,赶超世界先进水平,服务于老百姓。

第二节　关节镜技术在膝骨关节炎中的应用

近年来,关于关节镜技术在膝骨关节炎中的应用存在着不少的争论,部分学者认为关节镜对治疗膝骨关节炎无效。但膝骨关节炎的表现具有多样性,如滑膜炎、软骨损伤、半月板损伤、骨质增生、游离体形成等,严重的情况可能出现胫股关节力线异常等,因此其治疗应个体化,结合患者自身情况,如年龄、性别、体重、自身危险因素、病变部位及程度等选择合适的治疗方案。因此,笔者认为只要选择好适应证,关节镜技术对诊断及治疗膝骨关节炎仍然具有十分重要的作用。

一、适应证

正规非手术治疗3个月后,患者症状无明显改善甚至出现加重,或出现关节内游离体、半月板损伤等机械紊乱性疾病,可选择进行关节镜检查明确诊断、判断病情,同时可行关节镜下关节清理术,缓解肿胀、疼痛,解除机械卡锁症状等,具体如下。

(一)膝关节内游离体

包括滑膜软骨瘤体、软骨游离体、骨 - 软骨游离体等。

(二)膝骨关节炎合并半月板损伤

(三)骨赘增生造成伸屈膝功能障碍,以及韧带磨损和撞击,引起膝关节活动障碍或活动时明显疼痛。

（四）滑膜明显增生肥厚、关节肿胀积液无法控制（超过 3 个月），或伴有腘窝囊肿。

（五）年轻、不适合进行人工关节置换或不愿进行人工关节置换的膝关节骨关节炎患者可选择膝关节镜手术。

二、禁忌证

由于膝关节镜非常安全，而且较易施行，其应用范围很广。因此，除了患者有不宜接受麻醉及手术的内科疾病外，其禁忌证相对较少，如膝关节发生严重的纤维僵硬、强直，无法放入关节镜及器械进行操作等，具体如下。

（一）关节间隙严重变窄（关节软骨广泛 outerbridge Ⅳ 度损伤），关节镜手术疗效明显较差。

（二）膝关节明显内、外翻和屈曲挛缩畸形的晚期骨关节炎患者不建议行关节镜手术。

三、手术目的

关节镜治疗膝骨关节炎的手术目的主要为减轻症状、改善关节功能、提高生活质量，根据上述适应证的分析，具体手术目的如下：

（一）解除影响关节活动的机械性因素，如磨削影响关节活动的骨赘（如髁间前方的骨赘可导致膝关节无法伸直）、去除引起卡锁的半月板和游离体。

（二）切除引起膝关节长期肿胀积液的炎性滑膜，减轻关节肿胀、疼痛，减缓长期积液引起的关节软骨损害。

（三）明确软骨损伤的面积及程度，同时清理软骨面，进行微骨折手术促进软骨缺损修复。

（四）清除磨损的软骨碎屑和关节内致痛因子，减轻疼痛症状。

四、手术方式

具体手术方式应根据患者自身情况，如年龄、性别、体重、自身危险因素、病变部位及程度等不同进行选择，制订个体化的治疗方案。总体包含的手术方式如下：

（一）关节镜检查

注意观察滑膜增生肥厚的程度，游离体、骨赘的位置，以及动态检查骨赘有无撞击。特别注意使用探针对关节面软骨、半月板及交叉韧带进行全面的检查，明确有无潜行剥脱或松动的关节软骨，明确半月板撕裂的情况及其稳定性，交叉韧带损伤的情况，同时检查有无隐藏在半月板下方、交叉韧带之间、腘肌腱管及后间室的游离体。

（二）游离体取出

一般使用游离体取出钳取出游离体，较大的游离体可适当延长入路取出，也可使用髓核钳咬碎取出，但切记不能遗留部分在关节腔内。较小的游离体应先取出，且镜头不宜靠得太近，因其容易被灌注水流冲走。对于位置特殊，不宜使用游离体取出钳进行操作的游离体，可通过关节镜吸引器的吸引力将其从原位置吸出，然后再使用游离体取出钳取出。

（三）骨赘切除、髁间窝扩大成形

只有因关节内撞击影响关节活动度的骨赘，以及活动摩擦引起韧带磨损的骨赘才需要切除，随意地切除骨赘会增加术后关节内积血以及疼痛症状。一般引起伸膝受限的骨赘位于胫骨平台前方，髁间窝可因受撞击而退变；髌骨上、下极的骨赘在屈伸膝关节时可能与股骨滑车产生摩擦，使股骨滑车软骨面磨损，引起屈膝痛。对于这两种骨赘可使用髓核钳咬除，也可配合磨钻使用。

（四）半月板修整成形

骨关节炎患者的半月板损伤多为退行性损伤。对于边缘毛糙的半月板可采用刨刀和射频处理，使其光滑；对于磨损严重的半月板可进行修整成形；对于撕裂的半月板可根据情况进行缝合修复或部分切除，尽量减少破损的半月板暴露于关节腔，粗糙面用射频气化仪处理至光滑。

（五）滑膜切除

膝关节骨关节炎的滑膜切除应当适度，过多的滑膜切除会造成术后关节内出血、粘连，加重症状。滑膜切除的深度应较浅，只需切除明显增生肥厚的滑膜，而无需全层切除。

（六）关节软骨成形

关节清理术中对软骨的处理主要是软骨修整，清除不稳定的、已与软骨下骨分离的软骨。它们已不可能再与软骨下骨愈合到一起，其周边的软骨反而有可能受其影响，与软骨下骨发生分离而形成更大范围的软骨剥脱。另外，软骨缺损的边缘往往不平整，可造成与其对合的对侧软骨磨损加速。Outerbridge Ⅰ度的软骨损伤不需要手术处理。对于表面毛糙的Outerbridge Ⅱ、Ⅲ度软骨损伤，则应切除不牢靠的关节软骨，但不能切除至骨质，同时采用刨刀或射频将其创面处理光滑。应注意，蟹肉状物不能完全去除，因为完全去除可引起术后疼痛加重且持续时间较长。对于Outerbridge Ⅳ度的软骨损伤应先使用探针对关节面软骨进行仔细检查，发现松动的关节软骨，使用篮钳、刮匙和刨刀将不稳定软骨清除，然后使用骨锉或射频将软骨缺损边缘修整呈斜坡样。

（七）微骨折技术

软骨缺损区域边缘处理完成后，对于骨关节炎的患者，排除膝关节不稳、半月板严重损伤、膝关节力线异常、体重指数大于 $30kg/m^2$ 后，在负重的股骨髁、胫骨平台、股骨滑车及髌骨关节面，面积小于 $2cm^2$ 的 Outerbridge Ⅳ度关节软骨损伤，可采用微骨折技术进行软骨修复。

五、常见并发症

膝关节镜检查及清理术创伤小，并发症少，国外文献报道大约 0.78%~1.8%。其中主要的并发症包括关节积血、感染、止血带麻痹、下肢深静脉血栓、医源性软骨及韧带损伤、血管损伤、神经损伤、器械断裂等。充分的术前准备、熟练的关节镜技术和恰当的术后处理能减少并发症的发生。术中仔细止血可减少关节积血的发生率。术中轻柔、准确的操作能避免医源性软骨、韧带损伤以及器械断裂。神经、血管损伤是较严重的并发症，应尽量避免。如建立后内侧入路时，注意保护大隐静脉和隐神经；建立后外侧入路时，注意保护腓总神经；切除后内侧、后外侧室后壁的病变的滑膜层，要避免造成腘血管、神经损伤。

第三节 关节镜技术在髋骨关节炎中的应用

髋关节镜最早在 1931 年由 Burman 首次提出，但由于认识水平和技术条件有限，在之后的几十年发展缓慢。20 世纪 80 年代后，成功引入下肢牵引架后，髋关节镜手术才得以常规开展。髋关节镜的适应证非常广泛，包括创伤性疾病、退行性疾病、炎症性疾病、发育异常等等。最常见的疾病是不明原因的髋关节疼痛、髋关节骨头节炎、盂唇病变、髋关节游离体。此外，髋关节镜检查对诊断滑膜软骨瘤病、色素沉着绒毛结节性滑膜炎等滑膜病变也极有价值。作为髋关节镜的主要适应证之一，骨关节炎患者在其中占有较大比例，国内外大量的临床研究已经证明，髋骨关节炎患者在掌握好适应证后，行关节镜下清理，能够取得较为满意的效果。

一、适应证

出现髋关节疼痛，考虑为骨关节炎者，经正规保守治疗 3 个月至半年，患者症状无明显改善甚至出现加重，或出现关节内游离体、卡锁、撞击痛等症状，可选择进行关节镜手术明确诊断、判断病情，同时可行关节镜下关节清理术，缓解疼痛等症状，具体如下。

1. 髋关节内游离体 包括滑膜软骨瘤体、软骨游离体、骨 - 软骨游离体等。
2. 髋臼或股骨颈骨质增生造成髋关节活动障碍或撞击疼痛。
3. 继发性滑膜炎，滑膜明显增生肥厚，关节肿胀积液。
4. 髋臼盂唇损伤，囊肿形成。
5. 年轻、不适合进行人工关节置换或不愿进行人工关节置换的髋关节骨关节炎患者可选择关节镜清理手术。

二、禁忌证

髋关节镜可以在全麻或腰麻下完成，手术创伤较小，适宜面较广。但由于其需要在下肢牵引下完成，并且术中需要控制性降压，因此，若患者有不宜接受麻醉及手术的内科疾病，不适宜行下肢牵引的疾病（如关节僵硬、强直等），或不能耐受控制性降压者（严重心、脑血管疾病），均不宜行髋关节镜手术。还有一些情况，如关节间隙严重变窄（关节软骨广泛 Outerbridge Ⅳ度损伤），股骨头塌陷，关节力线严重不良（如髋内翻或外翻），这些患者关节镜手术疗效较差，不建议行关节镜手术。作为相对禁忌证，过度肥胖（BMI 大于 25 者）者行髋关节镜需谨慎。

三、手术目的

关节镜治疗髋关节骨关节炎的手术目的主要为减轻症状、改善关节功能、提高生活质量，根据上述适应证的分析，具体手术目的如下：

1. 明确诊断，了解患者症状来源和主因。

2. 明确软骨损伤的面积及程度,同时清理软骨面,对于有条件者行微骨折手术促进软骨缺损修复。

3. 清除游离体和磨损的软骨碎屑,冲洗掉关节内炎症致痛因子,减轻疼痛症状。

4. 解除影响关节活动的机械性因素,如磨削引起髋臼股骨撞击的增生骨质,修整或缝合修复损伤或退变的关节盂唇。

5. 切除引起髋关节长期肿胀积液的炎性滑膜,减轻关节肿胀、疼痛,减缓长期积液引起的关节软骨损害。

四、手术方式

由于每一位髋骨关节炎患者自身情况,如年龄、性别、体重、自身危险因素、病变部位及程度等不同,具体的治疗需求和运动要求不同,需要制订个体化的治疗方案。其手术方式有如下几类:

(一) 关节镜检查

本手术的主要目的是明确诊断、了解病因,故主要内容是观察关节软骨情况,滑膜增生肥厚的程度,游离体、骨赘的位置,盂唇损伤的部位和程度,以及动态检查有无撞击。术中需要使用工具,包括探针对关节面软骨、盂唇及圆韧带进行全面的检查,明确有无潜行剥脱或松动的关节软骨,明确盂唇撕裂的情况及其稳定性,股骨头圆韧带损伤的情况,同时搜索隐藏在关节腔和周围间室中的游离体,同时发现可能的其他问题,如盂唇囊肿等。

(二) 游离体取出

一般使用游离体取出钳或髓核钳取出游离体,较大的游离体可咬碎取出,但切记不能遗留部分在关节腔内。较小的游离体应先取出。在一些特殊位置,如髋关节内下隐窝处,由于组织结构较深且不规则,不易使用常规器械进行操作的,可通过吸引器的吸引力将其从原位置吸出,然后再使用游离体取出钳取出。

(三) 髋臼、股骨成形

只有引起关节内撞击,影响关节活动度的骨赘才需要切除,随意地切除骨赘会增加术后关节内积血以及疼痛症状。一般引起髋臼股骨撞击的骨赘可存在于髋臼侧,但更多见于股骨头颈交界部,最典型的症状是屈髋内旋疼痛。髋臼侧则多见于髋臼的前外侧缘,多合并有盂唇损伤。对于大的骨赘可使用髓核钳咬除,也可配合磨钻进行成形,但需要保护盂唇和关节囊,必要时行缝合修复。

(四) 髋臼盂唇修整或缝合修复术

髋关节骨关节炎患者的盂唇多有损伤。对于边缘毛糙但结构相对完整,并且稳定性较好的关节盂唇可采用刨刀和射频处理,使其光滑;对于磨损严重的关节盂唇可进行修整成形;对于撕裂或失稳的盂唇,若其基本结构完整,可考虑行缝合修复,需要对附着的骨质进行处理,将其原位缝合固定,恢复盂唇环的完整性,改善髋臼的密闭性。

（五）滑膜清理术

骨关节炎多伴有继发性的滑膜炎，滑膜切除应当适度，保护正常的关节囊结构。过多的滑膜切除会造成术后关节内出血、粘连，加重症状。滑膜切除的深度应较浅，只需切除明显增生肥厚的滑膜，而无需全层切除。

（六）关节软骨成形及微骨折技术

髋关节软骨损伤多在股骨侧，软骨清理术主要是修整损伤软骨，清除不稳定的、已与软骨下骨分离的软骨。它们已不可能再与软骨下骨愈合到一起，其周边的软骨反而有可能受其影响，与软骨下骨发生分离而形成更大范围的软骨剥脱。另外，软骨缺损的边缘往往不平整，可造成与其对合的对侧软骨磨损加速。术中应切除不与软骨下骨分离或粘连不牢靠的关节软骨，但不能切除至骨质，同时采用刨刀或射频将其创面处理光滑。软骨缺损区域处理完成后，对于年龄小于 55 岁的骨关节炎患者，排除髋关节力线异常、体重指数大于 $30kg/m^2$ 后，面积小于 $2cm^2$ 的 Outerbridge IV 度关节软骨损伤，可采用微骨折技术进行软骨修复。

五、髋关节镜的并发症

髋关节镜检查及关节清理术创伤较小，并发症较少。报道的主要并发症包括关节感染、神经麻痹（包括坐骨神经、股神经、股外侧皮神经等等）、下肢深静脉血栓、血管损伤、器械断裂等。由于髋关节较深在，所有的手术入路和器械通道都必须要通过较多软组织，所以容易发生医源性损伤。充分的术前准备、熟练的关节镜技术和恰当的术后处理能减少并发症的发生。术中严格控制牵引时间和牵引重量，仔细保护会阴部，可以减少牵引并发症的发生；仔细止血可减少关节积血的发生率；术中轻柔、准确的操作能避免医源性肌肉、软骨、盂唇损伤以及器械断裂。神经、血管损伤是较严重的并发症，应尽量避免。如建立前侧及后外侧入路时，应该在前外侧入路建立的基础上，在监视下进行，所有的操作必须在由通过股骨大结节上缘水平线和通过髂前上棘的垂线所围成的安全区域内。必须随时关注坐骨神经和股神经及主要血管的位置，尽量避开重要结构操作。

关节镜技术应用于髋关节疾患的诊断和治疗虽然不像膝关节那样广泛，但是近几年临床应用有逐年增多的趋势。对于髋关节影像学检查显示关节力线尚可、关节软骨退变不太严重、关节间隙没有变窄、保守治疗无效、人工关节置换尚不成熟的患者，采用关节镜检查，有助于了解关节内结构和软骨退变程度，同时进行关节镜下微创治疗。

第四节　关节镜技术在肩骨关节炎中的应用

肩关节 OA 是引起肩关节疼痛和功能障碍的常见疾病，随着疾病的进展，晚期可表现为关节间隙狭窄，关节僵硬和关节周围明显骨赘增生。目前，对于肩关节 OA 的相关研究相对较少，故其确切的流行病学情况尚不明确。现有的文献报道其发病率会随着年龄的增长和既往的创伤史有关。

肩关节 OA 的非手术治疗包括物理治疗，药物疗法如口服非甾体消炎镇痛药物，激素的注射，补充疗法及行为调整等。一旦这些方式保守的治疗方法失败时，就需要考虑手术治疗，包括关节镜下清理术,切开清理术、肩关节置换等。肩关节置换术可以提供明确的手术效果,但一般主要适用于晚期关节炎患者。对年轻且运动量大的患者或者早中期的肩 OA 患者,为了恢复高水平的运动水平,关节置换显然不是一个最佳选择。肩关节镜辅助下的清理术因创伤小、清理彻底、患者术后恢复快而具有优势,且患者术后经过系列的康复可以恢复良好的活动功能。

一、适应证

目前,部分文献支持对早期肩关节 OA 进行关节镜清理术可取得了良好的效果。应注意,对肩关节镜手术是否能有效缓解骨关节炎的临床症状目前还缺乏足够的文献证据。有学者认为恰当的适应证选择才能获得良好的、可预期的效果。因此,肩关节早期 OA 的关节镜下处理需要有区别的进行对待。

目前比较一致的肩关节镜下清理术治疗肩关节 OA 的适应证,包括早中期的骨关节炎、年轻患者、肩关节活动范围无严重受限且不伴有肩关节脱位者以及仅有少量骨赘形成者。实际上,关节镜是诊断早期骨关节炎最敏感的方法。某些疾病如早期的肩袖损伤、肩峰下撞击症、冻结肩和肱二头肌长头肌腱炎,常常类似于骨关节炎,临床上有时难以区分。通过肩关节镜可明确诊断并分别进行处理,可以显著提高患者诊断率和缓解症状。肩关节镜下清理术的禁忌证相对较少,除了关节间隙严重狭窄和感染等患者不易进行手术外,其他患者几乎均可进行。对于晚期的肩 OA 的患者,传统的观点认为疗效差,一般不考虑关节镜清理术。但随着近年来肩关节镜技术的日益成熟,有研究报告显示即使对于这类患者,清理术仍然可以获得很好的疗效,延缓疾病的进展。

二、手术方式

肩关节镜下清理术的目的首先是缓解疼痛,其次是改善功能。单纯的关节内游离体可引起患者疼痛和撞击、甚至出现卡锁症状。关节镜下清除这些游离体可显著改善患者的症状。典型的肩关节清理术常同时行关节囊松解术。这种技术尤其适用于年轻小于 55~60 岁、中度疼痛合并明显肩关节被动受限的患者。

清理术清除了机械性刺激物,不稳定的软骨碎屑和游离体,同时切除了增生的炎性滑膜。但在许多肩 OA 的患者中,由于肩关节的退行性变和关节囊挛缩使得肩关节活动范围明显受限。因此,关节镜下需要完全松解关节囊,改善被动活动范围。

一些情况下,对缺损的软骨组织进行软骨下骨钻孔微骨折术,可能也是一种有效的方法,可在骨暴露区诱导纤维软骨形成。虽然这个技术应用于肩关节还没有足够的证据,但是已经有大量的文献表明该技术应用于膝关节能显著改善症状,减小软骨缺损,有助于患者更早的恢复日常活动。尤其对于年轻运动量大并希望延迟关节置换的患者来说,这种技术是完全可以考虑利用的。

三、手术疗效

研究表明关节镜下清理术可以改善肩关节退变的临床症状。早期的一项研究纳入了 25 例患者,平均随访期 24 月,结果优 2 例,良 19 例,疗效不满意 5 例(20%),其中 2 例疼痛完全缓解,18 例偶尔有轻度疼痛,12 例术前有僵硬的患者,83% 术后肩关节活动范围得到改善。而且在这类患者中,发现伴随疾病的患者达 32%,包括盂唇撕裂、游离体、SLAP 损伤和肩袖部分撕裂。另一项研究评价了 61 例患者肩关节镜下清理术伴有或不伴有关节囊松解的疗效。45 例患者至少随访 2 年,87% 患者需要再次手术。大多数患者术后 5 周内疼痛开始缓解,并且维持 28 个月或更长时间。附加手术,如肩峰成形术、锁骨远端切除术、盂唇清理或修补术,对肩关节功能没有负面影响。近年来的一篇综述纳入了 5 个研究共计 212 例患者,平均随访时间 34.8 月,总的随访结果是,术后患者获得了明显的活动度和功能改善,只有 13% 的患者最后接受关节置换。

近来年,一些学者尝试对晚期的肩 OA 进行肩关节镜下清理术,但疗效尚不肯定。一项研究评价了 29 例(30 肩)活跃的晚期肩 OA 的患者,所有患者均进行了肩关节清理并处理合并损伤,结果显示,6 例肩在平均 1.9 年后接受关节置换;24 例没有接受置换的患者平均随访 2.6 年,ASES 评分自 58 提高到 83 分,VAS 评分从 8.3 降至 4.6,术后 1 年和 2 年生存率分别为 92% 和 85%。另一项对晚期肩 OA 的清理术的研究则取得了不好的结果,该研究评价了 33 例患者,其中 17 例软骨损伤 Outbrige Ⅲ 级,12 例 Outbrige Ⅳ 级,平均随访40.3 周,总的结果,开始获得很好的活动范围改善和疼痛的缓解,但是要恢复到术前水平大约需要 3.8 月,20 例(60.6%)患者疗效不满意,14 例(42.4%)在平均 8.8 月后接受了关节置换。

四、常见并发症

肩关节镜清理术的并发症文献报道较少,一般跟肩关节镜的学习曲线偏长有关。曲线早期的时候可能由于对肩关节镜的操控不太熟练,易造成关节腔内结构的损伤。也有入路的定位不准确时损伤腋神经甚至造成腋窝神经血管损伤的散在病例报道。肩关节镜下清理的难点在于盂肱关节前下及下方,此处往往容易形成骨赘,或者关节囊挛缩粘连,间隙狭窄,暴露困难且邻近腋神经,因此清理或松解的过程中要格外小心,避免损伤腋神经。

第五节　关节镜技术在肘骨关节炎中的应用

相比上肢的其他关节,肘骨关节炎的发生并不常见。除了创伤因素外,导致肘骨关节的病因还包括反复过度使用、剥脱性骨软骨炎、骨软骨瘤病、结晶性关节病、感染性或出血性关节炎的后遗期等。肘骨关节炎可发生于原发的软骨损伤,也可继发于不合适的内固定术后或关节面的畸形愈合或关节不稳定。尽管肘关节为非负重关节,但在日常生活尤其在重体力劳动时,肱桡和肱尺关节承受较大的应力。通常,肘骨关节炎的临床表现和影像学检查结果并不一致。

肘骨关节首要的症状表现为肘关节疼痛,通常随着活动的增加而加重,全关节活动范围的疼痛提示进展的骨关节炎。常伴有屈伸活动受限,关节僵直或关节不稳,关节绞锁或弹响。查体可发现关节活动范围变小,关节周围有压痛,个别患者可触及到关节鼠。

影像学检查用以确定肘骨关节炎的病变部位和严重程度。影像学检查首选 X 片,必要时可做 CT 或 CT 关节造影评估肘骨关节炎的程度。MRI 可用于评价肘关节周围软组织情况和骨水肿信号。再者,电生理检测可用于判断神经卡压综合征,特别是涉及尺神经或桡神经的骨间后神经支。

肘骨关节炎的手术,目的是为了缓解疼痛和绞锁症状、改善肘关节功能。目前,采用在关节镜下关节清理术治疗肘骨关节炎越来越流行。尽管肘关节镜的技术要求要高于其他关节,但是采用该技术手段处理肘骨关节炎取得了令人振奋的疗效。

一、适应证

明显的屈伸肘关节活动受限,很多肘骨关节炎患者出现关节活动范围减少的症状比疼痛更常见,往往只用在关节活动时发生骨赘撞击才产生典型的疼痛症状。关节镜下肘关节清理术还适用于有关节绞锁的机械症状时。当肘关节屈伸活动只有几度的受限时,往往采用非手术治疗。而全关节活动范围均出现疼痛时,提示广泛的关节病变,则采用关节表面置换。

二、术前评估

术前除了评估患者的全身情况外,还应仔细记录肘关节活动范围,主要的周围神经功能和疼痛发生与关节活动的关系。还应注意是否存在肘管症状是否伴随尺神经病变。X 片有利于评估关节整体病变,CT 尤其是三维重建有助于了解骨赘的局部位置并指导手术计划。如果大部分骨赘在关节后方,最好首先采用鹰嘴窝入路,然后才是关节前方的清创。

三、手术技术

对于大多数肘骨关节炎患者,建议首先采用前方入路,因为大多数骨赘形成在肘关节前方。由于桡神经邻近关节镜的工作区域,因此最好是尽快完成前外侧入路的清理以免关节肿胀的发生。根据术前 CT,通过前内侧入路切除在冠状位和桡骨头窝的骨赘,行关节囊松解或切开。关节镜一旦定位于内侧关节腔,通过肘关节外侧工作入路来清除骨赘和游离体,一定要注意不要切到桡神经和骨间神经后支上方的关节囊,应该通过顶端和冠状位的内侧切除骨赘。一旦完成肘关节前方的操作,就可以开始后路的操作了。从鹰嘴窝近端中间进行后方入路,在清理的过程中,刨刀应避免切到关节囊的内侧面,注意保护尺神经。在切除滑膜和脂肪组织清晰观察到肘关节后方的结构后,通常以后外侧入路为工作通道。在肘关节的后方,除了鹰嘴尖端的骨刺外,骨赘还形成于鹰嘴的两侧。在后方内侧关节腔操作时,注意保护尺神经,可通过牵开的方法来保护。如果患者还伴有严重尺神经病变,则需要做一个开放的小切口松解尺神经。

四、并发症

一般关节镜术后的并发症包括:关节感染、关节瘘、医源性的关节损伤等。再者,尽管异位骨化的发生较开放手术发生率低,但是肘关节镜术后异位骨化也时有发生。还有,肘关节镜发生主要周围神经损伤的发生率依次为:尺神经 > 桡神经浅支 > 骨间神经后支 > 骨间神经前支 > 前臂内侧皮神经。

五、术后处理及康复

肘关节镜术后,通常采用软的棉花垫敷料加压包扎肘关节。对于手术时间较长或病变较重的肘骨关节炎患者,需要放置引流管 24~48 小时。术后尽可能地鼓励患者至少 45°的主动活动。术后 48 小时开始被动活动,逐渐增加回复至正常。如果在术后 2~3 周内肘关节的活动还不能达到术中的活动水平,就需要在麻醉辅助下进行康复训练。

（李　箭）

第十五章

关节炎摘要

关节炎，是指人体关节及其邻近软组织的炎性疾病，包括一大类不同原因和表现的疾病，既包括关节局部的疾病，也包括以关节炎症为临床表现之一的全身性疾病或系统性疾病。

关节炎种类繁多，大致可分为四大类。与软骨退变相关的关节炎，即骨关节炎；炎症性关节炎，如类风湿关节炎、脊柱关节病等；感染性关节炎，如淋球菌性关节炎、非淋球菌细菌性关节炎；结晶性关节炎，如痛风、假性痛风。

为了便于读者了解临床治疗骨性关节炎时，同时熟悉其他常见关节炎及关节损伤的临床表现、诊断及治疗，本章对类风湿性关节炎、风湿性关节炎、化脓性关节炎、结核性关节炎、血友病性关节炎、弥漫性特发性骨质增生症、髌骨软化症、膝关节半月板损伤及膝关节交叉韧带损伤作一个概要性的介绍。

第一节　膝骨关节炎

膝骨关节炎（OA）为一种退行性病变，系由于增龄、肥胖、劳损、创伤、关节先天性异常、关节畸形等诸多因素引起的膝关节软骨退化损伤、关节边缘和软骨下骨反应性增生。

一、临床表现

主要症状为关节疼痛，开始时多为轻至中度间歇性钝痛，多在活动时出现，尤其负重时加重，休息后缓解。病情进展严重时，可出现持续性疼痛，常有夜间痛。休息时夜间痛是炎性阶段最明显的特征。关节局部常有轻度晨僵，持续时间较短，一般不超过 30 分钟。另外，缓慢发生的活动受限也是常见的症状。早期较轻微，仅在晨起或维持一定体位后活动不便，稍活动后可恢复。

关节活动时可出现绞锁现象。

常见体征为关节局部压痛、活动时有摩擦感或"咔嗒"声、骨性膨大。病情严重者可有肌肉萎缩及关节畸形。膝 OA 伴发的滑膜炎，局部皮温增高及皮肤微红，关节腔积液多为一过性。

二、实验室及辅助检查

1. 血细胞沉降率、血象均无异常变化　当受累关节伴发滑膜炎可出现滑液量增多，必要时可行滑液检查，其常为透明呈淡黄色，黏稠度正常或降低，黏蛋白凝块坚实，白细胞计数常在 2000/mm³ 以内，主要为单核细胞。

2. X 线平片　早期并无明显异常，约数年后方逐渐出现关节间隙狭窄，此表明关节软骨已开始变薄。开始时，关节间隙在不负重时正常，承重后出现狭窄。病变后期，关节间隙有显著狭窄，软骨下可有显微骨折征，而后出现骨质硬化，最后关节边缘变尖，有骨赘形成负重处软骨下可有骨性囊腔形成典型的骨关节病征象。为方便流行病学调查，1963 年 Kellgren 和 Lawrence 提出了 X 片分级修订标准，即：0 级，无改变；1 级，轻微骨赘；2 级，明显骨赘，但未累及关节间隙；3 级，关节间隙中度变窄；4 级，关节间隙明显变窄，伴软骨下骨硬化。必要时可行 MRI 检查。

3. 关节镜检查　能直接观察关节内部结构，但因其有创，可能伴发感染或出血等副作用，不能作为常规检查方法。

三、诊断标准

1995 年美国风湿病学会（American College of Rheumatology，ACR）修订的膝 OA 分类标准（见表 15-1）自推出以来得到广泛应用，其突出强调了 OA 与同样有关节受累的其他疾病间的不同，常用于临床研究中对 OA 的定义，但不适合用其作为 OA 临床诊断的标准。

2009 年欧洲抗风湿联盟（European League Against Rheumatism，EULAR）根据专家共识、系统评价及 meta 分析结果得出用于膝 OA 临床诊断的 10 点推荐（图 15-1），并分别给出了参考证据等级及推荐等级。EULAR 根据这 10 点推荐，在英国及荷兰进行了大样本的临床研究并做了相关统计学研究。最终得出结论为：在考虑危险因素（当地患病率、年龄、性别、BMI、职业、外伤史）的前提下，三大症状（膝痛、晨僵、功能受限）及三大体征（骨擦感、活动度受限、骨性膨大）为诊断膝 OA 的主要依据。X 片可作为本病主要的影像学检查，但不应成为诊断的核心依据及"金标准"。必要时，可行 MRI 检查、实验室检查、滑液检查、关节镜检查用于鉴别诊断。

表 15-1　ACR 膝 OA 诊断分类标准

临床
1. 前 1 个月大多数时间有膝痛
2. 有骨摩擦音
3. 晨僵 <30 分钟
4. 年龄 >38 岁
5. 有骨性膨大
满足 1~4 条，或 1、2、5 条，或 1、4、5 条者诊断 OA

续表

临床＋实验室＋放射学
1. 前 1 个月大多数时间有膝痛
2. 骨赘形成
3. 关节液检查符合 OA
4. 年龄 >40 岁
5. 晨僵 <30 分钟
6. 有骨擦音
满足 1+2 条，或 1+3+5+6 条，或 1+4+5+6 条者，可诊断 OA

No	Proposition	LoE	SOR (95% CI)
1	Knee OA is characterised clinically by usage-related pain and/or functional limitation. It is a common complex joint disorder showing focal cartilage loss, new bone formation and involvement of all joint tissues. Structural tissue changes are mirrored in classical radiographic features	IIb	88 (83 to 92)
2	Risk factors that are strongly associated with the incidence of knee OA can help to identify patients in whom knee OA is the most likely diagnosis. These include increasing age over 50 years, female gender, higher body mass index, previous knee injury or malalignment, joint laxity, occupational or recreational usage, family history and the presence of Heberden's nodes	Ia~IIb	89 (83 to 95)
3	Subsets with different risk factors and outcomes can be defined according to varying compartmental involvement (patellofemoral, medial tibiofemoral, lateral tibiofemoral); bone response (atrophic, hypertrophic); the global pattern of OA (generalised, localised); crystal presence (pyrophosphate, basic calcium phosphates) and the degree of inflammation. However, the ability to discriminate subsets and the relevance for routine practice are unclear	Ib~IIb	75 (63 to 87)
4	Typical symptoms of knee OA are usage-related pain, often worse towards the end of the day, relieved by rest; the feeling of 'giving way'; only mild morning or inactivity stiffness and impaired function. More persistent rest and night pain may occur in advanced OA. OA symptoms are often episodic or variable in severity and slow to change	Ib~IIb	76 (64 to 87)
5	In adults aged >40 years with usage-related knee pain, only short-lived morning stiffness, functional limitation and one or more typical examination findings (crepitus, restricted movement, bony enlargement), a confident diagnosis of knee OA can be made without a radiographic examination. This applies even if radiographs appear normal	Ib	80 (67 to 92)
6	All patients with knee OA should be examined. Findings indicative of knee OA include crepitus; painful and/or restricted movement; bony enlargement and absent or modest effusion. Additional features that may be present include deformity (fixed flexion and/or varus—less commonly valgus); instability; periarticular or joint-line tenderness and pain on patellofemoral compression	Ia~III	90 (85 to 95)
7	Red flags (eg, severe local inflammation, erythema, progressive pain unrelated to usage) suggest sepsis, crystals or serious bone pathology. Involvement of other joints may suggest a wide range of alternative diagnoses. Other important considerations are referred pain, ligamentous and meniscal lesions and localised bursitis	IV	87 (80 to 94)
8	Plain radiography (both knees, weightbearing, semiflexed PA (MTP) view, plus a lateral and skyline view) is the current 'gold standard' for morphological assessment of knee OA. Classical features are focal joint space narrowing, osteophyte, subchondral bone sclerosis and subchondral 'cysts'. Further imaging modalities (MRI, sonography, scintigraphy) are seldom indicated for diagnosis of OA	Ib~IIb	83 (71 to 95)
9	Laboratory tests on blood, urine or synovial fluid are not required for the diagnosis of knee OA, but may be used to confirm or exclude coexistent inflammatory disease (eg, pyrophosphate crystal deposition, gout, rheumatoid arthritis) in patients with suggestive symptoms or signs	IIb	86 (78 to 94)
10	If a palpable effusion is present, synovial fluid should be aspirated and analysed to exclude inflammatory disease and to identify urate and calcium pyrophosphate crystals. OA synovial fluid is typically non-inflammatory with <2000 leucocytes/mm³; if specifically sought, basic calcium phosphate crystals are often present	IIb	73 (56 to 89)

LoE, level of evidence (Ia, meta-analysis of cohort studies; Ib, meta-analysis of case–control or cross-sectional studies; IIa, cohort study; IIb, case–control or cross-sectional studies; III, non-comparative descriptive studies; IV, expert opinion); SOR, strength of recommendation on visual analogue scale (0~100 mm, 0＝not recommended at all, 100＝fully recommended).

图 15-1　EULAR 关于膝 OA 临床诊断的 10 点推荐

四、鉴别诊断

1. 与类风湿性关节炎的鉴别诊断（表 15-2）

表 15-2　骨关节炎（OA）与类风湿性关节炎（RA）的鉴别诊断

	RA	OA
发病年龄	30~50 岁为发病高峰	随年龄增长而发病增加
诱发因素	不定	创伤，肥胖，先天异常等
起病	缓慢，偶为急性	缓慢
全身症状	有	几乎无
晨僵	>30 分钟	<30 分钟

续表

	RA	OA
受累关节	多发、对称、四肢大小关节	远端指间、膝、髋和颈腰椎
皮下结节	+	–
Heberden 结节	–	+
Bouchard 结节	–	+
RF	+	–
X 线特征	软组织肿胀,关节间隙变窄,关节变形,半脱位,强直	骨赘,骨硬化,可有关节间隙变窄

2. 强直性脊柱炎(ankylosing spondylitis,AS) 以青年男性多见,主要为炎性下腰痛,多伴有肌腱端炎,有 X 线片的骶髂关节炎,脊柱早期为椎小关节模糊,晚期为竹节样脊柱,及 90% 以上的患者为 HLA-B27 阳性等特点。

3. 银屑病关节炎 本病好发于中年人,起病较缓慢,以远端指(趾)间关节、掌指关节、跖关节及膝和腕关节等四肢关节受累为主,关节病变常不对称,可有关节畸形。病程中可出现银屑病的皮肤和指(趾)甲改变。

4. 痛风性关节炎 本病多发于中年以上男性,常表现为反复发作的急性关节炎,最常累及第一跖趾关节和跗骨关节,也可侵犯膝、踝、肘、腕及手关节,表现为关节红、肿、热和剧烈疼痛,血尿酸水平多升高,滑液中可查到尿酸盐结晶。慢性者可出现肾脏损害,在关节周围和耳郭等部位可出现痛风石。

5. 其他疾病 对不典型关节受累 OA 患者,应考虑有无原发性疾病,如二水焦磷酸钙沉积病、血友病等,可通过病史及相关实验室检查进行区别。

五、治疗

目前临床上仍无治愈 OA 的方法,OA 治疗的目的在于缓解疼痛、阻止和延缓疾病的进展、保护关节功能、改善生活质量。

随着循证医学的发展,近年来,全球范围内多个学术组织结合循证证据和专家共识发布了有关膝 OA 治疗的指南。国际骨关节炎研究协会(OARSI)于 2007 年发布了《髋膝骨关节病治疗指南》并于 2010 年根据新增的循证医学数据更新了指南;2008 年英国国家健康与临床优化研究所(NICE)发布了《国家骨关节病临床治疗指南》;2009 年澳大利亚皇家全科医师学会发布了《髋膝骨关节炎非手术治疗澳洲指南》;中华医学会骨科分会也于 2010 年发布了更新后的《骨关节炎诊治指南》。2012 年 4 月美国风湿病学会(ACR)更新了《美国风湿病学会关于手部、髋部和膝部骨关节炎的非药物和药物治疗的建议》;2013 年 5 月美国骨科医师学会(AAOS)发布更新了《膝关节骨关节病临床治疗的指南总结》;欧洲抗风湿联盟(EULAR)也于 2013 年发布了《髋膝非药物治疗的治疗建议》。

虽然众多指南所处的地域有所差异,但在治疗方案的选择上面大致相同。如:①对患者进行整体评估并制订个性化治疗方案;②应采用非药物治疗并辅助药物治疗。

（一）非药物治疗

1. 运动疗法　各指南均一致强烈推荐运动疗法,包括有氧训练如骑自行车、游泳等;水疗;股四头肌的抗阻训练。应根据患者的个人意愿、自身情况、运动方式的益处及安全性,制订个体化、渐进性的运动处方。近年来太极得到广泛推广,但其对膝 OA 的疗效存在争议。ACR 及澳大利亚皇家全科医师学会将太极列为一般推荐。

2. 减重　根据循证医学证据,除 AAOS2013 版指南将减重列为中度推荐外,其他各指南均强烈推荐超重患者应控制体重。

3. 患者自我管理、教育　现有的各个 OA 指南中除 ACR、澳洲皇家全科医师学会的指南外均把患者自我管理,健康教育及 OA 相关疾病信息提供作为核心治疗方法之一,列为强烈推荐。通过健康讲座、宣传手册、支持团队及国家组织的网站等各种途径,向患者解释疾病的转归,疼痛产生的机制,并指导患者改变生活习惯、运动的方式、控制体重及采取其他可减少对退变关节负重的措施。

4. 物理治疗　临床上常通过物理治疗控制膝 OA 症状、改善功能,但其 OA 的疗效在学术上还存在争议。因此,各指南将物理治疗基本列为一般推荐,这些项目包括经皮神经电刺激、针灸、热疗、手法治疗、髌骨捆扎治疗、辅具使用(如外侧楔形垫、手杖等)。各指南对于超声治疗膝 OA 既不支持也不反对。AAOS 强烈不推荐使用针灸治疗膝 OA。澳洲皇家全科医师学会不推荐 PEMF。

（二）药物治疗

1. 对乙酰氨基酚　对于轻到中度疼痛的 OA 患者,除 AAOS 将对乙酰氨基酚列为不确定外,多项指南均建议应用对乙酰氨基酚(最高 4g/d,OTC 单次剂量 <650mg)作为首选治疗药物。ACR 建议,对于给予全剂量对乙酰氨基酚治疗(4g/d)的患者,应提醒其避免应用所有其他含有对乙酰氨基酚成分的药物(如感冒类药物)。

2. NSAIDs　各指南一致建议对于应用全剂量对乙酰氨基酚无效的患者,建议口服或局部应用 NSAIDs。用药时应考虑 NSAIDs 长期应用有增加消化道出血及心血管疾病的风险。对于 75 岁以上的老人 ACR 强烈建议应用 NSAIDs 的外用制剂。在这种情况下,ACR 有条件的建议应用曲马朵、度洛西汀、或关节腔内注射透明质酸治疗。对于患有上消化道溃疡但无出血史的患者,如需口服 NSAIDs,强烈建议同时应用环加氧酶 -2(cyclo-oxygenaseselective,COX-2)选择性抑制剂或采用非选择性 NSAIDs+ 质子泵抑制剂(protonpump inhibitor,PPI)的组合。如患者既往有上消化道出血史,医生仍选择给予 NSAIDs,ACR 强烈建议同时应用 COX-2 选择性抑制剂 +PPI 的组合。对于 OA 患者同时需要服用小剂量阿司匹林(≤325mg/d)以保护心肌者,如需口服 NSAIDs,ACR 强烈建议应用非选择性 NSAIDs,对于 Ⅳ 期慢性肾病患者(肾小球滤过率 <30ml/min),应避免口服 NSAIDs,对于 Ⅲ 期慢性肾病患者(肾小球滤过率 30~59ml/min)应权衡利弊后再决定是否应用。

3. 类阿片制剂　对于髋膝关节 OA 患者经非药物治疗及上述药物治疗均无明显效果,且不愿意或无法行关节置换术者,ACR 强烈建议应用类阿片止痛剂,或在一定条件下应用哌替啶,并遵循美国疼痛协会对于慢性非癌性疼痛阿片类药物的应用指南。AAOS、OARSI 均推荐使用曲马朵。

4. 糖皮质激素 关节腔内注射皮质类固醇激素作为辅助性治疗并广泛应用于膝 OA 患者,除 AAOS 将其列为不确定外,各指南均建议在一定条件下可以用于 OA 的短期治疗,特别是对于应用全剂量对乙酰氨基酚无效的患者。注射糖皮质激素不应在同一关节反复注射,注射间隔时间不应短于 4~6 个月。

5. 透明质酸(HA) 透明质酸具有黏弹性及关节软骨及软组织保护作用,理论上有助于恢复关节软骨的液体平衡,从而对 OA 的治疗有一定的疗效,目前在临床上应用越来越广泛。由于证据的不一致性,NICE、AAOS 的指南中明确反对 HA 注射治疗,其他指南未明确推荐是否应对 OA 患者进行 HA 治疗。

6. 软骨保护剂 主要为氨基葡萄糖和硫酸软骨素。目前仍无有力的证据支持氨基葡萄糖、软骨素等营养治疗可作为 OA 的常规治疗,所有指南均不推荐使用这类药物。AAOS 指南明确反对使用该药物。

(三) 外科治疗

对于经内科治疗无明显疗效,病变严重及关节功能明显障碍的患者可以考虑外科治疗,以校正畸形和改善关节功能。外科治疗的主要途径是通过关节镜手术和开放手术。

1. 关节镜下盥洗及清理术 AAOS 及 NICE 均建议仅在患者因半月板问题出现机械症状,如突然出现关节不能伸直,或反复性绞锁时进行关节镜下膝关节半月板修整。对于症状性膝 OA,AAOS 明确反对进行关节镜下盥洗及清理术。

2. 关节置换术 OARSI、AAOS 均建议对于严重的膝关节 OA 患者(经过优化的保守治疗后仍有持续的中到重度疼痛,关节功能受限,生活质量下降,且影像学有相应改变者),行全髋关节置换术(THA)或全膝关节置换术(TKA),其疗效较保守治疗更有效。

3. 截骨术 可改善关节力线平衡,有效缓解患者膝关节疼痛。但国外各指南中并未提到此治疗方法。

(周 圆 周予婧)

参 考 文 献

1. 库普曼,莫兰德.关节炎与相关疾病.陆芸译.天津:天津科技翻译出版有限公司,2010.

2. Menashe L,Hirko K,Losina E,et al. The diagnostic performance of MRI in osteoarthritis:a systematic review and meta-analysis. Osteoarthritis and Cartilage,2012,20(1):13-21.

3. Altman R,Asch E,Bloch D,et al. Development of criteria for the classification and reporting of osteoarthritis. Classification of osteoarthritis of the knee. Diagnostic and Therapeutic Criteria Committee of the American Rheumatism Association. Arthritis Rheum1986,29:1039-1049.

4. Zhang W,Doherty M,Peat G,et al. EULAR evidence-based recommendations for the diagnosis of knee osteoarthritis. Annals of the rheumatic diseases,2010,69(3):483-489.

5. Zhang W,Moskowitz RW,Nuki G,et al. OARSI recommendations for the management of hip and knee osteoarthritis,part I:critical appraisal of existing treatment guidelines and systematic review of current research evidence. Osteoarthritis and Cartilage,2007,15(9):981-1000.

6. Zhang W, Moskowitz RW, Nuki G, et al. OARSI recommendations for the management of hip and knee osteoarthritis, part II: OARSI evidence-based, expert consensus guidelines. Osteoarthritis Cartilage 2008；16：137- 162.

7. Zhang W, Nuki G, Moskowitz RW, et al. OARSI recommendations for the management of hip and knee osteoarthritis: part III: Changes in evidence following systematic cumulative update of research published through January 2009. Osteoarthritis and Cartilage, 2010, 18(4): 476-499.

8. Nice. OSTEOARTHRITIS: National clinical guideline for careand management in adults[G]. Royal College of Physicians of London, 2008.

9. The Royal Australian College of General Practitioners. Guideline for the non-surgical management of hip and knee osteoarthritis. South Melbourne: The Royal Australian College of General Practitioners, 2009.

10. 中华医学会风湿病学分会. 骨关节炎诊断及治疗指南. 中华风湿病学杂志, 2010, 14(6): 416-419.

11. Richmond J, Hunter D, Irrgang J, et al. American Academy of Orthopaedic Surgeons clinical practice guideline on the treatment of osteoarthritis (OA) of the knee. The Journal of Bone & Joint Surgery, 2010, 92 (4): 990-993.

12. Hochberg, MC. American College of Rheumatology 2012 recommendations for the use of nonpharmacologic and pharmacologic therapies in osteoarthritis of the hand, hip, and knee. Arthritis Care Res, 2012, 64(4): 465-474.

13. Fernandes L, Hagen KB. EULAR recommendations for the non-pharmacological core management of hip and knee osteoarthritis. Ann Rheum Dis, 2013, 72(7): 1125-1135.

14. Jevsevar DS. Treatment of osteoarthritis of the knee: evidence-based guideline. Journal of the American Academy of Orthopaedic Surgeons, 2013, 21(9): 571-576.

15. 徐卫东, 赵东宝, 裴福兴. 关节炎诊断与治疗选择. 北京: 人民军医出版社, 2007.

16. 施桂英, 栗占国. 关节炎诊断与治疗. 北京: 人民卫生出版社, 2009.

第二节　类风湿性关节炎

类风湿关节炎（rheumatoid arthritis, RA）是一种以慢性侵蚀性关节炎为特征的全身性自身免疫病。类风湿关节炎的病变特点为滑膜炎，以及由此造成的关节软骨和骨质破坏，最终导致关节畸形。

一、临床表现

多数为缓慢隐匿起病，少数急性起病，发作与缓解交替出现。初期最初受累关节多为近端指间、掌指或腕关节，并具有诊断意义。在发病之初，可表现为单关节炎、少关节炎或多关节炎。少关节炎起病最为常见，病程进展慢，常有 RF 阳性；单关节炎起病者病初 RF 常为阴性；而多关节炎起病者，病情一般较重，常伴有关节炎外表现。

类风湿关节炎受累关节的症状表现对称性、持续性关节肿胀和疼痛，常伴有晨僵；晚期可出现各种畸形及关节活动障碍。晨僵为类风湿关节炎特征的表现之一，其持续时间常与病情活动度相关。

关节外表现：①皮肤：出现皮下结节，是病情活动的表现之一；②肺部变化：可有胸膜炎、间质性肺炎、胸膜和肺的类风湿性结节；③心脏：可出现心包炎、心肌炎或结节形成；④肝病：转氨酶升高、肝结节性增生等；⑤网状内皮系统：浅表淋巴结肿大、肝脾大；⑥血液系统：贫血、血小板减少、轻度白细胞增多、血清球蛋白升高等；⑦眼部：角膜结膜炎、巩膜炎等。

二、实验室及辅助检查

轻、中度贫血；活动期血沉加快；CRP 增高；部分血小板增多；血清免疫球蛋白多克隆增高。

70% 患者 RF 阳性，并与病情和关节外表现相关。抗瓜氨酸化蛋白抗体是一类针对含有瓜氨酸化表位的自身抗体的总称，对类风湿关节炎的诊断具有很高的敏感性和特异性，并与类风湿关节炎的病情和预后密切相关。抗核周因子抗体（APF）、抗角蛋白抗体（AKA）、抗 Sa 抗体和抗 RA33 抗体都对 RA 的诊断具有较高特异性，这四种抗体结合作为早期 RA 诊断。

三、诊断标准

1987 年美国风湿病学会修订的类风湿关节炎分类标准见表 15-3。

表 15-3　1987 年美国风湿病学会修订的类风湿关节炎分类标准

1. 晨僵　关节及其周围的僵硬感，在获得最大改善前至少持续 1 小时（病程≥6 周）；

2. 至少 3 个以上关节部位的关节炎　医生观察到至少 3 个以上关节区（有 14 个关节区可能累及：双侧近端指间关节、掌指关节及腕、肘、膝、踝及跖趾关节）同时有软组织肿胀或积液（不是单纯骨性肥大）（病程≥6 周）；

3. 手部关节的关节炎　腕、掌指或近端指间关节至少 1 处关节肿胀（病程≥6 周）；

4. 对称性关节炎　身体双侧相同关节区同时受累（近端指间关节、掌指关节及跖趾关节受累时，不一定完全对称）（病程≥6 周）；

5. 类风湿结节　医生观察到在关节伸侧、关节周围或骨突出部位的皮下结节；

6. 类风湿因子（rheumatoid factor，RF）阳性　所用方法检测血清类风湿因子在正常人群中的阳性率小于 5%；

7. 放射学改变　在手和腕的后前位相有典型的类风湿关节炎放射学改变，须包括骨质侵蚀或受累关节及其邻近部位有明确的骨质疏松。

符合以上 7 项中 4 项或 4 项以上者可诊断为类风湿关节炎。

2009 年 ACR 和欧洲抗风湿病联盟（EULAR）提出了新的 RA 分类标准和评分系统，即：至少 1 个关节肿痛，并有滑膜炎的证据（临床或超声或 MRI）；同时排除了其他疾病引起的关节炎，并有典型的常规放射学 RA 骨破坏的改变，可诊断为 RA。另外，该标准对关节受累情况、血清学指标、滑膜炎持续时间和急性时相反应物 4 个部分进行评分，总得分 6 分以上也可诊断 RA。

2009 年美国风湿病学会（ACR）/联合欧洲抗风湿病联盟（EULAR）/新的类风湿关节炎（RA）分类标准（简称 ACR/EULAR 2010 标准，表 15-4）。

表 15-4　ACR/EULAR 2010 标准

受累关节情况	受累关节数	得分(0~5 分)
中大关节	1	0
	2~10	1
小关节	1~3	2
	4~10	3
至少 1 个为小关节	>10	5
血清学		**得分(0~3 分)**
RF 或抗 CCP 抗体均阴性		0
RF 或抗 CCP 抗体至少 1 项低滴度阳性		2
RF 或抗 CCP 抗体至少 1 项高滴度(> 正常上限 3 倍)阳性		3
滑膜炎持续时间		**得分(0~1 分)**
<6 周		0
>6 周		1
急性时相反应物		**得分(0~1 分)**
CRP 或 ESR 均正常		0
CRP 或 ESR 增高		1

　　新旧诊断标准的主要差别:①新的诊断标准首先以受累关节多寡作为主要指标,关节炎需经超声(US)或磁共振成像(MRI)证实并排除了其他疾病所致为前提;②新增了抗瓜氨酸蛋白抗体(ACCP)检测,并重视其和类风湿因子(RF)在 RA 诊断中的作用;③把急性时相反应物 C 反应蛋白(CRP)和血沉(ESR)增高以及炎症持续 6 周作为参考条件之一;④结构性的破坏不再作为分类标准的一部分,废除了原标准中的晨僵、皮下结节、对称性关节炎和双手 X 线平片改变 4 项;⑤新标准可对 1 个以上的关节炎进行早期诊断,因此能及时应用改善病情的抗风湿药物(DMARDs)和生物制剂治疗,可提高疗效并改变 RA 的预后。

四、鉴别诊断

　　1. RA 与 OA 鉴别(见骨关节炎)。

　　2. 痛风　慢性痛风性关节炎与类风湿关节炎相似,痛风性关节炎多见于中老年男性,常呈反复发作,好发部位为单侧第一跖趾关节或跗关节,也可侵犯膝、踝、肘、腕及手关节,急性发作时通常血尿酸水平增高,慢性痛风性关节炎可在关节和耳郭等部位出现痛风石。

　　3. 银屑病关节炎　银屑病关节炎以手指或足趾远端关节受累为主,也可出现关节畸形,但类风湿因子阴性,且伴有银屑病的皮肤或指甲病变。

　　4. 强直性脊柱炎　本病主要侵犯脊柱,但周围关节也可受累,特别是以膝、踝、髋关节为首发症状者,需与类风湿关节炎相鉴别。该病有以下特点:青年男性多见;主要侵犯骶髂关节及脊柱,外周关节受累多以下肢不对称关节受累为主,常有肌腱端炎;90%~95% 患者

HLA-B27 阳性;类风湿因子阴性;骶髂关节及脊柱的 X 线改变有助于诊断。

5. 结缔组织病所致的关节炎 干燥综合征、系统性红斑狼疮均可有关节症状,且部分患者类风湿因子阳性,但它们都有相应的特征性临床表现和自身抗体。

五、治疗

(一) 药物治疗

1. 非甾体类抗炎药(NSAIDs) 这类药物是治疗 RA 的初始药物,主要通过抑制环加氧酶(COX)活性,减少前列腺素合成而具有抗炎、止痛、退热及减轻关节肿胀的作用,是临床最常用的类风湿关节炎治疗药物,但是并不能改变疾病的进程或关节的破坏,因此它们不能单独用于 RA 的治疗(表 15-5)。根据现有的循证医学证据和专家共识,NSAIDs 使用中应注意以下几点:①注重 NSAIDs 的种类、剂量和剂型的个体化。②尽可能用最低有效量、短疗程。③一般先选用一种 NSAID。应用数日至 1 周无明显疗效时应加到足量。如仍然无效则再换用另一种制剂,避免同时服用 2 种或 2 种以上 NSAIDs。④对有消化性溃疡病史者,宜用选择性 COX-2 抑制剂或其他 NSAID 加质子泵抑制剂。⑤老年人可选用半衰期短或较小剂量的 NSAID。⑥心血管高危人群应谨慎选用 NSAID,如需使用,建议选用对乙酰氨基酚或萘普生。⑦肾功能不全者应慎用 NSAIDs。⑧注意血常规和肝肾功能定期监测。

表 15-5　治疗 RA 的主要 NSAIDs

分类		半衰期 (h)	最大剂量 (mg/d)	每次剂量 (mg)	服药次数 (次/天)
丙酸类	布洛芬(ibuprofen)	1.8	2400	400~800	3
	洛索洛芬(loxoprofen)	1.2	180	60	3
	精氨洛芬(ibuprofen arginine)	1.5~2	1.2	0.2	3
	酮洛芬(ketoprofen)	3	200	50	3
	萘普生(naproxen)	13	1500	250~500	2
苯乙酸类	双氯芬酸(diclofenac)	2	150	25~50	3
	吲哚乙酸类(indommetacin)	4.5	150	25~50	3
	舒林酸(sulindac)	18	400	200	2
	阿西美辛(acemetacin)	3	180	30~60	3
吡喃羧酸类	依托度酸(etodolac)	7.3	1200	200~400	3
非酸性类	萘丁美酮(nabumetone)	24	2000	1000	1
昔康类	吡罗昔康(piroxicam)	50	20	20	1
	氯诺昔康(lornoxicam)	4	16	8	2
	美洛昔康(meloxicam)	20	15	7.5~15	1
磺酰苯胺类	尼美舒利(nimesulide)	2~5	400	100~200	2
昔布类	塞来昔布(celecoxib)	11	400	100~200	2
	依托考昔(etocoxib)	22	120	120	1

2. 改善病情抗风湿药（DMARDs） 这些药物较非甾体类抗炎药发挥作用慢，大约需1~6个月，有降低或防止关节破坏、保持关节完整性及其功能的作用，不具备明显的止痛和抗炎作用但可延缓或控制病情的进展，并最终降低 RA 患者的总治疗费用，保存他们的经济能力。任何确诊为 RA 的患者，如果具有进行性的关节疼痛、明显的晨僵或疲劳、活动性滑膜炎、ESR 和 CRP 持续高水平、或影像学表现关节损害，不论使用 NSAIDs 是否能充分缓解症状，都应在确诊后 3 个月之内应开始 DMARDs 治疗。对于任何存在持续性滑膜炎以及关节破坏而未治疗的患者，都应即刻开始 DMARDs 治疗以防止和减缓进一步破坏（表 15-6）。

表 15-6 治疗 RA 的主要 DMARDS

药物	起效时间（月）	常用剂量（mg）	给药途径	毒性反应
甲氨蝶呤	1~2	每周 7.5~20mg	口服、肌内注射、静脉注射	胃肠道症状、口腔炎、皮疹、脱发、骨髓抑制、肝脏毒性、偶有肺间质病变
柳氮磺吡啶	1~2	500~1000mg，每日 3 次	口服	皮疹、胃肠道反应、偶有骨髓抑制。对磺胺过敏者不宜服用
来氟米特	1~2	10~20mg，每日 1 次	口服	腹泻、瘙痒、转氨酶升高、脱发、皮疹
氯喹	2~4	250mg，每日 1 次	口服	头晕、头痛、皮疹、视网膜毒性、偶有心肌损害、禁用于窦房结功能不全、传导阻滞者
羟氯喹	2~4	200mg，每日 2 次	口服	偶有皮疹、腹泻、视网膜毒性
金诺芬	4~6	3mg，每日 2 次	口服	口腔炎、皮疹、腹泻、骨髓抑制、偶有蛋白尿
硫唑嘌呤	2~3	50~150mg	口服	胃肠道症状、肝功能异常、骨髓抑制
青霉胺	3~6	250~750mg	口服	皮疹、口腔炎、味觉障碍、蛋白尿
环孢素	2~4	1~3mg/(kg·d)	口服	胃肠道反应、高血压、肝肾功能损害、齿龈增生及多毛等
环磷酰胺	1~2	1~2mg/(kg·d)	口服	恶心、呕吐、骨髓抑制、肝功损害、脱发、性腺抑制等
		400mg/2~4 周	静脉注射	

3. 生物制剂 是目前积极有效控制炎症的主要药物，减少骨破坏，减少激素的用量和骨质疏松。治疗类风湿关节炎的生物制剂主要包括肿瘤坏死因子（TNF）-α 拮抗剂、白细胞介素（IL）-1 和 IL-6 拮抗剂、抗 CD20 单抗以及 T 细胞共刺激信号抑制剂等。

4. 糖皮质激素 能迅速改善关节肿痛和全身症状，在重症 RA 伴有心、肺或神经系统等受累的患者，可给予短效激素，其剂量依病情严重程度而定。针对关节病变，如需使用，通常为小剂量激素（泼尼松≤7.5ml）仅适用于少数 RA 患者。可用于以下几种情况：①伴有血管炎等关节外表现的重症 RA；②不能耐受 NSAIDs 的 RA 患者作为"桥梁"治疗；③其他治疗方法效果不佳的 RA 患者；④伴局部激素治疗指征（如关节腔内注射）。激素治疗 RA 的原则是小剂量、短疗程。使用激素必须同时应用 DMARDs。在激素治疗过程中,应补充钙剂和维生素 D。

5. 植物药

(1) 白芍总苷:常用剂量为 600mg,每日 2~3 次。对减轻关节肿痛有效。其不良反应较少,主要有腹痛、腹泻、食欲缺乏等。

(2) 雷公藤:对缓解关节肿痛有效,是否减缓关节破坏尚乏研究。一般给予雷公藤多苷 30~60mg/d,分 3 次饭后服用。主要不良反应是性腺抑制,导致男性不育和女性闭经。一般不用于生育期患者。其他不良反应包括皮疹、色素沉着、指甲变软、脱发、头痛、食欲缺乏、恶心、呕吐、腹痛、腹泻、骨髓抑制、肝酶升高和血肌酐升高等。

(3) 青藤碱:每次 20~60mg,饭前口服,每日 3 次,可减轻关节肿痛。主要不良反应有皮肤瘙痒、皮疹和白细胞减少等。

(二) 非药物治疗

1. 其他治疗　除前述的治疗方法外。对于少数经规范用药疗效欠佳,血清中有高滴度自身抗体、免疫球蛋白明显增高者可考虑免疫净化,如血浆置换或免疫吸附等治疗。但临床上应强调严格掌握适应证以及联用 DMARDs 等治疗原则。

2. 一般治疗　强调患者教育及整体和规范治疗的理念。适当的休息、理疗、体疗、外用药、正确的关节活动和肌肉锻炼等对于缓解症状、改善关节功能具有重要作用。

(三) 外科治疗

RA 患者经过积极内科正规治疗,病情仍不能控制,为纠正畸形,改善生活质量可考虑手术治疗。但手术并不能根治 RA,故术后仍需药物治疗。常用的手术主要有滑膜切除术、人工关节置换术、关节融合术以及软组织修复术。

(周　圆　周予婧)

参 考 文 献

1. Kay J,Upchurch KS. ACR/EULAR 2010 rheumatoid arthritis classification criteria. Rheumatology,2012,51 (suppl 6):vi5-vi9.

2. 中华医学会风湿病学分会 . 类风湿关节炎诊断及治疗指南 . 中华风湿病学杂志,2010,14(4):265-270.

3. 吕芳,李兴福 . 2010 年美国风湿病学会联合欧洲抗风湿病联盟的类风湿关节炎分类标准解读 . 诊断学理论与实践,2010,004:307-310.

4. 国际 ACR 小组委员会 . 类风湿关节炎的治疗指南 . 继续医学教育,2005,19(3):69-73.

5. Matthias S,Klaus K.Rheumatoid Arthritis—Early Diagnosis and Disease Management. DtschArztebl Int,2013, 110(27-28):477-484.

6. 高惠英译,张文审校 .2009 年欧洲风湿病联盟关于类风湿关节炎治疗的指南 . 中华临床免疫和变态反应杂志,2009,3(4):316-317.

7. Duru N,van der Goes MC,Jacobs JWG,et al. EULAR evidence-based and consensus-based recommendations on the management of medium to high-dose glucocorticoid therapy in rheumatic diseases. Annals of the rheumatic diseases,2013,72(12):1905-1913.

8. 库普曼,莫兰德.关节炎与相关疾病.陆芸译.天津:天津科技翻译出版公司,2010.

9. 徐卫东,赵东宝,裴福兴.关节炎诊断与治疗选择.北京:人民军医出版社,2007.

10. 施桂英,栗占国.关节炎诊断与治疗.北京:人民卫生出版社,2009.

11. Duru N, van der Goes MC, Jacobs JWG, et al. EULAR evidence-based and consensus-based recommendations on the management of medium to high-dose glucocorticoid therapy in rheumatic diseases. Annals of the rheumatic diseases, 2013, 72(12):1905-1913.

12. Alexandra NC, Christopher JE. EULAR recommendations for the use of imaging of the joints in the clinical management of rheumatoid arthritis. Annals of the rheumatic diseases, 2013, 72(12):804-814.

第三节 风湿性关节炎

风湿热(RF)是链球菌感染后引起的一种自身免疫性疾病,可累及关节、心脏、皮肤等多系统。其中导致的关节病变过去称为"风湿性关节炎",以多发性、大关节、游走性关节炎为典型特征,主要发生在青少年。在居室拥挤、经济差、医药缺乏的地区,易构成本病流行。

一、临床表现

风湿热发病前 1~4 周可有咽喉炎或扁桃体炎等上呼吸道感染表现,如发热、咽痛、颌下淋巴结肿大等。50%~70% 患者有不规则发热,轻中度发热较常见,亦可有高热。

1. 风湿性关节炎 是风湿热最常见的重要表现,呈游走性、多发性关节炎。多为大关节受累,依次为膝、踝、肘、肩及腕和指(趾)关节。局部可有红、肿、灼热、疼痛和压痛,有时有渗出,但无化脓。关节疼痛很少持续 1 个月以上,通常在 2 周内消退。其严重程度差异较大,轻者只有关节痛而较少有关节炎症表现,典型者可有关节红肿热痛和活动受限。炎症消退后不遗留关节畸形和功能障碍。但常反复发作,可继气候变冷或阴雨而出现或加重,水杨酸制剂对缓解关节症状疗效颇佳。轻症及不典型病例可呈单关节或寡关节、少关节受累,或累及一些不常见的关节如髋关节、指关节、下颌关节、胸锁关节、胸肋间关节,后者常被误认为心肌炎症状。

2. 风湿热其他表现 风湿热可表现为心肌炎、皮下结节、环形红斑和舞蹈病。这些表现可以单独或合并出现。皮肤和皮下组织的表现不常见,通常只发生在已有关节炎、舞蹈病或心肌炎的患者中。

二、实验室及辅助检查

1. 链球菌感染 检测 ASO 滴度增高;咽拭子链球菌培养阳性。
2. 急性期反应 血沉增快;C 反应蛋白增高;白细胞计数增高,以中性粒细胞为主。
3. 免疫学检查 IgM、IgG 增高;循环免疫复合物增高,补体 C3、C4、CH50 均降低。
4. X 线片 可见关节软组织肿胀,但无骨质破坏。

三、诊断标准

(一) 风湿热的诊断

1. 典型的风湿热 风湿热临床表现多种多样,迄今尚无特异性的诊断方法,临床上沿用美国心脏协会 1992 年修订的 Jones 诊断标准,主要依靠临床表现,辅以实验室检查。

2. 世界卫生组织(WHO)2002-2003 年修订标准　2002-2003 年 WHO 在 1965 年及 1984 年诊断标准基础上对其进行修订。新标准最大的特点是对风湿热进行分类地提出诊断标准,有关主要和次要临床表现,沿用过去标准的内容,但对链球菌感染的前驱期作了 45 天的明确规定,并增加了猩红热作为链球菌感染证据之一。

对比 1992 年修订的 Jones 标准,2002-2003 年 WHO 标准由于对风湿热作出了分类诊断,实现了如下的改变:①对伴有风湿性心脏病的复发性风湿热的诊断明显放宽,只需具有 2 项次要表现及前驱链球菌感染证据即可确立诊断;②对隐匿发病的风湿性心肌炎和舞蹈病也放宽,不需要有其他主要表现,即使前驱链球菌感染证据缺如也可作出诊断;③对多关节炎、多关节痛或单关节炎可能发展为风湿热给予重视,以避免误诊及漏诊。

(二)风湿性关节炎的诊断

主要依据发病前 1~4 周有溶血性链球菌感染史,急性游走性大关节炎,常伴有风湿热的其他表现如心肌炎、环形红斑、皮下结节等,血清中抗链球菌溶血素"O"凝集效价明显升高,咽拭培养阳性和血白细胞增多等。

四、鉴别诊断

1. 类风湿性关节炎　RA 发病年龄大于 RF,以青年女性多见,多累及小关节,慢性病程,类风湿因子阳性,有关节骨质破坏,病程长者可有关节畸形,预后差。

2. 结核性关节炎　该病患者多有结核病史,OT 试验阳性,抗风湿治疗无效,而抗结核治疗有效。

3. 化脓性关节炎　常在化脓性疾病或败血症后发生。初始呈多发性关节炎,随后局限与少数或某一个关节。关节红肿热痛明显,且关节液呈脓性,ASO 一般不高。

4. 白血病　该病早期以关节症状为主,但其有明显的血象改变,抗风湿治疗无效。

五、治疗

目前尚无特异性或根治性治疗方法,和其他炎性关节病一样,治疗目的在于控制和缓解疼痛,防止关节破坏,保护关节功能。

1. 一般治疗　注意保暖,避免潮湿和受寒。急性关节炎可卧床休息,症状缓解后,一般至 ESR、体温正常后开始活动。有心肌炎者应卧床休息,待体温正常、心动过速控制、心电图改善后,继续卧床休息 3~4 周后恢复活动。

2. 饮食　给予易消化、富含蛋白质、糖类及维生素 C 的饮食,少食多餐。

3. 控制链球菌感染　目前公认苄星青霉素是首选药物,对初发链球菌感染,体重 27 kg 以下者可肌内注射苄星青霉素 60 万 U,体重在 27kg 以上用 120 万 U 一次剂量即可,1 次 / 天,连用 2~4 周。对再发风湿热或风湿免疫性心脏病的预防用药可视病情而定。

4. 抗风湿治疗　对单纯关节受累首选非甾体抗炎药。常用阿司匹林(乙酰水杨酸),开始剂量成人 3~4g/d,小儿 80~100mg/(kg·d),分 3~4 次口服。亦可用其他非甾体类抗炎药,如萘普生、吲哚美辛等。抗风湿疗程,单纯关节炎为 6~8 周,心肌炎疗程最少 12 周,如病情迁延,应根据临床表现及实验室检查结果,延长疗程至病情完全恢复为止。

(周圆 周予婧)

参 考 文 献

1. 黄烽.风湿热诊断指南 Jones 标准,1992 年最新修订.美国医学会杂志:中文版,1993,12(3):141-146.
2. World Health Organization. Rheumatic Fever and Rheumatic Heart Disease:Report of a WHO Expert Consultation,Geneva,20 October-1 November 2001. World Health Organization,2004.
3. 中华医学会风湿病学分会.风湿热诊断和治疗指南.中华风湿病学杂志,2011,15(7):483-486.
4. 库普曼,莫兰德.关节炎与相关疾病.陆芸 译.天津:天津科技翻译出版公司,2010.
5. 徐卫东,赵东宝,裴福兴.关节炎诊断与治疗选择.北京:人民军医出版社,2007.
6. 施桂英,栗占国.关节炎诊断与治疗.北京:人民卫生出版社,2009.
7. Robertson KA,Volmink JA,Mayosi BM. Antibiotics for the primary prevention of acute rheumatic fever:a meta-analysis. BMC Cardiovascular Disorders,2005,5(1):11.
8. Voss LM,Wilson NJ,Neutze JM,et al. Intravenous immunoglobulin in acute rheumatic fever a randomized controlled trial. Circulation,2001,103(3):401-406.

第四节 化脓性关节炎

化脓性关节炎是指关节部位受化脓性细菌引起的感染。成年人中,急性细菌性关节炎分为淋球菌性和非淋球菌性两种。

一、临床表现

1. 淋球菌性关节炎　淋菌性关节炎是淋菌性菌血症的合并症之一。所谓淋菌性菌血症,即淋球菌进入血液,并在血液中大量繁殖。在菌血症阶段可以是多发性关节炎,表现为大小关节疼痛、红肿,甚至于关节腔出现脓液,在关节周围出现脓性皮疹,取皮疹做淋球菌培养为阳性。在菌血症后可为局限性大关节炎,可导致骨质破坏,引起纤维化、骨关节僵直,关节腔液检查有淋菌存在。

2. 非淋球菌性关节炎　是一种急性的严重关节感染,其致病菌多为血源性,由金葡菌、链球菌等引起,好发于髋、膝等大关节,且可累及全身所有关节。典型的表现:①突然发作关节疼痛与肿胀。②有明显的关节液渗出,主动及被动运动受限。③80%~90% 的患者仅累及单个关节。若多个关节被侵犯,提示患者伴有严重的慢性病或慢性关节炎,如类风湿关节炎等。多关节化脓性关节炎常见的致病菌是金黄色葡萄球菌、肺炎球菌、G 族链球菌以及流感嗜血杆菌。死亡率 2 倍于单关节化脓性关节炎。④好发部位为膝关节,约占成年人感染关节的 50% 以上。儿童的髋关节感染更多见,特别在新生儿中。⑤低热、寒战的儿童不多见。

二、实验室及辅助检查

1. 90% 的病例血常规检查可显示白细胞计数升高;血沉增快及 CRP 增高;约半数病例血培养阳性。

2. 关节积液对确定诊断和治疗有重要意义,需抽取关节液做各项检查。其关节液通常呈脓性。

3. X 线检查　早期 X 线片无明显感染的改变。仅揭示关节液渗出和脂肪垫移位,还可除外邻近的骨髓炎。一周后可见骨质疏松,以后关节间隙变窄,关节外形改变,这些改变取决于细菌的毒性。关节内气体形成提示有大肠埃希杆菌或厌氧菌感染的可能,不易看清的关节可用关节造影、荧光镜检查或 CT。此外放射核素的闪烁照相,对早期化脓性关节炎的诊断有所帮助。

三、诊断标准

1. 淋球菌性关节炎(表 15-7)

表 15-7　淋球菌性关节炎

1. 年轻成年人,急性发病,发热伴典型的皮炎、腱鞘炎和关节炎三联征
2. 非对称性多关节或单关节关节炎,关节滑液白细胞增多,革兰染色和(或)奈瑟淋球菌培养呈阳性结果
3. 血液、泌尿生殖系或直肠标本行奈瑟淋球菌培养,阳性结果有助于确诊
4. 抗生素治疗有效

2. 非淋球菌性关节炎(表 15-8)

表 15-8　非淋球菌性关节炎

1. 急性发病的单关节炎,尤其是膝关节,伴寒战、发热或关节外远处感染等
2. 受累关节关节腔穿刺液成脓性,白细胞计数增高,以中性多形核为主
3. 关节液革兰染色和(或)培养阳性,此为确诊的关键
4. 血培养阳性

四、鉴别诊断

1. 与淋球菌细菌性关节炎区别(表 15-9)

表 15-9　非淋球菌关节炎与淋球菌关节炎的鉴别

	非淋球菌关节炎	淋球菌关节炎
患者	儿童、老年人、免疫力低者	年轻、健康成年人
关节炎类型	单关节炎	游走性多关节痛 / 关节炎
腱鞘炎	罕见	常见
皮炎	罕见	常见
关节液培养(+)	>95%	<25%
血培养(+)	40%~50%	很少
转归	差的 30~50%	好的 >95%

2. 与类风湿关节炎(RA)区别(表 15-10)

表 15-10　非淋球菌关节炎与类风湿关节炎的鉴别

	非淋球菌性关节炎	RA
年龄	老年人	中年人居多
男女之比	相当	女＞男
发病方式	急	慢
寒战发热	有	无或低热
受累关节数	2~4 个	＞5 个
高发病关节	膝	指(趾)、指掌、腕
滑液细菌	＋	－
血培养细菌	＋	－
X 线片病变	急性期无	进行性破坏
治疗	抗生素	非抗生素

五、治疗

(一) 淋球菌性关节炎

1. 抗生素治疗　公认使用第三代头孢菌素

2. 关节炎治疗　伴有脓性者,在使用抗生素同时,需通过封闭式针刺抽吸,直至消失。若抽吸效果不好者,需采用关节镜法甚至开放手术引流方式。

(二) 非淋球菌性关节炎

1. 一般疗法　包括休息、加强营养、补液。给予大量维生素 B_1、B_6 以及维生素 C。

2. 抗生素　对急、慢性病例均重要,化脓性关节炎应行关节腔引流清创,治疗 3~4 周(A-Ⅲ)。对于症状持续时间较短(≤3 周)且植入物稳定的早发(术后 2 个月内)或急性出血性人工关节感染,推荐初始行万古霉素或达托霉素联合利福平治疗,其后予以利福平联合氟喹酮、TMP-SMX、四环素类或克林霉素治疗。若植入物不稳定、出现迟发感染或症状持续较久,应即刻清创并取出植入物(A-Ⅱ)。四环素族疗效较好,如多西环素(强力霉素),2 次/天,每次 100mg,疗程共 4 周。利福平或第三代头孢菌素疗效也较好。此外提倡与氨基糖苷类抗生素结合治疗,如庆大霉素、阿米卡星(丁胺卡那)链霉素和甲氧苄啶(甲氧苄氨嘧啶)。脊柱炎患者宜延长疗程。慢性的、对抗生素有抵抗力的布氏杆菌性关节炎,需联合应用免疫调节剂,如左旋咪唑(左旋四咪唑)等以增强免疫功能。对 ACL 重建术后金葡菌引起的的化脓性关节炎,关节镜清创结合静脉注射抗生素是最初的选择;由真菌或结核感染引起的,需要行开放性清创术。

(周　圆　周予婧)

参 考 文 献

1. Liu C, Bayer A, Cosgrove SE, et al. Clinical practice guidelines by the Infectious Diseases Society of America for the treatment of methicillin-resistant Staphylococcus aureus infections in adults and children. Clinical Infectious Diseases, 2011, 52 (3): e18-e55.

2. Wang C, Lee YHD, Siebold R. Recommendations for the management of septic arthritis after ACL reconstruction. Knee Surgery, Sports Traumatology, Arthroscopy, 2013: 1-9.

3. Machado P, Castrejon I, Katchamart W, et al. Multinational evidence-based recommendations on how to investigate and follow-up undifferentiated peripheral inflammatory arthritis: integrating systematic literature research and expert opinion of a broad international panel of rheumatologists in the 3E Initiative. Annals of the rheumatic diseases, 2011, 70 (1): 15-24.

4. Stengel D, Bauwens K, Sehouli J, et al. Systematic review and meta-analysis of antibiotic therapy for bone and joint infections. The Lancet infectious diseases, 2001, 1 (3): 175-188.

5. Falagas ME, Siempos II, Papagelopoulos PJ, et al. Linezolid for the treatment of adults with bone and joint infections. International journal of antimicrobial agents, 2007, 29 (3): 233-239.

6. 库普曼, 莫兰德. 关节炎与相关疾病. 陆芸译. 天津: 天津科技翻译出版公司, 2010.

7. 徐卫东, 赵东宝, 裴福兴. 关节炎诊断与治疗选择. 北京: 人民军医出版社, 2007.

8. 施桂英, 栗占国. 关节炎诊断与治疗. 北京: 人民卫生出版社, 2009.

第五节 结核性关节炎

骨关节结核是关节和其周围软组织受结核分枝杆菌感染引起的慢性疾病。其临床特点为关节反复肿胀、疼痛、骨与软骨破坏及关节功能丧失。

一、临床表现

慢性起病,有低热、乏力、食欲缺乏、体重减轻等全身症状。常侵犯脊柱,髋、膝关节,多为单关节炎。关节疼痛、肿胀,晚期关节功能障碍、畸形和强直。脊柱结核常累及腰椎、胸椎,表现为腰痛、背痛、神经根痛,患椎周围肌肉痉挛,局部叩痛明显,脊柱活动受限和后凸畸形,可有寒性脓肿及窦道形成。病情严重者合并偏瘫。具有原发病灶的临床表现。

二、实验室检查及辅助检查

1. 淋巴细胞相对增多、血沉增快、结核菌素试验强阳性。
2. 滑液检查　混浊,中性粒细胞增多,蛋白质含量高。20% 患者滑液涂片抗酸染色可找到结核分枝杆菌,结核分枝杆菌培养 80% 为阳性。
3. 滑膜活检　可发现结核结节和干酪样变。

三、诊断依据

结合病史、症状、体征及实验室检查和辅助检查做出诊断。

四、鉴别诊断

1. 强直性脊柱炎　常先出现骶髂关节,脊柱自下而上逐渐强直,活动受限,无寒性脓肿。X 线为脊柱呈竹节样改变。

2. 类风湿性关节炎　多侵犯四肢小关节,为对称性多关节炎,晨僵明显,类风湿因子阳性,细菌学及病理学可予以鉴别。

3. 化脓性关节炎　起病急,关节红肿热痛及压痛明显。主要通过细菌学及病理学检查予以鉴别。

五、治疗

(一) 非药物治疗

1. 加强营养。
2. 急性期关节制动,症状缓解后适当活动,尽量保持关节功能。

(二) 药物治疗

参照肺结核的药物治疗标准。活动性的骨和关节结核应制订每天的剂量表,并联合使用抗结核药物。WHO 第四版结核治疗指南提出,由于治疗效果难以评价,对于骨和关节的结核用药应大于 9 个月。

(三) 外科治疗

早期在有效抗结核治疗控制下,及时而彻底清除病灶坏死物,可缩短疗程,防止畸形。还可采用寒性脓肿穿刺和单纯滑膜切除术。脊柱结核的患者,前路脊柱融合术不应该常规应用,如果有脊柱不稳或者脊髓受压可以应用。

(周　圆　周予婧)

参 考 文 献

1. National Institute for Health and Clinical Excellence. Tuberculosis. Clinical diagnosis and management of tuberculosis and measures for its prevention and control. 2011.
2. World Health Organization.Treatment of tuberculosis guidelines,4th edition.
3. 库普曼,莫兰德著 . 关节炎与相关疾病 . 陆芸译 . 天津:天津科技翻译出版公司,2010.
4. 徐卫东,赵东宝,裴福兴 . 关节炎诊断与治疗选择 . 北京:人民军医出版社,2007.
5. 施桂英,栗占国 . 关节炎诊断与治疗 . 北京:人民卫生出版社,2009.

第六节　血友病性关节炎

血友病是 X 连锁隐性遗传性凝血因子缺乏而引起的出血性疾病,绝大多数患儿是男性,女性罕见。

一、临床表现

血友病可导致各个关节出血,以大关节和负重关节居多,其中以一侧或双侧膝关节最常见。关节出血早期表现为局部疼痛和肿胀,根据关节血肿的临床进程可分为急性、慢性、关节畸形三个时期。

二、实验室及辅助检查

1. 由于血友病无特异性临床表现,实验室检查尤为重要。主要有 APTT 延长,及相应的凝血因子活性降低等。

2. 血友病确诊试验 有赖于 FⅤ:C、FⅨ:C 以及 vWF:Ag 的测定。血友病 A 患者 FⅧ:C 减低或极低,vWF:Ag 正常,FⅤE:C/vWF:Ag 比值明显降低。血友病 B 患者 FⅨ:C 减低或缺乏。

3. X 线检查 在急性关节炎期可见关节周围软组织肿胀,但无骨质改变。在慢性关节炎期表现为骨质疏松、软骨下不规则侵蚀及钙化,关节间隙变窄及骨骺形成。关节畸形期显示关节结构破坏,呈骨性强直。

三、诊断标准

通过详细询问出血病史、家族史(如果无家族史也不能除外)、结合临床表现和实验室检查可以明确诊断;如父亲是血友病患者或兄弟中有血友病患者,则注意女性携带者的诊断。在血友病的诊断中实验室检查至关重要。

四、鉴别诊断

1. 过敏性紫癜关节型 该病多有下肢紫癜伴发关节炎,但 APTT 时间正常。
2. 感染性关节炎 该病多为单关节炎,长伴全身中毒现象,抗感染有效。

五、治疗

(一) 非药物治疗

1. 一般治疗 避免外伤和过度活动,预防出血,定期预防性输入凝血因子。
2. 关节积血处理 应尽快补充相应的凝血因子及限制关节活动,固定关节于功能位,关节穿刺抽出积血。
3. 物理治疗 血友病诊断和治疗的专家共识提出,物理与运动疗法对改善和恢复血友病关节、肌肉、肢体功能失常有重要作用,建议推广使用。以滑膜增生和软骨破坏为特征的血友病性关节炎可以采取措施:①关节活动度训练;②非负重状态下的抗阻训练和闭链式抗阻训练等;③水疗;④低 / 中频电疗和磁疗等。

(二) 药物治疗

凝血因子补充治疗;止痛药物治疗;血友病抑制物的治疗。

（三）外科治疗

开放性或关节镜下滑膜切除术、放射性滑膜切除术、关节周围截骨术、人工关节置换术等。

（周 圆 周予婧）

参 考 文 献

1. Nichols WL，Hultin MB，James AH，et al. von Willebrand disease（VWD）：evidence-based diagnosis and management guidelines，the National Heart，Lung，and Blood Institute（NHLBI）Expert Panel report（USA）1. Haemophilia，2008，14（2）：171-232.

2. Federici AB，Castaman G，Mannucci PM. Guidelines for the diagnosis and management of von Willebrand disease in Italy. Haemophilia，2002，8（5）：607-621.

3. 中华医学会儿科学分会血液学组，中华医学会血液学分会止血血栓组中国血友病治疗协作组儿童组／预防治疗组，《中华儿科杂志》编辑委员会. 儿童血友病诊疗建议. 中华儿科杂志，2011，49（3）：193-195.

4. 田京，孙季萍. 血友病性关节炎治疗进展. 国际骨科学杂志 ISTIC，2009，30（2）.

5. 丁秋兰，王学锋，王鸿利，等. 血友病诊断和治疗的专家共识. 临床血液学杂志，2010，23（1）：49-53.

6. 中华医学会血液学分会血栓与止血学组，血友病诊断与治疗中国专家共识. 中华血液学杂志，2011，32（3）：212-213.

7. 库普曼，莫兰德. 关节炎与相关疾病. 陆芸译. 天津：天津科技翻译出版公司，2010.

8. 徐卫东，赵东宝，裴福兴. 关节炎诊断与治疗选择. 北京：人民军医出版社，2007.

9. 施桂英，栗占国. 关节炎诊断与治疗. 北京：人民卫生出版社，2009.

第七节　弥漫性特发性骨质增生症

弥漫性特发性骨质增生症（diffuse idiopathic skeletal hyperostosis，DISH）好发于中老年人，以广泛的骨质增生肥大及软组织（主要为韧带、肌腱附着点）部位的钙化和骨化为特征，最常累及脊柱。由于病因不明且进展缓慢，临床症状并无特殊，往往容易被忽视。

一、临床表现

1. 脊柱表现　DISH 以脊柱病变最为多见，以胸椎最为好发，其次为颈椎、腰椎。主要表现为前纵韧带、黄韧带、后纵韧带等椎旁部位的钙化和骨化。DISH 累及脊柱在临床上可有以下表现：寰枢椎半脱位；腰背疼痛、僵直；吞咽困难；呼吸困难、声嘶；食管梗阻；韧带多节段波浪形骨化可增加脊柱刚性，导致骨质增生、骨量减少；继发性椎管狭窄导致缺血性脊髓损伤；四肢瘫痪等。

2. 外周关节表现　外周关节受累有以下特点：①受累关节通常无原发性骨关节炎；②骨肥厚改变的严重程度较原发性骨关节炎严重；③关节周围邻近部位的肌腱、韧带附着点处病变严重；④钙化／骨化部位位于肌腱／韧带附着点而非关节部位。通常病变较大、质地匀称、皮质清楚，好发于胫骨棘、足跟、髌骨及鹰嘴部位。有研究表明骶结节韧带、髂腰韧带、骶髂关节上部韧带及髂腰肌在小转子部位的插入点部位的骨化对于 DISH 有高度特异性。

有系统回顾指出最常发生在颈4、5、6椎体,手术减压取得明显疗效。需要注意的是,有些情况下影像学表现与临床症状可能存在较大差异。大多数情况下肩部疼痛与肩部骨肥厚的程度相关。关于DISH的脊柱受累及外周关节受累,目前大多数研究仅仅注重于其影像学表现,而DISH的影像学表现与临床表现之间的关系尚需引起研究者的进一步关注。国外的对照研究显示:糖尿病、血脂异常和高尿酸也经常发生在DISH患者,代谢紊乱与DISH的发生密切相关。

二、实验室及辅助检查

1. 实验室检查一般无特异性异常指标。

2. 弥漫性特发性骨质增生症的影像表现具有特征性,主要表现为弥漫性肌腱、韧带的骨化和肌腱、韧带附着部的骨质增生。X线检查早期可见椎体前纵韧带局限性骨化,骨化邻近的椎间盘表现正常;随着病情的发展,椎间纤维环发生退变,其外周部撕裂并且向前外侧扩展,使椎间纤维环和前纵韧带的混合纤维发生骨化,最终局部骨化累及前纵韧带、椎体周围结缔组织和纤维环;前纵韧带在椎体附着处有不规则的骨赘形成。

三、诊断标准

目前,DISH的诊断主要基于影像学评估。主要有以下三种诊断标准。

1. 诊断标准一 ①至少有连续4个椎体的前外侧缘钙化或骨化;②椎间隙高度正常,无明显椎间盘退变;③无小关节僵硬,无骶髂关节侵蚀、硬化或融合;④广泛前纵韧带骨化。

2. 诊断标准二 ①下胸椎连续3个椎体前外侧缘骨化或钙化;②无骶髂关节侵蚀或僵硬;③伴有骶髂关节周围韧带骨化或髂腰韧带骨化;④受累脊椎的椎间隙高度正常,无小关节僵硬。

3. 诊断标准三 ①确诊标准:至少连续4个椎体前外侧缘前纵韧带连续性骨化(伴或不伴关节僵硬),主要发生于胸腰椎;椎间隙高度正常;无小关节僵直;②疑诊标准:2个椎体前外侧缘骨化并伴有双侧髌骨表面簇状增生、跟骨骨刺形成、鹰嘴部簇状增生。

第一、二种诊断标准的缺点在于,排除了合并的任何退行性椎间盘疾病存在的可能,而在老年患者中不可避免的总有或轻或重的退行性椎间盘病变,因此第一、二种诊断标准过于绝对,存在一定的漏诊率;并且前两种诊断标准不包含对脊柱外关节病变的评估。而脊柱外关节的病变在第三种诊断标准中得到了体现。诊断标准不同,对于DISH的发病率的评估也便不尽相同,尚需进一步研究确定更为准确、全面、统一的DISH诊断标准。

四、鉴别诊断

1. 强直性脊柱炎(AS) AS发病率较低,患者起病较早,多发生于青春期晚期或成年早期,表现为脊柱慢性炎症性疼痛、脊柱强直、脊柱运动度减低,后期表现为姿势异常。而DISH发病率较高,好发于中老年人,腰背痛不明显,脊柱活动度在一定程度上受限。实验室检查显示AS患者HLA-B27阳性率高达95%,疾病活动期多有血沉增快、C反应蛋白增高等炎性改变;而DISH患者HLA-B27阳性率一般小于10%。影像学显示AS脊柱受累的特点表现为脊柱呈竹节样或方椎样改变、Romanus病变、韧带骨化、椎间盘炎、小关节硬化以及骶髂关节炎;DISH影像学上表现为韧带骨化厚而浓密,外缘呈波浪形,多以前纵韧带骨化为著,小关节和骶髂关节正常。CT 能很好地显示骶髂关节间隙及软组织钙化所致关节囊部位的骨桥,因而成为鉴别 AS 与 DISH 的有效方式。

2. 骨性关节炎(osteoarthritis,OA)　脊柱受累方面,通常 OA 主要累及部位为颈椎和腰椎的下段,并伴有受累椎间隙变窄、椎间盘退行性变,无广泛前纵韧带钙化;而 DISH 患者脊柱病变节段主要位于胸椎,受累椎间盘高度不变,无明显椎间盘退变,通常伴有广泛的前纵韧带钙化。外周关节受累方面,OA 主要病变在软骨,因而主要受累部位在负重关节,如膝关节、髋关节等;DISH 外周关节受累常见部位为髋关节、掌指关节、肘关节、肩关节等非负重关节,且关节周围的骨质增生不会进入关节内。

五、治疗

DISH 的病因尚不清楚,因此目前的治疗方法都是经验性的。大多数 DISH 患者临床表现不明显,并未接受特殊治疗。

(一) 非药物治疗

一般治疗:体育锻炼,减肥,低碳水化合物及饱和脂肪酸饮食,避免跌倒外伤,避免误吸。

(二) 药物治疗

1. 对症治疗　局部热疗,保护肌腱端部(可用棉垫及绷带),口服镇痛药、非甾体抗炎药,局部封闭治疗;脊柱按摩、针灸等。

2. 纠正代谢异常　控制高血糖症和(或)高胰岛素血症(双胍类药物效果佳);控制高尿酸血症;控制高血压(血管紧张素转换酶抑制、钙离子通道拮抗剂、α 受体拮抗剂)等。

3. 防治并发症　警惕患者行气管插管术或上消化道内镜检查诱发的脊柱骨折;预防骨科术后异位骨化的发生(维生素 K 抑制剂、非甾体抗炎药、局部放疗)。

(三) 外科治疗

治疗脊柱外伤后骨折,稳定性、无神经症状的颈椎骨折,采用 Halo Vest 架固定;不稳定性骨折行手术治疗。骨折内固定入路的选择需充分考虑到骨折的类型、骨折的部位、神经症状的有无及严重程度、骨质疏松的程度。前路手术与后路手术相比安全性较差,原因是前路手术可能面临正常解剖标志消失、中线结构被骨化块取代、术中可能进一步损伤已受骨化块压迫的气管和食管等一系列难题。

(周　圆　周予婧)

参 考 文 献

1. Nelson RS,Urquhart AC,Faciszewski T. Diffuse idiopathic skeletal hyperostosis:a rare cause of dysphagia, airway obstruction,and dysphonia. Journal of the American College of Surgeons,2006,202(6):938-942.

2. Vezyroglou G,Mitropoulos A,Kyriazis N,et al. A metabolic syndrome in diffuse idiopathic skeletal hyperostosis. A controlled study. Journal of rheumatology,1996,23(4):672-676.

3. Tangrea JA,Kilcoyne RF,Taylor PR,et al. Skeletal hyperostosis in patients receiving chronic,very-low-dose

isotretinoin. Archives of dermatology, 1992, 128(7):921.

4. 李文菁,赵宇.弥漫性特发性骨质增生症(DISH).中国骨与关节外科,2013,6(2):187-190.

5. 袁振州,袁丹军.弥漫性特发性骨质增生症500例的影像学诊断分析.现代医药卫生,2011,27(13):1929-1931.

6. 库普曼,莫兰德.关节炎与相关疾病.陆芸译.天津:天津科技翻译出版公司,2010.

7. 徐卫东,赵东宝,裴福兴.关节炎诊断与治疗选择.北京:人民军医出版社,2007.

8. 施桂英,栗占国.关节炎诊断与治疗.北京:人民卫生出版社,2009.

第八节 髌骨软骨软化症

髌骨软化症(chondromalacia patellae,CP)又称髌骨软骨软化症、髌骨软骨炎,是引起膝前痛的常见病因之一,女性发病率高于男性。CP是临床常见病多发病,病因至今尚未十分清楚,其主要病理变化是软骨的退行性改变,包括软骨肿胀、碎裂、脱落,最后股骨髁的对应部位也发生同样病变,发展为髌股关节骨性关节炎,临床暂无统一公认的治疗方法。

一、临床表现

多有膝部外伤史或劳损病史,表现为"前膝疼"、"髌股疼"及"髌后痛",以上下楼、爬坡、下蹲、下跪及久坐后疼痛明显,剧烈运动后加重。髌骨、髌周、髌骨缘以及髌骨后方压痛明显,髌骨压磨试验阳性,Q角增大,可有关节积液。严重者膝关节伸屈活动受限,不能单腿站立,单腿下蹲试验阳性。少数有膝关节"假绞锁"及"打软腿"症状,晚期可出现髌骨摩擦音及跛行。

二、实验室及辅助检查

1. X线检查 髌骨切线位X线片对诊断髌股排列错乱及股骨髁发育不良具有十分重要的诊断价值,是髌骨软化症病因诊断较为可靠的方法。

2. 膝关节双重造影 可间接显示髌骨软骨病损的程度与范围,阳性率达90%,但具有一定的损伤性。

3. 髌骨内静脉造影 用于检测髌骨内高压。

4. CT 对诊断髌股排列错乱及股骨髁发育不良有诊断价值,可作为X线片诊断的补充手段。

5. MRI 对髌骨软化症有较大的诊断价值。

6. 关节镜 是髌骨软化症确诊与治疗的有效手段之一。

7. 另外,近几年来B超也被应用于诊断髌骨软化症。

三、诊断标准

主要根据病史、体征,结合辅助检查可行诊断。

四、鉴别诊断

1. 半月板撕裂 因髌骨软骨软化症可引起滑膜肿胀,造成伸膝痛及关节间隙压痛,加上部分患者出现假绞锁现象,易误诊为半月板撕裂。因二者机制有类似之处,因此在诊断半月板损伤时,必须详细检查是否有髌骨软骨软化症,根据患者的主要症状及临床体征、辅助检查,鉴别并不困难。

2. 类风湿关节炎　需详细询问病史,结合实验室检查加以鉴别。

3. 脂肪垫损伤　单纯脂肪垫损伤只有伸膝痛及脂肪垫压痛而无髌骨症状。

4. 伸膝腱膜纤维炎　无髌骨压痛症状。

5. 假性髌骨软骨软化症　患者在股骨关节炎面上缘的滑膜,也有半蹲痛及摩擦音,局部封闭后痛即消失,可加以鉴别。

五、治疗

(一) 非药物治疗

1. 症状较轻者,注意避免直接撞击髌骨和减少髌骨磨擦活动,如上下山、上下楼、骑自行车等活动,症状可望减轻。

2. 适当的康复训练及物理因子治疗,可减轻疼痛,保证髌骨活动度及膝关节稳定。

3. 有文献探讨针灸对该病的治疗,但其效果存在争议。

(二) 外科治疗

症状较重者应及时手术,根据髌骨的病变情况作适当处理。

1. 髌骨软骨切削术　包括软骨表浅切削,切削软骨达骨质及骨质钻孔术,可通过关节镜完成,用刨刀切削,也可行关节切开直视下完成手术。

2. 髌骨成形术　切削去病变的软骨后,骨质外露较大者(2~3cm),可用邻近的滑膜或切削一层脂肪垫翻转缝合覆盖外露的骨面。

3. 髌骨切除术　患者年龄较大,症状重,骨质外露面积大(超过 3cm),相对的股骨踝软骨磨损也较大,不能作髌骨成形术者,可考虑作髌骨切除术。

4. 其他方法　近年来,关于生物材料的移植是热点,但其临床应用及疗效还未有定论。

(周　圆　周予婧)

参 考 文 献

1. 于长隆,曲绵域. 实用运动医学. 北京:北京大学医学出版社,2003.

2. McConnell J. The management of chondromalacia patellae:a long term solution. Aust J Physiother,1986,32(4):215-223.

3. Insall J,Falvo KA,Wise DW. Chondromalacia patellae. J Bone Joint Surg Am,1976,58:1-8.

4. Dehaven KE,Dolan WA,Mayer PJ. Chondromalacia patellae in athletes. Clinical presentation and conservative management. The American journal of sports medicine,1978,7(1):5-11.

5. McNally EG. Imaging assessment of anterior knee pain and patellar maltracking. Skeletal radiology,2001,30(9):484-495.

6. QIU L,ZHANG M,ZHANG J,et al. Chondromalacia Patellae Treated by Warming Needle and Rehabilitation Trainin. Journal of Traditional Chinese Medicine,2009,29(2):90-94.

7. Macmull S, Jaiswal PK, Bentley G, et al. The role of autologous chondrocyte implantation in the treatment of symptomatic chondromalacia patellae. International orthopaedics, 2012, 36 (7): 1371-1377.

8. 殷琴, 余庆阳. 髌骨软化症的研究进展. 中医正骨, 2012, 24 (9): 65-69.

第九节 膝关节半月板损伤

半月板损伤多由外伤、关节退变、炎症及慢性劳损引起半月状撕裂、半月板分层破裂及半月板嵌顿等。急性损伤多为外伤引起,慢性损伤多因膝关节退行性变。

一、临床表现

对于急性半月板损伤患者,多有明显外伤史。急性期膝关节有明显疼痛、肿胀和积液,关节屈伸活动障碍。急性期过后,肿胀和积液可自行消退,但活动时关节仍有疼痛,尤以上下楼、上下坡、下蹲起立、跑、跳等动作时疼痛更明显,严重者可跛行或屈伸功能障碍,部分患者有绞锁现象,或在膝关节屈伸时有弹响。

慢性退行性损伤患者以疼痛为主,可伴活动障碍,部分有绞锁现象,并伴膝关节退行性变症状体征。

急性期伴关节积液时,浮髌试验为阳性。对于慢性期有症状病例,可见股四头肌内侧头萎缩明显。专科检查可发现摇摆试验阳性、麦氏征阳性、膝提拉研磨试验阳性。

二、实验室及辅助检查

1. MRI 检查　MRI 是进行半月板成像的无创性的有效检查方法,观察其形状、信号以及连续性的变化可进行诊断和鉴别诊断。

2. X 线检查　X 线正侧位片虽不能显示出半月板损伤情况,但可排除其他骨关节疾患。对于退行性变引起的半月板损伤有意义。

3. 关节镜探查　关节镜可以直接观察半月板损伤的部位、类型和关节内其他结构的情况,因其有创,临床不常用。

三、诊断标准

结合病史、症状、体征即可做出诊断。膝关节间隙处的压痛,是半月板损伤的重要依据,对诊断损伤的侧别有决定性价值,有突出而无囊性感,压痛明显则为半月板损伤。

四、鉴别诊断

1. 膝关节交叉韧带损伤　通过详细询问病史、体格检查及影像检查可以鉴别诊断,详见膝关节交叉韧带损伤。

2. 膝关节其他创伤性损伤　膝关节运动创伤很多,某些有和半月板损伤类似的症状体征,需注意鉴别,防止误诊为半月板损伤。

3. 髌骨软骨病或股骨髁软骨病或软骨急性损伤　可出现假绞锁及类似半月板损伤的痛肿症状,需要鉴别。

4. 慢性滑膜炎　有时有类似半月板损伤症状,尤其滑膜增生肥厚时,需加以区别。

五、治疗

1. 急性期　早期应遵循 RICE 原则,以消肿止痛为主。目的在于治疗急性创伤性滑膜炎。可口服非甾体抗炎药。若关节积液明显,可行关节积液抽取,并棉花夹板加压包扎 2~3 周。若有"绞锁"现象,应采用类似麦氏征检查方法对其进行"解锁",以防长期"绞锁"损伤关节软骨。

2. 慢性期　对于陈旧性半月板损伤不能自行愈合,对于无症状或症状轻微的患者,不需手术,可进行康复训练,减少关节负重,加强膝周肌肉训练,提高膝关节稳定性。对于症状严重,痛肿明显,绞锁严重的患者,应手术,可行全切除术或部分切除术。切除时应尽量保留半月板,尽可能修整或缝合,减少生物力学改变。

3. 对于退行性变半月板损伤,可按慢性期处理方法进行处理。

(周　圆　周予婧)

参 考 文 献

1. 于长隆,曲绵域.实用运动医学.北京:北京大学医学出版社,2003.
2. Logerstedt DS,Snyder-Mackler L,Ritter RC,et al. Knee pain and mobility impairments:meniscal and articular cartilage lesions. The Journal of orthopaedic and sports physical therapy,2010,40(6):A1.
3. Lohmander LS,Englund PM,Dahl LL,et al. The long-term consequence of anterior cruciate ligament and meniscus injuries osteoarthritis. The American journal of sports medicine,2007,35(10):1756-1769.
4. Reicher MA,Hartzman S,Duckwiler GR,et al. Meniscal injuries:detection using MR imaging. Radiology,1986,159(3):753-757.
5. Bellabarba C,Bush-Joseph CA,Bach Jr BR. Patterns of meniscal injury in the anterior cruciate-deficient knee:a review of the literature. American journal of orthopedics(Belle Mead,NJ),1997,26(1):18.
6. 魏小康,赵金忠.半月板损伤治疗研究进展.国际骨科学杂志 ISTIC,2012,33(2).
7. 张永先.膝关节半月板损伤的治疗进展.山东医药,2006,46(9):77-78.

第十节　膝关节交叉韧带损伤

膝关节交叉韧带是保持膝关节稳定的重要结构之一,包括前交叉韧带(anterior cruciate ligament,ACL)和后交叉韧带(posterior cruciate ligament,PCL)。前交叉韧带起自胫骨髁间隆起的前方,向后、上、外止于股骨外髁的内下方,可防止胫骨过度向前移动;后交叉韧带起自胫骨髁间隆起的后方,向前、上、内止于股骨内踝的外侧面,可防止胫骨过度向后移动。

交叉韧带的损伤为常见的运动损伤,以前交叉韧带损伤为主。任何造成交叉韧带受力过大的力均可引起其损伤。膝关节伸直位下内翻损伤和膝关节屈曲位下外翻损伤都可以使前交叉韧带断裂。一般前交叉韧带很少会单独损伤,往往合并有内、外侧韧带与半月板损伤但在膝关节过伸时,有可能会单独损伤前交叉韧带。另外,暴力、来自膝关节后方、胫骨上端的力量也可使前交叉韧带断裂,前交叉韧带损伤亦多见于竞技运动。后交叉韧带损伤多见于直接暴力外伤。无论膝关节处于屈曲位或伸直位,来自前方的使胫骨上端后移的暴力都可以使后交叉韧带断裂。膝关节脱位的患者可与前交叉韧带同时损伤。

一、临床表现

交叉韧带损伤患者均有明显的外伤史。外伤急性损伤后的患者可感觉膝关节内有撕裂声,随即膝关节疼痛无力,关节迅速肿胀,关节不稳,活动受限制。可见关节周围皮下瘀斑。前交叉韧带关节内出血常出现在 24 小时内。但关节肿胀与否不能作为判断韧带是否断裂的绝对指标。多数患者随关节积血与疼痛的逐渐加重及肌肉的保护性痉挛,将膝固定于某一角度,拒绝活动或搬动。部分患者受伤后仍能进行活动,可为韧带部分撕裂或陈旧性损伤且二次受伤程度较轻。

前交叉韧带断裂后,膝前向不稳,向前活动度加大。检查可见 Lachman 试验、前抽屉试验、轴移试验阳性。关节肿胀明显时,浮髌试验阳性。

后交叉韧带断裂后,膝后向不稳,向后活动度加大。检查可见后抽屉试验阳性,重力试验阳性出现胫骨结节塌陷征。

二、实验室及辅助检查

1. MRI 检查　MRI 是进行交叉韧带成像的无创性的有效检查方法,对韧带损伤评估的准确率已达 95%。观察韧带的形状、信号以及连续性的变化可进行诊断和鉴别诊断。

2. X 线检查　一般情况下 X 线片无异常征象,应行应力位片检查。如伴有撕脱性骨折,X 线平片可以显示因韧带牵拉而造成的撕脱骨折块,多出现于胫骨端止点。前后应力位像在屈膝 90° 位摄片,以股骨髁后缘的切线为基线,测量胫骨前后移位程度,需要与检测对比。

3. 关节镜探查　关节镜检查可以动态了解交叉韧带情况,并可用探钩牵拉测试韧带的张力,判断韧带表面的滑膜有无出血等。因其有创,临床不常用。

三、诊断标准

结合病史、症状、体征即可做出诊断。但需了解关节内软组织损坏情况或有无合并损伤,可行 MRI 检查。

参考美国医学会运动医学委员会出版的《运动损伤的标准命名法》(standard nomenclature of athletic injuries),将韧带损伤按严重程度分为三度。韧带的 I 度损伤定义为有少量韧带纤维的撕裂,伴局部压痛,但无关节不稳;Ⅱ度损伤有更多韧带纤维的断裂,并伴有更重的功能丧失和关节反应,并有轻到中度的关节不稳;Ⅲ度损伤为韧带的完全破裂,并因此产生显著的关节不稳。I 度、Ⅱ度和Ⅲ度损伤常分别被称为轻、中和重度损伤。

四、鉴别诊断

1. 膝关节侧副韧带损伤　膝关节侧副韧带损伤时多曾受到明显的侧翻应力,出现膝关节两侧肿胀、瘀斑,关节内肿胀不明显,压痛明显,行内、外翻应力试验为阳性,抽屉试验及 Lachman 试验为阴性,通过详细询问病史、体格检查及影像检查可以鉴别诊断。

2. 膝关节半月板损伤　膝关节半月板损伤和交叉韧带损伤在受伤姿势及早期临床表现可以相同,两者容易混淆,应注意鉴别诊断。受伤急性期过后,膝关节半月板损伤出现负重时疼痛,活动伴弹响、绞锁,而交叉韧带损伤则表现为快速行走、旋转时不稳,抽屉试验、Lachman 试验阳性。两者借 MRI 等检查可以鉴别。

五、治疗

受伤早期治疗重点应遵循 RICE 原则,以消肿止痛、维持关节活动度为主。对于韧带部分断裂且关节不稳不明显、不影响日常活动的患者,一般仅以石膏固定即可。对于关节不稳影响日常活动或某些特殊职业(如运动员)的患者,可行交叉韧带重建手术。由于手术不能使韧带原来的功能完全复原,因此康复训练对于交叉韧带损伤的患者非常重要。

(一)非药物治疗

康复治疗:应根据患者个体特点,循序渐进促进功能恢复。2012 年荷兰骨科学会关于前交叉韧带损伤的指南及 2008 年 *The New England Journal of Medicine* 建议对于前交叉韧带损伤的患者,应重点放在神经肌肉训练(平衡、本体感觉训练、负重训练等)及肌力训练(包括股四头肌、腘绳肌,以股四头肌肌力训练为主),以加强膝关节稳定性。肌力训练早期以闭链训练为主,后期由开链训练过渡到日常功能训练。

(二)外科治疗

手术可分为开放性及关节镜手术。2012 年荷兰骨科学会关于前交叉韧带损伤的指南认为两者对于最终功能恢复无明显差异,但鉴于关节镜创口小等特点得以广泛应用。对于手术的时间还存在争议,但一般认为,韧带断裂急性期不宜手术,待膝关节可完全伸直、滑膜炎症得以控制时(损伤后 2~4 周)可行手术,以防加重滑膜炎、关节纤维化反应。目前,重建手术主要包括关节外手术和关节内手术。关节外手术室通过紧缩膝内侧和外侧控制关节稳定活动的次级结构(如关节囊、副韧带、肌肉等)达到稳定关节的作用。关节内手术是通过移植物来重建交叉韧带,推荐使用自体移植,不推荐使用人工材料。

(周 圆 周予婧)

参 考 文 献

1. Crawford R,Walley G,Bridgman S,et al. Magnetic resonance imaging versus arthroscopy in the diagnosis of knee pathology,concentrating on meniscal lesions and ACL tears:a systematic review. British medical bulletin,2007,84(1):5-23.

2. Meuffels DE,Poldervaart MT,Diercks RL,et al. Guideline on anterior cruciate ligament injury:A multidisciplinary review by the Dutch Orthopaedic Association. Acta orthopaedica,2012,83(4):379-386.

3. Spindler KP,Wright RW. Anterior cruciate ligament tear. New England Journal of Medicine,2008,359(20):2135-2142.

4. Adams D,Logerstedt D,Hunter-Giordano A,et al. Current Concepts for Anterior Cruciate Ligament Reconstruction:A Criterion-Based Rehabilitation Progression. The Journal of orthopaedic and sports physical therapy,2012,42(7):601.

5. Hammoud S,Reinhardt KR,Marx RG. Outcomes of posterior cruciate ligament treatment:a review of the evidence. Sports Medicine and Arthroscopy Review,2010,18(4):280-291.

6. Beaufils P,Hulet C,Dhenain M,et al. Clinical practice guidelines for the management of meniscal lesions and isolated lesions of the anterior cruciate ligament of the knee in adults. Orthopaedics & Traumatology:Surgery &

Research,2009,95(6):437-442.

7. Fanelli GC,Beck JD,Edson CJ. Combined PCL-ACL lateral and medial side injuries:treatment and results. Sports medicine and arthroscopy review,2011,19(2):120-130.

8. Hubert MG,Stannard JP. Surgical treatment of acute and chronic anterior and posterior cruciate ligament and medial-side injuries of the knee. Sports Medicine and Arthroscopy Review,2011,19(2):104-109.

9. 中华中医药学会. 膝关节交叉韧带损伤. 风湿病与关节炎,2001,2(5):78-80.

10. 郭哲,敖英芳,田得祥,等. 后交叉韧带损伤的诊断治疗. 中华骨科杂志,1999,19(4):222-224.

11. 于长隆,曲绵域. 实用运动医学. 北京:北京大学医学出版社,2003.

第十一节　关节炎的实验室检查

一、一般检查

(一) 血、尿、粪三大常规

1. 血常规　风湿免疫性疾病大多数是系统性疾病,可引起血象异常,表现为白细胞计数显著减少、贫血和血小板减少,其异常严重程度在一定程度上决定病情的轻重。用药前后检查血常规,以保证用药安全。

2. 尿常规　可发现蛋白尿、镜下血尿及管型尿,查看是否存在肾损害。

3. 粪常规　风湿免疫性疾病或药物有时会有消化系统损害,可引起消化系统损害。

(二) 血沉(ESR)

1. 病理性血沉加快　提示各种炎症,临床上最常用血沉来观察结核病及风湿热有无活动性及其动态变化。血沉也可提示各种原因导致的高球蛋白血症。

2. 血沉减慢　意义较小,常提示红细胞数量明显增多及纤维蛋白原含量严重降低。

(三) C 反应蛋白(CRP)

CRP 是急性时相反应的一个极灵敏的指标,在急性创伤和感染时其血浓度急剧升高。

(四) 抗链球菌溶血素 O(ASO)

风湿热、链球菌性变态反应可引起 ASO 明显升高。A 族链球菌感染 1 周后,ASO 升高,4~6 周达到顶峰,并能持续数月。多次测定抗体效价逐渐升高对诊断有重要意义;效价降低说明病情缓解。

(五) HLA-B27

HLA-B27 与强直性脊柱炎密切相关性,但该试验不能作为确诊的指标。

(六) PPD 试验

可提示是否存在结核感染。

二、自身抗体检查

1. 类风湿因子（RF）　是诊断 RA 的血清学标志之一，但缺乏特异性。RA 患者血清 RF 阳性率为 50%~80%。其对 RA 的诊断价值可因下列因素增高：①滴度高；②多次检测阳性；③多种检测方法结果阳性；④除 IgM 型 RF 外，还有 IgG、IgA 或 IgE 型 RF。

2. APF、AKA、抗 Sa、抗 RA33 抗体　与 RF 不同，抗核周因子抗体（APF）、抗角蛋白抗体（AKA）、抗 Sa 抗体和抗 RA33 抗体都对 RA 的诊断具有较高特异性，这四种抗体结合作为早期 RA 诊断，可弥补 RF 特异性差的缺陷。

3. 抗环状瓜氨酸多肽抗体　抗 CCP 抗体在 RA 中的阳性率为 51%，对 RA 诊断的特异度和敏感度均比较高。可见于 RA 发病前，故对不典型或 RF 阴性的早期 RA 患者具有诊断价值，其滴度与 RA 病情轻重相关。

三、关节滑液分析

可分为正常、非炎性、炎性、化脓性、血性五类。非炎性常见于 OA；炎性常见于 RA 及反应性关节炎；化脓性常见于感染性关节炎；血性常见于创伤、血友病性关节炎等。

四、影像学检查

包括 X 线，CT，MRI 等

（朱传美）

参 考 文 献

1. Ralph A, Jacups S, McGough K, et al. The challenge of acute rheumatic fever diagnosis in a high-incidence population：a prospective study and proposed guidelines for diagnosis in Australia's Northern Territory. Heart Lung Circ, 2006, 15(2)：113-118.

2. Rashid T, Ebringer A, Wilson C, et al. The potential use of antibacterial peptide antibody indices in the diagnosis of rheumatoid arthritis and ankylosing spondylitis. J Clin Rheumatol, 2006, 12(1)：11-16.

3. Wasserman AM. Diagnosis and management of rheumatoid arthritis. Am Fam Physician, 2011, 84(11)：1245-1252.